KB181815

신경계 중환자간호

Neuroscience Critical Care Nursing

군자출판사

Neuroscience Critical Care Nursing

신경계 중환자간호

첫째판 1 쇄 인쇄 | 2007년 10월 1일
첫째판 1 쇄 발행 | 2007년 10월 10일
둘째판 1 쇄 발행 | 2011년 4월 5일
셋째판 1 쇄 발행 | 2014년 8월 18일
셋째판 2 쇄 발행 | 2019년 10월 4일
셋째판 3 쇄 발행 | 2022년 3월 8일

지 은 이 중환자전문간호교육과정협의회
발 행 인 장주연
편집디자인 민영선
표지디자인 박미나
발 행 처 군자출판사(주)
　　　　　등록 제4-139호(1991. 6. 24)
　　　　　본사 (10881) **파주출판단지** 경기도 파주시 회동길 338(서패동 474-1)
　　　　　전화 (031) 943-1888   팩스 (031) 955-9545
　　　　　홈페이지 | www.koonja.co.kr

ISBN 978-89-6278-362-9

정가 35,000원

저자소개

편집위원

김금순 · 김복자 · 송희영 · 최수정

김금순 | 서울대학교 간호대학 명예교수

강지연 | 동아대학교 간호학과 교수

김나현 | 계명대학교 간호대학 교수

김복자 | 대구대학교 간호학과 교수

김선례 | 서울대병원 특수간호과장

김성열 | 고려대학교 간호대학 교수

김소선 | 연세대학교 간호대학 명예교수

김영주 | 서울아산병원 내과간호 2팀장

김정숙 | 한국성서대학 간호학과 교수

김정희 | 서울아산병원 신경외과 전문간호사

김춘자 | 아주대학교 간호대학 교수

류은형 | 아주대학교병원 집중간호팀장

박상연 | 경북대학교 간호대학 명예교수

서연옥 | 순천향대학교 간호학과 교수

송희영 | 연세대학교 원주의과대학 간호학과 교수

유성희 | 전남대학교 간호대학 교수

유정숙 | 서울대학교병원 간호부

이명희 | 고려대학교 안암병원 간호부

이숙자 | 고려대학교 간호대학 명예교수

이순행 | 서울아산병원 PI팀장

최수정 | 성균관대학교 간호대학 임상부교수

개정수정판에 부치면서

간호의 전문화는 중환자간호에도 많은 변화를 가져왔습니다. 중환자간호는 생명을 위협하는 건강문제에 대응하는 인간의 반응을 다루고 있습니다. 오늘날의 중환자간호사는 중환자 및 그 가족의 요구에 맞는 적절한 간호를 제공하기 위해 이전에 비해 훨씬 더 많은 지식을 갖추도록 요구되며, 이런 지식들은 교육과 임상경험을 통해 얻어지게 됩니다.

그동안 중환자간호사의 교육을 위한 여러 지침서들이 만들어져 실무에 활용되어 왔으나 중환자전문간호사 교육을 위한 교재는 주로 국내외 의학서적 및 외국 간호서적에 의존하고 있는 실정으로 중환자전문간 교육과정을 운영하고 있는 교육기관의 교수들로 구성된 본 중환자전문간호교육과정협의회에서 중환자전문간호사 교과과정에 적합한 우리말 교재 개발을 구상하여 '신경계 중환자간호'를 2007년 저술 편집하였습니다.

'신경계 중환자간호'는 간호대학 교수 및 병원에서 근무하는 전문간호사들이 힘을 합하여 국내외 문헌을 중심으로 저술 편집하였으며, 독자들에게 포괄적인 최신 내용을 제공함으로써 중환자 및 가족 간호 수행 시 실무능력 향상과 자신감 진작에 도움을 주고자 하였습니다. 중환자전문간호 교육을 위해 공통으로 이용할 수 있는 교재가 마련됨에 따라 한층 효율적인 교육이 이루어지기를 바라며, 더불어 임상실무에도 두루 활용되길 바랍니다.

이번 개정판에서는 초판에서의 미비한 부분을 수정 보완하였으며, 임상 현장에서의 변화 내용을 최대한 반영하려고 노력하였습니다. 그동안 독자들의 애정과 관심에 감사드리며 개정판 저술에 좋은 제언을 해주신 분들께도 감사드립니다.

이 책이 나오기까지 아낌없이 많은 수고를 하신 여러 저자 분들과 출판에 큰 도움을 주신 군자출판사의 사장님을 비롯한 직원 여러분들께 진심으로 감사를 드립니다.

2014년 8월
중환자전문간호교육과정협의회

목차

CHAPTER 1 *서론*

CHAPTER 2 *신경계의 구조와 기능*

CHAPTER 3 *신경계 건강사정*

CHAPTER 4 *신경계 진단적 검사*

CHAPTER 5 신경계 중환자 간호문제

CHAPTER 6 뇌혈관 질환

CHAPTER 7 수두증

CHAPTER 8 *간질*

CHAPTER 9 신경계 외상

CHAPTER 10 중추신경계 감염

CHAPTER 11 *신경계 종양*

CHAPTER 12 자가면역질환 및 퇴행성 질환

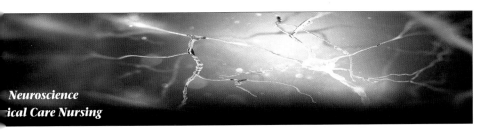

서론

1. 신경계 전문간호사의 역할

신경계 전문간호사(neuroscience advanced practice nurse)는 미국의 경우, 일차 건강관리를 주요 역할로 하는 Nurse Practitioner (NP)보다는 급성 또는 만성 질환자의 급성기 건강문제를 관리하는 Clinical Nurse Specialist (CNS)가 그 기원이라고 할 수 있으며, 성인이나 아동 CNS로서 자격인증을 받은 자가 신경계 문제로 입원한 중환자를 관리해 왔다. 그러나 1990년대 초 사례관리자의 역할이 강조되고, 미 연방정부의 전공의 훈련비용 삭감에 따른 전공의 부족 현상에 대한 전략의 일환으로 현 의료인들 중 법적으로 약물에 대한 처방권이 인정되고 있는 NP를 입원 환자관리를 목적으로 한 대체 인력으로 3차 의료기관 내로 영입하기 시작하였다. 이에 미국간호협회 산하의 자격인증센터(American Nurses Credentialing Center, ANCC)는 NP를 의료기관내에서 급성, 만성, 응급 성인 환자의 건강문제를 관리할 수 있는 자로서 그 역할을 규명하고, 이들의 역량을 확인하는 자격시험제도를 도입함으로써 입원환자를 위하여 NP를 공식적으로 채용할 수 있는 채널을 수립하였으며, 이들 전문간호사를 급성기 환자관리 전문간호사(acute care nurse practitioner, ACNP)라 명명하였다. 따라서 급성기 신경계 환자를 관리하는 전문간호사는 기존의 신경계 CNS, ACNP, 아동 CNS 또는 아동 NP를 포함한다.

1) 정의와 교육과정

미국간호협회(2003)에서는 '간호' 란 '개인, 가족, 지역사회, 인구집단을 대상으로 인간의 반응에 대한 진단과 치료, 그리고 옹호를 통하여 고통을 경감하고 질병과 손상을 예방하며 건강과 능력을 보호, 증진, 최적화하는 것' 이라고 정의하였다. 반면 '전문간호사(APN)' 는 간호에 대한 이러한 정의를 기초로 '임상 경험을 바탕으로 석사학위 이상의 전문교육과정에서 일개 간호분야에 대한 특수한 지식과 기술을 습득한 후, 전문가 집단의 인준을 받은 해당 분야에서 탁월한 자이며 자율적인 치료처방(self-initiated treatment regimen)을 수행하는 자로서 마취전문간호사, 조산사, CNS, NP가 이에 속한다' 고 하였다. Benner (1984)에 의하면 탁월함(experty)이란, 일 상황에 대한 문제 해결 시 기존의 규정이나 안내서에 의존하지 않고 많은 경험을 통한 직관으로 전체 상황을 보는 능력으로서, 이는 이론과 실무에 대한 지식을 실제 임상에 적용하고 검증한 후 정교화하여 개발되는 것이라고 하였다. 다시 말하면 탁월성은 임상가로서의 경험과 석사 수준의 이론과 연구에 대한 지식과 기술을 통합할 때 가능하다는 것을 의미한다. 미 간호면허국이나 노동부는 미국간호협회의 정의를 근거로 전문간호사를 '기본간호교육 이상 수준의 간호이론, 건강사정, 간호중재 및 처치 등에 대한 이론 및 실습을 통해 배출된 석사학위 소지의 면허간호사'로 기술하고 있다.

전문간호실무를 위한 석사교육과정은 학교에 따라 차이는 있으나, 36학점에서 45학점이 보편적이다. 학점간의 차이는 선수과목을 몇 과목으로 두는가에 의한 것이므로 실제 이수해야 할 과목에는 별 차이가 없다. 석사과정은 크게 석사과정 공통필수, 전문간호실무 공통필수, 역할별 필수과목으로 대별된다. 석사과정 공통필수 과목은 간호 및 건강 관련이론, 연구, 통계, 조직이론, 윤리, 보건정책, 보건의료 전달체계 등이며, 전문간호 영역의 공통필수 과목은 상급건강사정, 약리학, 병태생리학, 임상적 의사결정, 건강증진과 질병예방 등이다. 역할별 필수과목은 전공영역세미나 및 실습을 주로 하고 있으며, 신경계를 전공할 CNS는 먼저 신체계통별로 병원에 입원한 급성기 환자를 대상으로 실습을 하며, 이후 신경계 환자를 대상으로 집중적인 실습이 이루어지는데 환자관리의 연속성에 대한 이해를 위하여 중환자실에서부터 외래, 가정간호까지 실습한다.

1980년대에는 DRG 도입에 따른 의료비 절감, 전공의 부족, 의료의 접근성 확대라는 단순 논리에 의해 CNS 과정이 퇴보하고 NP 과정이 증가 추세를 보였으나, 병원인력의 대다수를 차지하는 일반간호사의 계속교육이 환자에 대한 질적 관리의 지름길임이 강조되면서 퇴보일로에 있던 CNS 과정이 다시 개설되고 있어 참으로 다행스러운 변화라고 할 수 있다(Heikemper & Bond, 2004). ACNP의 경우 CNS와 같은 형태로 실습이 진행되나 성인 CNS는 성인환자에 대한 직접간호, 간호사의 계속교육, 질관리, 시스템 관리 등을 강조하는 반면 ACNP는 성인을 대상으로 하나 처방 수행을 통한 증상관리에 치중한다. 아동의 건강문제는 아동 전공 CNS 또는 NP가 담당한다. 실제로 의료기관에 따라 NP는 자율적 또는 의사와의 협동적 처방권에 의해, CNS는 의료기관 또는 소속과에서 정한 프로토콜에 의한 처방권을 행사하는 경우가 많아서, 이들 전문간호사가 비록 자격인증을 받은 명칭은 다르나 수행하는 역할은 중복되거나 같은 경우를 초래하므로 NP와 CNS 통합 교육과정을 개설하여 본인의 선택에 의해 NP 또는 CNS 시험을 볼 수 있는 자격을 갖게 하는 대학원도 있다.

2) 역사적 배경과 역할

전문간호사 중 마취간호사는 1877년을 시작으로 가장 오랜 역사를 가지고 있다. 마취간호사는 마취학이 의학 내의 한 영역으로 제자리 매김을 하지 못함에 따른 마취의의 부족 현상에 대한 대안으로 시작하기는 하였으나, 자격시험제도를 가장 먼저 도입하여 전문간호사의 질 관리에 선도적 역할을 한 전문간호사이다.

미국마취간호사협회는 마취간호사로서의 자격인증을 위한 기본학력을 1998년부터 석사학위로 공식화함으로써 기존의 많은 certificate program이 석사과정으로 전환하고 있다. 마취간호사는 그 명칭이 시사하는 대로 마취 유도, 유지, 회복, 마취 후 관리 등의 명확한 업무한계 내에서 활동하고 있으며 마취의의 감독 없이도 활동이 가능하다. 전문간호실무에서 두 번째로 오랜 역사를 가진 조산사는 1925년 Mary Breckinridge가 켄터키의 작은 마을에 Frontier Nursing Service (FNS)를 운영하면서 제 모습을 갖추기 시작하였다. 사회경제적 수준이 낮은 산모와 신생아의 건강관리를 목적으로 탄생한 조산사의 기여는 1951년 미국 메트로폴리탄 생명보험회사가 FNS의 모성사망율(1.2/1000명)이 전국 수준(3.4/1000명)보다 훨씬 밑도는 좋은 성과를 보인다는 연구 결과를 발표함에 따라 공론화되었다. 이와 동시에 조산사 교육에 대한 정부의 지원이 본격화되었고 1971년에는 조산사협회에 의한 자격인증제도가 실시되었다. 조산사도 마취간호사와 마찬가지로 산전·산후관리, 정상분만 유도, 신생아관리, 가족계획, 부인과 질환관리 등 업무한계가 비교적 명확하다(Hamric & Spross, 1996).

CNS의 역사는 신경계 중환자 전문간호사의 역사와 그 맥을 같이 하는 것으로서 출범이 1954년으로 늦게 되었으나 석사과정으로 시작한 유일한 상급실무자이며, 순수한 미국간호협회 로비의 산물이라고 할 수 있다. 자격제도는 1970년대에 시작하였으며 ANCC에서 관리하고 있다. Nurse Clinician이라는 명칭 하에 시작한 CNS는 석사과정을 이수한 탁월한 경력간호사를 행정으로 전환하지 말고, 복잡하고 탁월한 임상기술을 요하는 입원환자의 침상 곁에 있게 하자는 취지에서 출발하였다. 따라서 CNS에 대한 교육은 임상가로서의 역할에 가장 큰 비중을 두고 자문가, 교육자, 연구자, 행정가 등의 하부역할을 수행하도록 구성하였으나 비용 효율적인 측면에서 CNS의 5개 하부 역할 중 교육자로서의 간접적인 역할이 가장 두드러진 자원으로서의 그 가치를 인정받고 있다. 최근 의학의 세부 영역화 추세에 따른 건강관리제공의 분절화(fragmentation) 현상은 환자에게 제공되어야 하는 필수 부분이 누락되거나 중복되는 경우가 빈번히 발생하여 환자관리의 효과나 효율성 측면에서 부정적 결과를 초래하였으며, 이로 인한 환자나 보호자의 불평은 24시간 환자의 곁을 지키는 간호사의 몫으로 떨어지는 경우가 허다하였다. 이에 대한 보완책으로 나온 전략이 사례관리 또는 임상경로(critical pathway)이며, 이를 관리하는 자는 환자관리와 관련된 지식과 기술을 겸비한 전문간호사가 최적의 인력으로 부상하였다. 따라서 사례관리자는 기존 전문간호사의 세부 역할에 첨가된 새로운 영역으로 환자의 성장발달주기에 대한 이해부터 응급, 중환자 또는 가정간호에서 필요로 하는 모든 실무 지식과 기술을 요구하며 질병관리가 아닌 건강관리를 목표로 다학제간 의사소통 기술과 협동이 절대적으로 요구되는 영역이다. 신경계 전문간호사의 경우, 신경계 건강문제를 가진 환자의 생리적 지표가 안정기에 들면 곧바로 재활을 준비하도록 하며 특별히 신경계 환자의 건강관리는 평생 지속되어야 하는 특성을 가지므로 사례관리자로서의 전문간호사의 역할은 더욱 중요하다.

NP는 1965년 Loretta Ford와 Henry Silver가 콜로라도 대학에 소아과 NP 과정을 설립하면서 시작된 늦둥이로서, 시골 주민들의 건강을 관리할 의사의 부재가 탄생의 계기가 된 직종이다. 처방권과 진료권이라는 두 가지의 특권으로 대중에게 접근한 NP는 건강문제 해결에 대한 직접적인 서비스 제공으로 일차진료 전문가로서의 능력을 공히 인정 받았다.

NP는 그 동안 사정에서부터 진단 및 검사, 처방, 추후관리까지의 업무를 병원외래, 지역사회 건강관리센터, 의원급 병원 등을 중심으로 수행하여 왔으나 1996년 ACNP 자격제도가 도입되면서 일차진료전문가의 대명사이던 NP가 복합적인 건강문제를 가진 입원환자로 확대되어 외래에 한정되었던 NP들의 실무 경계가 점차 흐려지고 있다.

3) 역할개발 전략

의료과학의 발달과 의료산업의 복잡성은 환자중심 간호, 다학제간 협동, 근거중심 간호를 강조하고 있으며 이의 달성을 위한 일반 간호사의 계속교육과 정책 및 규정의 확립에 대한 필요성은 전문간호사의 리더십을 요구하는 상황을 초래하였다. 전문간호사의 일반적인 역할은 직접간호 제공자, 관리자, 교육자, 자문가, 연구자, 정책개발자, 변화촉진자, 사례관리자 등으로 다양하게 기술되어 있으며 이러한 역할은 기관의 요구에 따라 영역별 강조가 다르게 수행된다. 그러나 최근 눈부신 발전을 가져온 정보적 기술의 발전은 환자교육과 간호사의 계속교육을 위한 새로운 전략을 제공할 뿐만 아니라, 간호성과 또한 즉시 자료화할 수 있어 전문간호사의 정보관리 기술이 전문간호사의 각 영역별 역할을 수월하게 수행하기 위한 필수적인 역량으로 새롭게 인식되고 있다. 전문간호사의 연구자 역할도 연구의 활용(research utilization)이라는 수동적인 역할에서 연구의 결과를 상황에 맞게 해석하여 적용하는 번역적 연구(translational research)를 적용함으로써 치료적 격차(therapeutic gap)를 줄이는 전문간호사의 기여가 요청되고 있다.

간호는 Nightingale 이래 긴 역사를 자랑하고 있다. 1970년대까지만 해도 석사학위가 최고였던 상아탑이 임상실무 박사학위과정(Doctorate of Nursing Practice)까지 개설하는 등 간호인들의 간호에 대한 끝없는 사랑과 간호학문의 발전을 위한 열정을 보여주고 있다.

중환자실은 CNS가 전통적으로 일하던 중요한 장소였으나 현재는 ACNP의 활동영역이기도 하며 뇌혈관질환, 척수손상, 급성 신부전, 급성 폐손상, 급성 호흡장애 증후군, 패혈증, 다기관부전증후군 등 사망률이 높은 환자를 관리하고 있는 특수한 부서이다. 특히 신경계 기능장애는 신체의 모든 장기에 영향을 초래하므로 두개내압 상승 환자에 대한 두개내압 감시와 기도관리, 급성 폐손상 환자에 대한 저용량 호흡기 적용과 감시, 척수손상환자의 기도관리와 신부전 환자에 대한 신독성 약물 사용과 크레아틴 수치 감시, 인공호흡기 적용 환자나 위관영양 환자의 흡인 예방을 위한 다양한 조치 등 각 신체계통에 발생 가능한 건강문제 관리에 대한 사정과 중재기술 및 지식이 요구되며, 나아가 뇌사에 대한 진단, 의료서비스 중단에 대한 윤리적 의사결정, 죽음에 대한 대처까지도 유능하게 처리할 수 있는 능력이 필요하다. 또한 새로운 연구결과의 임상적용을 위한 변화촉진자로서의 지도력 발휘와 최신 정보를 반영한 매뉴얼 작성을 통하여 최상의 실무가 정착될 수 있게 하는 행정가로서의 역할도 간과할 수 없는 필수 업무역량이다. 의료환경에서 유행어처럼 강조되고 있는 근거중심 실무는 간호학, 의학 등 환자관리와 관련된 모든 전문 영역에서 최상의 실무를 위한 노력 중의 하나로 '그동안 이렇게 해왔었다'라는 변명은 더 이상 용납되지 않는다는 것을 의미한다. 실제로 대부분의 의료기관은 당뇨, 통증관리, 심부전관리, 상처관리 등 내원이나 입원환자의 다수를 차지하는 건강문제에 대한 치료지침서나 환자의 교육자료를 구비하고 있으나, 환자들은 여전히 같은 건강문제로 고통을 호소하고 있다. 이는 이러한 지침서가 부정확하거나 적용되지 않고 있음을 시사하는 것으로서 지침서의 개정이나 환자의 순응을 최대화할 수 있는 전략개발을 요구한다.

전문간호사의 영역과는 상관없이 모든 대상자에게 제공되어야 하는 건강증진 및 질병예방에 대한 전문간호사의 역할에서 암 선별검사 적용, 면역접종, 비만관리, 운동, 금연, 스트레스관리는 중요하다. 암 선별검사와 성인 면역과 관련된 108개의 연구를 메타

분석한 Stone 등(2002)에 의하면, 이와 같은 서비스를 필수영역화한 의료기관의 환자 성과가 이를 선택적으로 수행한 기관에 비해 월등하다고 하였다.

21세기 신경과학의 발전은 분자학과 유전학을 통합한 수준으로 발전하였으며 이를 근거로 적용하고 있는 진단기술과 치료방법은 괄목할만한 수준이다. 따라서 신경과학 분야는 질환별, 해부영역별 또는 치료방법별 등으로 점점 더 미세영역화되는 추세에 있어 전인적 환자관리가 절실하게 요구되는 현실에 봉착하였으며 대체보완요법과 유전학에 관한 지식을 요구한다. 또한 과거 환자관리의 성과지표로 활용하였던 사망률, 합병증 발생률, 수술 성공률 등은 단지 통계보고를 위한 수치로 전락하였으며 건강관리의 질, 효율성, 효과성, 비용, 윤리 등이 성과지표를 대신하고 있다. 신경계 중환자 전문간호사가 경력간호사와는 차별화된 수준에서 그리고 법적으로 보호받는 실무범위 내에서 이상적인 역할을 할 수 있도록 하는 제도적인 장치와 직무기술서의 근간이 되는 실무표준의 개발이 우선될 때 성과연구는 가능한 것으로 사료된다. 전문간호사의 역할 또한 어떠한 범위에서든지 자율적인 의사결정이 가능한 방향으로 전개되어야 할 것이다. 한국의 경우, 보건진료원에게 주어진 법적 자율권을 선례로 보면 전문간호사의 교육적 배경이나 임상 경험을 고려할 때 보다 넓은 실무 범위에서의 자율권 확보에 대한 가능성은 충분하다고 할 수 있겠다.

2. 신경계 중환자 간호윤리

1) 서론

현대사회는 의료지식과 기술의 발전으로 인공호흡기를 사용할 수 있게 되었고, 최첨단의 치료와 간호를 받는 중환자실 환자에게 자주 발생하는 심폐소생술의 금지, 치료의 중단과 안락사, 뇌사 및 장기이식 등은 윤리적인 문제의 계기가 되고 있다. 그리고 장기 이식이 가능해지면서 인간의 생명을 연장시킬 수 있는 능력을 갖게 되었고, 면역억제제와 수술기법의 발달로 나날이 수효가 증가하고 있다. 사체이식이 진행되면서 뇌사를 판정하는 기준이나 환자를 치료하는 과정에서 생길 수 있는 많은 윤리적 문제점들이 발생하고 있으며, 최근 사체이식보다는 생체장기이식이 급격하게 증가하고 있어 공여자의 안전을 보호해야 하는 숙제를 가지게 되었다. 또한 임상에서 환자를 대상으로 시행되는 연구나 각종 검사 및 시술에 따른 정보제공과 관련한 문제들이 끊임없이 발생하고 있는 실정이다. 이에 중환자실에서 생길 수 있는 다양한 윤리적인 문제들을 살펴보고자 한다.

2) 윤리의 정의

윤리(ethics)의 어원은 도덕(morality)과 동일한데, moral의 어원은 mos로 '사람들의 관습'을 뜻한다. 윤리학에서 '윤리'와 '도덕'은 같은 의미를 가지는 어휘로 사용되고 있으나 군이 그 차이점을 말한다면 '윤리'가 보다 이론적인 맥락에서 사용되고 '도덕'이란 말은 보다 실천적이거나 실제적인 맥락에서 사용된다. 따라서 윤리는 '정의', '자유', '평등'과 같이 시공간을 초월하여 보편성과 일관성을 가지는 가치들을 다룬다.

3) 윤리의 원칙

(1) 자율성 존중의 원칙

자율성 존중(respect for autonomy)은 개인이 스스로 선택할 계획에 따라 행동과정을 결정하는 행동자유의 한 형태이다. 다시 말하면 개인의 독립적이고 자립적 결정을 위한 자주성을 의미하며 인격존중의 원리도 자율성에 속한다. 자율성에는 두 가지가 있다.

첫째, 자신이 원하는 행동은 무엇이든지 할 수 있으며, 스스로 결정하여 선택하는 행동은 방해를 받거나 장애 없이 독자적이어야 한다.

둘째, 자신이 선택하여 행한 행동이 존중되어야 함을 의미한다. 권리는 이 원리에서부터 나오는데 긍정적인 권리는 각자가 무엇인가 해야 할 의무를 가졌다는 것이고, 부정적인 권리는 각자가 무엇을 하는데 있어서 참고 억제하는 의무를 말한다.

예를 들면 자율성의 원리를 의료행위에 적용하려면, 먼저 환자가 의사의 진단을 받고 치료하려고 할 때 의사는 치료과정과 방법 그리고 필요한 약품의 효능과 부작용 등을 환자에게 상세히 설명하고, 환자는 자신의 자발적인 선택으로 치료에 동의하는 사전동의서 (informed consent)에 서명하는 행위이다. 이것은 환자가 본인 운명의 주인은 자신이라고 생각하기 때문이다.

(2) 선행의 원칙

선행(beneficence)은 타인을 돕기 위해 적극적이고 긍정적인 단계를 요구하기 때문에 일반적으로 이타적이고 포용적인 것으로 생각된다. 선행은 의무이며 긍정적인 윤리로서 친절과는 구별되어야 한다. 만약 임종이 가까운 환자가 계속 치료의 보류를 원할 때 그 요구를 들어주고 환자의 자율성을 존중하는 것이 자선행위인지, 아니면 무해성의 의무에 위반하는 행위인지 고려할 필요가 있다. 선행의 원리는 선을 행할 것을 원하거나 바랄 뿐만 아니라 실제로 그러한 행위를 하도록 요구하는데 있다. 선행을 한다는 것은 칭찬받을 만 하고 유덕한 일이기는 하지만 도덕적 의무를 넘어서는 일이다. 도덕이 우리에게 요구하는 모든 것은 정의와 약속을 지키는 것이지 선행은 아니기 때문이다. 선행의 원리가 말하는 4가지 요점은 해나 악을 가해서는 안 되고 방지해야 하며, 악을 제거하고 선을 행하고 더해야 된다는 것이다.

(3) 무해성의 원칙 / 악행금지의 원칙

무해성(non maleficence)의 기능은 고의적으로 해를 가하는 것을 피하거나 해가 될 위험을 피하는 것이다. 이 원리는 히포크라테스 선서의 주축이 되는 것으로 의료인은 환자에게 해가 되는 것은 어떠한 행위도 해서는 안 된다는 것이다. 이것은 치료과정에서 환자에게 육체적으로 또는 정신적으로 상처를 주어서는 안 된다는 뜻이다. 그러므로 환자는 불공평한 취급을 당하거나 의사 표현이나 행동에 지나친 제재를 받아서는 안 된다. 예를 들면 암환자를 화학요법으로 치료할 때 수반되는 여러 가지 부작용으로 환자에게 해를 끼치게 된다면, 이 치료는 즉시 중지해야 한다.

(4) 정의의 원칙

정의(justice)의 원칙은 분배원칙으로 주로 자원의 공정한 분배를 다룬다. 인간이 공유해야 할 물질, 의료혜택, 보험혜택 등을 정의에 입각해서 모든 사람에게 공정하게 분배해야 한다. 정의의 개념은 시대의 변화에 따라 또 적용하는 사람들의 생각에 따라서 다소 달리 쓰였기 때문에 이 원리를 올바르게 다루는 것은 결코 쉬운 일이 아니다.

인간에게 가장 공평하게 책임과 이익이 분배되어야 하는 기준을 다음과 같이 제시하였다.

첫째, 각자에게 동일한 몫을 분배해야 한다.

둘째, 각자에게 개인의 필요에 따라 분배해야 한다.

셋째, 각자에게 개인의 노력에 따라 분배해야 한다.

넷째, 각자에게 사회적 공헌도에 따라 분배해야 한다.

다섯째, 각자에게 개인의 능력에 따라 분배해야 한다.

여기에서 모든 사람에게 의료지원 혜택을 줄 수 없을 때 누구를 선택할 것인가의 문제가 대두된다. 또 다른 예로써 국가가 의료보험 혜택을 개인의 재산이나 직위 등에 관계없이 국민 모두에게 골고루 분배해야 하는가, 아니면 국가적 차원에서 의료보험 혜택을 국민 각자에게 부여할 필요가 없다고 보는가 하는 의견도 논의된다.

4) 신경계 중환자실에서의 윤리적 문제

(1) 의사결정자 / 자기결정권의 문제

역사 이래로 볼 때 인간은 인격성의 차별화로 차등을 두거나 아니면 인격성을 박탈하여 노예로 삼거나 집단 학살을 자행하였기 때문에 그 폐해를 절감하게 되었고, 그 결과로 인격성 부여의 필요성이 절실하게 되었던 것이다.

즉, 인간이 동등한 다른 인간에게 인격의 부당한 제한 또는 인격의 박탈을 행함으로써 야기되는 폐해를 막기 위해 인격 부여의 필요성이 더욱 큰 것이었다. 여자이거나 흑인이거나 노약자이거나 장애자이거나 정신질환자이거나 그리고 사형수라 하더라도 그들이 인간인 한, 삶의 의지 실현의 가치성은 최소한 형식적으로는 동등하게 주어져야 할 필요성이 있는 것이다.

인간 스스로가 인간이기에 자신의 삶의 의지를 도모하기 위하여 인간 이외에 다른 모든 것과 차별하여 보장하려는 목적에서 제도화하여 부여한 것이므로 잠재적으로 이성적 사고를 할 수 있는 어린아이나, 치료가 불가능한 심신 상실의 정신질환자여서 잠재적으로라도 이성적 사고를 기대할 수 없는 경우라도 최소한의 삶의 가치의 동등성만큼은 주어져야 한다. 인간에게 인격이 부여된다는 의미는 그보다 작은 개념인 법인격을 부여받는다는 의미를 포함하는 경우가 일반적이지만, 법인격은 인간이라 하더라도 법에 의해서 부여된다는 점에서 법 앞에 우선하는 인격과는 조금의 차이를 가진다.

법인격은 그 인격의 인정 이유가 근본적으로는 인간의 삶의 의지실현에 도움이 되기 때문이며, 형식적으로는 그 권리의무의 주체가 될 수 있는 단위 한계성 및 구체적 조직성을 가졌기 때문이다.

(2) 사전유언

사전유언(advance directive)은 자신의 생명에 관한 유언(living will)을 말하는 것이다. 일반적으로 본인의 재산이 뒤에 남은 사람들에게 분배되도록 의식이 있을 때 유언을 해야 한다는데 모든 사람이 동의하고 있는 것과 같이, 자신의 생명에 관한 조항을 유언에 포함시켜야 할 때라고 말한다. 이는 법정자격이 있을 때 자신의 생명에 대한 유언을 남김으로써 의식이 없어지거나 올바른 선택을 할 수 없는 불치의 병에 걸릴 경우, 자기 자신이 어떻게 취급되어야 하며 또 어떻게 취급받지 말아야 하는가에 대한 자신의 소망을 표시할 수 있다는 것을 의미한다.

자신의 생명에 관한 유언은 어렵고도 복잡한 윤리적·법적 문제들을 해결하려는 시도로 제안되었다. 치료행위가 질병을 고치거나 환자를 낫게 하는 행위라기보다는 단지 환자의 생명을 유지시키는 것에 지나지 않는 경우에 우리는 무엇을 해야 하는가? 누가 그 결정을 내리는가? 무엇이 그 환자에게 최선인지를 우리는 어떻게 알 수 있는가? 이러한 문제들은 환자가 스스로 결정을 내릴 수 없는 경우에는 항상 일어날 수 있는 난처한 문제들이다. 그러나 결정은 이루어져야만 한다. 즉 의료자원의 부족, 중환자실의 막대한 비용, 가족의 가치관 및 이해관계 등의 이유로 언젠가 그 환자 이외의 누군가에 의해, 그 환자의 생사에 대한 결정이 내려져야 한다는 문제가 절박하게 대두되는 경우가 있다.

자신의 생명에 관한 유언은 이러한 책임을 가장 직접적으로 관련된 환자 자신에게 돌리려는 시도로서, 생명유지를 위한 비통상적 치료 및 간호에 의해 삶을 연장시키지 않겠다는 바램을 진술하는 것이다. 정신적인 능력이 있을 때 사전유언을 하고 서명함으로써, 결정할 능력이 없어진 때에 자신을 위해 결정한 내용을 수행하도록 위임하는 것이다.

자신의 생명에 관한 유언의 내용에는 삶의 기간을 단축시키더라도 통증과 고통경감을 위한 투약을 인정하지 않는 것, 지지적 간호 및 안위 간호를 제공하는 것, 인공호흡기 부착, 심폐소생술, 비위관 영양공급에 대한 것, 가족들에게 어려운 일이 되더라도 병원보다는 가정에서 임종하기를 선택할 수 있는 것 등이 포함된다. 또한 윤리적으로 문제가 되지 않으나 법적으로 인정되지 않는 부분이 있는 경우에 법적 제약을 인정해야 하는 경우가 있을 수도 있다. 또한 간호사들은 완화적 돌봄이 자살 유도가 아님을 인식해야 하고, 환자를 방치하거나 죽게 내버려두는 과실(negligence)이 될지도 모른다는 두려움을 갖지 말고 제시된 내용에 따라야 한다. 환자가 정신적인 능력이 있을 때 작성한 생존유언(living will)이 정신적인 능력이 없는 상태가 되기 전에 환자의 기록에 삽입되어야만 환자의 소망대로 수행될 수 있다.

생존유언은 환자가 철회할 당시에 정신적 능력이 있는 한 언제든지 취소될 수 있고, 정해진 기한이 경과한 경우와 환자가 치료를 요청할 때는 언제든지 변경할 수 있다.

이러한 사항들은 로마 가톨릭 및 여러 신학자들과 윤리학자들에 의해 받아들여지고 있는 윤리적 가르침과 일치하고 있다. 그러므로 이제까지 제안된 바에 따르면, 자신의 생명에 관한 이러한 유언은 윤리적 가르침뿐만 아니라 현대의 윤리적 가르침과도 조화를 이루고 있다.

(3) 존엄사

말기환자를 치료 및 간호할 때 발생할 수 있는 윤리문제는 주로 자기결정에 대한 존중과 신체에 대한 불가침성에 대한 것이다. 인간을 존중한다는 것은 침해받을 수 없는 한 개인으로서의 내재하고 있는 가치와 존엄을 인정하는 것이다. 이러한 인간의 존엄성을 다루고자 하는 것은 말기환자가 매우 취약한 상태가 될 때에도 기본적인 인간의 권리는 보호받아야 한다는 데에 그 중요성이 있다.

인간의 존엄한 죽음에 대한 이해를 위해서는 우선 인간의 권리, 즉 죽음이 임박한 환자의 권리에 대한 개념의 이해가 필요하다.

죽음이 임박한 환자의 권리에는 다음의 세 가지가 있다.

첫째, 환자의 권리를 존중한다는 것은 환자를 단지 '수단'으로서가 아니라 '목적'으로 대해야 한다는 것이다. 이러한 환자의 권리에는 진실을 알 권리와 알려진 사항에 대해서는 진실을 들을 권리가 있다는 것이 포함된다. 또한 의식이 있는 환자에 있어서는 존중받아야 할 권리에는 치료를 받기 전이나 치료를 하지 않는 것에 대해 사전에 알려서 동의를 얻어야 하는 것이 포함되며, 이는 환자를 존중하는 측면에서 중요한 점이라 하겠다.

둘째, 치료를 받을 권리이다. 이는 환자가 최적의 치료를 받을 권리가 있음을 의미한다. 치료를 받을 권리는 존중받을 권리에서 도출되며, 어떤 특별한 건강상의 돌봄을 받을 권리이다. 따라서 치료받을 환자의 권리는 환자가 무시당하지 않거나 좀 더 적극적인 치료가 필요함에도 완화적인 돌봄만을 제공받아서는 안 된다는 것이다.

셋째, 환자가 모든 치료를 거절하거나 중단할 수 있는 권리이다. 이는 특히 아직 자신의 문제에 대한 결정을 할 수 있는 환자에게 중요한 권리이다. 그러나 이러한 권리는 의료인이 치료를 중단하기 원하는 환자의 죽음과 관련된 법적·도덕적 책임을 기꺼이 질 수 있다고 가정할 때 성립될 수 있는 권리이다.

따라서 임종을 맞이하는 환자의 세 가지 권리가 의미하는 것은 임종환자는 홀로 방치되어서는 안 되고, 편안하게 돌봄을 받을 권리가 있다는 것이다. 임종환자에게 존경을 나타내는 것은 생명이 살아있는 동안 최대의 안녕을 제공해주고 존엄한 죽음을 맞을 수 있도록 돕는 것이다. 선택의 기회가 주어진다면 대부분의 사람들은 존엄한 죽음(dignified death)을 선택할 것이다.

그렇다면 존엄한 죽음은 무엇을 의미하는가? 존엄사는 정의하기 어려운 개념이다. 아마도 존엄한 죽음은 '그것이 무엇이냐'를 설명하기보다 '그것이 아니다'라는 설명을 통해 좀 더 잘 정의를 내릴 수 있을 것이다. 존엄사는 인공호흡기에 의해 연명하는 것이 아니고, 인위적으로 생명을 유지하는 것이 아니며, 우리의 가장 기본적인 요구와 신체기능을 스스로 통제할 수 없게 될 때 이를 돌보지 않고 방치하는 것이 아니다. 존엄하게 죽을 권리는 출생 시와 마찬가지로 인간의 기본적인 권리로서 인정받아야 한다. 고통이 끝난 후의 죽음도 하나의 축복이므로, 삶의 연장으로 인한 고통의 연속은 동정적인 행위가 될 수 없으며 실제로 죽은 사람에게 이유없이 생명연장 체계를 유지함으로써 사회적으로 불필요한 경제적 부담을 가중시키고 가족들에게도 정신적·경제적 부담이 될 수 있다는 것이다.

죽음의 방법과 때는 임종하는 사람과 가족에게뿐만 아니라 의사·변호사·신학자들을 포함한 모두에게 큰 관심사이다. 이러한 존엄사에 대한 윤리적인 문제는 수동적 안락사 또는 능동적 안락사 및 자살에 의한 죽음이 초래될 때 발생하게 된다. 그러나 많은 임종을 맞는 환자들과 가족들이 호스피스의 철학과 개념에 대해 알게 된다면, 안락사와 자살에 대한 관심이 감소되고 진정한 의미의 존엄한 죽음에 대한 관심을 갖게 될 것이다. 호스피스의 완화적 돌봄과 통증 조절, 슬픔에 대한 보살핌 등은 죽음이 임박한 환자를 돌보는 호스피스를 선택하는 동기가 되도록 하기 때문이다.

(4) 말기환자 간호

말기환자들은 사고 또는 만성 질환 즉 심장질환 및 뇌졸중에 의한 경우가 대부분이다. 사고는 대개 교통사고나 산업재해에 의한 것으로 뇌사상태에 빠진 경우의 장기이식 문제, 인공호흡기의 제거 등에 대한 문제가 생명윤리 문제와 관련될 수 있다. 만성 질환은 환자의 신체적 능력이나 지적 능력을 서서히 저하시키며 타인에 의한 의존성을 증가시킨다. 이로 인하여 사고 또는 만성 질환으로 말기에 처한 환자를 돌보는 가족이나 보건의료 전문인들은 새로운 특성을 가진 윤리문제를 접하게 된다.

말기환자 관리에서 질병 치료와 생명구제가 주요 임무인 의사는 의학적 기준에서 적극적인 치료의 적용 여부에 관심을 두고, 가족 관계에서 비롯된 도리와 경제적인 부담을 가지고 있는 환자의 가족은 환자 자체에 대한 배려보다는 자신들의 도리와 경제적 능력에 관심을 두기 때문에 환자를 돌보는 것과 관련된 모든 것을 포기하는 경우가 많다. 그러나 간호사는 의사나 환자의 가족이 적극적 치료를 보류하거나 중단할 때에도 환자의 신체를 인간다운 모습으로 유지시켜주기 위하여 기본적인 간호를 제공하고 심리적인 지지를 제공하는 것이 의무라고 생각한다.

말기환자를 돌보는 간호사는 적극적 치료가 제공되지 않는 경우에도 기본적 간호를 제공하여야 한다. 특히 임종을 앞둔 말기환자 간호 시 가장 중요하게 고려해야하는 것은 삶의 질에 관한 문제이기 때문이다.

(5) 무의미한 치료

무의미한 치료는 의도했던 치료의 목표를 달성하지 못한 치료로 정의되며, 다음과 같은 경우들이 해당될 수 있다.

- 치료가 병태생리학적으로 유용한 효과가 없는 경우
- 치료를 극대화하여도 치료효과가 없는 경우
- 이전에 동일한 치료법이 환자에게 적용되어 치료효과가 없음이 이미 관찰된 경우
- 환자가 구체적으로 요구한 수준으로 도저히 달성될 수 없음이 분명한 경우
- 향후 2개월 생존 가능성이 1% 미만인 경우의 환자들에 행해지는 치료

흔히 환자 또는 그 대리인들이 더 이상의 치료가 치료에 의한 효과보다는 부담이 훨씬 더 크다고 판단하여 무의미한 치료로 단정한 경우에 의사가 동의하거나 반대하는 경우 또는 그 반대의 경우가 발생할 수 있으며, 치료자와 환자나 그 가족간의 의견이 다를 경우 분쟁의 소지가 되기도 한다. 의사의 판단으로 명백히 무의미한 것으로 판단되는 치료를 거절하는 것은 비윤리적이지 않다(미국의사협회 윤리지침). 다만 치료 거부는 공개적으로 진술되고 받아들일만한 진료기준에 의거하여 정당화되어야만 하며 의미있게 정의될 수 없는 개념에 근거해서는 안 된다. 그리고 환자나 그 가족과 치료의 목표에 대해 논

의하여 상호 만족할 수 있는 치료과정을 진행할 수 있도록 노력해야 한다. 따라서 뇌사자에게 치료행위를 계속하는 것은 근거 없는 행위이며, 뇌사자의 치료중단 여부의 동의를 보호자들에게 구하는 행위는 불필요하다. 왜냐하면 이는 중환자실에서 치료를 받아야하는 회복 가능한 환자의 치료가능성을 줄일 수 있기 때문이다.

(6) 치료유보와 치료중단

생명유지 치료는 환자의 주된 의학적 상태를 바꿀 수는 없으면서 생명을 연장시키는 치료를 말한다.

생명유지 치료는 인공호흡기, 신장투석, 화학요법, 항생제 그리고 인공영양과 수액 등을 포함하지만 여기에만 국한하지는 않는다. 생명유지 치료를 유보하거나 중단하는 것의 윤리적 차이는 없다(SCCM, 1990). 심각한 장애를 가진 환자의 치료수준에 대한 의사결정에 있어 주된 고려사항은 해당 환자의 최선은 무엇인가이며, 가족이나 사회의 부담 회피가 아니다.

치료의 중단에 관한 논의는 환자의 기저질환의 예후가 불량하거나, 치료에 동반되어 환자에게 부가되는 신체적 · 정신적 부담이 치료로 얻을 수 있는 효과보다 훨씬 더 클 때나 회복된 후 환자의 삶의 질을 환자가 받아들이지 못할 것으로 판단되는 경우 등에서 환자나 그 대리인과 치료 중단에 관한 논의를 시작 할 수 있다. 환자의 삶의 질은 환자의 평소 관심사와 가치에 의해 정의되어야 하며 생명유지 치료의 지속 또는 중단을 결정할 때 중요한 결정인자로 고려해야 한다.

(7) 안락사

안락사(euthanasia)는 '고통과 통증이 없는 편안한 죽음'을 뜻하지만, 오늘날에 와서는 질병으로 인한 고통을 없애려는 의학적 개입을 말한다. 즉 극도의 고통을 종식시키기 위한 경우 또는 가족과 사회에 너무 무거운 짐을 지우는 정신질환 및 불치병에 걸린 환자의 비참한 생명 연장을 중단시키려는 것을 흔히 '안락사'라는 말로 표현하고 있다.

안락사는 학자들에 따라 여러 가지로 분류될 수 있으나, 흔히 적극적 안락사와 소극적 안락사의 두 가지로 나눈다. 전자는 물리적 또는 화학적 방법으로 죽음을 직접 초래하는 것이고, 후자는 일상적인 의료 행위를 중단해 환자를 죽게 하는 소극적인 방법이다. 아직 우리나라에서는 적극적 안락사가 허용되고 있지는 않지만, 여러 선진국에서는 심각한 사회문제로 대두되고 있다.

안락사의 의미는 그리스어에서 파생된 것으로 '편안한 죽음(euthanatos)'을 뜻한다. 그러나 현대에서는 회복이 불가능한 병으로 참을 수 없는 고통을 계속적으로 받고 있는 환자들 자신이 바라거나 가족 및 다른 사람들이 원하여 의사의 개입으로 환자를 죽게하는 것을 말한다.

현재 미국에서는 만 명이 넘는 영구적인 식물상태의 환자들이 있고, 매년 수천 명의 불구아들이 태어난다. 현대에는 생명을 유지시키는 의술이 계속적으로 발달하여 인간의 생존기간은 점점 길어졌고, 따라서 이러한 조건에 있는 사람들의 수는 증가하고 있다.

이들 때문에 막대한 의료비용이 들어가고 또 본인은 물론 가족과 주변 사람들이 안락사를 택하자는 의견들이 많이 대두되고 또 국가에 따라서 실제로 실시하는 경우도 많다.

1936년 영국의 모이니햄 경은 "병의 정도가 심하거나 치명적이어서 그 고통을 더 참을 수 없거나 줄일 수 없을 때는 적극적이거나 간접적인 안락사가 허용될 수 있어야 한다." 고 주장하면서 영국 의회에 법안을 제출한 바 있고, 현재 네델란드에서는 고통 받는 환자 자신이 안락사를 원하면 의사는 이를 수행하도록 법원에서 허락하고 있다. '자발적 안락 사를 위한 협회'에 의하면 1985년에 약 2천 명의 환자들이 의사의 독극물 주사에 의한 안 락사를 원했다고 한다.

한편 '국제안락사반대수행기구'에서는 많은 회원들이 안락사에 절대 반대하고 있다. 그러나 이 기구에서도 이미 많은 병원과 양로원 등에서 수행되는 소극적인 안락사나 '죽 게 내버려두는 일(Letting Die)'은 논의의 여지가 있다는 의견이다.

(8) 심폐소생술 금지

심폐소생술이란 심장마비가 일어난 직후에 투약이나 전기충격 또는 인공호흡과 같은 처 치로 심장박동과 호흡을 소생시킴으로써 혈액순환을 가능하게 하는 것을 말한다. 환자 의 상태가 심폐소생술로 일시적으로 소생한다고 해도 회복이 불가능할 때에는 심폐소생 술 적용여부가 검토되어야 한다. 심폐소생술 금지(Do Not Resuscitate, DNR)여부에 관한 결정은 대체로 소생 가능성이 없는 환자들에게 내려진다. 심폐소생술 금지는 의학적 결 정도, 간호학적 결정도, 법률적인 결정도 아닌 윤리적 결정이다. 질병의 회복 불가능성과 같은 의학적 판단은 심폐소생술 결정에 필요조건이기는 하지만 충분조건은 아니며, 삶의 의미나 질 또는 생명의 존엄성과 같은 윤리적 가치들에 기본을 두고 내리는 결정이기 때 문이다. 말기환자의 심폐소생술 금지 결정시에 의학적 기준에 의해서만 심폐소생술 여 부를 결정할 때 다음과 같은 문제점이 따르게 된다.

첫째, 심폐소생술을 실시하는 것이 의사에게는 의미가 없거나 해로운 것으로 보일지 라도 환자나 가족들에게는 유익하고 이익이 되는 것으로 보일 수도 있다.

둘째, 구제될 수 없는 생명과 구제될 가치가 없는 생명간의 구별이 어렵다. 결국 의사 는 환자나 가족의 관점을 고려하여야 한다.

심폐소생술의 여부를 결정할 때 의학적 이익, 심폐소생술 후의 삶의 질, 심폐소생술 이전의 삶의 질에 의해 결정하는 데, 여기에서 삶의 질을 결정하는데 사용될 가치들은 의 사의 가치가 아니라 환자의 가치이어야 한다. 이와 같이 심폐소생술 여부에 관한 결정은 윤리적 결정의 의미가 크다.

이러한 심각한 윤리적·법적인 관련이 있어 간호전문직에서 심폐소생술 금지에 대한 언급이 되고 있으며, 실제적인 정책과 지침 및 과정에 대하여 논의되고 있다. 그러므로 간호사는 실제로 심폐소생술 금지의 지시를 수행할 때 다음 사항에 대한 윤리적인 논의 를 마땅히 해야 한다.

첫째, DNR의 결정이 환자의 소망과 일치되지 않는 경우에는 환자의 권리를 침해하는 것이다.

둘째, 간호사가 불분명한 심폐소생술 금지의 지시를 수행하는 것에 대한 법적·윤리 적·전문적·개인적인 부담감을 갖게 될 수 있다는 점이다.

따라서 DNR 수행에 대한 의사결정 기준, 지침, 과정에 관련된 문제나 서류의 절차 및 의사소통 방법들에 대한 윤리적인 정당성이 고려되어야 한다.

① DNR에 대한 의사결정의 기준, 지침 및 과정과 관련된 문제

첫째, 현재 시행되고 있는 DNR의 수행은 명확한 기준 및 지침에 의해 시행되고 있지 않다는 것이 문제점이다. 이로 인해 환자는 의료인의 일방적인 결정에 의하여 권리를 침해받게 되거나, 생명이 위태로운 상황에서 소생술 실시 여부에 대하여 각기 다른 기준을 적용받을 수 있다는 점이다.

둘째, 의사나 간호사들이 의사결정의 과정에서 환자와 그 가족들을 포함시키지 않아도 된다고 생각한다는 점이다.

셋째, DNR에 대한 잘못된 해석과 이로 인한 결과에 대한 것이다.

환자의 상태가 의학적으로 희망이 없을 때 DNR이 의학적으로 정당화되는데, 이때 환자가 중환자실에서 간호를 받아야 할 이유가 있는가? 라는 문제가 제기된다.

중환자실에서 환자의 심장박동에 대한 관찰과 기록은 물론 심정지 시에 절대로 아무 것도 하지 않는 것 등은 도덕적 혼란을 초래하게 할 수 있다. 또한 간호사가 기도의 분비물이 많은 폐부종 또는 폐렴이 있거나 두 가지가 함께 있는 환자의 분비물을 제거하지 않고 방치해 두는 것은 DNR을 잘못 해석하는 경우이다. 결과적으로 환자는 자신의 분비물에 의해서 생명을 잃게 될 수도 있기 때문이다. 따라서 No Code가 No Care를 의미하는 것이 아님을 인식해야 한다.

② DNR 지시의 기록과 의사소통에 관련된 문제

DNR 지시의 방법에는 의사기록지 또는 간호기록지에 서면화 하지 않고 구두로 하는 경우, 환자의 기록지에 색으로 표시하거나 별표로 표시하는 경우, 그리고 실제로 DNR이라고 명시하는 경우 및 'routine nursing care only' 또는 'cares for comfort only' 라고 완곡어법으로 표시하는 경우가 있다.

DNR 지시가 의학적·윤리적·법적 기준에 의해 정당화된다면, 의사들이 서면으로 기록하지 않고 이 문제에 대하여 언급하려고 하지 않는 이유는 무엇인가? 이 점에서 간호사들은 이러한 중요한 지시들에 관한 의사소통의 방법을 어떻게 해결해야 하는가? 이러한 의문들에 대한 전문적·윤리적·법적인 당위성을 고려하여 간호사들은 의사들이 서면으로 지시하기를 거부하는 결정에 대한 기록을 남겨야 하고 의사소통의 방식을 명확하게 하도록 요구해야 한다.

③ DNR 지시 수행에 관련된 문제

간호사를 대상으로 임종이 가까운 환자들의 생명유지를 보류하는 것에 대한 태도를 조사한 연구에서 간호사들의 70~84%가 생명유지 과정의 유보에 긍정적이었고, 생명을 유지하기 위한 비통상적 치료수단의 보류에 대해서도 긍정적이었다.

또한 간호사들은 DNR 지시수행에 대한 의료기관의 공개적인 요구에 대하여 곤란함을 경험하는데, 특히 환자 또는 보호자의 사전 동의를 받지 않은 경우와 간호조직 내의 강제적 지시와 의사와의 갈등을 피하기 위해 DNR을 수행하게 되는 경우에 윤리적 딜레마에 처하게 된다.

이와는 반대로 간호사가 의사의 DNR 지시가 없는 경우에도 소생술을 시행하지 않으려고 하는 경우가 있다. 예를 들면 영국에서 78세의 폐암환자가 임종하려할 때 심폐소생술 팀을 부르지 않고 그대로 사망하게 하여, 이것이 분명한 부정행위로 간주되어 간호사

가 해고되었다. 이는 자연적인 원인으로 사망이 확실하다는 사실과는 관계없이 처리된 경우이다. 따라서 간호사들은 DNR에 대한 정책과 의사소통의 문제 및 수행상의 문제에 대한 윤리적인 고려를 함에 있어서 보다 더 적극적인 참여가 요구된다.

심폐소생술 금지와 관련된 정책이 공식화되어 있지 않은 한국의 현실에서는 심폐소생술 금지가 고려되고 있는 환자에 대하여 간호사는 '심폐소생술 금지 또는 적용'이라는 극단적인 결정만을 생각하기보다 통증완화와 증상조절이란 목적을 위하여 심폐소생술 절차 가운데에서도 어떤 점이 적용 가능한지의 여부를 검토할 필요가 있다. 또한 심폐소생술 금지 지시가 있어 심폐소생술을 적용하지 않는 환자에게도 기본간호는 제공되어야 한다.

DNR의 지시는 환자가 중환자실에 입원하는 순간부터 고려되어야 한다. 이러한 문제를 방지하기 위해서는 대형 기관의 호스피스나 독자적인 호스피스 기관과 입원시설 간에 충분한 대화가 이루어져야 한다.

DNR 지시는 대개 소생시키지 않으려는 조치의 하나이지만, 이것은 심정지된 모든 환자의 경우에 모두 적용되지 않을 수도 있다. 예를 들어 마지막으로 가족 중의 누구를 기다리면서 신체적·정서적으로 안정된 생활을 유지하고 있으나 식사를 하는 동안 음식이 목에 걸린 환자의 경우는 어떻게 하겠는가? 아마도 대부분의 사람은 이 환자의 호흡을 돕기 위한 노력이 이루어져야 한다는 데 동의할 것이다.

DNR 지시와 관련하여 심폐소생술을 시행하지 않기로 한 결정은 단념한 것이 아니라는 것을 환자와 가족이 반드시 이해하도록 해야 한다.

간호사는 의사와 환자, 보호자 사이에서 중개역할을 할 기본적인 의무가 있다. 예를 들어 환자의 상태가 갑자기 나빠질 때에 의사를 부를 것인가 말 것인가를 결정해야 한다. 간호사가 판단해서 사용하도록 되어 있는 진정제를 사용할 것인가의 여부를 결정해야 할 때도 있다. 때로는 간호사가 환자의 생명을 종결하는 것은 아니더라도 중대한 위험에 빠뜨릴지도 모르는 의사의 지시로 말미암아 윤리적 딜레마에 직면할 수도 있다. 환자의 생명을 단축하게 되는 일을 하는 것, 비통상적이 아닌 치료와 간호를 보류하는 것, 마지막 의무를 수행하지 못한 환자가 의식을 상실하는 것을 방치하는 것 등의 윤리적인 딜레마에 처하게 된다.

(9) 뇌사

우리나라에서는 대한의학협회가 주축이 되어 죽음의 정의를 바꾸어 왔으며 정부에서는 1999년 뇌사를 죽음으로 인정하는 법률을 제정·공포했다. 그러므로 비가역적 자가호흡 정지 및 뇌 기능 정지 등을 죽음의 기준으로 인정하고 있는데, 죽음의 판정에는 반드시 신경과 의사와 이식팀에 속하지 않는 다른 분야의 의사가 이를 확인해야 한다.

뇌사(brain death)를 법적으로 인정하고자 하는 실질적인 이유는 무엇보다 장기이식과 밀접한 관련이 있다. 이식수술에 필요한 장기는 생체이식의 경우, 그 수효가 한정되어 있으므로 절대적으로 부족한 이식장기의 공급을 위한 대안으로 뇌사자의 신선한 장기기증이 검토되었다. 뇌사가 입법화되어 있는 미국은 기부나 기증의 개념이 일반화되어 있고 제도적으로 기증카드를 소지하는 등 국민의 인식이 높을 뿐만 아니라 장기이식 정보센터가 전국적으로 설치되어 있고, 이를 관리하는 전문간호사가 전문적 간호를 수행하고 있다. 우리나라에서는 뇌사에 대한 법적 그리고 윤리적 합의가 이루어지기 전에 의료계의 합의 하에 뇌사자 장기이식이 시행되어 왔으나 다행히도 여론의 긍정적인 평가를 받아 법적 문제를 야기시키지 않았고, 뇌사를 인정받지 못한 상태에서 1969년부터 1992년까지 시행된 장기이식이 총 4,000예를 넘었다. 1999년 10월 뇌사가 입법화되면서 논란의 대상이 되어온 뇌사의 판정을 법에 따라 확인할 수 있게 되었고, 뇌사자의 장기기증의 문제들이 법적 하자 없이 이루어질 수 있게 되었으며 서울아산병원을 비롯한 종합병원에서는 장기이식이 활발히 진행되고 있다.

(10) 장기이식

현재 세계 각국의 유명 병원에서 장기이식이 활발하게 시행됨에 따라 과거에 없었던 새로운 윤리문제들이 생겨나고 있다. 따라서 이 시점에서 장기이식에 대한 올바른 윤리적 논의와 방향이 제시되어야 한다.

첫째, 의학적으로 장기이식 수술은 필요하지만, 이것이 윤리적으로 환자에게 최선의 치료 방법인가를 숙고해야 한다. 예를 들어 신장이식의 경우, 혈액투석이라는 이식수술이 아닌 다른 치료 방법도 있으므로 이 두 가지 가운데 어느 것이 가장 효과적인가를 결정해야 한다. 즉 장기를 제공한 공여자나 수술을 결정하고 시행한 의사들에게 더 치중된 결정이 아닌가를 확실히 해야 한다. 그러므로 이식의 결정에는 다른 치료 방법으로는 장기기능이 회복될 수 없는가를 신중히 고려해야 한다.

지금까지 시행된 치료 방법은 물론이고 앞으로 생존가능한 기간이나 생명의 위험도를 정확하게 감안하여 이식수술 여부를 결정하며, 가능하면 두 의료팀이 각기 의학적으로 이식수술이 반드시 필요한가를 결정하는 것이 좋다. 미국에서는 이 결정에 의사 이외에 과학자, 법학자, 성직자들로 구성된 윤리심의위원회(Ethics Review Board)의 의견을 듣도록 권하고 있다.

둘째, 일단 장기이식의 필요성이 결정되면 공여자가 생체인가 또는 사체인가에 따라 생기는 문제가 다르다. 생체 공여자인 경우 반드시 혈액형 및 조직 적합 반응검사를 해야 하고 교차시험(matching)에 따른 예후가 양호한 사람을 선택해야 한다.

부모나 형제 등 가족은 물론이고 인척이 아닌 사람 중에 적합한 이가 없다고 하여 교차시험이 좋지 않은 이를 장기 제공자로 선택해서는 안 된다. 또 공여자는 형제에게 자기의 장기 일부를 제공할 경우 형제애 또는 인간 존엄성을 확실하게 느끼고 나아가 희생적인 사랑의 마음에서 장기를 제공해야 한다. 실제로 형제나 자매가 가장 적당한 생체 공여자로 선택된다 하더라도 그 배우자나 가족들의 반대가 있을 때는 이를 결정하기 어렵다. 이런 경우 부모 형제나 가족의 장기를 제공받아 삶을 연장하려는 수혜자의 간절한 마음은 더 깊고 절박해져서 이식수술이 지연되거나 중지된 것에 이성을 잃고 단 한 가지 장기 제공만을 생각하여 부모 형제 또는 가족에게 계속 요구하게 된다. 이러한 상황에 이르면 의학적인 결정은 더 어렵게 되므로 윤리적인 측면에서 잘 판단해야 할 것이다.

셋째, 장기 제공이 어떤 형태로든 매매로 이루어져서는 안 된다. 즉 장기 공여자가 생체이거나 사체이거나 간에 어떤 대가를 받아서는 안 되는 것이다. 매매의 조건으로 할 때는 형법상 상해 또는 사체 손상이 문제가 될 수 있다.

그러므로 생체 공여자를 선택할 때는 반드시 확률과 위험도를 알려야 하며 다른 치료

방법과 이에 따른 예상에 대해서도 정직하고 충분하게 설명하여 어떤 의무감이나 경제적인 대가를 바라지 않고 '사랑' 의 마음으로 응할 수 있도록 해야 한다.

넷째, 사체에서 장기를 적출할 때 우선 문제가 되는 것은 그에 대한 죽음의 판정이다. 사체 장기에 의한 이식이 널리 시행되면서 필연적으로 죽음의 정의가 바뀌어지고 있는데, 이는 제공된 장기가 그 기능을 비가역성으로 잃기 전에 이식해야 하기 때문이다.

그러므로 비가역성 자기호흡정지 및 뇌기능정지 등을 죽음의 판단 기준으로 인정하고 있는데, 이 판정에는 반드시 신경과 의사가 참가하며 또 이식팀에 속하지 않은 다른 분야의 의사들도 이를 확인하였을 때 최종적으로 죽음의 판정이 내려져야 한다.

이식 수술팀으로서는 공여자의 장기기능을 위한 충분한 수액요법 및 체온 감소 등에 큰 관심을 기울여야 하지만, 공여자의 생명에 영향을 주는 어떤 처치도 해서는 안 된다. 또 가족을 잃고 슬픔과 괴로움에 쌓여있는 유가족에게 장기 제공을 요청하고 그것도 빠른 시간 내에 결정하도록 촉구하는 것은 의사로서도 어려움이 있으며 어디까지가 윤리적인지 결정하기가 쉽지 않다. 최근 장기 제공에 대한 유언제도나 등록제도가 있어 이러한 어려움은 많이 줄어들 것으로 예상된다.

다섯째, 장기의 수요와 공급문제이다. 사체에서 받은 장기를 한 사람이 받을 때는 큰 문제가 없지만 혈액성 또는 조직적합 반응검사 상 두 사람 이상 유사한 결과가 나왔을 때는 어느 환자를 우선적으로 선택할 것인가 하는 문제는 그리 간단하지 않다. 이런 경우 기다린 순서를 참작하거나 수술 후 환자의 재활 가능성과 사회 복귀에 대한 잠재능력 또는 교육 정도 등이 기준이 될 수 있지만, 나이가 많다거나 장애자이거나 지식수준이 낮다고 해서 우선순위에서 떨어지는 것은 윤리적으로 큰 문제가 있다.

실제로는 환자와 가족들의 순수한 사랑과 생명의 존엄성에 대한 완전한 이해로 이식이 이루어지지만 비록 사체에서 장기를 제공받더라도 본인이나 보호자의 자유의사 또는 허락이 반드시 있어야 하며, 이식을 함으로써 수령자에게 위험 부담을 넘어서는 이로움이나 혜택이 분명할 때 수술을 시행해야 한다.

한편 윤리학자 J. 넬슨은 장기이식의 다섯 가지 윤리적 표준을 제시하였다.

첫째, 장기이식이 환자를 치료하는 데 최후의 수단이어야 한다. 둘째, 장기이식의 1차적 의도는 환자의 복지여야 한다. 셋째, 수술 받는 환자의 자유로운 동의가 있어야 한다. 넷째, 무고한 사람들을 보호해야 한다. 여기서 무고한 사람들이란 환자 가족과 장기 공여자를 말한다. 다섯째, 비례(proportionality)의 원칙을 지켜야 한다. 즉 치료비용을 능가하는 유익을 얻어야 한다.

(11) 충분한 설명에 근거한 환자의 동의

의료에 있어서 환자에 대한 설명과 사전동의(Informed consent)라는 개념이 등장한 것은 그리 오랜 일이 아니다. 1946년 뉘른베르크(Nuremberg) 군사법원은 제2차 세계대전 기간 중 나치의 인체 실험을 단죄하면서 10개의 원칙을 선언하였는데, 그 중 제1 원칙이 의학 연구에 있어서 가장 중요한 고려 사항은 피험자의 자발적(voluntary consent) 동의라는 점이었다. 1957년에 이르러 '사전동의' 라는 용어가 처음으로 등장하며, 1970년대에 들어서면 이 개념에 대한 진지한 논의가 시작된다. 이후 사전동의 개념은 주로 미국을 중심으로 환자나 피험자가 자신들이 처한 상황에 대한 정보를 충분히 이해하고 있는지, 의료시술 및 의학연구에서 그들이 동의 또는 거절할 권리 등을 논의의 주제로 삼아 발전해 왔다.

국내에서는 1979년 환자에 대한 설명의무 위반을 이유로 의료진에게 손해배상을 인정한 첫 법원 판결 이후, 최근까지 의료 소송의 상당 부분이 환자에 대한 의사의 설명의무 위반을 이유로 제기되고 있다. 우리나라 법원은 의료과실 여부를 판단하기 곤란한 경우 좀 더 손쉬운 방법으로서 의사의 설명의무 위반 여부를 판단하고자 하는 경향을 보이고 있다고 한다.

한편, 1980년대 이후 우리나라 환자들이 의료소비자로서의 권리를 자각하면서 의료에 있어서 자기결정권(self-determination)에 대한 의식이 고양되고 있는 추세이다. 이 점은 새로 제정된 법률의 조문에서도 찾아볼 수 있는데, 2001년 1월 12일에 제정된 보건의료기본법 제12조에서 "모든 국민은 보건의료인으로부터 자신의 질병에 대한 치료방법, 의학적 연구대상 여부, 장기이식 여부 등에 관하여 충분한 설명을 들은 후에 이에 관한 동의 여부를 결정할 권리를 가진다"라고 규정하고 있다.

환자는 의사로부터 진료 행위와 관련된 정보를 구체적으로 충분히 들은 후 특정 의료 행위를 승낙하거나 또는 거절할 권리를 지닌다. 이러한 동의 절차에는 의사와 환자 모두를 보호하는 측면이 있다. 동의 절차를 통해 환자는 원치 않는 의료적 개입으로부터 자신을 보호하고 의사는 환자가 나중에 제기할 지도 모르는 소송으로부터 자신을 보호한다.

동의에 있어서 의사는 환자에게 구체적으로, 충분하게 설명해야 한다는 점이 중요하다. 첫째, 의사의 설명은 매우 구체적이어야 한다. 의사의 설명에는 환자의 현재 임상적 징후, 환자의 진단과 치료에 이용될 수 있는 여러 가지 가능한 진단술과 치료 대안들, 각 치료 대안들을 시행하는 과정에서 발생할 수 있는 부작용 및 진료 후 예상되는 징후, 여러 대안들 가운데 의사 자신의 소견 등이 반드시 포함되어야 한다.

둘째, 환자의 동의를 얻기 위해 의사는 충분한 설명을 제공해야 한다. 그런데 여기에 의문이 생긴다. 도대체 의사가 환자에게 얼마만큼의 정보를, 어떤 방식으로 전달해야 과연 '충분하다'라고 말할 수 있을까? 의료윤리학 교과서에는 전문인 실무기준(professional practice standard), 합리적 개인기준(reasonable person standard), 주관적 기준(subjective standard) 등이 제시되고 있지만, 충분함의 객관적 기준을 마련하기란 결코 쉽지 않은 게 사실이다.

셋째, 충분한 설명을 위해 의사는 자신이 제공하는 정보가 환자에게 잘 전달될 수 있도록 전달 방식에도 주의를 기울이는 자세가 필요하다. 다시 말해, 의사는 환자의 '눈높이'에 맞추어 정보를 제공하도록 노력해야 한다. 이를 위해 의사는 되도록 전문 용어를 피하고 일반인들이 이해할 수 있는 말로 설명을 해야 한다. 일례로 미국에서는 의사가 유전자치료 임상시험에 참여하는 피험자에게 설명을 할 때, 중학교 2학년 정도의 수준으로 설명하기를 권하고 있다고 한다. 특히 문맹자, 교육 수준이 낮은 환자, 소아환자에게 의사는 내용을 쉽게 풀어서 설명하도록 노력해야 한다. 그리고 필요하다면 그림이나 비디오 등을 사용해야 할 것이다. 또한, 환자에게 질문의 기회를 반드시 주어야 하며 환자의 질문에 의사는 충실히 대답해야 한다. 이때 의사 역시 환자에게 간단한 질문을 던짐으로써 환자가 제대로 이해했는지 확인해 볼 수 있을 것이다. 그리고 의사는 설명이 끝난 후 자신이 설명한 내용과 자신의 연락처가 담긴 유인물을 환자에게 주어 환자가 나중에라도 의문이 생기면 질문할 수 있도록 배려해야 한다. 한편 임상시험의 경우, 의사는 피험자에게 언제든지 연구 참여 의사를 철회할 수 있다는 사실도 주지시켜야 한다.

의사가 환자 본인에게 구체적인 설명을 충분히 그리고 적절한 방법으로 제공한 후에 동의를 얻는다면 환자의 자기결정권은 효과적으로 행사될 수 있다. 그러나 이런 동의 절차가 모든 의료상황에서 예외 없이 수행될 수 있는 것은 아니다. 환자의 의사결정능력(competence)이 제한되어 있는 경우 의사는 환자 본인 대신 환자의 대리인(보호자)으로부터 동의를 얻어야 한다. 신생아, 유아, 소아환자, 정신지체자, 치매환자, 혼수상태 환자 등이 여기에 해당된다. 특히 응급환자의 보호자를 찾을 수 없을 때가 문제가 되는데, 이럴 때는 경찰관이나 구청 사회복지관 직원에게 설명하고 동의를 얻는 방법 등을 생각해 볼 수 있겠다. 또한 보호자로부터 서면 동의를 받을 만한 시간적 여유가 없는 경우(예: 보호자가 해외에 거주), 내용증명 우편이나 전화 또는 이메일을 통해 동의를 받는 방법 등도 고려해 볼 만하다.

환자가 자기결정권을 행사하기 어려운 경우 대리 결정은 불가피하다. 그러나 이때에도 의사는 환자 보호자의 대리 결정이 환자의 최선의 이익(patient's best interest)에 근거한 것인지 주의 깊게 살펴야 한다. 이 경우 의사는 환자의 이익을 옹호하는 대변자(advocate)의 역할을 주저하지 말아야 한다. 만약 의사가 판단하기에 보호자의 대리 판단이 환자의 이익에 명백히 반한다면 의사는 보호자를 설득하기를 시도하든지 아니면 동료의사 또는 병원윤리위원회 등에 자문을 구하는 것이 바람직하다.

(12) 환자의료정보 보호

"나는 직업상 또는 개인적으로 내가 보거나 들은 환자의 비밀을 유지하며 누구에게도 이야기하지 않을 것이다"라는 히포크라테스 선서의 문구는 의료진-환자관계에 있어서 환자의료기밀 보호(medical confidentiality)라는 오랜 윤리적 전통을 반영한다. 1997년 제정된 대한의사협회의 의사윤리강령 14조는 "의사는 직무를 통하여 알게 된 환자의 비밀을 철저히 지킨다. 학술적인 논의나 질병의 파급을 방지하기 위한 경우 등에도 환자의 신상에 관한 사항은 공개하지 않는다"라고 밝히고 있다.

환자의료기밀 보호는 윤리뿐만 아니라 법에서도 요구되는 사항이다. 의료법에 따르면 비밀누설이 금지되어 있는데, 의료인은 법 또는 다른 법령에서 특히 규정된 경우를 제외하고는 그 의료에 있어서 취득한 타인의 비밀을 누설하거나 발표해서는 안되고(의료법 제19조), 의무기록도 공개해서는 안되며(의료법 제20조), 이를 어기는 경우 처벌받도록 되어 있다.

그렇다면 왜 의료진은 환자의 개인의료기밀을 보호해야 하는가? 이 질문에 대한 답으로서 세 가지 정도의 이유를 들 수 있을 것이다.

첫째, 만약 환자의료기밀이 제대로 보호되지 않는다면, 의료진과 환자 사이에 신뢰가 무너질 것이기 때문이다. 신뢰가 무너진 가운데 적절한 의사-환자 관계를 기대하는 것은 도저히 불가능하다. 따라서 의료진-환자 관계 사이에 신뢰를 유지하기 위해서 의사는 환자의 개인의료기밀을 지켜야 한다.

둘째, 비록 환자가 의료진을 신뢰하지 못한다고 해도 병이 심하면 환자는 어쩔 수 없이 의료진을 찾아가게 될 것이다. 그러나 의료진을 찾아간다 해도 의료진을 신뢰하지 않

는 환자는 의료진이 진단을 내리는 데 필요한 병력을 의료진에게 공개하기를 꺼릴 것이
며 따라서 의료진은 이 환자를 제대로 진료하기 어렵게 된다. 이런 결과를 피하려면 의료
진이 먼저 환자의 개인의료기밀을 잘 지켜야 한다. 환자는 의료진에게 시술에 필요한 모
든 정보를 제공해야 할 의무가 있다. 이에 상응해서 의료진 또한 환자의 개인의료기밀을
보호해야 할 의무를 가지는 것이다.

셋째, 한 개인이 자율성을 적절하게 행사하기 위해서는 자기 자신에 관한 정보를 통제
할 수 있어야 한다. 개인은 자신에 관한 정보를 자발적 의료진에 의해 외부에 노출시킬
수 있지만, 그것을 외부에 알리지 않기를 선택할 수 있는 권리 또한 개인에게 있어야 한
다. 따라서 만약 의료진이 환자의 개인의료기밀 보호를 게을리 한다면 이는 환자의 자율
성을 침해하는 결과를 야기할 것이다. 그러나 어떤 의료진도 환자의 자율성을 침해하기
를 원하지 않는다. 그러므로 만약 의료진이 환자 개인의 자율성을 존중하기를 원한다면
의료진은 환자의 개인의료기밀 또한 보호해야만 한다.

의료진이 환자의 병을 진단하고 치료하다보면 환자의 사생활의 비밀을 알게되는 경
우가 종종 생긴다. 아버지가 정신질환으로 자살하였다든지, 부상의 원인이 부부싸움 때
문이라든지, 남편 몰래 돈을 친구에게 빌려주었다가 떼었다든지 등 다른 사람에게 비밀
로 하고 싶은 내용뿐만 아니라 환각제 또는 마약을 복용한다든지 성병, 처녀임신, 혼외정
사 등 사회적으로 용납 안되는 사생활의 비밀까지 알게 되기도 한다.

이럴 경우, 의료진은 의료시술을 통해 알게 된 환자의 개인의료기밀을 가능한 한 최대
로 지키도록 노력해야 한다. 예를 들어, 환자의 의무기록은 담당의사를 제외하고는 환자
의 가족이어도 환자의 동의 없이 열람이 허락되어서는 안된다.

환자의 의료기밀보호와 관련하여 환자의 의무기록 관리에 각별한 주의가 요망된다. 여
기에는 재래식 환자용 차트뿐만 아니라 데이터베이스로 전산화된 의무기록도 포함된다.
최근에는 전자차트가 보급되기 시작하면서 컴퓨터 디스켓 한 장에 수많은 환자의 신상정
보를 담을 수 있게 되었다. 상업적 목적으로 환자 데이터를 수집하는 회사들이 생겨나고
있는데, 이 회사들은 의료진의 처방 습관에 대한 방대한 정보를 추적하여 제약회사에 판매
하는 사업을 한다. 의료진들이 이런 회사들과의 계약에 응하는 대가로 이들로부터 컴퓨터
하드웨어와 소프트웨어 등을 제공받는 경우가 있다. 그런데 설령 데이터 수집 소프트웨어
가 환자들의 이름을 인식하지 않는다 하더라도, 이런 계약은 충분한 정보에 근거한 동의의
원칙과 환자의 의료기밀유지의 원칙을 침해할 소지가 있다. 왜냐하면, 환자들이 의료진에
게 정보를 제공할 때 그들은 진단과 치료를 위해서 그렇게 하는 것이지, 그 이외의 목적으
로 그렇게 하는 것은 아니기 때문이다. 만약 그 정보를 진단과 치료 이외의 용도로 사용하
려면 의료진이 환자로부터 충분한 설명에 근거한 동의(사전 또는 사후에)를 반드시 얻어
야만 한다. 만약 환자의 동의 없이 이런 일이 행해진다면, 이때 의료진은 상업적인 목적으
로 환자의 개인의료기밀을 공개함으로써 환자의 권리를 부당하게 침해하는 셈이 된다.

비록 의료진이 환자의 개인의료기밀을 지켜야 한다는 요구가 엄격한 것이기는 하지
만, 예외가 없는 것은 아니다. 첫째, 환자가 법을 어긴 범죄자일 경우 개인의료기밀을 보
호받을 환자의 권리는 정지(override)된다. 따라서 의료진은 그 범죄자가 환자로서 현재
진료를 받고 있거나 또는 과거에 진료를 받았다는 사실을 공개할 수 있다. 그러나 이때
의료진이 범죄자의 질병의 내용까지 공개할 필요는 없다.

둘째, 의료진이 불법적인 폭력으로 총에 맞거나 칼에 찔린 환자의 치료를 요청 받았을 경우에도 예외가 인정될 수 있다. 상처가 범죄에 의한 것이 틀림없는 경우 조사가 이루어지도록 경찰에 신고할 수 있다. 그러나 이때에도 의료진은 그 범죄를 조사하는 경찰 이외의 사람들에게는 환자의 개인의료기밀을 지켜야 한다는 점에 주의해야 한다.

셋째, 환자가 다른 개인 또는 사회 전반에 심각한 해악을 끼칠 명백한 위험이 있는 경우 의료진은 당국에 알리는 등 적절한 예방조치를 취해야 하고, 이 과정에서 의료진에 의한 환자의 개인의료기밀 누설은 정당화될 수 있다. 타인을 살해하겠다고 협박하는 정신질환자, 법정 전염병에 걸린 환자가 여기에 해당한다.

넷째, 환자가 우울증이 심하거나 자살할 위험이 있을 때 제3자가 환자의 상태를 감시할 필요가 있는데, 이때 의료진이 이 제3의 협력자에게 환자의 의료기밀 가운데 일부를 알려주는 것은 정당화될 수 있다.

다섯째, 환자가 자기의 의료기밀보호에 대한 권리를 유보하는 경우 예외가 될 수 있다. 권리의 유보란 권리의 상실을 의미하는 것이 아니고, 단지 가지고 있는 권리를 어떤 이유에서 행사하지 않는다는 뜻이다. 예를 들어, 에이즈 환자가 폐렴 치료에 대한 의료기밀보호 권리를 유보한다고 해서 에이즈에 감염되었다는 사실에 대한 의료기밀보호 권리마저 유보함을 의미하지는 않는다.

여섯째, 의료보험 취득시나 고용주에게는 의료진이 환자의 의료기밀을 공개하는 것이 예외적으로 허용될 수 있다. 왜냐하면 의료보험에 가입한다는 것은 어떤 질병을 갖고 있고 어떤 치료를 받는다는 사실을 공개하겠다는 것을 사전에 합의한 것으로 간주해야 되기 때문이다. 예를 들어 항공사가 조종사를 채용할 때 그 사람의 건강상태가 어떤지 알기 원하는 경우가 여기에 해당한다.

끝으로, 소아환자의 치료에 있어서 예외가 인정되는 경우가 있을 수 있다. 그러나 이 경우는 논란의 여지가 있다. 예를 들어, 정신적으로 상당히 성숙한 15세의 소아환자가 부모에게 자신의 개인의료기밀(성병)을 부모에게 알리지 말아달라고 의료진에게 요구해 올 경우, 그 의료진이 어떻게 행위해야 윤리적으로 올바른 것인지 별로 명확해 보이지 않는다. 소아환자의 경우 환자의 개인의료기밀은 적어도 그 부모나 보호자를 제외한 다른 모든 사람들에 대하여는 반드시 지켜져야 한다.

(13) 임상실험

과학은 눈부신 발전이 있었으며, 그 결과는 인류의 삶 속으로 파고들게 되었다. 과학자의 개인적인 호기심으로 시작되었을 과학의 연구에 대해 '도덕성과 사회적 책임'을 묻게 된 것은 바로 과학이 인간의 삶에 미치는 영향이 점점 더 커지게 되었기 때문이다. 최근 임상연구가 활발해지면서 주요 연구원으로 임상상황을 이해하고 연구를 책임감 있게 진행하는데, 간호사가 주요 연구원으로 인식되고 있는 것이 현실이다. 따라서 간호사가 현장에서 연구에 동참하거나 주관하면서 연구 윤리에 관심을 가져야 함이 마땅할 것이다. 하지만 연구간호사는 환자를 돌보는 간호사만큼 직접적인 책임감을 덜 느끼기 쉽다. 따라서 연구간호사의 역할정립뿐 아니라, 연구관련 윤리교육의 현실화를 서둘러야 할 것이다. 그리하여 자신의 현장에서 상황을 판단하는 능력, 관행으로 당연하게 여겨져 온 것들을 비판하는 능력, 스스로 문제를 파악하고 해결하는 능력, 명확한 자기표현 능력과 자기주장 능력 등을 높여야 할 것이다.

뉘른베르크 강령에서 실험하는 연구자는 과학자로서 자격을 갖춘 사람이어야 하며, 연구의 매 단계에서 최고의 관심을 기울여야 함을 강조하고 있다. 간호의 전문성 향상과 더불어 연구의 중요성이 커지고 있음을 감안할 때 우리 간호교육도 이러한 연구자로서 전문성 향상에 관심을 기울여야 할 것이다.

헬싱키 선언은 연구자가 결과를 출판할 때 '정확해야 한다'고 강조하며 결과의 긍정적인 측면뿐만 아니라 부정적인 측면도 포함시켜야 한다고 명시하고 있다.

또한, 뉘른베르크 강령 1조에서 '인간 피험자의 동의는 완전히 자발적인 동의가 핵심'임을 강조하고 있다. 어떠한 강요, 속임, 부적절한 영향도 받지 않은 상태의 완전히 자발적으로 연구 참여에 동의해야 한다는 것이다. 또한 연구에 자발적인 동의를 하기 위해 피험자가 연구 절차나 연구에 동참함으로써 얻게 될 이익과 피해 등에 대한 자세한 정보를 들어야 한다. 뉘른베르크 강령에서는 연구자가 피험자에게 연구의 특성과 기간, 목적, 방법, 수단 등을 자세하게 설명해야 하며, 연구에 참여함으로써 피험자가 겪게 될 불편감, 위험, 건강에 미칠 영향 등도 자세하게 설명할 것을 요구하고 있다. 이 외에도 헬싱키 선언은 연구기금의 출처, 가능한 이해 상충, 연구자의 소속 기관 등까지도 피험자에게 밝힐 것을 요청하고 있다. 그러나 어떠한 정보를 얼마나 제공하는 것이 '충분한' 정보 제공인지는 논란의 여지가 적지 않다. 이들 두 윤리규약을 기초로 모든 연구 윤리규정은 피험자가 연구에 동의했고 연구가 시작 되었어도 언제든지 자신의 동의를 철회할 수 있음을 명시하고 있다.

'무엇보다도 해가 되는 일은 하지 말라!'는 모든 인간관계에서, 특히 전문인/일반인, 환자/의료인 관계에서 가장 강력하게 요구되는 윤리원칙이며, 기원전 4세기 히포크라테스 시대부터 내려온 역사적인 원칙이기도 하다. 그러나 이 원칙의 실천은 쉽지 않다. 비록 충분한 설명을 듣고 완전히 자발적인 동의 하에 연구에 참여했다고 하더라도 연구에 참여한 피험자들이 피해를 입는 일이 적지 않고 피해의 정도를 가늠하기가 어려운 상황도 많다. 왜냐하면 연구자들은 연구의 목적을 성취하고자 하는 마음에 발생 가능한 피해를 최소화하거나 숨기기 쉽기 때문이다.

연구윤리규약은 발생 가능한 위험에 상대적으로 취약한 어린이나 임산부, 노인들을 대상으로 할 때 규제가 더 심하다. 이러한 규제는 또 다른 문제를 불러일으키게 되었다. 일반인을 대상으로 실험을 해서 사람에게 무해함을 증명했다고 해도 임신한 여성에게도 사용할 수 있다고 적용하기에는 무리가 있다. 즉 연구결과의 적용이나 혜택을 누림에 있어 공정성이 고려되지 않은 것은 충분히 문제시 될 수 있다. 의사결정 능력이 없거나 부족한 소아를 대상으로 하는 연구의 경우 부모가 대신 연구에 참여할 것인지의 여부를 결정하게 된다. 이때 인센티브로 금전적인 혜택을 줄 경우에는 부모가 자녀를 착취하는 결과를 초래할 수 있음을 반드시 고려해야 한다.

특히 중환자실은 환자가 의식이 없어 스스로 의사결정을 할 수 없는 경우가 많기 때문에 보호자가 의사결정을 해야 하는 순간이 자주 있게 되므로 더 더욱 규제가 필요하다.

5) 결론

중환자실은 생명을 위협하는 심각한 급성 질환을 가진 환자들을 첨단의 모니터와 충분한 간호 및 의료 인력을 갖추고 환자의 생명을 유지하며 중요 장기의 손상을 예방, 치유또는 최소화하기 위하여 지속적이고 다각적인 치료가 시행되고 있는 곳이다. 그러므로환자의 생명과 직결될 수 있는 진단 및 치료결정과 생명유지의 지속 여부에 대한 논쟁이빈번히 이루어지는 곳이다. 따라서 중환자실에서 치료를 받고 있는 환자 보호자뿐만 아니라 치료를 담당하는 의료진들조차 중대한 결정을 해야 하는 순간에 자주 직면하게 된다. 그러나 어떻게 생각하고 어떤 선택을 할 것인가는 그 사람이 살아온 배경 또는 교육의 형태가 많은 영향을 미칠 것이라 생각된다. 때문에 한국과 같은 윤리 교육이 미비한현실 속에서 바르게 결정하고 바르게 움직여 갈 수 있는 역할모델을 점점 더 키워 갈 수있도록 많은 연구와 교육을 위해 힘써야 할 것이다.

3. 신경계 중환자실

1) 개론

신경계 중환자 치료는 16세기경부터 시작되었으며, 이 시기에는 원시적으로 만들어진인공호흡기나 이상한 소생술 등의 임종 과정이 묘사된 그림들을 발견할 수 있다. 19세기들어서 이러한 기구나 치료 방법들이 획기적으로 발전하게 된다. 20세기 초 신경과 의사들이 소아마비의 치료에 도전하기 위해 매우 큰 인공호흡기를 최초로 사용하였다. 근대의 신경계 중환자 치료에는 유럽 지역에서 소아마비가 유행하던 때에 적용되었던 호흡치료의 원리들이 다른 급성 또는 중증 신경계통 질환에 확대 적용되었다. 또한 이러한 역사적 사건들은 신경계 중환자 치료에 있어서 신경과, 신경마취과, 신경외과 등 여러 역할들을 만들어 내기도 했다. 역할 확대에 따라 20세기 초에는 신경과 의사들이 환자들의 기관절개술, 기관지내시경술 또는 몇 가지 경미한 수술 등을 시행하였고, 일반적인 중환자실 치료의 핵심적 역할을 수행하기도 하였다. 1970년대에 신경과 의사인 David Jackson은 미국에서 중환자 집중치료 교육프로그램을 직접 운영하는 초기 멤버 중 한 사람으로,신경계 중환자의학회를 매년 개최하였다.

백신이 개발되어 소아마비가 쇠퇴하자 신경과 의사들은 일반적인 신경계 자문 역할로 돌아갔지만 내과를 전공한 일부 신경과 의사들이 1970년대 말 신경과 - 신경외과 집중치료 서비스를 시작하는 등 다시 그 역할과 수준이 부활하였다. 신경계 중환자 전문가는집중 치료의 기술을 겸비한 수술적 치료와 신경계 질환에 대한 지식이 혼합되어 내과적치료를 강화하는 훈련을 받았다.

신경계 중환자 치료의 잠재적인 이점에 대한 관심도 증가하였다. 새로운 것에 도전하는 신경계 전문가와 중환자전문가들이 증가하는 추세이고, 신경외과 전문가들도 증가하고 있으며, 신경과 또는 신경외과의 급성기 환자를 위한 중재적 치료들이 빠르게 발전하고 있다.

신경계 전공의 중환자 전문인력 훈련의 필요성에 대한 주장은 지속적으로 제기되고있다. 신경계 중환자실의 필요성에 대한 주장은 신경계 또는 신경외과 환자를 보다 정밀하고 유용한 실무 패턴으로 치료하고자 하는 방향으로 나아가는 경향을 보인다. 신경계 환자의 간호를 위해서는 여러 가지 훈련과정이 필요하다. 두개내압, 뇌 혈류, 뇌의 전기적 활동 등에 대한 임상 생리, 전반적으로 비정상적인 상태들, 신경계질환과 관련된 합병증, 수술 후 간호, 신경근 호흡부전 과정들이 그것이다.

급성 뇌졸중, 뇌출혈, 뇌사, 심각한 신경질환의 윤리적 딜레마, 내과 환자들의 신경과적 양상 등은 이제 신경계 중환자 간호의 지원으로 줄어들고 있는 추세이다.

중환자간호는 신경계 또는 신경외과학 연구와 교육 및 실무에 있어서 중요하다. 과거에 신경계 중환자간호는 단지 신경 조직을 회복하고 심폐기능을 지지해주는 역할에 불과하였다. 이제는 신경계 또는 신경외과의 응급상황에서 뇌를 살려내고, 뇌의 기능을 유지하는 치료들이 중요한 결과가 되었다.

현대의 신경계 중환자실은 신경계통 질환을 치료할 뿐만 아니라, 뇌와 신경부전에 따른 조직 기능부전을 이해하는 진보된 내과적 기술을 혼합하여 치료하는 곳이다.

2) 역사적 관점

(1) 내·외과 중환자의학의 발전

중환자를 치료하는데 있어 고급 기술의 응용, 감시장치 기능의 활용, 근거중심의 치료 등이 근래의 화두이다. 발전된 기술 덕분에 의사들은 급성 손상이나 질병을 가진 환자에게 필요한 것들을 더 잘 이해할 수 있다.

초창기 간호사는 심각하게 아픈 환자를 그룹 지어 간호하는 것이 환자에게 더 집중할 수 있다고 인지하였다. 나이팅게일은 수술 후 회복해야 할 환자를 병원 내에 별도의 구역에 분리시키는 것이 유용하다고 하였다.

중환자실은 수술 후 회복실에서 비롯되었다. 외과계 중환자실의 시작은 또한 신경계 중환자실의 시작이기도 하였다. 1923년 Dr. Dandy가 존스 홉킨스 대학에서 수술 후 신경외과환자를 위해 세 개의 침상을 만든 것이 그 시초이다. 중환자실에 대한 개념은 제2차 세계대전 동안에 대두되었다. 전쟁에서 다친 군인과 수술 받은 환자를 치료하거나 소생시키기 위해 "쇼크 병동"이라고 일컫는 구역이 만들어졌다. 역사적으로 간호의 요구 증가와 간호사의 공급이 이러한 간호단위의 개발을 촉진하는데 큰 역할을 하였다. 제2차 세계대전 직후, 미국에서 간호사의 부족 현상은 간호사를 훈련시키고 고용하기 위한 범국가적인 국민발의의 시초가 되었다. 그 시기에 집중 치료를 받아야 하는 수술 환자와 중증 환자를 회복실에서 함께 간호하였다.

소아마비가 유럽과 미주에서 유행할 때, 건강관리자들은 높은 사망률에 직면하게 되었다. 호흡근육의 마비로 죽어가는 환자들을 회복시키고자 하는 관심은 과학과 의학의 분발을 야기시켰다. 초기에 연수성 소아마비 환자의 치료에 금속 폐가 이용되었다. 전염이 최고조에 달했을 때, 더 이상 금속 폐를 요구하는 사람은 없었다. 이에 대한 반응으로 유럽에서 해답이 나왔다. 덴마크에서 인공기도를 삽입하여 양압 환기를 주입하는 발명품을 개발한 것이다. 덴마크의 경험은 간헐적으로 양압 환기를 시켜주는 자동 기계의 연구를 촉진하는 계기가 되었고, 1950년대 인공호흡기의 개발은 유럽과 미국의 여러 병원에 호흡중환자실을 운영하게 만들었다. 한 곳에서 인공호흡기를 가진 환자들을 모아서 치료하는 것이 더 효과적임을 증명했다는 것은 더 이상 놀랄 일이 아니었다.

소아마비가 유행했던 20년 동안은 의학의 진보에 있어 세계적으로 질풍노도의 시기였다. 생존률에 대한 표준과 기대는 더 높아져서 병원 내에 소생술과 지속적인 생리적 감시를 위한 간호단위의 조직을 유도했다. 또한 1956년도에 체외 제세동기와 빈맥형 부정맥을 회복시키기 위한 치료로 동시성 직류 심박조율기가 보고되었다. 그리고 오늘날 심폐소생술로 일컫는 구강 대 구강 호흡법과 규칙적인 흉골하부압박을 함께 시행하는 수기술이 소개되었다.

기술적 진보와 특수 간호단위의 운영 등은 치료 성적을 향상시키기 위한 첫 번째 단계에 불과하였다. 1942년 미국 역사상 최악의 참사 중의 하나인 보스턴의 코코넛 그루브 나이트클럽 화재사건은 중환자실 역사상 한 획을 긋는 계기가 되었다. 화상 간호단위의 조직, 쇼크 소생술, 항생제의 사용 그리고 손상 후 대사성 반응의 이해 등이 보스턴의 경험에서 나온 결과이다. 1960년대 중반 쇼크를 치료하기 위한 정맥내 수액과 혈액을 공급하는 소생술은 환자의 안정성을 증가시키고 회복을 촉진하기 위한 박리술을 개선하는 역할을 하였다. 1960년대 후반에는 거의 모든 병원에서 회복실을 갖추게 되고, 수술 방법과 소생술이 급속히 전파되었다. 1958년에 300병상 이상 병원의 25%만 중환자실을 운영했으나, 1960년 후반에는 모든 병원의 95% 정도가 급성기 치료를 위한 중환자실을 운영하였다.

1960년대에 미국 정부는 Medicaid나 Medicare를 운영하여 빈민과 노인 환자의 건강서비스 비용을 부담하기 시작하였다. 이러한 프로그램은 건강서비스를 대부분의 인구에 확대되게 하였고, 병원의 세분화를 유도하였다. 보다 특성화된 간호단위가 만들어졌는데 심장전문의사들은 심장계중환자실을 직접 운영하기도 하였다. 이러한 결과로 1960년대 말 심장질환 환자의 사망률이 20% 감소하였다. 전문적으로 훈련된 중환자 전문가의 초기 성공은 프로토콜을 가진 전문 인력들에 의해서 운영되는 간호단위가 보다 나은 결과를 보인다는 근거중심적 연구들에 의해 점차 진행되었기 때문이다.

(2) 신경마취학과 내과적 감시기술의 발전

신경마취학과는 1960년대 인정받는 하위 전문 분야로 발전하였다. 이 기간 동안 뇌혈류량의 측정, 뇌 산소 포화도, 두개강내압, 전기생리 그리고 신경화학물질 지표 등의 측정방법이 표준화되었다. 일반 마취전문가와 신경 마취전문가의 구분은 중환자실이 심폐소생술을 개선시키고 공급하기 위한 고가의 기술이 행해지는 장소가 되었다.

(3) 정맥 수기와 영양의 발전

순환혈액량 상태를 사정하고 조절해야 하는 심장소생술과 집중치료의 초기 단계의 노력들은 정맥 수기술의 발전으로 급속도로 진보되었다. 신경계 환자는 혼돈을 주는 경우가 있다. 혈압이 상승되는 고혈압성 위기 환자는 실제적으로 혈액량이 부족할 수 있으나, 적수성 속아나 자율신경실조증 환자는 순환혈액량은 정상이지만 혈관마비와 관련된 저혈압이 나타날 수도 있다. 폐동맥 카테터와 심초음파는 중환자 전문가가 혈액량과 심맥관계의 기능을 결정하는데 도움을 준다. 이러한 감시기술들이 뇌, 척수 관류압의 유지 정도와 혈압상승제의 사용 여부를 가이드 해 준다.

영양은 중환자에게서 흔히 간과되기 쉽다. 최근 몇 년 동안 신경과 환자에게 있어 에너지 및 단백질 요구량과 같은 영양상태 결과물을 신중하게 결부시켜 왔다. 중환자전문의는 이제 과다 영양공급 또는 부족한 영양공급의 현상들과 증후들의 연관성을 깨닫고 있다. 정맥 영양주입을 통해 신경계 환자들 특히, 뇌 손상 환자들의 칼로리 요구량을 더 잘 이해할 수 있다. 상황에 따라 신경계 환자는 흡인의 위험이 높을 수 있다. 장관 영양이 여전히 선호되기 때문에 비위관 또는 경피적 위관 등이 사용되어 왔으며, 혼수상태에 있는 환자나 장 운동이 약한 환자에게는 종합 영양수액이 필요하다. 영양상담이나 서비스는 신경계 중환자실을 만들 때부터 통합 운영되어야 하며, 간호사는 이화작용을 보이는 뇌손상 환자에게 특수한 영양제가 투입될 수 있도록 해야 한다.

(4) 위생지침과 감염관리의 발전

철저한 무균술에도 불구하고 감염은 발생한다. 다른 중환자실과 비교하여 신경계 중환자실은 개방 상처나 골절, 피부 통합성 등에 문제가 있는 환자는 드물다. 개두술 이후에 수술부위 창상 감염률은 낮다. 대개의 경우 폐, 방광, 혈액, 체외뇌실배액 장치를 갖고 있거나 수술 또는 상해 후 뇌와 뇌막에 감염이 발생한다. 중추신경계 감염은 혈액-뇌장벽 때문에 항생제의 침투가 어려워 감염의 치료가 매우 어렵다.

중환자실 간호는 감염관리 표준을 발전시키는데 중요한 역할을 한다. 나이팅게일은 손씻기가 감염의 전파를 감소시키는 것을 강조하였다. 유럽중환자의학회지는 간호사-환자 비율을 최소로 유지하는 것이 중환자실에서 획득한 감염의 전파를 막을 수 있다고 제시하였다. 엄격한 손씻기 감시 활동, 시술 과정 중 무균술 적용, 환자 격리 등의 감염관리표준은 약물치료만큼이나 중요해졌다. 각 병실마다 적절한 양의 감염관리 전용 물품들이 갖추어져야 하지만, 오염원으로부터 나온 폐기물들을 잘 관리하는 것도 중요하다.

환자를 치료하기 위해서 광범위 항생제를 사용해왔다. 불행하게도 항생제의 남용과 오용은 항생제 내성을 초래하였다. 앞으로 중환자실을 만들거나 개보수 시에는 안전과 감염관리 측면을 강화해야 한다. 감염관리가 중환자실 재원일수를 감소시키고, 중환자실의 생산성과 기능을 향상시킨다는 내용을 직원에게 강조하여 교육해야 한다.

(5) 신경계 중환자실의 발전

과거 30년 동안 중환자실은 신생아, 외상, 화상, 암, 신경계, 심장수술 환자 치료 등으로 그 영역을 확대해 왔다. '특정 질환을 관리하는데 있어 특화된 중환자실의 질(Quality)이 더 높은가?' 가 주요 쟁점이 되었다. 최근의 보고에 의하면, 뇌졸중 환자의 결과는 뇌졸중 간호단위에서 더 좋았고, 뇌출혈 환자는 신경계 중환자실에서 훈련 받고 숙련된 의사와 간호사가 전담해야 한다는 것 등이 있다. 또한 뇌 손상 환자의 치료에 보다 더 발전되고 세밀하게 접근하는 기술이 지원되면서 특화되고 깊이 있는 지식을 근거로 환자를 치료하는 것이 중요해졌다.

이러한 결과로 신경과 또는 신경외과 환자를 치료하기 위한 특화된 중환자실의 수가 급속히 증가하고 교육과정도 마련되었다. 중요한 발전의 하나로, 2003년 2월 신경계 중환자 협의회(Neurocritical Care Society, NCS)가 조직되었다. 이 조직은 신경과, 신경외과 중환자 치료에 관심을 가지는 다양한 건강관리자들로 구성된 국제 조직이며, 신경계 중환자실의 발전과 연구로 미래를 이끌고 있다.

3) 신경계 중환자실의 조직

신경계 중환자실의 성공적 운영은 단순히 생존률 만으로 측정될 수 없다. "삶의 질, 죽음의 질, 관계의 질에 의해서 측정되어야 한다."

입실 기준과 퇴실 기준은 의료기관에 따라 다를 수 있으나 일반적인 기준은 다음과 같다.

(1) 입실 기준

- 적어도 2일 정도 신경계와 심폐기능 사정이 필요한 수술 후 환자: 수술실이나 회복실에서 직접 입실하는 환자 대부분
- 두 시간마다 또는 그보다 자주 뇌와 척수 기능의 사정이 필요한 환자
- 경련이 조절 안되어 적어도 한 시간마다 사정해야 하는 환자
- 일반 병동에서는 자주 감시하고 치료하는 것이 부적절한 환자(심전도, 침습적 혈압 감시, 약물 주입, 호흡기 감시, 인공호흡기 적용 등)
- 빈 침상이 없는 다른 중환자실에 해당되는 환자(신경학적 질환이 없는 환자일 수 있음)

(2) 퇴실 기준

① 일반 병동으로의 퇴실

- 24시간 동안 신경학적 변화가 안정되어 있다.
- 약물로 경련이 조절된다.
- 대사적 항상성이 유지된다.
- 순환 혈액량이 적절하다.
- 부정맥이나 혈역학적인 안정으로 소생술이 필요 없다.
- 호흡기능이 안정되었다.
- 사정과 치료(흡인 등)가 4시간 또는 그 이상으로 요구된다.

② 준 중환자실로의 퇴실

- 부정맥이나 혈역학적 불안정은 해결되었으나, 간헐적으로 부정맥치료제나 항고혈압제의 정맥 주입이 필요하다.
- 호흡 상태는 안정되었으나, 지속적 호흡 치료나 인공호흡기 유지가 필요하다.
- 두개내압 감시가 끝났다.

③ 환자의 분류

- 신경계 중환자실에 빈 침상이 없을 때 병동 책임자는 퇴실을 고려할 환자 목록을 정리한다.
- 좀 더 안정된 환자를 다른 중환자실로 보내더라도, 급성기 신경계 중환자에게 침상을 마련하는 것이 더 바람직하다.

(3) 구조

신경계 중환자실은 비용효과적인 구조로 만들어져야 한다. 신경계 중환자실은 별도로 분리된 병동이어야 하고, 침상 수는 적절한 직원 수뿐만 아니라 입실 정도에 근거를 두고 정한다. 환자 주위나 병동 내에서의 의료진의 동선을 고려하여 움직임이 쉽도록 적절한 공간이 확보되어야 한다. 이상적인 신경계 중환자실의 구조는 직접적인 환자 관찰이 가능하고 모니터의 시야를 최상으로 제공하는 것이다.

근래에는 1인실을 많이 만들거나 환자의 비밀과 사생활이 보장될 수 있는 구조가 우선된다. 뇌 감시장치나 간단한 수술적 중재가 자주 이루어지므로 병실은 다른 중환자실보다 좀 더 큰 면적이 필요하다.

(4) 전문 인력

신경계 중환자실은 개방/폐쇄 중환자실, 전공의/전문의 배치, 간호사만 배치하는 등 다양한 모델이 있다. 여러 중환자실에서 다양한 캐어 모형이 활용되지만, 지속적인 업무 개선으로 이상적인 모델을 만들어 가야 한다. 국내에서 중환자 전문의는 급성기의 순환, 호흡, 그리고 대사성 장애에 대한 지식과 침습적 혈역학 감시장치의 삽입이나 기관지 삽관, 인공호흡기 관리, 고급심폐소생술, 심율동전환 등을 위한 일반적 기술을 갖고 있다. 중환자실 관리자는 임상적 신뢰, 능동적인 활동, 지지적 접근, 책임과 권한의 수용, 환자 중심의 지속적 교육 및 개선을 위한 헌신 등의 리더십을 갖춘 사람이어야 한다.

신경계 중환자실의 능력과 수준은 숙련된 신경계 중환자간호를 제공하는 간호사에게 달려있다. 의사 수가 감소하고 전담의가 부족한 상황에서 간호사 역할의 확대는 필수적이므로, 상급 임상간호사의 역할 확대는 업무 관심도를 잠정적으로 증가시키며 제한된 인력으로 간호를 개선시킬 수 있다.

신경계의 구조와 기능

신경계는 인체의 여러 계통 중 가장 잘 분화되어 있기에 신체적·심리적 기능에 광범위하게 영향을 미치고 있다. 신경계를 이루고 있는 특수하게 분화된 세포집단들은 인간이 내·외적 환경의 변화에 대처하며 살아가기 위해 환경으로부터 오는 자극에 능동적으로 반응할 수 있도록 해준다. 즉, 수용기를 통해 들어온 자극을 감각신경세포(sensory neuron)에서 받아들이며, 이는 다시 매개신경세포(interneuron)를 거쳐 운동신경세포(motor neuron)에 전달되고, 효과기를 통해 반응을 일으키는 과정을 거친다.

신경계의 구조와 기능은 매우 복잡하면서도 정교하다. 위치에 따른 신경계의 구조는 크게 중추신경계와 말초신경계로 구분된다. 중추신경계는 다시 뇌와 척수로 분류하고, 말초신경계는 뇌신경, 척수신경 그리고 자율신경계를 포함한다.

일반적인 4가지 신경계의 기능은 다음과 같다.

첫째, 구심성 경로(afferent pathway)를 통해 들어오는 내·외적 자극이나 정보를 수용한다.

둘째, 원위부(distal part)로부터 들어온 자극이나 정보를 중추신경계로 전달한다.

셋째, 현재의 상황에 적절한 반응을 하기 위해 유입된 정보를 해석하여 분석한다.

넷째, 운동경로(motor pathway)를 통해 신속하게 효과기로 정보를 전달한다.

1. 신경세포

신경조직은 신경원(neuron, 신경세포)와 신경교세포(neuroglial cell)로 구성되어 있다. 신경원은 감각 자극을 받아들여 이를 다른 신경원으로 전달하여 정보를 처리하며, 최종적으로는 처리된 정보를 말단의 효과기에 전달하여 반응을 일으키는 역할을 한다. 신경교세포는 신경원의 활동을 도와준다.

뇌와 척수를 구성하고 있는 중추신경계의 신경조직은 신경원과 신경교세포들로 이루어져 있고, 말초신경에서 주로 볼 수 있는 신경조직들은 신경원과 신경초 세포(neurilemma cell)이다.

1) 신경세포

신경세포는 신경계의 가장 기본 단위로서, 세포체와 두 종류의 돌기로 구성되어 있다 (그림 2-1). 신경세포의 세포체는 다른 일반 세포체와 마찬가지로 세포질(cytoplasm), 세포의 활동에 필요한 에너지를 공급하는 미토콘드리아(mitochondria), 세포내 이물질과 세포내 노폐물을 분해, 처리하는 용해소체(lysosomes), 세포내에서 생성된 물질을 세포 밖으로 이동시키고 당단백, 점액, 당류를 합성하는 골지기관(Golgi apparatus), 미세소관 (microtubules) 및 핵(nucleus)을 포함하고 있으며, 세포체 내 다른 구조물들을 지지해 주는 실처럼 생긴 그물망인 신경세포 섬유(neurofibril)와 단백질 합성에 관여하는 세포질 세망(endoplasmic reticulum)을 포함하는 니슬과립(Nissl granule)을 풍부히 가지고 있다. 이 중 신경세포 섬유와 니슬과립은 신경세포 세포에서 특징적으로 관찰되는 성분들이다.

실처럼 생긴 그물망이 세포체 밖으로 연장된 것을 돌기라 하며, 여기에는 축삭(axon) 과 수상돌기(dendrite)가 있다. 축삭은 세포체에서 시작되는 세포질의 연장으로서, 말단 부가 팽대되어 있는 가늘게 생긴 하나의 긴 돌기이며(200㎛~1m), 세포체가 받은 자극을 세포 밖으로 전도시키는 역할을 한다. 수상돌기는 여러 개의 짧은 돌기들로 세포 밖에서의 자극을 받아 세포체로 전도시키는 기능을 한다. 축삭은 흔히 신경섬유라고도 불리는데, 이 신경섬유는 축삭을 포함하여 수초(myelin sheath), 신경초(neurilemma), 그리고 슈반세포핵(Schwann cell nucleus)으로 이루어진다. 수초는 축삭을 둘러싸고 있는 두꺼운 지방조직으로 신경교세포인 희소돌기아교세포(oligodendrocyte)나 슈반세포(Schwann cell)의 세포막이 변형되어 겹겹이 둘러싼 구조로 되어 있다. 수초는 축삭을 물리적으로 지지할 뿐만 아니라 절연상태를 유지시키면서 축삭 중간 중간에 일정한 간격(1~3mm)으

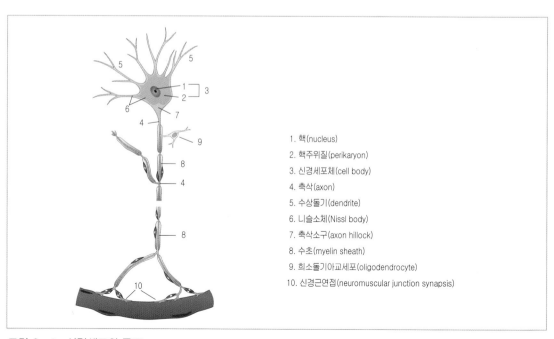

1. 핵(nucleus)
2. 핵주위질(perikaryon)
3. 신경세포체(cell body)
4. 축삭(axon)
5. 수상돌기(dendrite)
6. 니슬소체(Nissl body)
7. 축삭소구(axon hillock)
8. 수초(myelin sheath)
9. 희소돌기아교세포(oligodendrocyte)
10. 신경근연접(neuromuscular junction synapsis)

그림 2-1. 신경세포의 구조

로 수초가 없는 란비어결절(node of Ranvier)을 형성하여 신경전도의 속도를 빠르게 한다(그림 2-2). 그러므로 중추신경계 신경로의 수초가 탈락하는 질병인 다발경화증(multiple sclerosis) 환자의 경우 전기적 자극이 지연되거나 전도되지 않아 운동 및 감각 이상을 일으키게 되는 것이다. 신경초는 수초에 둘러싸인 축삭을 덮고 있는 바깥 막으로서 신경초에는 신경세포의 재생에 관여하는 슈반세포핵이 있어 신경의 재생에 관여하고 있다. 란비어결절 사이 축삭을 싸고 있는 수초와 슈반세포핵, 신경초를 합쳐 슈반세포라고 한다. 따라서 축삭의 표면에는 란비어결절과 슈반세포가 교대로 연속되어 나타나며, 란비어결절과 그 다음 란비어결절 사이에는 하나의 슈반세포가 수초를 형성하게 되는데 이를 결절간분절(internodal segment)이라 한다. 이러한 신경섬유는 다시 신경내막(endoneurium)에 의해 전체가 싸여있고, 신경내막에 싸여진 여러 개의 신경섬유가 모여서 신경섬유다발을 형성하며 이것은 신경외막(perineurium)에 싸여있다. 여러 신경섬유다발은 다시 신경상막(epineurium)에 의해 덮여 있다.

수초로 둘러싸인 신경을 유수신경섬유라 하고 수초가 없는 신경을 무수신경섬유라 한다. 중추신경계의 축삭은 수초와 신경초가 없고 신경교세포가 축삭을 직접 둘러싸서 보호하고 있다. 신경이 손상을 받으면 신경의 재생이 이루어지지 않으나 말초신경은 슈반 세포핵을 포함하고 있기 때문에 신경이 손상을 받아도 하루에 약 4mm씩 자란다.

중추신경계에 있는 대부분의 신경세포는 하나의 축삭과 많은 수상돌기를 가진 다극신경세포(multipolar neuron)로 구성되어 있어 말초신경계로부터 유입된 자극을 해석하기 위해 중추신경계의 적절한 장소로 보내는 역할을 한다. 대뇌피질 사이를 연결하는 다극신경세포를 연합섬유(association fiber)라고 한다. 양극신경세포(bipolar neuron)는 하나의 수상돌기와 하나의 축삭을 가진 신경세포로 주로 눈, 코, 귀에서 볼 수 있으며, 단극신경세포(unipolar neuron)는 세포체에서 나오는 단 하나의 신경섬유를 가지며, 이것은 나중에 수상돌기나 축삭으로 분화한다.

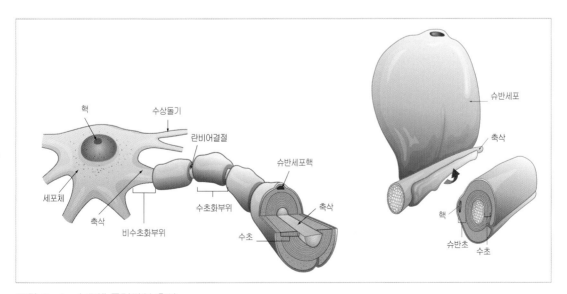

그림 2-2. 수초에 둘러쌓인 축삭

시냅스(synapse)는 신경세포와 신경세포, 또는 신경세포와 근육이나 분비선과 같은 표적기관과의 사이에 존재하는 작은 공간을 말하며, 기능적 연결부위가 된다. 신경연접에는 화학시냅스(chemical synapse)와 전기시냅스(electrical synapse)의 두 종류가 있으며, 화학시냅스는 중추신경계에서 주로 일어나는 신경흥분의 전도를 매개한다(그림 2-3). 전기시냅스에서는 전기적 신경 충동이 두 세포 사이 즉, 시냅스전 세포(presynaptic cell)와 시냅스후 세포(postsynaptic cell) 사이의 틈새이음(gap junction)을 직접적으로 통과하는 형태인데, 주로 평활근이나 심근에서 이루어지는 신경전도 방식이다.

어떤 자극으로부터 발생한 신경흥분이 신경세포의 하부로 전달되어 시냅스에 도달하게 되면, 다음 신경세포로 전달되기 위해 일종의 신경흥분전달 과정이 필요하다. 시냅스에서는 신경전달물질(neurotransmitter)이 방출되는데, 이 물질이 신경흥분을 다음 신경세포로 전달한다. 신경전달물질은 팽대되어 있는 축삭의 말단에서 합성되고 소포 속에 저장되어 있다가 신경흥분이 전도되어 오면 액포에서 유리되어 시냅스 틈새로 흘러 나와 시냅스후 막에 있는 수용기로 흡수되면서 다음 신경세포에게 신경흥분을 전달하게 된다. 이 신경전달물질은 시냅스후 막에 위치하는 수용기와의 상호작용을 통하여 시냅스전 세포로부터 전도되어 온 신호를 다음 신경세포로 자극을 연결한다. 중추신경계의 각 신경세포는 수천개의 소포들로부터 자극을 받는 것으로 짐작된다. 현재까지 시냅스에서 신경흥분을 전도하는 신경전달물질은 약 50여 개가 밝혀져 있는데 대표적인 물질은 아세틸콜린, 노에피네프린, 에피네프린, 세로토닌, 도파민, GABA(γ-amino-butyric acid) 등이 있다.

2) 신경교세포

신경계에는 약 140억 개의 신경세포와 이것의 약 10~50배 정도가 많은 신경교세포가 있다. 그러나 신경교세포는 크기가 작기 때문에 부피는 신경조직 전체의 약 절반 정도만을 차지하고 있다. 이렇게 많은 신경교세포는 신경계의 주요 세포들에게 영양 공급, 지지 및 보호 그리고 신경전달물질의 농도를 적절히 유지시키는 기능을 하고 있다. 뿐만 아니라 세포외액의 전해질 농도를 조절하고 신경세포와 혈액계, 신경세포와 뇌척수액 사이에 영양분, 산소, 이산화탄소 및 노폐물을 운반하고 교환하는 중요한 역할을 담당하고 있는 활동적인 세포들이다. 또한 신경교세포는 신경세포와는 달리 적절한 환경에서는 증식할 수 있는 능력이 있다.

신경교세포에는 그 위치에 따라 중추신경교세포와 말초신경교세포의 두 가지 범주로 구분된다. 중추신경교세포는 신경세포와 같이 많은 돌기가 있는 것이 특징적이나 축삭과 수상돌기의 구별은 없다. 여기에는 별아교세포(astrocyte), 희소돌기아교세포(oligodendrocyte), 소교세포(microglia), 그리고 뇌실막세포(ependymal cell) 등이 있고(그림

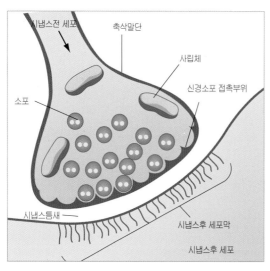

그림 2 - 3. 신경세포의 시냅스

2-4), 말초신경교세포에는 축삭을 싸고 있는 슈반세포와 신경절을 둘러싸고 있는 신경절세포(gangliocyte)가 있다. 신경교세포의 기능과 역할은(표 2-1)에 제시되어 있다.

3) 신경흥분 전도

(1) 안정막 전압

여러 외부의 자극을 전기적 흥분으로 바꿀 수 있는 성질을 가진 세포를 흥분성 세포라고 하고, 여기에는 신경세포와 근육세포 그리고 일부 호르몬 분비세포 등이 포함된다. 흥분성 세포는 활동전압을 스스로 생성하거나 이를 전달할 수 있으며, 신경흥분을 전도하지 않은 상태의 신경세포를 정지 세포(resting cell)라 한다.

전압의 발생은 신경세포의 바깥쪽 세포간질액과 세포내액 사이의 전기적 하전의 차이에 의해 유발된다. 일반적으로 세포외 간질액에는 Na^+과 Cl^-가 많고 세포내액에는 K^+과 기질단백 이온들이 많이 포함되어 있다. 이러한 이온의 분포 차이로 인해 신경세포는 전기적 성질을 띠게 된다. 신경세포의 내부는 전기적으로 음하전(negative charge)을 띠고 있으며, 세포외 간질액은 양하전(positive charge)을 띠게 된다. 안정막전위(resting membrane potential)란, 이러한 세포내·외의 전압차를 칭하는 말이며, 정상적으로 신경세포의 안정막 전압은 약 -70mV이다.

칼슘은 세포막을 흥분시키고 신경전달물질을 유리시키는데 있어 필수적인 성분이다. 안정막 전압이 시냅스전 말단부의 막에 도달하게 되면, 칼슘의 세포막 투과성을 높여 칼슘의 유입을 증가시키게 되고 유입된 칼슘은 소포를 막 가까이에서 용해시켜 소포 속의 신경전달물질을 시냅스로 유리시킨다. 이러한 과정을 소포의 세포외배출(exocytosis)이라고 한다. 신경전달물질의 일부는 소포 내로 재흡수되고, 일부는 효소과정에 의해 분해된다. 예를 들어, 아세틸콜린에스테라제(acetylcholinesterase)는 시냅스

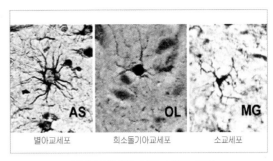

그림 2-4. 중추신경계의 신경교세포 종류

표 2-1. 신경교세포의 기능

별아교세포
- 신경교세포 중 가장 많은 세포
- 중추신경조직의 물리적 지지
- 혈액과 신경세포간의 대사물질 교환
- 뇌손상시 반흔조직을 형성함으로써 더 이상의 손상 확산 방지
- 혈관에 돌기를 내어 모세혈관이 혈액-뇌장벽을 형성하는 치밀이음부(tight junction)를 만드는데 관여함
- 신경전달에 필수적인 칼슘 채널(calcium channel)을 포함하고 있음

희소돌기아교세포
- 중추신경계의 수초 형성(말초신경에서의 슈반세포핵과 유사한 기능)
- 신경세포의 대사과정 도움

소교세포
- 중추신경계의 대식세포
- 뇌손상시 세포찌꺼기 탐식으로 청소부 역할

뇌실막세포
- 중추신경계 뇌실계의 내면을 덮고 있는 일종의 상피세포 (뇌척수액과 닿아 있음)
- 세포간질과 뇌척수액 사이의 물질 확산이 용이하도록 단일세포막 생성
- 신경조직과 뇌척수액 사이의 화학물질 교환
- 뇌척수액의 화학적 성분 조절

슈반세포
- 말초신경계 수초 형성(무수신경에서는 축삭을 싸고 있음)

신경절교세포
- 신경세포와 혈액 사이의 대사물질 교환

후 세포막에서 아세틸콜린(acetylcholine)을 분해한다. Monoamine oxidase(MAO)는 소포에 재흡수된 후 에피네프린과 노에피네프린을 불활성화시킨다.

(2) 활동전압과 신경흥분

신경흥분(nerve impulse)은 이온의 이동이 수반되는 전기화학적 현상이다. 축삭의 막 전압이 역치 수준까지 올라가면 활동전압(신경흥분)이 발생된다. 신경세포에서 일어나는 활동전위(action potential)는 세포막의 투과성과 관련된다. 안정상태일 때 세포막은 안정막전위를 나타내다가 어떤 자극이 와서 세포 외 Na^+가 세포내로 유입되면 세포막의 전압은 -70mV에서 +30mV로 변화되며, 이를 탈분극(depolarization)이라 한다. 탈분극 현상은 신경섬유를 따라 연속적으로 진행되며, 일정 역치 수준에 도달하면 활동전압을 형성하여 전도되는데 이러한 상태가 신경이 흥분된 상태이다.

Na^+의 세포내 유입 후 짧은 간격을 두고 K^+에 대한 세포막의 투과성이 증가하여 세포내 K^+의 세포외 확산이 일어나는데, 이는 안정막전위로 다시 돌아올 때까지 계속 진행되며, 이러한 과정을 재분극(repolarization)이라 한다. 한편, 세포내 K^+ 이온이 세포외로 유출되면서 세포막전위가 안정막전위보다 낮아지는 상태를 과분극(hyperpolarization)이라 한다. 탈분극 및 활동전압 형성을 위해 세포내로 유입된 Na^+은 세포막에 존재하는 Na^+-K^+ 능동적 수송 펌프에 의해 다시 세포 밖으로 유출됨으로써 처음의 안정막전위로 되돌아가게 된다.

(3) 불응기

일단 활동전압이 발생한 후에는 아주 짧은 동안이지만 신경섬유는 다른 활동전위를 전도할 수 없게 되는데, 이를 절대 불응기(absolute refractory period)라고 한다. 이 기간 동안에 Na^+과 K^+는 원래의 위치대로 돌아오고 Na^+는 신경세포내로 다시 들어갈 수 없게 된다. 상대 불응기(relative refractory period)라 불리는 기간 동안에는 평소보다 강한 자극을 줄 경우에 활동전위를 생성할 수 있게 된다. 보통 안정막전위로 돌아오는 시간은 대략 10~30ms 정도가 소요된다.

(4) 수초와 도약전도

지질 성분으로 되어 있어 신경섬유에서 절연체의 역할을 하는 수초(myelin)는 슈반세포에 의해 여러 개의 층으로 되어 있으며 축삭을 둘러싸고 있다. 수초로 싸여진 축삭을 유수신경섬유라 하고 수초가 아주 얇게 덮고 있거나 아예 덮고 있지 않은 축삭을 무수신경섬유라 한다. 중추신경계에서 유수신경섬유는 뇌와 척수의 백질에 위치하고 있으며, 회백질은 무수신경섬유로 이루어져 있다.

슈반세포도 지질층으로 된 막을 가지며, 슈반세포의 일부분은 수초를 싸고 있는 껍질인 신경초를 구성하고 있다. 신경초는 신경의 재생에 필수적인 부분이다. 신경섬유에서의 수초는 신경전도에 있어서 절연체의 역할을 해주기 때문에 수초가 있는 유수신경세포의 흥분전도 속도는 매우 빠르다. 이온들은 세포막을 싸고 있는 두꺼운 수초를 통과하지 못하고, 대신 수초 사이사이에 있는 란비어결절이라고 하는 작은 분절 공간에서는 쉽게 통과한다. 그러므로 분절 사이에서는 점프하듯이 신경흥분이 빠르게 전도되는 것을

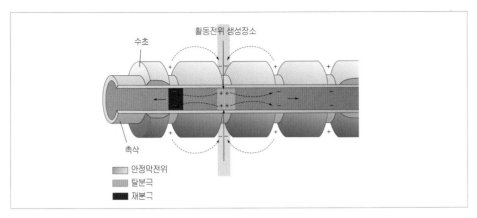

그림 2-5. 유수신경섬유의 도약전도

볼 수 있으며, 이 분절에서는 또한 이온의 교환도 쉽게 이루어진다. 점프하듯이 신경전도가 이루어지는 것을 도약전도(saltatory conduction)라고 한다(그림 2-5). 반면, 수초가 거의 없거나 전혀 없는 신경섬유들은 신경흥분의 전도가 느리게 진행된다. 신경흥분의 전도속도는 또한 신경섬유의 직경과도 관련이 있는데, 직경이 클수록 신경흥분 전도속도는 빨라진다.

2. 중추신경계

1) 뇌

뇌는 인체내 모든 장기 중 기능이 가장 복잡하게 이루어지는 곳으로 척수와 함께 중추신경계를 구성하며, 중추신경계 중에서 두개강 내에 있는 구조를 말한다. 뇌는 아래쪽으로는 척수와 연결되어 있고, 두개강 바깥쪽의 말초신경계로는 뇌신경을 통해 연결되어 있다. 뇌의 무게는 성인을 기준으로 볼 때 약 1400g 정도로 체중의 2% 정도를 차지하고 있다.

일반적으로 뇌는 대뇌(cerebrum), 소뇌(cerebellum), 간뇌(diencephalon) 및 뇌간(brain stem)으로 분류하는데(그림 2-6), 각 부분에 대한 구체적인 설명을 구조와 위치, 기능으로 나누어보면 다음과 같다.

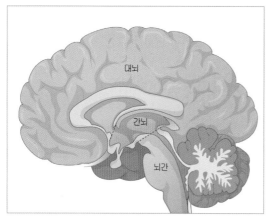

그림 2-6. 전반적 뇌의 구조

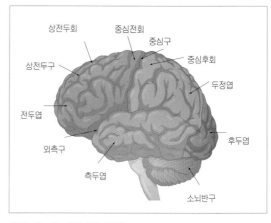

그림 2-7. 대뇌의 구조

(1) 대뇌

① 구조와 위치

대뇌는 회백질의 대뇌피질과 백질의 대뇌수질로 구성되어 있다. 대뇌의 정중시상면에는 뇌막의 주름인 대뇌겸(falx cerebri)이 있는 종렬(longitudinal fissure)이 있어 대뇌를 두 개의 대뇌반구(cerebral hemisphere)로 나누어주고, 대뇌와 소뇌 사이는 횡렬(transverse fissure)이 있어 두 부분을 구분해 준다. 대뇌피질은 약 2~5mm의 두께로 대뇌의 가장 바깥층을 덮고 있으며, 바로 아래에는 뇌량(corpus callosum)이라는 신경섬유 다발이 있는데, 이것은 양쪽 대뇌반구를 연결시켜주고 있다. 대뇌피질의 회백질 뇌주름에는 주로 신경세포체와 수상돌기들이 모여 있다. 대뇌피질의 표면에는 많은 불규칙한 형태의 주름이 있어 표면적을 넓게 해주고 있는데, 바깥표면에 나와 있는 피질 부분은 전체 피질의 1/3이고, 주름 안쪽의 피질이 전체의 2/3를 차지하고 있다. 주름이 대뇌의 안쪽으로 들어간 구조를 대뇌구(sulcus)라 하고, 구와 구 사이의 바깥쪽으로 돌출된 부분을 대뇌회(gyrus)라 한다.

신경계에 있는 신경세포체의 약 75%가 대뇌피질에 위치하고 있다. 대뇌피질은 뚜렷한 큰 구에 의해 전두엽(frontal lobe)과 두정엽(parietal lobe), 후두엽(occipital lobe), 측두엽(temporal lobe)으로 통상적으로 나눌 때는 4개의 lobe으로 나누며, 그외 추가로 포함시키는 것은 limbic lobe, insular lobe 등이 있다(그림 2-7). 신피질(neocortex)이라는 용어는 대뇌피질이라는 용어 대신 종종 사용되며, 신피질은 후각영역(olfactory portion)과 해마영역(hippocampal region)을 제외한 대뇌피질의 모든 영역을 포함한다.

대뇌수질은 대뇌반구의 백질로 된 속 부분을 말하며, 몇 개의 신경핵을 제외하고는 대부분 신경섬유들로 이루어져 있다. 여기에는 대뇌피질과 피질하에 있는 뇌간 또는 척수의 신경세포 사이를 연결하는 투사섬유(projection fiber), 같은 쪽 대뇌반구의 피질사이를 연결하는 연합섬유(association fiber), 그리고 좌우 대뇌반구의 피질사이를 연결하는 교련섬유(commissural fiber)로 이루어져 있는데, 뇌량은 대표적인 교련섬유이다.

② 기능

좌우의 대뇌피질은 감각자극을 해석하고 기억을 저장하며, 학습하고 개념을 형성하는 기능을 담당한다. 그러나 대뇌피질은 여러 기능면에서 우세반구(dominant hemisphere)가 존재하며, 좌우의 각 피질은 서로 다른 우세한 영역을 가지고 있다. 일반적으로 언어중추가 있는 곳이 우세반구로 대부분의 사람들은 좌측 뇌가 우세반구가 된다. 예를 들면, 좌측 대뇌피질은 체계적인 분석과 언어, 말, 수리능력 그리고 추상적이고 논리적 사고측면에서 우측 피질보다 우세한데 반해, 우측 대뇌피질은 시각정보와 같은 감각 경험을 통합하는 기능과 춤추고 운동하며 음악활동을 하고 예술을 감상하는 등의 활동 수행에 있어서 좌측보다 우세를 나타낸다.

한편, 대뇌피질은 기능적으로 그 영역을 나누기도 하는데, 현재 가장 많이 쓰이고 있는 대뇌피질 영역의 기능적 분류는 브로드만(Broadman) 분류로, 대뇌피질이 담당하는 기능에 따라 47개의 영역으로 구분한 후, 각 영역에 번호를 붙여 명명한다(그림 2-8). 대뇌피질은 기능적으로 주로 감각을 받아들이는 감각영역(브로드만 영역 3, 1, 2)과 운동영역(브로드만 영역 4), 그리고 이들 사이를 연결해주는 연합영역으로 나눌 수 있다.

전두엽에는 일차운동영역(primary motor area), 전운동영역(premotor area), 보조운동영역(supplementary motor area) 등과 같은 주요 운동영역이 위치해 있다. 일차운동영역은 중심전회(precentral gyrus)에 위치하며, 브로드만 영역 4에 해당되는 부분으로 모든 대뇌피질 중에서 가장 두꺼운 피질이다. 일차운동영역에서는 골격근을 자신의 의지대로 움직일 수 있는 수의적 운동을 담당하는 추체로(pyramidal tract)가 나와 대부분 연수에서 서로 반대편으로 교차하여 척수의 외측 피질척수로(lateral corticospinal tract)를 따라 내려가 하위운동신경원(lower motor neuron)에 연결되어 결과적으로 골격근을 움직인다. 일차운동피질이 손상되면 수의운동을 못하게 되나, 이는 영구적으로 마비되는 것이 아니라 점차 회복된다. 손상 초기에는 반사가 저하되고 근긴장도가 저하되지만 근육은 강직성마비를 나타내고 바빈스키반사가 나타나는 등 전형적인 상위운동신경원증후군(upper motor neuron syndrome)이 나타나게 된다. 전운동영역(브로드만영역 6)은 감각연합피질에서 주로 구심성 섬유를 받아 일차운동피질로 전해진다. 전운동영역의 기능은 운동을 계획하고 실행으로 옮기는 단계에서 중요한 역할을 하며, 이 부분이 손상되면 실행증(apraxia)이 나타날 수 있다. 실행증이란, 마비현상이 없는데도 불구하고 이전에 수행할 수 있던 운동과 행동을 하지 못하는 경우를 말하며, 특히 두 손을 사용해야 하는 행동을 잘 하지 못하고, 한번 실행증이 일어났던 행동은 재학습이 되지 않는다. 보조운동영역(브로드만영역 6)은 전운동영역과 함께 운동을 계획하고 실행으로 옮기는 단계에서 중요한 역할을 하는 것으로 알려져 있다.

언어에 관련되는 대뇌 영역 중 브로카 운동언어영역(브로드만영역 44, 45)에서는 말에 관여하는 입과 혀, 인두의 복잡한 근육활동을 통합·조정하는 기능을 한다. 그러므로 브로카 영역에 손상을 받은 환자는 말을 분명하게 할 수 없으며, 이를 운동실어증(motor aphasia)이라고 한다. 손상이 심한 경우에는 아무 말도 할 수 없으나, 보통은 간단한 한두 음절의 말은 할 수 있다. 언어를 이해하는데는 전혀 이상이 없기 때문에 환자 본인은 감각 실어증 환자와는 달리 크게 좌절하며 제대로 말을 하려고 노력하나, 결국은 똑같은 한 음절의 말을 반복하게 된다. 운동성실어증에 동반되어 나타날 수 있는 증상 중 글자

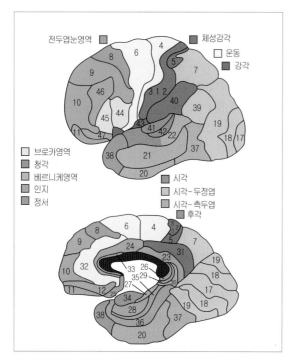

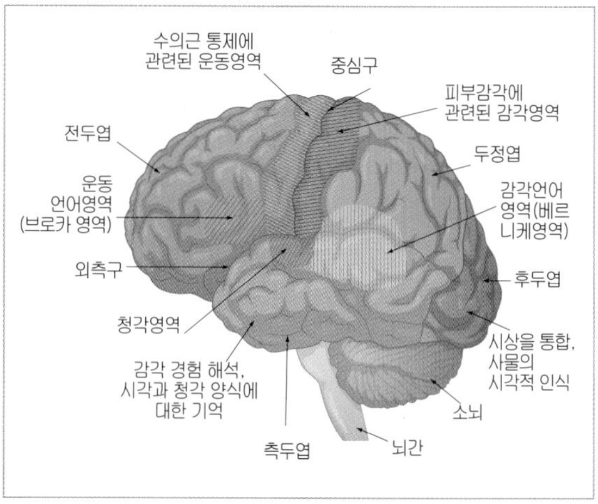

그림 2-9. 대뇌피질의 기능적 영역

그림 2-8. 대뇌피질의 브로드만 영역

하나하나는 쓸 수 있지만 이를 합쳐 의미있는 글이나 단어는 쓸 수 없는 경우를 실서증 (agraphia)이라고 한다.

감각언어영역(브로드만 영역 22, 39, 40)은 베르니케 영역이라고 하며 언어를 수용하여 이해하는 기능에 관여한다. 베르니케실어증은 감각실어증(sensory aphasia)이라고 하며, 이 부위에 손상이 있으면 언어를 이해하는 기능에 문제가 생겨 청각이나 시각은 정상이지만 들은 말이나 읽은 내용을 이해할 수 없게 된다. 그러나 자발적으로 말하는 데는 큰 문제가 없으며, 감각실어증 환자는 본인이 한 말을 이해할 수 없기 때문에 증상을 걱정하거나 좌절하지 않는다. 그 외에 베르니케 영역의 손상이 심각할 경우에는 적절한 단어를 사용하여 말하지 못하는 착각성 실어증(jargon aphasia)이 나타날 수 있고, 두정엽과 측두엽의 베르니케 영역 중 일부만 손상된 경우에는 다른 언어기능은 정상이나 특별히 적절한 단어를 찾는데 문제가 생기는 명칭실어증(anomic aphasia)이 생길 수 있다. 브로드만 영역 39가 손상된 경우에는 쓰여진 글을 읽지 못하는 증상이 나타나는 경우가 있는데, 이를 실독증(alexia)이라고 한다(그림 2-9).

전두엽의 앞쪽 영역은 주의집중, 동기유발, 목표 설정 및 선택, 계획 수립 및 수행 등과 같은 기능을 수행한다. 뿐만 아니라 어떤 것을 추론하고 생각하고 문제를 해결하며 대뇌의 변연계를 억제함으로써 정서적 안정을 유지하는 일에도 관여하는 것으로 생각된다. 그러므로 전두엽에 손상을 받았거나 병변이 있게 되면 운동장애, 주시장애, 자발성 부족, 무관심, 인지장애 그리고 인격장애 등을 볼 수 있다. 즉, 운동장애는 병변이 일차 운동피질에 근접한 정도에 따라 다양한 형태로 나타나고, 주시장애는 전두엽의 브로드만 영역 8에 병변이 있을 경우, 수의적 안구운동의 장애가 나타나는 증상이다. 전두엽은 특히 고도의 지적과 정신적 기능을 담당하고 있으므로, 손상을 받게 되면 지능장애는 물론이고 능동적 사고나 신체활동에 있어서의 자발성 소실, 무관심, 판단력 장애를 보이기도 하고, 사회적 행동에 대한 억제력의 상실로 성격이 변하고 자제력이 없어지는 경우가 많다.

두정엽은 중심구(central sulcus) 뒤쪽에 위치하고 있으며, 일차체성감각영역(primary somatic receptive area)과 체성연합영역(somatic association area)을 포함하고 있다. 중심 뒤이랑(postcentral gyrus)과 중심옆엽(paracentral lobe)의 뒷부분을 차지하고 있는 피질을 제1 감각피질영역이라 하며(브로드만 영역 3, 1, 2), 여기에서는 자극의 위치, 강도나 형태를 자세히 감별할 수 있어서 자극을 식별하고, 일반체성감각을 감지한다. 그러므로 이 부위에 병변이 생기면, 신체 반대편의 체성감각이 감소하고 두점식별감각(two point discrimination)과 위치감이 소실된다. 일차감각피질영역을 제외한 나머지 두정엽 부위를 체성감각연합영역(브로드만영역 5, 7)이라고 하는데, 이 부분은 일차체성감각영역에서 연합섬유를 받으며, 일반감각의 양적, 질적, 크기 등의 감각을 통합하는 기능을 한다. 즉, 여기에서는 개념 형성과 추상적 사고과정이 이루어지며, 일차 감각영역에 도달한 정보가 종합되어 이미 저장되어 있는 정보 및 기억과 비교된 다음 새로운 경험으로 저장된다. 그러므로 이 부위에 손상을 입게 되면 과거의 감각경험에 대한 기억이 소실되어 실인증(agnosia)이 나타난다. 실인증이란 체성감각 자체는 감지할 수 있으나, 과거의 경험으로 알 수 있는 감각의 의미를 이해할 수 없는 증상을 말한다. 체성감각연합영역의 대부분이 파괴되면 촉각실인증(tactile agnosia) 또는 입체감각실인증(astereognosia)의 증상이 나타난다. 이것은 우리가 경험에 의해서 인지할 수 있는 물체를 손으로 만져본 후에도 그 물건이 어떠한 것인지, 어느 용도에 쓰는 물건인지를 모르는 증상을 말한다. 입체실인증 중에는 신체와 공간과의 관계를 인지하지 못하는 경우도 있으며, 심한 경우에는 자신의 신체 일부를 무시하는 무시증후군(neglect syndrome)이 나타날 수도 있다. 이것은 몸의 반쪽에 관심을 기울이지 않아 면도도 한쪽만 하고, 옷도 한쪽만 입으며, 자신의 한쪽 신체를 부정하는 경우도 있다.

후두엽에는 시각에 관한 중추가 존재하며, 브로드만 영역 17, 18, 19를 포함하고 있다. 브로드만 영역 17은 눈에 보이는 물체의 색깔, 크기, 형태, 움직임, 밝기, 투명도 등을 느끼는 일차시각영역(primary visual receptive area)이고, 브로드만 영역 18과 19는 시각연합영역(visual association area)으로 일차시각피질 이외의 후두피질로 되어 있다. 시각연합영역에서는 일차시각영역을 통해 들어온 자극을 여기에 저장된 시각 기억(visual memory)에 따라 눈에 보이는 현상이나 물체를 인지하고 이해하는 능력을 담당한다. 그러므로 일차시각피질이 손상받게 되면, 대측 동측 반맹(contralateral homonymous hemianopsia)이 온다. 반면, 시각연합피질에 병변이 있을 경우에는 시각실인증(visual agnosia)을 보이는데, 시각실인증에는 사물을 인지하지 못하는 시각물체실인증(visual object agnosia)과 쓰여진 글자를 읽지 못하는 실독증, 색깔을 구분하지 못하는 색채실인증(color agnosia) 그리고 사람의 얼굴을 알아보지 못하는 안면실인증(prosopagnosia) 등이 나타난다.

측두엽은 외측구 아래 위치한다(브로드만 영역 41, 42). 측두엽은 귀로 들어오는 소리를 해석하는 일차청각영역(primary auditory receptive area)과 이차청각연합영역(secondary auditory association area) 그리고 베르니케 감각언어영역이 있어 언어를 이해하는 기능을 담당한다. 그 외에도 측두엽에는 시각경로(visual pathway)의 일부와 변연계의 일부를 포함하고 있다. 좌측 청각연합영역에는 구두로 표현된 언어에 대한 기억들이 저장되어 있어서 귀로 들리는 말을 이해할 수 있으며, 음악이나 다양한 동물 소리들, 기타 소음들과 같은 언어 이외의 소리에 대한 기억들은 우측 청각영역에 저장되어 있다. 그러므로 측두엽에 손상을 입은 환자는 소리를 들을 수 있고 말을 할 수도 있으나 말을 이해하지 못하는 청각언어 실인증(auditory verbal agnosia), 또한 글자를 이해할 수 없는 시각언어 실인증(visual verbal agnosia), 글로 쓸 수 없는 실서증(agraphia), 음치증 또는 주위에서 들리는 여러 복잡한 소리들을 인지하지 못한다.

중심엽(central or insula lobe)은 외측고랑 안에 깊숙이 위치하고 있으며 전두엽, 두정엽 그리고 측두엽에 의해 둘러싸여 있다. 미각에 관여하는 신경섬유들이 두정엽에서 중심엽 쪽으로 지나간다. 대뇌피질을 이루고 있는 그 외의 많은 연합섬유들도 이곳을 지나간다.

대뇌수질의 기능 역시 대뇌피질의 기능 못지 않게 중요하다. 대뇌수질 중에서도 특히 연합섬유는 대뇌수질의 약 3/4를 차지하고 있으며, 연합섬유에 의해 이어지는 연합영역은 고도의 정신기능과 관련이 있으며, 환경으로부터 오는 감각 정보를 현재의 것과 비교하고 또한 각종 정보들을 교환, 반복, 합성과정을 통해 감각을 이해하고 해석할 뿐만 아니라 기억, 상상, 지각, 학습, 이성 및 인격 등의 복잡한 기능을 수행하는 것으로 알려져 있다. 투사섬유는 대뇌피질에서 척수로 내려가는 운동신경흥분을 전달하고 또한 척수로부터의 감각신경흥분을 대뇌피질로 전달하는 역할을 한다. 교련섬유는 좌우 대뇌피질 세포들을 연결함으로써 보다 완전한 신경계의 통합에 기여하고 있다.

(2) 기저핵

기저핵(basal ganglia)은 대뇌피질 하에 몇 개의 회백질이 모여있는 구조로 대뇌반구의 깊숙한 곳에 위치하고 있다(그림 2-10). 기저 신경절을 이루고 있는 구조로 선조체(corpus striatum)와 편도체(amygdaloid body)를 포함시켰으나, 현재는 편도체를 변연계의 구조로 분류한다. 그 대신 선조체와 밀접한 연관이 있는 중뇌에 있는 흑질(substantia nigra)과 간뇌의 시상하핵(subthalamic nucleus)을 기저핵의 구조로 분류한다. 선조체는 미상핵(caudate nucleus), 조가비핵(피각, putamen), 창백핵(담창구, globus pallidus)으로 구성되어 있고 기저핵은 모두 체성운동기능과 밀접한 관련이 있다(그림 2-11). 기저핵은 대뇌피질의 광범위한 영역과 여러 피질하 구조에서 입력을 받아 전두엽의 보조운동영역에 정보를 보내어 결과적으로 추체로를 통해 척수와 뇌간의 하위운동신경원에 영향을 준다. 대뇌피질과 척수를 연결하는 거의 모든 운동과 감각섬유들이 기저핵을 이루고 있는 미상핵과 조가비핵의 백질로를 통과하며, 이 백질로를 내포(internal capsule)라고 한다. 기저핵은 피질척수로와 협력하여 복잡한 운동을 조절하는데 중요한 역할을 한다. 기저핵이 손상되면 운동이상증(dyskinesia)과 근긴장도의 이상을 포함한 다양한 운동장애가 나타난다. 흑색질 부위가 손상되면 운동감소증(hypokinesia), 근경직(muscle rigidity), 안정시 진전(resting tremor) 등의 증상이 나타나고, 여러 종류의 운동이상증은 선조체, 창백핵, 시상, 시상하핵 등의 일부가 손상되면 나타날 수 있으며, 발리즘(ballism)은 시상하핵이 손상되었을 때 나타난다. 따라서 기저핵은 정상적으로 대뇌피질이나 여러 피질하구조에서 오는 다양한 입력을 받아, 이를 적절하게 처리한 후 상황에 가장 알맞은 운동프로그램을 선택하는 기능을 한다.

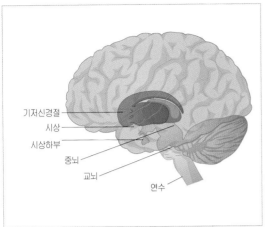

그림 2 - 10. 뇌의 내부 구조

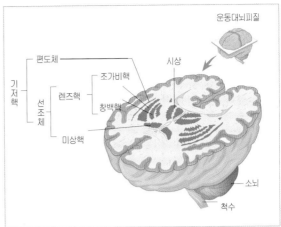

그림 2 - 11. 기저핵의 구조

(3) 간뇌

간뇌는 주로 회백질로 이루어진 구조로 시상(thalamus), 시상하부(hypothalamus), 시상상부(epithalamus), 시상저부(subthalamus), 배쪽시상(ventral thalamus)으로 구성되어 있다. 간뇌는 대뇌반구와 중뇌 사이에 있는 부분으로 모두 제3 뇌실 주위에 위치해 있다. 시상은 가장 넓은 부위를 차지하고 있으며, 제3 뇌실의 측면 가장자리를 둘러싸고 있고, 시상하부는 제3 뇌실의 바닥을 이루고 있다. 간뇌의 또 다른 구조적인 특징으로는 시각로(optic tract)와 시교차(optic chiasm)가 간뇌의 주위를 지나고 있으며, 간뇌의 바닥쪽은 뇌하수체(pituitary gland)가 위쪽으로는 송과체(pineal gland)가 위치하고 있다.

시상은 후각을 제외한 모든 감각 정보를 대뇌피질의 적절한 곳으로 보내주어 하행신경 섬유들이 적절한 자극을 받도록 중계 역할을 한다. 반면에 시상하부는 자율신경계의 중추로서 심박동, 혈압, 수분과 전해질 균형, 위장 운동, 내분비선의 활동, 체온, 배고픔, 체중 그리고 수면과 각성 등과 같은 기능을 조절한다.

(4) 해마

측두엽의 중심에 위치하고 있는 해마(hippocampus)는 측뇌실의 바닥을 이루는 곡선의 융기된 해마모양의 길게 휘어진 구조로 변연계의 중요한 한 부분을 이루고 있으며, 기억 과정에 필수적인 역할을 담당한다. 기억이란 매우 복잡한 현상으로 수초 또는 수분 후에 사라지는 단기 기억, 며칠 또는 몇 주간 지속되었다가 사라지는 중간 기억, 일생동안 사라지지 않고 지속되는 장기 기억 등의 3가지로 분류된다. 해마는 대화 중의 단기 기억을 중간 기억이나 장기 기억의 형태로 시상에 저장되는 과정을 돕는다. 기억에 관여하는 부분은 해마 이외에도 간뇌, 전두엽, 두정엽, 측두엽 및 후두엽의 연합섬유들도 장기 기억의 형성에 중요한 역할을 한다.

(5) 변연계

변연계(limbic system)는 외측뇌실의 주위를 둘러싸고 있는 피질이며, 전두엽과 측두엽의 중간부분(해마), 시상, 시상하부 및 기저 신경절을 포함한 많은 핵들로 이루어져 있다

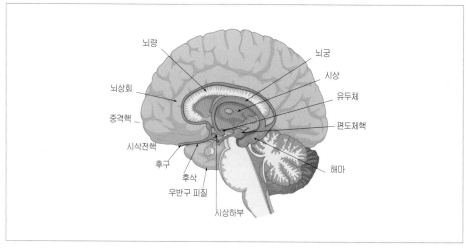

그림 2-12. 변연계의 구성

(그림 2-12). 변연계는 감정과 이를 바탕으로 한 감정적인 행동, 그리고 섭식행위나 성행위 같은 본능적 행동을 담당하는 것으로 알려져 있다. 측두엽의 일부를 이루는 변연계는 또한 후구(olfactory bulb)로부터 유입되는 신경섬유를 받아들이는 곳이므로 냄새를 해석하는데 있어 필수적인 역할을 담당하며, 학습이나 기억에도 관여한다.

(6) 뇌간

뇌간(brain stem)은 기본적으로 척수가 연장된 구조로 중뇌, 교뇌, 연수로 구성되고 간뇌의 여러 핵들과 연결되어 이어진다. 뇌간에서는 뇌신경이 나오며 상행로와 운동 및 자율신경계의 하행로가 되는 여러 신경로들이 위치하고 있다. 뇌간의 안쪽부분은 중뇌, 교뇌, 연수 어디에서나 비슷한 구조로 되어 있으며 세로로 연속되어 있는 이 부분을 피개(tegmentum)라고 한다. 피개의 중심 부분에는 뚜렷한 신경핵을 이루지 못하고 세포군과 섬유다발이 섞여있는 망상체(reticular formation)가 위치하고 있다.

뇌간이 손상되면 척수 손상에서와 마찬가지로 손상되는 부위에 따라 증상이 다르게 나타나지만, 뇌간에는 기능이 다른 여러 구조가 밀집되어 있기 때문에 손상 부위가 일부분에 국한되어 있을 경우에도 여러 구조의 손상이 동시에 일어나게 된다. 따라서 손상된 부위와 함께 손상범위를 아는 것이 중요하다. 손상된 부위가 뇌간을 지나가는 신경로일 경우에는 손상된 부위 이하가 모두 영향을 받아 증상이 나타난다. 특히 대부분의 신경로는 척수 또는 뇌간에서 반대편으로 교차하므로 이 부위의 신경로가 손상되면 대체로 반대편 몸 전체에 증상이 나타나게 되며, 얼굴 부위는 손상 위치에 따라 증상이 나타날 수도 있고 그렇지 않을 수도 있다. 뇌간의 앞쪽(배쪽)으로는 대뇌피질에서 내려와 척수로 이어지는 하행신경로인 추체로가 위치하게 되는데 연수로 이어지다가 연수와 척수의 경계부에서 반대측으로 교차한다. 이 교차섬유다발을 추체 교차(pyramidal decussation)라고 한다. 추체로가 손상되면 대측 상위운동신경원증후군이 나타난다.

(7) 망상체

뇌간의 피개에는 회백질과 백질, 어느 쪽에도 속하지 않는 부분이 있다. 이 부분은 섬유 다발이 신경세포들을 그물처럼 감싸고 있는 형태로 나타나기 때문에 망상체(reticular formation)라고 한다. 망상체에는 뚜렷한 핵을 이루지 않는 신경세포체들과 그 사이를 주행하는 신경섬유가 다발로 구성되어 있다. 망상체는 계통발생학적으로 뇌에서 가장 오래된 부분으로 생명의 유지에 직접적으로 관계되는 원시적인 기능을 담당하는 것으로 알려져 있다.

망상체에 위치하는 신경세포들은 대부분 많은 수상돌기를 가지고 있어 여러 방향으로 방사되어 상행 및 하행신경로와 시냅스를 이루기 쉬운 구조로 되어 있기 때문에 신경계의 여러 부분에서 다양한 종류의 구심섬유를 받을 수 있다. 실제로 하나의 망상체 신경세포는 4,000개가 넘는 다른 세포에서 입력을 받을 수 있기 때문에 거의 모든 감각계의 정보를 직접 또는 간접적으로 받는다. 축삭 또한 매우 크고 길며 곁가지를 많이 분지하고 있으므로 망상체 신경세포가 받은 감각정보는 축삭을 통해 중추신경계의 광범위한 부위로 투사된다.

망상체는 수면, 각성, 의식 등 대뇌피질 기능의 조절이나 호흡 및 심장혈관기능과 관계된 내장기능의 조절, 감각전달 및 골격근 운동기능의 조절 등 여러 가지 중요한 기능에 관여한다. 특히 망상체의 한 구성요소인 망상활성계(reticular activating system)는 수면-각성주기(sleep-wake cycle)와 의식 유지에 중요하다.

망상체가 손상되면 혼수, 혼미 등 의식의 장애가 일어날 수 있으며, 또한 여러 가지 내장기능, 특히 호흡이나 심장혈관기능과도 연관되어 있기 때문에 손상이 심할 경우에는 호흡마비 등에 의해 갑자기 사망하는 경우도 있다.

(8) 소뇌

소뇌(cerebellum)는 후두개와(posterior cranial fossa)내에 있으며, 대뇌 후두엽 아래, 뇌간의 후상방에 위치해 있다. 대뇌와는 소뇌천막(tentorium cerebelli)에 의해 구분되고, 뇌간과의 사이에는 제 4뇌실이 있다. 소뇌는 3개의 소뇌각(cerebellar peduncle)을 통해 뇌간과 연결되어 있다. 이 중 상소뇌각(superior cerebellar peduncle)은 대부분 소뇌에서 바깥쪽으로 나가는 원심섬유로 구성되어 있으며 중뇌로 이어진다. 중소뇌각(middle cerebellar peduncle)과 하소뇌각(inferior cerebellar peduncle)은 대부분이 바깥쪽에서 소뇌로 들어오는 구심섬유로 구성되어 있으며 중소뇌각은 교뇌와 하소뇌각은 연수로 이어진다. 상소뇌각은 근육이나 건, 관절, 눈, 내이의 수용기로부터 유입된 감각 정보가 소뇌에서 통합·분석된 후 나가는 신경로이고, 중소뇌각을 통해서는 대뇌피질로부터 오는 정보가 유입되어 다시 수의운동을 조절하는 효과기세포(effector cells)로 전달된다. 하소뇌각은 연수로부터 유입되는 감각자극의 경로가 된다.

소뇌는 우리 몸의 운동기능의 조절에 관여하는 중요한 기관으로 신체의 균형과 자세유지, 골격근 움직임 등과 같은 체성운동기능을 자동적으로 조정하며 근육의 긴장도를 조절하고 평형을 유지하는 역할을 한다.

소뇌가 손상되면 주로 체성운동기능에 이상이 나타난다. 손상 부위에 따라 증상이 약간씩 다르기는 하지만 소뇌손상으로 인한 운동기능의 이상에는 운동실조와 진전 그리고 근긴장도 저하가 대표적인 증상이다. 그 외에도 언어장애, 안구진탕 등이 흔히 동반된다. 운동실조는 수의적 운동이 원활하게 이루어지지 못하는 경우를 말한다. 소뇌에서는 운동을 하고 있는 근육으로부터 들어오는 피드백 정보를 척수소뇌로를 통해 받아 계획된 대로 계속 운동을 진행할 수 있도록 조절해주는 기능을 하는데, 소뇌 손상시에는 원활한 수의운동이 어려워지므로 동작이 중간중간 끊기는 듯 보이는 운동의 단편화현상과 목표한 곳에 정확하게 손이나 발이 가지 못하는 측정장애(dysmetria)가 일어난다. 측정이상은 대부분 목표한 곳을 지나치는 경향이 있다. 이러한 현상은 운동에 참여하는 여러 근육들이 정확하게 협조하지 않기 때문에 일어나며, 이를 협동운동이상(dyssy- nergia)이라고 하는데, 이것은 운동실조와 거의 동의어로 사용되고 있다. 소뇌의 이상으로 나타나는 운동실조 중 가장 흔하고 눈에 잘 띄는 증상은 보행실조이다. 소뇌의 이상으로 나타나는 보행실조는 걸을 때 양 발 사이를 크게 벌리고 걷는 것이 특징이고 보행 간격이 불규칙하고 보폭이 짧다.

진전은 반복적이고 규칙적인 근육운동이 불수의적으로 일어나는 것을 말한다. 소뇌 손상으로 인한 진전은 수의운동중일 때 뚜렷하게 나타나며, 이를 의도떨림(intention tremor) 또는 실조떨림(ataxic tremor)이라고 한다.

(9) 수막

수막(meninges)은 뇌와 척수를 둘러싸고 있는 3겹의 막인 뇌를 보호하는 주는 역할을 한다(그림 2-13). 뇌의 바깥으로부터 경막(dura mater), 거미막(arachnoid membrane), 연막(pia mater)으로 불리워지는 각각의 막은 서로 분리되어 있다.

경막은 질기고 늘어나지 않는, 혈관이 풍부한 두 겹의 막으로 되어 있는데, 바깥쪽의 경막은 실제로는 두개골 안쪽의 골막(periosteum)이며, 안쪽의 경막은 대뇌를 두개의 반구로 분리하고 있는 대뇌겸(falx cerebri)과, 대뇌와 뇌간 및 소뇌를 분리하는 소뇌천막(tentorium cerebelli), 그리고 뇌하수체 선이 있는 와(fossa)의 덮개인 안장부 격막(diaphragma sellae)의 판(plates)을 형성한다. 이 중 소뇌천막은 뇌를 구분하기 위해 자주 사용되는 지표가 된다. 즉, 천막상(supratentorial)이라는 용어는 대뇌와 소뇌천막 위쪽에 있는 모든 뇌의 구조물들을 일컫는 말이고, 천막하(infratentorial) 뇌조직이란 소뇌천막 아래쪽에 있는 부분 즉, 뇌간과 소뇌를 의미한다. 정맥동(venous sinus)은 뇌의 정맥을 모아 심장으로 보내주는 역할을 하며, 두 겹의 경막사이에 위치하고 있다.

거미막은 결합조직으로 된 얇은 막으로서, 뇌표면의 튀어나온 부분인 회(gyrus)와 그 주변을 싸고 있을 뿐, 깊숙하게 함몰된 구(sulcus)와 열구(fissure)에는 지주막이 없다. 지주막과 연막사이의 공간을 거미막밑공간이라 부르며, 이 공간을 통해 뇌척수액이 흐르고 있다.

연막은 혈관이 풍부한 결합조직의 막으로, 뇌와 척수를 직접 싸고 있다. 거미막과는 달리 연막은 대뇌표면의 모든 회와 구를 싸고 있으며, 기능은 뇌와 척수조직으로 혈관이 잘 통과할 수 있도록 지지해 주는 역할을 한다. 또한 연막은 별아교세포와 함께 혈액-뇌 장벽을 형성한다.

뇌손상 후에 흔히 피가 고이는 뇌의 잠재적 공간으로는 두 겹의 경막 중 안쪽의 경막과 거미막사이를 지칭하는 경막하공간(subdural space)과 경막과 골막사이의 경막외공

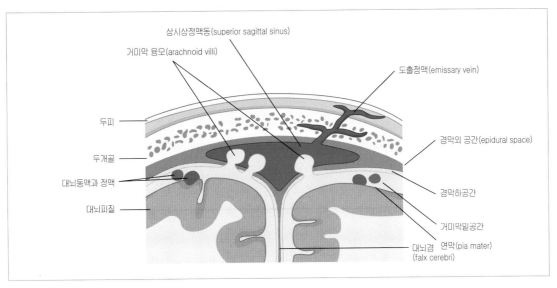

그림 2 - 13. 뇌막의 구조

간(epidural space)이 있다.

(10) 뇌척수액과 뇌실계

뇌척수액(cerebrospinal fluid)은 맑고 투명한 액체로 그 양은 대략 135mL 정도이며 이중 80mL는 뇌실에, 55mL는 거미막밑공간을 채우고 있다. 똑바로 누워있을 때 뇌척수액의 압력은 약 130mmH$_2$O(10mmHg) 정도이다. 뇌척수액의 순환은 동맥계와 거미막밑공간 사이의 압력차로 이루어진다.

뇌척수액의 2/3는 측내실과 제4뇌실의 맥락막총(choroid plexus)에서 생성되나 측내실에서 생성되는 양이 더 많다. 그 외에 뇌실막세포, 거미막, 기타 뇌세포들에 의해서도 소량 만들어진다. 맥락막총은 뇌실벽과 직접 닿아있는 연막내 혈관들이 모여있는 그물구조(network)로, 뇌실에 있는 여러 개의 맥락막총들이 하루에 만들어내는 뇌척수액은 약 500mL 정도이다.

뇌실계(ventricular system)는 뇌내에 있는 서로 연결된 일련의 강(cavities)으로서, 좌우의 측내실에 있는 뇌척수액은 몬로공(foramen of Monro)을 통해 뇌량의 바로 아래 정중선(midline)에 위치하고 있는 제3뇌실로 흐른다(그림 2-14). 제3뇌실로 흘러온 뇌척수액은 다시 중간뇌수도관(aqueduct of Sylvius)을 통해 소뇌의 바로 앞쪽 뇌간 안쪽에 위치하고 있는 제4뇌실로 유입된다. 제4뇌실로 들어온 뇌척수액은 두 개의 루시카공(foramen of Luschka)과 한 개의 마장디공(foramen of Magendie)을 통하여 연수 뒤, 소뇌 아래쪽에 위치하고 있는 대수조(cisterna magna)라고 하는 넓은 거미막밑공간으로 빠져 나간다. 대수조를 통해 뇌와 척수를 싸고 있는 거미막밑공간으로 흘러나온 뇌척수액은 순환하다가 결국, 상시상정맥동(superior sagittal sinus)으로 나와있는 거미막과립(arachnoid granulation)에 의해 정맥계로 흡수된다. 거미막과립은 상시상정맥동으로 뻗어나온 연질-거미막의 망(tufts)으로, 뇌척수액에서 정맥동으로 일방향으로만 순환하도록 하여 뇌척수액이 정맥계로 자연스럽게 흡수되도록 해준다.

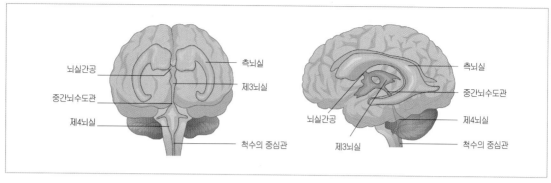

그림 2-14. 뇌실계의 구조

뇌와 척수는 뇌척수액에 떠 있으므로 외부로부터 전달되는 충격을 직접 받지는 않는데, 이것은 뇌척수액이 이러한 충격을 흡수시킴으로써 완충작용을 해주기 때문이다.

(11) 혈액 뇌 장벽

정상적으로 뇌에는 혈액-뇌 장벽, 혈액-뇌척수액 장벽 그리고 뇌-뇌척수액 장벽이 존재한다. 이러한 장벽들의 일차적인 역할은 뇌에 있는 신경세포에게 최상의 안정적인 화학적 환경을 유지하고 조절하는데 있다. 뇌 장벽은 또한 물리적 장벽 또는 물질의 수송에 관한 생리적 과정이라고도 하는데, 그것은 뇌조직들 사이의 이온들의 이동을 조절함으로써 한 조직에 있는 어떤 물질이 다른 조직으로 천천히 이동하도록 하기 때문이다. 모세혈관 내 층을 이루고 있는 내피세포(endothelial cells), 맥락막총을 이루는 모세혈관의 작은 구멍(pores of the capillaries), 맥락막총 가까이에 있는 기저막(뇌실막세포) 그리고 연질-교질막(pial-glial membrane)에 존재하는 치밀이음부(tight junction)들이 물리적 장벽의 역할을 한다. 완전한 혈액-뇌 장벽은 약물이 뇌내로 들어오는 것을 막아주므로, 신경계 질환을 가진 환자에게 약물을 처방하고 투여할 때 이러한 특성을 반드시 고려해야 한다. 혈장성분의 증가로 인한 저나트륨혈증, 급성 고혈압, 고농도의 마취제, 혈관이완, 탄산과잉 등과 같은 특정 상황에서는 혈액-뇌 장벽의 투과성이 증가할 수 있으며, 저체온 상태는 혈액-뇌 장벽의 안정성을 증가시킨다.

표 2-2. 뇌척수액의 성분

구성성분	정상치
Na+	148mmol/L
K+	2.9mmol/L
Cl-	125mmol/L
HCO3-	22.9mmol/L
포도당(공복시)	50~70mg/100mL
pH	7.3
단백질	15~45 mg/100mL
albumin	80 %
γ-globulin	6~0 %
혈구	
백혈구(림프구)	0~4/mm³
적혈구	0/mm³

(12) 뇌혈액 순환

뇌는 심박출량의 1/3가량의 혈액과 신체 산소 요구량의 20%를 필요로 하며, 뇌의 대사에 요구되는 유일한 에너지원은 포도당이다. 뇌의 회백질은 백질보다 더 많은 대사를 필요로 한다. 뇌는 분당 800mL의 혈액을 공급받고 있는데, 그 양은 뇌혈관벽의 긴장도를 변화시키는 이산화탄소와 같은 대사산물에 의해 영향을 받는다. 이와 같은 방식으로 뇌의 혈액순환은 적절하게 유지될 수 있는 것이다.

추골동맥과 내경동맥이 뇌에 필요한 동맥혈을 공급한다. 추골동맥은 쇄골하 동맥으로부터 좌우로 분지한 후, 경추에 있는 횡돌공을 지나, 대후두공을 통해 두개(cranial vault)로 들어간다. 추골동맥은 연수표면의 전측면에 위치하게 되며, 연수-교뇌의 접합부에서 양쪽의 추골동맥은 하나로 합쳐져 기저동맥을 형성한다. 기저동맥은 중뇌의 수준에서 분지하여 두 개의 후대뇌동맥을 형성한다. 추골동맥계는 뇌간과 소뇌, 간뇌의 저부 그리고 측두엽의 내측 하부와 후두엽에 혈액을 공급해 준다.

내경동맥은 총경동맥으로부터 분지한 후 두개골 기저부에 있는 두개로 들어간다. 내경동맥은 해면정맥동(cavernous sinus)을 관통하며 지나가 전대뇌동맥과 중대뇌동맥으로 갈라진다. 중대뇌동맥과 후대뇌동맥을 연결시켜 주는 혈관이 후교통동맥이며 두 개의 전대뇌동맥 사이를 연결하고 있는 것이 전교통동맥이다. 이와 같이 뇌 기저부의 혈관들은 갈라지기도 하고 서로 연결되기도 하면서 하나의 고리를 형성하는데 이를 윌리스환(circle of Willis)이라 부른다. 윌리스환은 후대뇌동맥, 후교통동맥, 내경동맥, 전대뇌동맥, 전교통동맥에 의해 만들어진다. 내경동맥은 간뇌의 상부, 기저 신경절, 외측 측두엽과 후두엽, 두정엽과 전두엽의 혈액 공급을 담당한다. 중대뇌동맥은 전두엽, 두정엽, 측두엽, 후두엽의 많은 부분과 기저 신경절, 내포 및 시상을 포함하는 대뇌섬(insular lobe)에 혈액을 공급해 준다. 전대뇌동맥은 전두엽의 내측과 두정엽, 기저 신경절 상부와 내포에 혈액을 공급한다(그림 2-15).

뇌정맥은 표면정맥(superficial vein)과 심부정맥(deep vein)으로 나뉘어지는데, 표재정맥은 상부외측 및 내측 대뇌피질로부터 상시상정맥동으로 흘러 들어가 다른 정맥동들을 거쳐 마지막으로 우측 경정맥(jugular vein)에 도달하게 된다. 심부정맥은 내측대뇌정

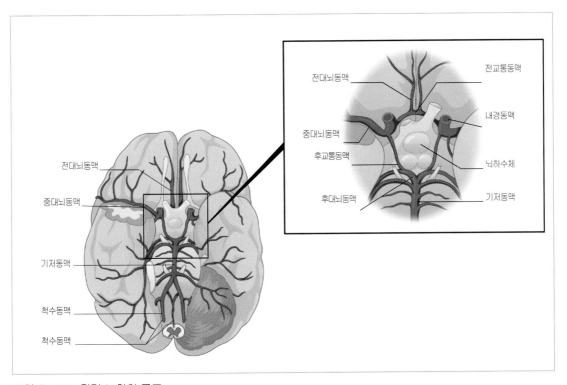

그림 2 - 15. 윌리스 환의 구조

47

맥으로 들어가 정맥동들을 거친 후 좌측 경정맥으로 흘러 나온다.

2) 척수

척수(spinal cord)는 중추신경계의 일부분으로 척주(vertebral column)에 의해 둘러싸여 있는 긴 원추 모양으로 되어 있다. 척수의 총 무게는 30gm 정도이고(중추신경계의 약 2%) 척수의 길이는 성인 남자에 있어 평균이 약 45cm이며, 여자인 경우에는 42~43cm 정도로 위로는 뇌의 연수와 이어져 있고 아래로는 제1번~2번 요추 사이의 추간판 (intervertebral disc)에 위치해 있는 것이 일반적이다. 말초신경계와는 척수신경의 전근 (anterior root)과 후근(posterior root)을 통해 연결되어 있다. 척수 아래로는 연막이 변형된 가는 실 모양의 종사가 말꼬리처럼 늘어져 마미총(cauda equina)을 형성하며 척주관의 끝인 천골관까지 내려와 있다. 척수는 경수(cervical cord), 흉수(thoracic cord), 요수 (lumbar cord), 미수(sacral cord)의 4개 영역으로 나뉘어진다.

척수의 수막은 척수를 고정시켜주는 역할을 하며, 뇌수막과 같이 척수경막(dura mater spinalis), 척수거미막(spinal arachnoid), 척수연막(pia mater spinalis)의 3 층으로 구성되어 있다. 척수경막은 뇌경막과는 다르게 한 층의 막으로만 되어 있다. 척수경막과 척추의 골막 사이에는 성긴 결합조직과 정맥얼기가 있는 좁은 공간인 경막외공간 (epidural space)이 있어 경막외마취(epidural anesthesia)나 미추마취(caudal anesthesia) 시에 국소마취제를 투여하는 공간이 된다. 척수거미막은 척수경막과 붙어 있으며 척수연막과의 사이에는 뇌척수액을 함유한 거미막밑공간이 있다. 척수하단의 거미막밑공간은 척수원추가 끝나는 제 1요추의 하단에서 척수경막이 끝나는 제 2천추까지 상당히 넓어져 있어 뇌척수액의 성분을 검사하기 위하여 시행하는 척수천자(spinal puncture)는 제 2요수와 제 3요수 사이의 거미막밑공간에서 뇌척수액을 채취한다.

척수는 신경세포체와 이의 돌기인 신경섬유로 구성되어 있다. 신경세포체는 주로 척수의 중심에 위치한 나비모양의 회백질에 위치해 있으며, 그 주변의 백질에는 신경섬유, 특히 축삭이 집단으로 모여 세로로 배열되어 있는 구조이다. 백질은 상행 및 하행로를 모두 포함하고 있어 뇌와 중추신경계 밖에 있는 세포들 사이의 신경 흥분을 전달하는 역할을 한다. 회백질에 있는 세포체들은 핵과 얇은 층판(laminae)들이 모여 덩어리를 이루고 있다. 백질은 후주(posterior column), 측주(lateral column) 및 전주(anterior column)의 세 쌍으로 된 주(column)로 구성되어 있다.

(1) 상행로

척수의 상행로에는 시상을 거쳐 대뇌피질에서 끝나는 신경로인 후주로 [박속(fasciculus gracilis)과 설상속(fasciculus cuneatus)이 포함는 척수시상로(spinothalamic tract), 척수소뇌로(spinocerebellar tract), 척수망상로(spinoreticular tract) 등이 있다. 이 중 후주를 통해 전달되는 감각은 질감을 분별할 수 있는 분별성 촉각(discriminative touch), 진동감각(vibration sensation), 위치감각(position sensation) 등이다. 후주가 광범위하게 손상을 받게 되면 동측 손상부위 이하의 위치감각 소실로 감각성실조(sensory ataxia)가 나타나며, 롬버그징후(Romberg sign)가 특징적으로 나타난다. 감각성실조란 걸을 때 불안정한 것을 보정하기 위해 다리를 정상보다 많이 벌리며, 눈은 항상 땅과 다리를 주시한다. 보폭은 일정하지 않고, 발을 뗀 후 급하게 다시 내딛어 쿵하는 소리가 나는(stamp sign) 양상이 나타난다. 척수시상로는 통증과 온도감각을 전달하기 때문에 임상적으로 매우 중요한 신경로이다. 척수시상로는 척수의 전외측부에 있기 때문에 전외측로 라고도 한다. 후주와 같이 시상을 거쳐 대뇌피질로 들어가 감각을 인지하는데 척수에서 반대편으로 교차한 다음 상행한다. 따라서 척수의 외상으로 이 부위가 절단되면 손상 반대쪽 손상분절 아래의 통증과 온각을 감지할 수 없게 된다. 흔하게 나타나는 경우는 아니지만 척수의 오른쪽 혹은 왼쪽 절반이 가로로 절단된 경우, 운동신경로의 증상으로는 손상된 척수분절의 전각세포가 손상되므로 동측 손상부위의 하위운동신경원증후군이 나타나며, 동시에 동측의 피질척수로가 손상되므로 동측 손상부위 이하의 상위운동신경원증후군이 함께 나타난다. 감각계의 증상으로는 척수시상로의 절단으로 인해 반대측 손상부위 이하의 통각과 온도감각이 소실되고, 후주의 손상으로 인해 동측 손상부위 이하의 분별성 촉각, 고유감각의 소실이 나타나는데, 이를 브라운-세카르 증후군(Brown-Sequard syndrome)이라고 한다(그림 2-16). 척수소뇌로는 척수에서 시작되어 소뇌의 피질로 이어지는 신경로로 고유감각을 전달한다. 후주에 의한 위치감각은 의식적인 고유감각인데 비해 소뇌를 통해서는 무의식적 고유감각을 전달한다.

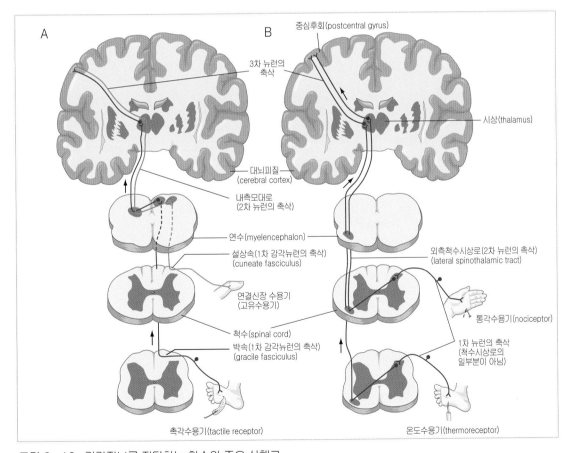

그림 2 - 16. 감각정보를 전달하는 척수의 주요 상행로

A: 후주로(posterior column)   B: 외측척수시상로(lateral spinothalamic tract)

(2) 하행로

척수로 하행하는 신경로에는 대뇌피질에서 기원하는 피질척수로와 중뇌의 적핵(red nucleus)에서 시작하는 적색척수로(rubrospinal tract), 교뇌와 연수의 외측전정핵(lateral vestibular nucleus)에서 시작되는 전정척수로(vestibulospinal tract), 뇌간의 망상체에서 시작되는 그물척수로 등이 있으며 모두 척수의 운동신경원에 영향을 미쳐 체성운동기능을 담당한다. 피질척수로는 대뇌피질에서 기원하여 연수의 추체를 지나 척수에서 종지하는 가장 크고 중요한 신경로로 수의운동에 관여한다(그림 2-17). 피질척수로는 추체로라고 하며, 척수 전각의 운동신경원에 연결되어 결과적으로 골격근을 움직이게 하지만 일차적으로는 손과 같은 원위부 근육의 정교한 운동에 필요한 근육을 조절하는 역할을 한다. 그러므로 피질척수로가 손상되면 처음에는 수의운동을 못하게 되지만 완전한 마비상태로 남는 것이 아니라 점차 회복된다. 손상 초기에도 사지 근위부의 운동은 비교적 보존되는 반면 원위부의 운동, 특히 손의 미세한 운동기능은 현저히 떨어진다. 피질척수로 경로 중 시상과 기저핵 사이에 위치하고 있는 내포 부분이 손상된 경우, 초기에는 마비가 심하고 근육의 긴장도도 저하되나 점차 마비는 개선되고 근긴장도는 항진되며, 바빈스키 반사(Babinski sign)와 같은 병적반사가 나타난다. 또한 심부건반사(deep tendon reflex)는 항진되는 반면 표재반사(superficial reflex)는 오히려 저하된다.

한편, 골격근의 수축은 척수전각의 운동신경원에 의해 직접 조절되고, 이 운동신경원은 피질척수로에서 입력을 받아야만 골격근을 움직일 수 있는데, 전자를 하위운동신경원이라고 하고, 후자를 상위운동신경원이라고 한다(그림 2-18). 상위운동신경원, 즉 피질척

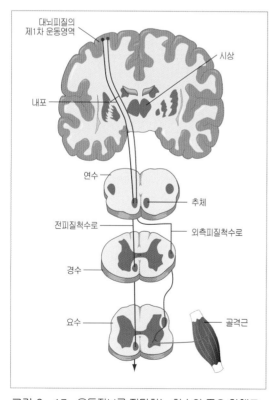

그림 2 - 17. 운동정보를 전달하는 척수의 주요 하행로

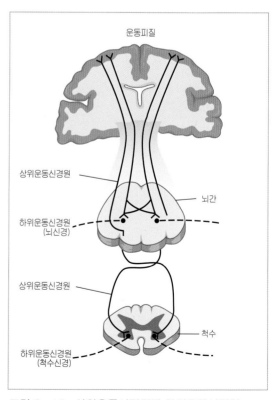

그림 2 - 18. 상위운동신경원과 하위운동신경원

수로가 손상되었을 경우에 나타나는 증상들을 상위운동신경원증후군이라 하고, 하위운동신경원, 즉 척수의 전각세포가 손상되었을 경우에 나타나는 증상을 하위운동신경원증후군이라고 한다. 이 두 가지 경우, 모두 마비가 일어나지만 그 양상은 다른데, 상위운동신경원증후군 환자일 경우 마비된 근육은 근긴장도가 증가되어 있어 강직(spasticity)을 보이며 마비는 불완전하여 강직성불완전마비(spastic paresis)를 나타내지만 마비된 근육은 거의 위축되지 않는다. 또한 심부건반사는 항진되나 표재반사는 저하되는 양상을 보이며, 바빈스키 반사가 관찰된다. 반면, 하위운동신경원 손상시에는 마비된 근육의 긴장도가 저하되어 부드러운 이완상태에 있으며 이를 이완성마비(flaccid paralysis)라고 한다. 마비는 매우 심하여 근육을 전혀 움직일 수 없으며 근육 또한 심하게 위축된다. 심부건반사는 관찰되지 않으며 표재반사는 정상이다.

그 외 적핵척수로는 피질척수로와 함께 원위부의 근육을 지배하는 운동신경원에 영향을 주고 굴근 흥분과 신근 억제 기능을 한다. 전정척수로는 전정기관에서 수용되는 평형감각을 받아 근육을 조절하여 몸의 균형을 유지하는 역할을 한다. 그물척수로는 뇌간의 망상체 중 교뇌와 연수에서 기원되는 두 개의 하행신경로가 척수에까지 내려오는 경로로 반사적 근긴장도의 조절에 중요한 역할을 한다고 알려져 있다(표 2-3).

표 2-3. 척수의 주요 상행로와 하행로

척수로	위치	기능
상행로		
박속(fasciculus gracilis)	후주(posterior column)	촉각, 압력, 신체운동, 위치
설상속(fasciculus cuneatus)	후주(posterior column)	
척수시상(spinothalamic)		
외측(lateral)	외측주(lateral column)	통증, 온도
앞쪽(anterior)	전주(anterior column)	가벼운 촉각
척수소뇌(spinocerebellar)		
뒤쪽(posterior)	외측주(lateral column)	근육운동의 조정
앞쪽(anterior)	외측주(lateral column)	
하행로		
피질척수(corticospinal)		
외측(lateral)	외측주(lateral column)	수의운동
복측(ventral)	전주(anterior column)	수의운동
망상척수(reticulospinal)		
외측(lateral)	외측주(lateral column)	자율신경섬유, 근긴장도, 한선
앞쪽(anterior)	전주(anterior column)	
내측(medial)	전주(anterior column)	
적핵척수(rubrospinal)	외측주(lateral column)	근육운동의 조정

3. 말초신경계

말초신경계란 중추신경계와 수용기 혹은 효과기 사이를 연결하는 신경으로 뇌신경과 척수신경 및 그 분지이다. 기능적으로는 감각기능을 담당하는 신경과 운동기능을 담당하는 신경으로 나눌 수 있으며, 운동기능을 담당하는 신경은 다시 체성신경계(somatic nervous system)과 자율신경계(autonomic nervous system)로 구분된다.

즉, 말초신경계통은 뇌와 척수를 제외한 부위에 있는 신경들로 기능적으로 말초의 다양한 수용기로부터의 정보를 받아들이고 이를 중추신경계로 전달하는 감각신경계와 중추신경계로 부터의 신호를 말초의 수용기로 전달하는 운동신경계로 구성되며 이들의 특성에 따라 성분으로 나누어 다음과 같이 구분할 수 있다.

① 일반성분

감각계와 운동계로 나뉘는데 감각계는 일반체성구심성분(general somatic afferent, GSA)과 일반내장구심성분(general visceral afferent, GVA)이고, 운동계는 대부분의 근육을 구성하는 근분절(myotome)에서 기원한 골격근과 내장의 평활근과 분비선을 지배하는 운동신경 성분, 즉 일반체성원심성분(general somatic efferent, GSE)과 일반내장원심성분(general visceral efferent, GVE)이다.

② 특수성분

특수감각기관을 통해서만 느낄 수 있는 후각, 시각, 미각 등의 감각성분인 특수체성구심성분(special somatic afferent, SSA)과 특수내장구심성분(special visceral afferent, SVA)이있다.

근분절이 아닌 특수한 발생학적 구조에서 유래하는 근육을 지배하는 운동성분인 특수내장원심성분(special visceral efferent, SVE)이 있으며, 특수체성원심성분(SSE)은 없는 것으로 간주한다. 이를 정리하면 표 2-4과 같다.

1) 뇌신경

12쌍의 신경으로 구성되며 각 신경과 그 핵이 중추신경계에 부착된 순서대로 위에서 부터 붙여진 번호와 각각의 명칭이 있다. 각 뇌신경이 부착된 해부학적인 위치를 살펴보면, 제1, 2 뇌신경은 대뇌반구, 제3, 4 뇌신경은 중뇌, 제5, 6, 7, 8 뇌신경은 교뇌, 그리고 제9, 10, 11, 12 뇌신경은 연수에 위치한다. 기능적으로는 3개의 감각신경(제1, 2, 8 뇌신경), 5개의 운동신경(제3, 4, 6, 11, 12 뇌신경), 그리고 4개의 혼합신경(제5, 7, 9, 10 뇌신경)으로 나눌 수 있다.

뇌신경의 신경섬유는 특수체성구심성분(SSA), 특수내장구심성분(SVA), 그리고 특수내장원심성분(SVE)를 포함한다. 즉, 특수체성구심성분은 눈과 귀의 감각을 전달하며, 특수내장구심성분은 후각과 미각 수용기로부터의 자극을 전달하고, 특수내장원심성분은 상완궁(brachial arch)에서 유래한 턱과 얼굴표정근육 그리고 인·후두 근육을 관장한다.

(1) 후신경

후각신경(olfactory nerve, 제1 뇌신경)은 후각을 전달하는 감각신경(SVA)으로 비강상부의 후각점막에 분포되어 있는 후각세포에서 시작되어, 비강의 천정인 사골(ethmoid

표 2 - 4. 말초신경의 성분

구분	성분	특성	예
일반	일반체성구심성분 (GSA)	피부, 근육, 힘줄에서 기원하는 일반체감각 전달	제 5, 7, 9, 10뇌신경 척수신경의 후근
	일반내장구심성분 (GVA)	내장의 일반감각 전달 척수신경절의 세포체와 해당 척수신경의 후근	제 9, 10뇌신경
	일반체성원심성분 (GSE)	근분절에서 유래한 골격근 지배성분 척수신경의 전근	제 3, 4, 5뇌신경
	일반내장원심성분 (GVE)	내장 평활근과 분비선 지배 (교감 및 부교감신경의 절전섬유) 부교감신경성분: 머리부분, $S_{2~4}$에서 유래하는 신경	교감신경 성분: T_1~L_2의 측각의 세포체와 해당 척수신경의 전근
특수	특수체성구심성분 (SSA)	시각 및 청각과 평형감각 전달	제 2, 8뇌신경
	특수내장구심성분 (SSE)	후각과 미각 전달	제 1, 7, 9, 10뇌신경
	특수내장원심성분 (SVE)	아가미궁에서 기원한 골격근(얼굴, 인두와 후두 대부분)을 지배	제 5, 7, 9, 10, 11뇌신경

bone)의 체판(cribriform plate)을 통과하여 후각중추인 대뇌 측두엽의 후구(olfactory bulb)와 그 주변으로 전달된다.

후각 세포는 점액으로 덮인 점막에 분포하기 때문에 점액에 용해되는 물질에서만 자극되는데, 방향물질이 후각세포에 활동전압을 일으키는 기전은 정확히 밝혀지지 않았다.

(2) 시신경

시신경(optic nerve, 제2 뇌신경)은 시각을 전달하는 감각신경(SSA)으로 망막의 신경절 세포에서 기원하며, 시상하부 아래(뇌하수체 부근)에서 시각교차를 이룬 후 시각로가 되어 시각중추인 대뇌의 후두엽에 연결된다.

① 시각

시각은 많은 단계가 관여될 뿐 아니라 시각경로가 뇌반구의 모든 엽들을 지나간다는 점에서 매우 복잡한 감각이다. 따라서 많은 두개강 내 문제들에서 시각결손이 동반된다.

신체 외부로부터 눈으로 유입된 광선은 각막, 수정체 및 유리체를 지나는 동안에 굴절되어 망막에 상을 맺게 되며, 이 자극은 망막에 있는 시세포, 즉 원주세포와 간상세포 및 이에 연결된 시신경 섬유의 흥분을 유발하고, 그 흥분이 시신경 흥분 전도로를 거쳐 후두엽의 시각중추에 투사되어 시각을 느끼게 된다. 이 때 시각교차를 거쳐 각각 반대편으로 상행하는 시신경과 양눈의 측두엽에 접한 망막에서 출발한 후 교차하지 않는 시신경이 함께 시각중추로 올라가게 되므로 만약 왼쪽 눈이 자극되면 흥분은 오른쪽 시각중추로 전달된다. 시신경 교차를 출발한 시신경은 시각로를 구성하여 시상측면의 외측슬상체 (lateral geniculate body)에서 접합을 이루고 시각중추에 투영된다.

그러므로 시신경이 시각중추에 이르는 도중에서 절단되거나 손상을 받으면 흥분의 전달이 중단되어 손상부위에 따라 특이한 시야장애가 나타난다. 만일 시신경이 절단되면 손상받은 쪽 눈의 시야가 완전히 없어지거나 시각로, 외측슬상핵이나 시각피질이 손상되는 경우에는 손상받은 부위의 반대편 눈 절반의 시야에 이상이 온다(그림 3-2 참조).

(3) 동안신경

동안신경(oculomotor nerve, 제3 뇌신경)은 안구를 움직이는 운동섬유(GSE)이다. 안구 운동에 관여하는 6개의 외안근(extraocular muscle) 중 상사근, 내직근, 하사근, 하직근의 움직임에 관여한다(그림 2-19).

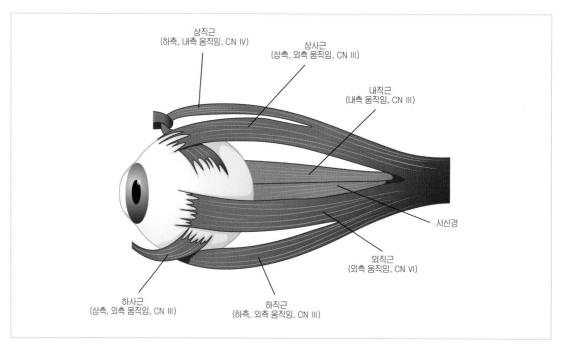

상직근
(하측, 내측 움직임, CN IV)

상사근
(상측, 외측 움직임, CN III)

내직근
(내측 움직임, CN III)

시신경

외직근
(외측 움직임, CN VI)

하사근
(상측, 외측 움직임, CN III)

하직근
(하측, 외측 움직임, CN III)

그림 2 - 19. 안구운동에 관여하는 뇌신경

동안신경의 또 다른 기능은 안검을 올리는 상안검거근의 운동을 조절하며, 부교감신경 섬유가 포함되어 있어 모양체(ciliary body)와 홍채(iris)의 근육운동을 조절한다(GVE).

동공의 크기는 부교감신경 및 교감신경에 의해 조절되는데, 부교감신경의 흥분은 모양체근(ciliary muscle)과 동공괄약근(pupillary sphincter)을 수축시켜 동공수축을 초래한다. 반대로 교감신경의 지배를 받고 있는 동공산대근(pupillary dilator muscle)이 수축하면 동공이 확대된다.

모양체근은 수정체의 만곡을 조절하여 망막에 물체의 상이 정확하게 맺히도록 함으로써 시력을 유지하는데, 이를 조절(accommodation)이라고 한다. 즉 가까운 곳을 볼 때는 부교감신경에 의해 모양체근이 수축하고 그 결과 수정체를 견인하고 있는 지지인대(suspensory ligaments)가 이완되는데 이때 탄력성 장기인 수정체는 자체의 탄력으로 두

꺼워져서 상이 망막에 정확하게 맺히도록 한
다. 반대로 먼 곳을 볼 때는 모양체근이 이완하
여 수정체가 얇아짐으로써 망막에 정확히 상이
맺히게 된다.

(4) 활차신경

활차신경(trochlear nerve, 제4 뇌신경)은 안구
를 움직이는 상사근을 조절하는 운동신경(GSE)
으로 안구가 아래쪽 및 안쪽으로 움직이는데 관
여한다.

(5) 삼차신경

삼차신경(trigeminal nerve, 제5 뇌신경)은 주요
부분이 교뇌에 포함되어 있으며, 이외에 중뇌와
연수에도 위치하는 혼합신경으로 얼굴, 두피,
구강 및 비강내 통각, 온각 그리고 촉각을 담당

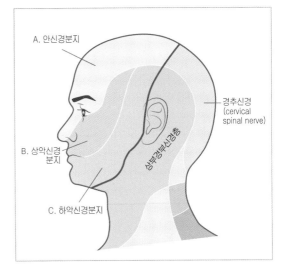

그림 2 - 20. 삼차신경의 분지(A, B, C)
A: 안신경분지   B: 상악신경분지
C: 하악신경분지

하는 감각섬유(GSA)와 저작근의 운동에 관여하는 운동섬유(SVE)로 구성된다.

삼차신경의 감각섬유는 측두골 추체에 있는 삼차신경절(trigminal ganglion)이 3개의
분지, 즉 안신경(ophthalmic nerve), 상악신경(maxillary nerve)과 하악신경(mandibular
nerve)분지로 나누어지는데, 안신경과 상악신경분지는 순수한 감각신경이고 하악신경분
지는 혼합신경이다(그림 2-20).

하악신경은 얼굴 하부의 감각과 혀의 전방 2/3의 감각, 그리고 저작근의 운동을 담당
한다.

(6) 외전신경

외전신경(abducens nerve, 제6 뇌신경)은 안구의 외직근에 분포하는 운동신경(GSE)으로
안구의 외전운동을 담당한다.

(7) 안면신경

안면신경(facial nerve, 제7 뇌신경)의 핵은 교뇌(pons)에 위치하면서 연수와도 연결되며
감각(SVA) 및 운동섬유(SVE, GVE)를 포함하는 혼합신경이다. 운동신경섬유는 안면의
근육운동, 즉 표정근육의 운동에 관여하는 특수내장운동 성분(SVE)과 눈물과 침분비를
조절하는 부교감의 일반내장운동성분(GVE)를 포함한다. 감각신경섬유는 슬신경절
(geniculate ganglion)에서 유래하며 혀의 전방 2/3의 미각을 담당한다.

표정근육을 담당하는 특수내장운동성분(SVE)은 얼굴 윗부분에 분포하는 신경과
아랫부분에 분포하는 신경으로 나눌 수 있는데, 아랫부분(눈 아래)에는 교차 섬유
(crossed fiber)가 분포하며 윗부분에는 교차 섬유와 비교차 섬유(uncrossed fiber)가
함께 분포한다.

(8) 전정와우신경

전정와우신경(vestibulocochlear nerve, 제8 뇌신경)은 청각을 담당하는 와우신경 (cochlear nerve)과 신체의 평형감각 및 방향감각을 조절하는 전정신경(vestibular nerve)으로 나뉘어 진다.

와우신경은 음파가 신경홍분으로 전환되어 내이의 청각수용기로 전달되면 이를 대 뇌로 전달하는 특수체성구심성분(SSA)이다. 외이를 통해 들어오는 기체의 진동은 중이 의 고막을 진동시키고, 이어서 3개의 이소골, 즉 추골, 침골 및 등골에 전도되며 내이의 코르티 기관까지 전달된다. 코르티 기관은 기저막(basilar membrane)위에 감각세포인 유모세포(hair cell)들이 와우의 주행방향으로 나열되어 있는 기관으로 음파를 신경홍분 으로 전환하는 수용기이다. 코르티 기관의 홍분은 와우의 나선신경절(spiral ganglion)에 전달되는데 나선신경절은 배복측와우신경핵(dorsal and ventral cochlear neuclei)을 포 함하고 있어 청각홍분을 내측슬상체(medial geniculate bodies)를 거쳐 대뇌피질의 측두 엽에 위치한 청각영역에 전달하여 소리를 느끼게 된다.

전정신경은 평형감각을 담당하는 특수체성구심성분(SSA)으로, 평형감각은 3개의 전 정계(vestibular system)인 난형낭(utricle)과 구형낭(saccule)속에 각각 위치한 평형반 (maculae), 그리고 반규관 내 팽대부릉(crista ampullaris)에 의해 조절된다. 난형낭과 구 형낭의 평형반은 머리의 위치감각(경사감각)을 감수하고, 팽대부릉은 머리의 운동감각 (머리운동의 방향과 가속도의 크기)을 감수하는데 관여한다.

(9) 설인신경

설인신경(glossopharyngeal nerve, 제9 뇌신경)은 5개의 분지로 구성된 혼합신경으로 경돌인두근의 조절(SVE), 혀 후방 1/3의 미각(SVA), 이하선의 부교감 신경(GVE), 귀 후 방의 감각(GSA), 인두, 혀, 유스타키오관, 경동맥동과 경동맥체로부터의 감각(GVA)을 담당한다.

설인신경은 제10 뇌신경인 미주신경과 구조와 기능으로 밀접하게 관련되어 있다.

(10) 미주신경

미주신경(vagus nerve, 제10 뇌신경)은 연수에서 나와 목, 가슴 및 배부위에 있는 여러 내 장기관에 광범위하게 분포하는 혼합신경으로 신경섬유가 상당히 길다. 운동신경섬유는 연구개, 인두 및 후두의 평활근에 분포하며(SVE), 흉부와 복부내장기관의 운동을 조절하 는 부교감신경성분(GVE)도 포함한다. 감각신경섬유는 외이도(GSA), 인두, 후두, 그리고 흉부와 복부 내장(GVA), 그리고 후인두의 미각수용체(SVA)에 분포되어 있다.

(11) 부신경

부신경(accessory nerve, 제11 뇌신경)은 운동신경으로 척수의 경수부위에 기시하는 일 반체성원심성분(GSE)은 흉쇄유돌근과 승모근의 운동을 담당하여 등의 움직임과 머리 의 회전운동을 조절한다. 연수의 하부에서 기시하는 특수내장원심성분(SVE)는 인두의 연하와 후두의 발성에 관여한다.

(12) 설하신경

설하신경(hypoglossal nerve, 제12 뇌신경)은 혀의 운동을 조절하여 발음과 연하를 가능하게 하는 운동신경(GVE)이다.

2) 척수신경

척수에서 출입하는 31쌍의 말초신경으로 8쌍의 경신경(cervical nerve), 12쌍의 흉신경(thoracic nerve), 5쌍의 요신경(lumbar nerve), 5쌍의 천골신경(sacral nerve), 그리고 1쌍의 미골신경(coccygeal nerve)으로 이루어져 있다. 척수신경은 그들이 기시하는 척추골의 명칭에 따라 명명되는데, C_1의 경우 후두골과 경추사이에서 나오고 C_2는 첫째와 두번째 경추 사이에서 기시한다. 즉 자신의 척추 위에서 기원하는데, 경추는 7개인데 반해 경신경은 8쌍이므로 C_8은 일곱번째 경추와 첫번째 흉수사이에서 기시하며, T_1은 첫번째와 두번째 흉추 사이에서 기원하므로, T_1부터는 자신의 척추 밑에서 기시한다.

(1) 척수신경의 구성

각 척수신경은 척수전각의 운동세포 축삭들이 모인 전근(anterior (ventral) root)과 척수신경절(spinal ganglion)에 있는 감각신경세포의 신경돌기가 후각으로 들어가는 후근으로 형성된다. 이들은 추간공(intervertebral foramen)에서 연결되어 추간공 밖으로 나오자마자 다시 전지(anterior ramus)와 후지(posterior ramus)로 나뉘며 교감신경절을 연결하는 백 교통지(white ramus communicating)와 회백 교통지(gray ramus communicating)를 분지하므로 말초로 가는 척수신경은 혼합신경이다.

(2) 척수신경절

척수신경절(spinal ganglion)은 후근이 척수에 들어가기 전에 난원형으로 팽대한 신경절로서 감각신경세포의 집단이며, 일반적으로 큰 세포는 촉각과 압각 등에 관여하고, 작은 신경세포는 온각 및 통각에 관여한다. 이들 신경세포의 중추가지는 척수로 들어가고 말초가지는 척수신경다발을 이루어 피부 및 근육에 독특한 형태의 감각수용기 또는 자유신경종말의 형태로 분포한다. 각 피부분절은 다른 피부분절과 중복되는 영역이 있기 때문에 2개 이상의 척수신경이 손상받지 않는 한 감각결손이 나타나지 않는다.

(3) 후근

척수신경의 후지(posterior root)는 전지보다 가

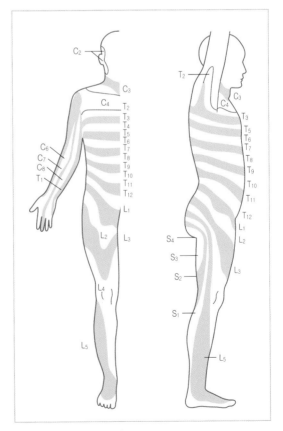

그림 2 - 21. 피부분절

늘고 등쪽에 있는 근육들과 피부에 분포한다. 한쌍의 척수신경에 의해 지배되는 피부의 구역은 분절을 이루고 있는데, 이와 같이 척수신경에 의해 지배를 받는 지역을 나타낸 것을 피부분절(dermatome)이라 한다(그림 2-21).

감각신경섬유는 두가지로 구분된다; 체벽, 건, 그리고 관절 등의 통각, 온각, 촉각과 고유감각(proprioception)을 전달하는 일반 체성구심섬유(GSA)와 체내 장기의 감각을 전달하는 일반내장구심섬유(GVA)로 나뉜다.

① 감각체계

전신에 걸쳐 분포되어 있는 감각수용기는 구심성 자극(afferent impulse)을 전달하며, 전달된 감각은 척수반사(spinal reflex)로 통합되거나 원심성 경로(efferent pathway)를 거쳐 내외 중추로 연결되어 무의식적 또는 의식적 활동을 유발하게 된다.

A. 통각과 온각

ⓐ 수용기

통각수용기(nociceptor)는 자유신경종말(free nerve ending)로 거의 모든 조직에 분포되어 있으며 온각은 체온보다 높은 온도에 반응하는 온각수용기(warmth receptor)인 Ruffini 소체와 낮은 온도에 반응하는 냉각 수용기인 Krause 종말구로 피부에 분포된 냉각 수용기는 온각 수용기의 4~10배 더 많다.

ⓑ 통각 및 온각경로

통각과 온각은 매우 밀접하게 관련되어 있어서 하나의 체계로 취급되어진다. 수용기의 자극은 얇은 무수신경섬유에 의해 척수로 운반되어 척수에서 신체의 반대편으로 교차하여 시냅스를 형성한 후 외측척수시상로(lateral spinothalamic tract)를 통해 상행하여 시상에 이른다.

B. 촉각과 압각

ⓐ 수용기

촉각수용기는 피부에 위치하는 Meissner 구, Merkel 판 및 모낭의 종말로 얼굴과 사지 말단 부위에 상대적으로 조밀하게 분포하며 손가락 끝과 입술에서 가장 예민하게 느끼게 된다. 압각은 촉각과 구별이 어려우나 피하결체조직의 루피니(Ruffini) 소체와 골막, 건초 및 근막의 파치니(Pacini)소체 등이 압력을 중계하는 것으로 생각되며 손등보다 손바닥에 많이 분포되어 있다.

ⓑ 촉각 및 압각경로

수용기의 자극은 전척수시상로(anterior spinothalamic tract)를 통해 척수로 유입되어 척수에서 반대쪽으로 교차한 후 시상과 대뇌피질에 이른다.

C. 고유감각

ⓐ 수용기

고유감각기(proprioceptor)는 근방추, 골지건기관, 관절수용기를 포함하며 신체의 위치를 감지하여 골격근의 미세조절을 가능하게 한다.

ⓑ **고유감각경로**

고유감각은 박속과 설상속에 의해 고유감각기로부터의 자극이 척수로 운반되어 연수에서 교차한 후 시상과 대뇌피질에 이른다.

(4) 전근

척수신경의 전근(anterior root, ventral(motor) root)은 척수로부터의 원심성 자극을 신체에 전달하는 운동섬유로 두가지로 구분된다; 수의 골격근에 분포하며 알파와 감마 운동신경원(α & γ motor neuron)으로부터 유래된 축삭(axon)을 가지고 있는 일반체성원심성분(GSE)과 평활근과 심근 및 분비선을 조절하는 자율신경섬유를 포함하고 있는 일반내장원심성분(GVE)이 포함된다.

① 운동체계

신체의 움직임은 복합적인 작용의 결과물로 수의적 운동에 관여하는 고위구조에는 대뇌피질, 기저핵, 소뇌, 뇌간, 척수 및 하행섬유인 운동신경로가 포함된다.

뇌에서 유래하는 하행섬유는 추체로(pyramidal tract)와 추체외로(extrapyramidal tract)로 구분된다 추체로는 대뇌피질의 중심전회(precentral gyrus)에서 직접 척수로 내려가는데, 이때 90% 정도가 연수의 추체에서 교차하여 반대편으로 하행하는 외측 피질 척수로를 형성하며, 나머지 연수에서 교차하지 않은 섬유는 척수에서 교차하여 반대편으로 하행하는 전피질 척수로를 이룬다. 이들 섬유의 교차 때문에 우측 대뇌반구는 신체의 왼쪽을, 좌측 반구는 신체의 오른쪽을 통제한다. 피질 척수로는 민첩성을 요구하는 동작을 주로 통제한다.

추체외로는 중뇌와 뇌간에서 유래하는 적핵척수로, 피개척수로, 전정척수로 및 망상체 척수로를 포함한다. 이들 추체로와 추체외로는 중추신경 내에만 위치하므로 상위운동신경원(upper motor neuron)이라 하며, 상위운동신경원은 하위운동신경원을 자극하고 손상 시 강직성 마비(spastic paralysis), 근육 긴장도의 증가, 반사항진 및 바빈스키 반사 등이 나타난다.

한편 하위운동신경원은 중추신경과 말초신경 모두에 위치하며, 수의 골격근에 분포하는 척수신경과 제3, 4, 6, 7 뇌신경의 일반체성원심성분(GSE)과 제5, 7, 9, 10, 11 뇌신경의 특수내장원심성분(SVE)을 포함한다. 특히 수의 골격근에 분포한 α와 γ운동신경원에 의한 하위운동신경원의 근육군별 분포를 나타낸 것을 근분절(myotome)이라 한다(표 2-5).

하위운동신경원 손상 시 이완성 마비, 근육위축과 반사소실이 나타난다.

(5) 신경총

척수신경의 전지는 후지보다 크고 중요한데 그 이유는 체간 외에 팔과 다리로 가는 신경도 포함하고 있기 때문이며, 이들은 개개의 신경이 독자적으로 주행하여 신체말초에 분포하는 것이 아니라 곳곳에서 얽혀 신경총(plexus)을 형성한다. 특히 목, 팔, 허리 및 엉덩이 부위에서 나온 가지들은 그 위와 아래의 신경들과 부분적으로 합쳐지고 다시 나뉘면서 복잡한 형태를 취한다. 흉수 중 T2~12까지는 이러한 신경총 형성에 참여하지 않는다.

표 2 - 5. 운동신경원(근육절)과 지배영역

척수신경	근육
$C_{1\sim4}$	목(굴곡, 측굴곡, 신전, 회전)
$C_{3\sim5}$	횡격막(호흡)
$C_{5\sim6}$	어깨운동, 팔꿈치의 굴곡
$C_{5\sim7}$	어깨의 전진운동
$C_{5\sim8}$	팔 운동 : 앞에서 뒤로
$C_{6\sim8}$	전완과 손목의 신전
$C_{7\sim8}, T_1$	손목의 굴곡
$T_{1\sim12}$	흉부, 복부 및 등 근육의 조절
$L_{1\sim3}$	고관절의 굴곡
$L_{2\sim4}$	다리의 신전, 대퇴의 내전(adduction)
$L_{4\sim5}, S_{1\sim2}$	대퇴의 외전(abduction), 하지의 굴곡
$L_{4\sim5}$	발의 배측굴곡
$L_5, S_{1\sim2}$	발의 족저굴곡
$S_{2\sim4}$	회음부위와 괄약근

① 경신경총

경신경총(cervical plexus)은 C_1부터 C_4의 앞가지로 형성된 신경총으로 뒤통수에서 어깨부위의 피부감각 및 목과 등의 근육을 지배한다. 이 중 $C_{2\sim4}$신경에 의해 이루어진 횡격막신경(phrenic nerve)은 목에서 흉강을 거쳐 횡격막에 분포하고 있다.

② 완신경총

완신경총(brachial plexus)은 $C_{5\sim8}$ 및 T_1의 5개의 신경이 서로 합쳐졌다가 다시 복잡한 분지와 문합을 이루어 최종적으로 3개의 신경을 형성, 주로 상지에 분포한다. 3개의 신경은 척골신경(ulnar nerve), 정중신경(median nerve), 요골신경(radial nerve)이다.

척골신경은 전완과 손의 내측에 있는 근육 및 동일부위의 감각을 담당하며, 정중신경은 팔의 한가운데를 따라 내려오며 척골신경이 지배하지 않는 전완과 손의 장측 근육운동과 피부감각을 지배한다.

③ 흉신경

흉신경(thoracic nerves)은 $T_{1\sim12}$의 앞가지로 이루어진 12쌍의 신경으로 척수신경의 전형적 형태를 나타낸다. 흉신경은 척주관을 거의 수평으로 빠져나와 두개로 분지하는데, 전지는 늑간강(intercostal space)을 따라 전흉부를 향하며 늑간근과 흉부의 피부에 분포하고, 후지는 뒤로 향해 근육들을 지배한다.

④ 요신경총

요신경총(lumbar plexus)은 $L_{1\sim4}$의 앞가지로 구성되는데, 대퇴신경이 가장 중요하다. 대퇴신경은 서혜인대 아래를 지나 대퇴전면에 분포하여 해당부위의 근육과 감각을 지배한다.

⑤ 천골신경총

천골신경총(sacral plexus)은 L₄~S₄ 신경의 앞가지로 구성되며, 좌골신경과 음부신경이 나온다.

좌골신경은 인체내 신경 중 가장 크고 긴 신경으로 골반으로부터 둔부로 나와 대퇴후면을 주행하면서 2개의 신경으로 분지된다. 즉 다리와 외측발등을 지배하는 총 비골신경(common peroneal nerve)과 다리의 후면과 발바닥을 지배하는 경골신경(tibial nerve)이 그것이다. 음부신경은 외부생식기 근육과 항문괄약근 및 회음부의 감각을 지배한다.

⑥ 미골신경총

미골신경총(coccygeal plexus)은 S5와 미골신경으로 구성되며 가는 신경이 나와 항문과 피부주위에 분포한다.

3) 자율신경계

자율신경은 유기체의 생명현상에 중요한 장기의 기능을 자동적으로 조절해 주는 신경계통으로 심근과 모든 내장의 평활근 및 각종 분비선들에 분포하며 호흡, 소화, 순환, 흡수, 분비 및 생식 등 인체의 불수의적 활동을 조절함으로써 체내 환경을 상대적으로 일정하게 유지시켜 주는 역할을 한다.

자율신경계는 일반내장원심성분(GVE)의 운동신경으로만 구성되며 신경지배의 특성에 따라 교감신경과 부교감신경으로 구분된다. 일반적으로 자율신경은 중추에서 나와 신경절에서 시냅스를 형성한 후 말초의 각 장기에 분포하게 되므로 반드시 신경절전섬유(preganglionic fiber)와 신경절후섬유(postganglionic fiber)로 구성된다. 한편 신경말단에서 유리되는 화학물질의 종류에 따라 cholinergic(acetylcholine 유리) 섬유와 adrenergic(noradrenaline 유리) 섬유로 구분된다(그림 2-22, 표 2-6).

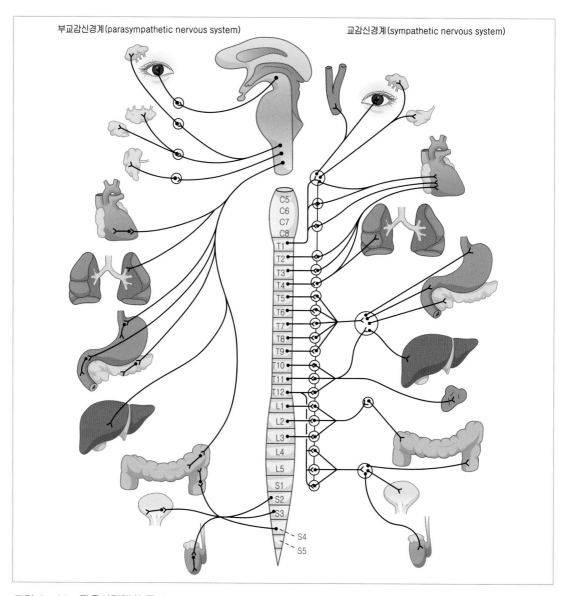

그림 2 - 22. 자율신경계의 구조

표 2 - 6. 자율신경 흥분에 따른 장기별 반응

조직장기	수용기	교감신경계(아드레날린성 반응)	부교감신경계(콜린성 반응)
눈			
홍채방사근	α_1	수축(산동, mydriasis)	
홍채괄약근			수축(축동)
모양근	β_2	작은 이완	수축(근거리)
심장			
동방결절	β_1	항진(박동수 증가)	억제(박동수 감소)
심방	β_1	수축력 및 전도속도 증가	수축력 감소
방실결절	β_1	수축력 및 전도속도 증가	전도속도 저하
심실	β_1	수축력, 자율성, 전도속도 증가	
동맥			
관상동맥	$\alpha_1, \alpha_2 ; \beta_2$	수축; 확장	수축
피부, 점막	α_1, α_2	수축	확장(미약)
골격근	α, β_2	수축; 확장(우세)	확장(미약)
뇌혈관	α_1	약한 수축	확장
내장장기	α_1, β_2	수축(우세); 확장	
타액선	α_1, α_2	수축	확장
신장	$\alpha_1, \alpha_2 ; \beta_1, \beta_2$	수축(우세); 확장	
정맥	$\alpha_1, \alpha_2 ; \beta_2$	수축; 이완	
호흡기			
기관지 근육	β_2	이완	수축
기관지 분비	$\alpha_1, ; \beta_2$	감소; 증가	
소화기			
평활근 운동 및 긴장도	$\alpha_1, \alpha_2 ; \beta_1, \beta_2$	저하	증가
괄약근	α_1	수축	이완
분비	α_2	저하	증가
타액선 분비			
K$^+$ 및 수분	α_1	증가	증가
아밀라아제	β	증가	
신장			
방광 및 세뇨관	α_1, β_1	레닌 분비 감소; 증가(우세)	
배뇨근	β_2	이완	수축
삼각근 및 괄약근	$\alpha_1,$	수축	이완
세뇨관	α_2	운동 및 긴장도 증가	증가
생식기			
임신자궁	α_1, β_2	수축; 이완	
남성성기	α_1	사정 (ejaculation)	발기
피부			
기모근	α_1	수축	
한선	α_1	국소(손, 발바닥) 분비증가	전신 땀분비 증가
대사기능			
간	β_2	당분해 증가, 당신생 증가	
지방조직	β_2	지방분해 증가	

(1) 교감신경계

교감신경은 흉요추신경계(thoracolumbar system)라고도 불리는데, 이는 신경섬유들이 흉추와 요추(T1~L2) 척수의 전근에서 기시하기 때문이다. 이들은 추골옆 교감신경절을 이루어 말초기관으로 가며, 척수에서의 이들의 위치에 따라 머리목 부분(T1~2), 가슴부분(T3~6) 및 배골반 부분(T7~11, T12~L2)으로 나뉜다.

교감신경의 항진은 동공과 기관지 확장, 위장관 평활근 이완, 혈압상승과 심박동 증가, 그리고 부신수질의 분비를 증가시키며, 대체로 응급상황이나 신체가 극적 상황에 처했을 때 투쟁 혹은 도피반응(fight or flight response)을 한다.

(2) 부교감신경계

부교감신경은 두개천골신경계(craniosacral system)라고도 불리는데, 이는 신경섬유들이 뇌간과 천수부위에서 기시하기 때문이며 뇌간에서 기시하는 제3, 7, 9 및 10 뇌신경의 머리부분과 천골(sacral vertebra)의 천수부위에서 기시하는 골반부분으로 나뉜다.

머리부분은 동안신경(CN III)을 거쳐 동공괄약근과 섬모근을 조절하고, 안면신경(CN VII)은 침샘과 눈물샘, 그 외 코점막, 입천장, 인두점막 등의 각종 분비선에 분포하며, 설인신경(CN IX)은 귀밑샘을, 미주신경(CN X)은 분포하는 장기에서 신경절을 형성하고, 골반부분은 S2~4의 골반가지를 거쳐 골반 내 장기의 벽이나 근처에서 골반 신경절을 형성한다.

부교감신경은 동공축소, 내장평활근의 수축, 심박동수 감소 및 대부분의 분비선을 자극하며 전체적으로 신체 에너지를 보존하고 몸을 이완시키는 작용을 한다.

(3) 자율신경계의 신경전달물질

자율신경은 거의 모든 신체장기에 교감신경과 부교감신경이 함께 분포하면서 서로 반대되는 길항작용을 하는데 이는 절후신경섬유 말단에서 분비되는 화학적 매개체인 신경전달물질이 다르기 때문이다. 즉, 부교감신경의 절후섬유에서는 acetylcholine (Ach)이 분비되므로 부교감 신경을 콜린성 신경이라고도 하며, 교감신경 절후섬유에서는 norepinephrine (NE) 이 분비되므로 교감신경을 아드레날린성 신경이라고 한다. 모든 자율신경의 절전섬유에서는 acetylcholine이 분비된다.

① 아드레날린성 섬유

노에피네피린을 분비하는 신경으로 교감신경 절후섬유, 부신수질에 분포하며 에피네프린을 분비하는 교감신경 절전섬유 및 골격근의 소동맥에 분포하는 교감신경섬유(혈관이완)가 이에 해당한다.

② 콜린성 섬유

아세틸콜린을 분비하는 신경으로 교감신경 절전섬유 및 부교감신경 절전 및 절후섬유, 체성운동신경, 한선에 분포하는 신경절후섬유, 골격근의 소동맥에 분포하는 교감신경섬유(혈관확장)가 이에 해당한다.

각 섬유에서 분비된 신경전달 물질은 표적기관의 수용기와 결합하게 되는데, 각 표적기관의 반응은 어떤 수용기를 가지고 있느냐에 따라 달라지며, 혈관, 피부의 땀샘과 입모근, 간, 신장과 부신수질은 교감신경에 의해서만 조절된다.

Neuroscience
ical Care Nursing

신경계 건강사정

포괄적인 건강력 청취와 정확한 신경계 검진은 전문간호사가 환자를 진단하고 개별화된 간호계획과 수행을 제공하는데 기초가 된다. CT와 MRI 같은 최신 영상기법을 통해 환자의 신경학적 문제를 보다 정확하게 확인할 수 있지만, 건강력과 신체검진은 많은 검사 중 어떤 것을 선택할 것인지의 방향을 정해준다. 따라서 신경계에 문제가 있는 환자 간호에서 정확하고 포괄적인 신경학적 사정은 매우 중요하다. 사정결과를 해석하는 데는 복합적인 지식들이 요구되며, 이러한 지식과 신경학적 사정기법은 전문간호사 실무의 시작점이라고도 할 수 있다.

관찰은 사정의 핵심이다. 전문간호사는 관찰할 수 있어야 하고, 정상과 비정상을 구분할 수 있어야 한다. 능숙한 관찰과 정확한 기록은 신경계 기능에서 작은 변화를 놓치지 않는데 필수적이다. 이 장에서는 신경계 문제를 가진 환자들의 건강력 청취, 신경계 검진 그리고 의식수준 평가에 관한 내용을 설명하고자 한다.

신경계 건강사정에는 건강력, 운동기능, 감각기능, 뇌간기능(뇌신경과 활력징후 사정 포함), 소뇌기능, 척수기능을 평가하는 신경계 검진, 그리고 의식수준 평가가 포함된다. 전문간호사는 신경계 건강사정의 모든 요소에 대해 잘 알아야 하고, 검진기술에 능숙해야 한다. 실제 건강사정을 실시할 때에는 환자의 상태와 상황에 따라 필요한 요소를 적절하게 선택하여 수행한다.

1. 건강력

신경계 사정은 검진자가 환자와 처음 대면하면서부터 시작된다. 환자의 모습 즉, 걸음걸이, 동작의 균형과 대칭성, 몸치장, 말하는 양상 등을 관찰하고 기록한다.

건강력은 신경계 질환을 진단하는 과정에서 가장 중요한 역할을 한다. 통해 질병의 원인을 추정할 수 있을 뿐 아니라 병소의 위치를 확인하고 질병이 전신적인지 또는 국소적인지도 판단할 수 있다. 일반적으로 증상이 갑작스럽게 발현한 경우, 혈관계 질환이나 발작성 질환일 확률이 높다. 종양이나 농양과 같은 공간점유 병변의 증상은 아급성일 가능성이 크다. 증상이 완화되고 악화되는 변동의 폭이 크면 수초탈락성 질환을 의심할 수 있고, 증상이 만성적이고 진행적이라면 퇴행성 질환을 의심해볼 수 있다.

간질, 기면발작, 편두통을 비롯한 두통, 현기증 그리고 치매와 같은 신경계 질환의 경우, 신경계 검진을 통해서 이상을 알아내기 쉽지 않다. 이때에는 건강력이 질환을 진단하는데 유일한 방법이 되기도 한다. 건강력은 또한 심리적 원인에 의해 비롯된 증상을 알아내는 데 중요한 실마리를 제공한다.

건강력은 환자로부터 얻을 수도 있고, 그것이 가능하지 않다면 가족이나 다른 가까운 사람으로부터 얻을 수 있다. 신경계 기능장애를 가지고 있는 환자로부터 건강력을 수집하였을 경우에는 가족과 확인해보는 과정이 필요하기도 하다.

신경계 건강력에는 증상이나 징후의 시작, 특성, 중증도, 위치, 기간 및 빈도와 함께 관련증상 또는 전구증상이나 증상을 악화 또는 감소시키는 요소, 경과 및 유사문제의 가족력 등이 포함된다.

신경계 건강력을 수집할 때 주의할 사항은 다음과 같다:

- 주호소와 주문제를 주의 깊게 규명한다. 주호소는 감별진단에 중요한 실마리를 제공할 뿐 아니라 환자가 의료기관을 찾은 이유를 알려준다. 주호소가 적절한 방법으로 규명되고 언급되지 않는다면, 올바른 진단을 놓칠 수 있으며 진단 절차가 부적절하게 시행될 수 있다. 환자의 주호소를 반영하지 못하는 진단은 환자의 현재 문제와는 무관하게 우연히 발생한 문제에 초점을 맞추게 될 뿐이다.

- 환자의 말을 경청한다. 가능하다면 처음 5분 동안 환자의 말을 중단하지 말고 경청한다. 일반적으로 검진 환자들은 면담 초기에 가장 중요한 정보를 제공한다. 환자의 말을 경청하는 동안 검진자는 말하기, 언어, 지식 수준, 정서 등을 포함하는 정신상태를 평가할 수 있다. 또한 안면 비대칭, 외안근 이상, 동작 이상도 관찰할 수 있다.

- 과거의 진단검사와 의료인의 의견을 객관적인 시선에서 생각해본다. 비정상적인 검사결과는 환자의 주문제와는 큰 관련이 없을 수도 있고, 단순히 생리적 변화일 수도 있다.

- 건강력, 투약력, 정신과력, 가족력, 사회력과 직업력을 신중하게 청취한다. 신경계의 많은 질환들이 기존 내과적 질환들의 합병증이거나 약물의 부작용 때문에 발생한다. 예를 들어 파킨슨병은 종종 메토클로프로마이드를 비롯한 주요 신경이완제의 합병증으로 발생한다. 많은 신경계 질환들이 유전적 경향을 지니고 있으므로 가족력의 유무가 진단에 큰 도움을 주기도 한다. 수근관증후군(컴퓨터 사용자)과 말초신경병증(납이나 다른 중금속에 노출)과 같은 신경계 질환에서 직업은 질병의 중요한 원인이 된다.

- 환자의 대리인과 면담한다. 치매나 정신상태에 이상이 있는 환자는 건강력을 정확하고 자세하게 제공해줄 수 없다. 특히 우측반구에 병변이 있어서 인식불능증(병을 인식하지 못함)을 보이는 경우, 믿을 수 있는 건강력을 제공하지 못한다. 환자를 대신하여 정보를 제공하는 사람은 실신, 발작, 그리고 기면발작과 같은 세밀한 부분에 대해서는 알지 못할 수 있다는 점을 기억한다.

- 환자에게 건강력을 요약해준다. 건강력을 요약해서 설명해주면, 진단에 필요한 내용들이 충분히 설명되었는지를 알 수 있으며, 누락된 부분이 있는지도 확인할 수

있다. 요약 과정을 통해 건강력의 제공에 있어서 잘못 전달된 내용을 바로잡을 수도 있다.

- 면담을 종료할 때는 환자의 의견을 묻는다. 이 과정을 통해 환자가 자신의 상태에 대한 병식이 있는지 알 수 있다. 어떤 사람들은 의료기관을 찾을 때 이미 마음 속에 특정 의학적 진단을 생각하고 오기도 한다. 다발경화증, 근위축성측삭경화증, 알츠하이머병, 그리고 뇌종양 등은 환자들이 자신의 신경학적 증상들의 원인으로 의심하기 쉬운 질환들이다.

신경계 건강력에는 현병력, 신경계의 전반적 검토, 과거력, 투약력, 가족력 그리고 사회력 등이 포함된다.

1) 현병력

환자의 현재 질환에 대한 정확하고 순차적인 기술이 필요하다.

주호소의 시작에서부터 의료기관에 도착하기까지의 과정을 논리적이고 간결하게 기술하되 다음의 내용을 포함시킨다.

- 발병시기: 주호소가 시작된 시점을 질문한다.
- 위치: 주호소의 신체적 위치를 질문한다.
- 기간: 주호소가 얼마나 오랫동안 지속되고 있는지 또는 간헐적인지 알아본다.
- 특성: 통증이나 불편감의 특징을 환자의 언어로 표현하게 한다.
- 동반증상: 주호소와 더불어 다른 증상들이 있는지 질문한다. 예를 들어 두통에 오심과 구토가 동반되는지 또는 복통에 체온상승이 동반되는지 알아보는 것은 중요하다.
- 주호소를 완화 또는 악화시키는 요인: 체위, 식이, 정서적 스트레스 등 주호소의 정도에 영향을 미치는 요인이 있는지 질문한다.
- 지금까지 시도한 치료: 의료기관에 오기 전까지 시도하였던 치료법과 그 효과를 알아본다. 약물치료 뿐 아니라 보완대체요법의 시도 여부에 대해서도 질문한다.

2) 신경계의 전반적 검토

환자의 신경계통에 영향을 줄 수 있는 기능부전에 대해 질문한다. 전형적인 질문들은 다음과 같다.

(1) 의식상태

기억이나 기분의 변화, 자가간호 능력, 은행계좌를 관리할 수 있는지, 언어의 문제점, 길찾기를 잘하는 지에 대해 질문한다.

(2) 두개골, 척추, 뇌수막

머리를 다친 적이 있는지, 목과 등에 손상을 입은 적이 있는지, 그리고 두통이나 목의 경직이 있는지 등을 질문한다.

(3) 뇌신경

시력, 청력, 후각, 미각, 언어와 연하에 문제가 있는지 알아본다. 안면근육의 약화와 감각 저하도 질문한다.

(4) 운동기능

근육약화, 떨림, 움직임을 시작하기 어려운지, 근육부피의 감소 등이 있는지 질문한다.

(5) 감각기능

사지에 감각저하, 저림 또는 이상감각이 있는지 질문한다.

(6) 조정

글씨를 쓰거나 다른 미세한 작업을 수행하기 어렵거나 서툰지에 대해 질문한다.

(7) 보행과 자세

걸음걸이의 이상, 잦은 낙상, 균형 잡기의 어려움 등이 있는지 질문한다.

(8) 기타 증상들

발작, 현훈, 의식소실, 장이나 방광의 문제가 있는지 질문한다.

3) 과거력

당뇨병, 고혈압, 심장질환, 악성전신질환, 면역 또는 혈관성 질환, 흡연 경력이나 알콜중독과 같은 내과적 질환들은 신경계 질환의 중요한 위험요인들이다. 이 밖에도 과거의 사고나 외상, 입원이나 수술의 경험도 알아본다.

4) 투약력

투약은 수많은 약물들이 신경계에 영향을 줄 수 있으므로 투약력을 주의 깊게 청취해야 한다. 환자가 약물의 이름이나 용량을 정확히 모르는 경우, 처방한 의료진을 직접 접촉할 수도 있다.

5) 가족력

많은 신경계 질환이 유전적 경향을 지니고 있다. 따라서 모든 환자의 가족력을 주의 깊게 청취해야 한다. 가족력의 범위는 직계가족 즉, 조부모, 부모, 형제, 자매 그리고 자녀로 나이, 건강 상태, 사망원인 그리고 질병 유무 등이다. 가족 구성원의 질병에 관한 질문에는 당뇨병, 심장병, 고혈압, 뇌졸중, 암 등이 포함된다.

6) 사회력

어떤 종류의 직업에 종사하는 사람들은 특정 신경계 질환에 취약할 수 있다. 공장의 조립라인, 정육점, 컴퓨터 사용자와 같이 반복적으로 손을 움직이는 일은 손목의 정중신경에 문제를 초래할 수 있다(수근관증후군). 중금속이나 독성 연무에 노출되면 말초신경질환에 걸리기 쉽다. 최근에는 직장이나 가정에서의 정서적 스트레스를 신경계 질환의 심각한 원인으로 보고 있다.

2. 의식상태

신경학적 검진에는 의식상태, 두개골, 척추 및 수막, 뇌신경, 운동기능검사, 감각기능검사, 조정, 반사 그리고 보행과 자세에 관한 내용이 포함된다. 이 중 의식상태는 전문간호사가 신경학적 검진을 할 때 빼놓을 수 없는 항목으로 모든 환자를 평가할 때 첫 번째로 실시해야 하는 항목이다.

의식상태 평가는 고위 대뇌피질기능, 사고 또는 추론과정을 사정하는 것으로 검진자는 환자의 사회적, 문화적, 교육적 배경에 대하여 알고 있어야 한다. 예를 들어 짧은 글을 읽고, 그 의미를 이야기하도록 할 때, 환자는 먼저 글을 읽을 줄 알아야 한다. 또한 기억력을 평가할 경우 검진자는 질문에 대한 정답을 알고 있어야 한다.

의식상태 평가는 5 가지 세부항목 즉, 의식수준, 국소적 피질기능, 인지기능, 기분과 정서, 사고의 내용으로 나누어 실시할 수 있다.

1) 의식수준(각성수준)

의식은 자신과 환경에 대해 인식하고 반응하는 상태이다. 혼수는 반대로 환자가 외부로부터 자극에 반응하여 자신과 환경에 대한 인식이 없는 상태이다. 의식은 피질기능의 민감한 지표이며, 신경계 손상이나 질환이 있을 때 쉽게 파괴된다. 즉 구조적 손상과 같은 신경계 손상이 발생했을 때 무의식이 초래될 수 있으며, 때로 대사성 질환이나 정신질환도 무의식을 초래할 수도 있다. 무의식을 초래할 수 있는 상황들은 표 3-1을 참조한다.

무의식인 환자의 경우, 시간이 흐를수록 잠재되어 있던 손상이 진행될 수 있으므로 좀 더 집중적인 사정과 빠른 분류를 실시해야 한다. 지속적인 사정을 수행하는 동안 의식수준이 변하면, 그 변화가 아무리 작더라도 환자 상태의 회복 또는 악화의 지표가 된다. 신경계 치료는 환자의 의식손상 정도에 따라 이루어지는데, 의식이 나쁠수록 좀 더 집중적인 검사와 치료가 요구된다. 또한 의식수준은 동공반응과 뇌간기능을 포함하여 신경계 질환의 예후를 결정하는 주요 요소이다.

환자의 의식을 표현하기 위해 다양한 도구와 척도가 발표되고 또 계속 수정되고 있다. 표 3-2는 의식수준을 표현하는데 흔히 사용되는 용어들이다. 환자의 의식을 분류하는 것은 어렵기도 하고, 그 표현 자체로는 환자의 진정한 의식수준을 알기가 어려울 때가 있다. 의식수준은 구체적인 자극에 대해 환자가 보이는 최선의 언어반응 또는 운동반응으로 정의되기도 한다. 한편 많은 의료인들이 의식의 수준을 대략적인 용어, 즉 "깨어 있음", "기면상태", "혼돈", "혼수상태"와 같은 단어를 이용하여 표현한다. 그러나 모든 의료인들이 이 용어들의 정의에 동의하는 것이 아니기 때문에 의식수준은 구체적인 자극에 대한 환자의 반응으로 표현하는 것이 바람직하다. 예를 들어 "환자가 해로운 자극을 피하고 신음소리를 낸다."로 표현하는 것이 "둔감"이라고 기술하는 것보다 더 적절하다.

표 3-1. 무의식을 초래할 수 있는 상황들

기전	증상
천막상부 종괴의 압박/ 간뇌나 뇌간의 이동	국소적인 대뇌기능장애가 첫 증상으로 나타난다. 기능장애 증상이 위에서 아래쪽으로 진행된다. 신경학적 증상이 병소의 해부학적 위치를 나타낸다. 운동반응이 종종 비대칭적이다.
천막하부의 종괴	뇌간장애로 이어지거나 갑작스럽게 혼수에 빠진다. 뇌간징후가 선행되거나 혼수가 동반되고 안구전정 증상이 　비대칭적으로 나타난다. 뇌신경 마비와 비정상적인 호흡양상을 보인다.
대사성 혼수	혼돈과 혼미가 운동반응에 선행하여 나타난다. 동공반응은 정상이다. 떨림, 경련발작, 자세고정불능증, 간대성근경련 등이 흔히 동반된다. 과다환기나 과소환기로 산-염기 불균형이 나타난다.
정신병적 무반응	눈은 감고 있으나 눈꺼풀이 움직인다. 동공은 반응이 있거나 산대되어 있다. 안구두부반사(oculocephalic reflex)는 예측하기 어려우나, 안구전정반사(oculovestibular reflex)는 정상이다. 운동능력은 일관성이 없거나 정상이다. 과다환기 또는 정상호흡을 보인다. 병적 반사는 발생하지 않는다. 뇌파검사는 정상이다.

표 3-2. 의식수준과 관련된 용어

용어	설명
각성(alert)	환자가 최소한의 외부 자극에 대해 즉각적인 반응을 보인다.
혼돈(confused)	사람에 대해서는 지남력이 있으나 보통 장소나 시간에 대한 지남력은 없으며, 　판단이나 의사결정에 어려움이 있고 집중시간이 감소된다.
섬망(delirious)	지남력이 상실되고, 현실성이 없으며, 종종 환시나 환청을 경험한다.
기면(lethargic)	졸립거나 자는 상태로 깨우기 위해서는 보통 이상의 자극을 주어야 한다.
둔감(obtuned)	외부 자극에 대해 무관심하며 최소한의 반응만을 보이고, 질문에 대해서도 최소한으로만 대답한다.
혼미(stuporous)	강하고 지속적인 자극에만 깨어나며, 자극을 피하거나 제거하려는 운동반응을 보인다.
혼수(comatose)	강한 자극에도 자발적인 반응이 전혀 없다.

(1) 글래스고혼수척도(GCS)

글래스고혼수척도(Glasgow Coma Scale, GCS)는 가장 널리 이용되는 의식평가 도구이다. 이 척도는 눈뜨기반응, 언어반응, 운동반응으로 구성되어 있다(표 3-3). GCS를 총점으로 기록하는 것은 바람직하지 않다. 3 가지 영역을 모두 포함하여 $E_4V_3M_5$ (GCS 12점)의 형식으로 기록할 때 정확한 의사소통을 할 수 있다.

표 3-3. 글래스고혼수척도

항목	반응	점수
눈뜨기 반응(E) (best eye response)	자발적-자발적으로 눈을 뜬다.	4
	언어자극에-언어자극에 눈을 뜰 수 있다.	3
	통증자극에-외적 통증자극에 눈을 뜰 수 있다.	2
	없음-어떠한 자극에도 눈을 뜨지 않는다.	1
언어반응(V) (best verbal response)	지남력 있음-사람, 장소, 시간, 입원 이유, 개인적 정보 등을 알고 있다.	5
	혼돈-질문에 대해서 적절한 대답을 하지는 못하나 언어를 올바르게 사용한다.	4
	부적절한 단어-조직화되지 못하고 아무렇게나 말하며 대화를 유지하지 못 한다.	3
	이해할 수 없음-신음소리, 웅얼거리는 소리같이 이해할 수 없는 소리를 낸다.	2
	없음-전혀 언어반응이 없다.	1
	기관절개술(tracheostorny)	T
운동반응(M) (best motor response)	명령수행-간단한 지시를 따르고, 그 일을 반복 할 수 있다.	6
	통증부위 인식-통증자극을 치우려는 조직적인 반응을 보인다.	5
	통증 회피-통증자극을 주면 사지를 피한다.	4
	이상굴곡-자발적이거나 해로운 자극에 제피질경직 자세를 보인다.	3
	신전-자발적이거나 해로운 자극에 제뇌경직 자세를 보인다.	2
	없음-어떤 자극에도 전혀 움직이지 않는다.	1
총점		15

　가장 좋은 점수는 총점 15점이며, 가장 나쁜 점수는 3점이다. 보통 8점 이하는 혼수를 의미한다. 처음에 이 척도는 신경계 외상의 중증도를 평가할 목적으로 개발되었으나, 최근에는 이를 변형하여 다양한 신경계 상황의 사정방법으로 활용되고 있으며, 많은 병원의 중환자 간호기록지에도 포함되어 있다.

　GCS를 이용할 때, 기억해야 할 것은 이 척도가 의식평가를 위한 도구일 뿐 신경계 검사의 전부가 아니라는 것이다. 이 척도는 감각변화에 대해서는 민감한 도구가 아니다. 예를 들어, GCS가 10점(눈뜨기반응: 2, 언어반응: 3, 운동반응: 5)인 환자가 마지막 검사 시에는 양쪽이 모두 통증에 국소반응을 보였는데, 지금은 오른쪽만 국소반응을 보이고 왼쪽은 이상굴곡을 보일 수 있다. 동공의 반응도 변해 오른쪽 동공이 왼쪽보다 2mm 가량 크고 반응도 느리다. 그러나 GCS는 최선의 반응(best response)만을 기록하도록 고안되었으므로 이 환자의 점수는 여전히 이전과 같은 10점이다. 특히 환자의 상태악화가 우뇌의 공간점유병변의 확대로 인한 것이라면, GCS만으로 이를 구별하기가 어렵다. 또한 감금증후군(locked-in syndrome), 긴장증(catatonia), 정신성 혼수(psychogenic coma)와 같이 깨어있으나 운동기능이 자유롭지 않은 환자의 의식이나 반응상태를 GCS로 측정하면 실제보다 낮게 나올 수 있다. 최근에는 이러한 GCS의 제한점을 보완하고 극복하기 위해 뇌간과 호흡기능을 추가한 무반응척도(Full Outline of UnResponsiveness: FOUR score)가 개발되어 그 유용성을 평가하는 중이다(표 3-4).

　GCS는 척수손상 환자를 평가하기에도 적절하지 않다. C5~6 손상이 있고 두부손상이 없는 환자는 GCS로는 15점이다. 운동반응의 6점은 구두명령을 정확하게 수행하는 것인데, 척수손상 환자는 손이나 발을 움직이지는 못하나 눈을 감거나 혀를 움직이는 것으로 의사표현을 할 수 있다. 이 경우 종종 검사자가 운동반응을 1점을 주어 GCS가 9점이 되

표 3-4. 무반응척도(FOUR score)의 평가기준

눈뜨기반응	
4=눈을 뜨고 시표를 추적하거나 지시에 따라 눈을 깜박인다.	3=눈을 뜨지만 시표를 추적하지 않는다.
2=눈을 감고 있으나 큰 목소리에 눈을 뜬다.	1=눈을 감고 있으나 통증자극에 눈을 뜬다.
0=통증자극을 가해도 눈을 감고 있다.	

운동반응	
4=엄지를 들거나 주먹을 쥐거나 손가락으로 'V' 자를 만든다.	3=통증을 가하면 그 위치에서 저지한다.
2=통증자극에 대해 굴곡반응을 보인다.	1=통증자극에 대해 신전반응을 보인다.
0=통증자극에 아무 반응을 보이지 않거나 간대성근경련(myoclonus) 상태	

뇌간반사	
4=대광반사와 각막반사가 정상이다.	3=한쪽 동공이 확대되고 고정되어 있다.
2=대광반사 또는 각막반사가 없다.	1=대광반사와 각막반사가 모두 없다.
0=대광반사, 각막반사, 기침반사가 없다.	

호흡	
4=기관내삽관을 하지 않은 상태에서 호흡이 규칙적이다.	3=기관내삽관을 하지 않은 상태에서 체인-스토크스 호흡을 한다.
2=기관내삽관을 하지 않은 상태에서 호흡이 불규칙적이다.	
0=인공호흡기에 맞추어 호흡을 하거나 무호흡상태이다.	1=인공호흡기보다 호흡의 횟수가 더 많다.

기도 하는데, 여기서 기억해야 할 것은 GCS는 의식수준을 사정하는 도구이지, 사지의 운동기능을 보기 위한 것이 아니라는 것이다.

(2) 의식수준 평가 시 주의사항

의식수준은 환자가 가장 잘 깨어있을 때 평가한다. 작은 변화라도 놓치지 않으려면 환자가 이전과 같은 수준일 것이라는 가정은 하지 말아야 한다. 매번 평가할 때마다 마치 환자에게 신경학적으로 문제가 없는 것으로 가정하고 시작해야 한다. 먼저 환자에게 접근하여 간호사에 대한 반응을 관찰한다. 환자가 반응이 없으면 이름을 부르고, 그래도 반응이 없으면 더 크게 부르거나 환자를 가볍게 흔든다. 그래도 반응이 없으면 통증자극을 사용한다.

의식변화가 있는 환자의 물리적 환경은 잘 통제되어야 한다. 소음이나 주의 산만을 유발하는 환경을 통제하여 환자가 간호사의 요구에 집중할 수 있도록 한다. 중환자실에서는 소음을 통제하는 것이 어려우므로 특히 주의가 필요하다.

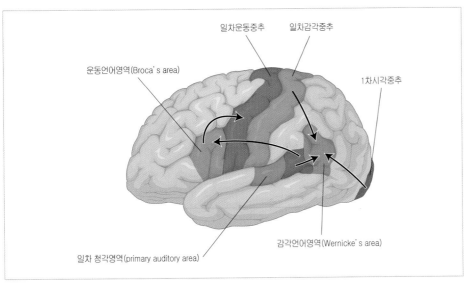

그림 3-1. 대뇌우세 반구에서 언어영역의 위치

2) 국소적 피질기능

국소적 대뇌피질 기능이상의 대표적인 3가지 예는 실어증(aphasia), 실인증(agnosia) 그리고 실행증(apraxia)이다.

(1) 실어증

의사소통은 고위피질기능 중의 하나이며 듣기, 읽기, 말하기와 쓰기로 이루어진다. 언어 과정장애로 의사소통이 불가능한 것을 실어증이라 하고, 의사소통에 어려움이 있는 것은 언어장애(dysphasia)이라고 한다.

언어중추는 우성대뇌반구(dominant hemisphere)에 위치하는데, 오른손잡이의 99% 와 왼손잡이의 60~70%는 좌측대뇌반구가 우세하다. 실어증은 우성대뇌반구의 병변으로 인해 언어를 생성하거나 이해하는 데 이상이 있는 상태로 흔히 운동과 감각 실어증으로 구분된다(그림 3-1).

운동 실어증(표현성, 비유창성, 브로카 실어증)은 브로카영역(외측 전운동피질)의 이상으로 인해 발생한다. 운동 실어증의 경우, 언어를 생성하는데 즉, 말을 하는데 심각한 어려움을 겪지만 이해력은 정상적으로 보존된다. 이 형태의 실어증 환자들은 운동영역에 인접한 부위의 손상으로 인해 전형적으로 우측 편마비를 보이는 경우가 많다.

감각 실어증(수용성, 유창성, 베르니케 실어증)은 측두엽의 각회와 연상회(supra marginal gyrus)에 병변이 있는 경우에 발생한다. 이 실어증의 특징은 유창하게 말을 하지만 의미 없는 말을 하며 착어증이 심하고 이해력이 현저하게 저하되는 것이다. 감각 실어증을 가지고 있는 환자들은 흔히 인접한 방사의 손상으로 인해 반대편에 동측반맹(homonymous hemianopsia)을 보이게 된다.

이 밖에도 전도성, 고립성, 명칭성 그리고 전실어증 등이 있으며 각각의 특징들이 표 3-5에 정리되어 있다.

실어증의 유무를 알고자 할 때에는 일반적으로 다음 6가지 언어기능을 평가한다:

- 유창함: 말을 쉽게 많이 할 수 있는 능력
- 반복: 들은 문장을 반복하는 능력
- 이해: 단순하고 복잡한 명령을 알아듣는 능력
- 명명: 물건의 이름을 맞출 수 있는 능력
- 읽기: 문장을 읽고 이해하는 능력
- 쓰기: 쓰고 구술하는 능력

표 3-5. 실어증의 분류

실어증	유창함	반복	이해	명명	읽기	쓰기	병소
브로카(Broca)	손상	손상	정상	손상 가능성	손상 가능성	손상	전두엽의 후하방
베르니케(Werniche)	정상	손상	손상	손상	손상	손상	측두엽의 후상방
전도성(conduction)	정상	손상	정상	손상	손상 가능성	손상	궁상속 (arcuate fasciculus)
고립성(isolation)	손상	정상	손상	손상	손상 가능성	손상	경계영역
명칭성(anomic)	정상	정상	손상 가능성	손상 가능성	손상	손상 가능성	측두엽의 후하방
전실어증(global)	손상	손상	손상	손상	손상	손상	좌대뇌반구의 광범위한 영역

실어증 평가 시 주의사항

운동 실어증은 보통 편마비가 동반되며 환자가 항상 말을 하려고 노력하기 때문에 쉽게 발견할 수 있다. 그러나 감각 실어증은 운동이나 감각소실 없이 발생할 수 있으므로 발견이 쉽지 않으며, 초기에는 인지기능장애로 오해할 수도 있다. 의식 저하, 청력 또는 시력의 소실, 일부 언어에 익숙하지 않은 것도 언어능력 평가에 영향을 미칠 수 있다. 환자에게 문장을 읽거나 쓰도록 하는 것도 좋은 검사방법이다. 언어 장애가 의심되면 보다 정확한 평가를 위해 환자를 언어치료사에게 의뢰한다.

(2) 실인증

실인증은 일차 감각기능에는 문제가 없으나, 복잡한 감각자극을 인지하지 못하는 손상이다. 실인증은 우성대뇌반구 또는 비우성대뇌반구의 두정엽과 측두엽에 주로 위치하는 "연합피질(association cortex)"의 병변으로 인해 발생한다. 실인증의 종류에는 다음과 같은 것들이 포함된다:

- 질병인식불능증(anosognosia): 질병을 부정한다.
- 신체인식장애(asomatognosia): 신체의 절반을 부정한다.
- 안면실인증(prosopagnosia): 얼굴을 인식하지 못한다.
- 소거(extinction): 동시에 주어지는 두 자극을 구분하지 못한다.
- 지리적 지남력(geographical orientation) 상실

(3) 실행증

실행증은 일차 운동기능에는 문제가 없으나, 복잡한 운동과제를 수행하지 못하는 손상이다. 실행증은 우성대뇌반구 또는 비우세대뇌반구의 전두엽에 위치한 "연합영역"의 병변으로 인해 발생한다. 실행증의 종류는 다음과 같다:

- 관념운동행위실행증(ideomotor apraxia): 비우세대뇌반구의 운동영역중추장애로 언어적 지시에 대한 운동과제를 수행하지 못한다(어떻게 인사하는지 보여주세요)
- 관념행위실행증(ideational apraxia): 주로 우세반구의 후두정엽의 장애로 발생하여 복잡한 과제의 순서를 계획하지 못한다(저녁상을 어떻게 차리겠습니까?).
- 구성실행증(constructional apraxia): 양측 두정엽의 병변으로 복잡한 형상을 따라하지 못한다.
- 착의실행증(dressing apraxia): 비우세반구 두정엽의 손상으로 옷을 잘 입지 못하거나 틀리게 입는다.
- 보행실행증(gait apraxia): 전두엽 손상으로 발생하며, 주로 알쯔하이머 질환에서 흔하다. 걸을 때 보폭이 좁거나 다리를 질질 끌거나 몸통이 기우는 등의 보행장애를 보인다.

3) 인지기능

인지기능을 평가하는 것은 상위피질기능을 평가하는 것을 의미한다. 인지기능은 피질과 피질하백질에서 담당하고 있으며, 대뇌반구가 광범위하게 손상되면 인지기능 이상이 초래된다. 인지기능을 평가할 때에는 아래 5가지 영역을 검사한다.

(1) 지남력

지남력은 사람, 장소, 시간 그리고 상황에 대한 평가이다. 일반적으로 시간에 대한 지남력이 가장 먼저 상실된다. 또한 시간에 대한 지남력 상실은 입원환자 특히 중환자실에 있는 환자에게 흔히 나타난다. 장소에 대한 지남력 상실은 중등도의 대뇌기능장애로 발생하며, 사람에 대한 지남력 상실은 둔감이나 섬망 또는 치매와 같은 중증 대뇌기능장애 시 발생한다.

(2) 기억력

기억은 변연계, 측두엽, 전 전두영역 그리고 피질연합영역이 관여하는 복합적이고도 통합적인 기능이다. 기억은 일차적인 인지과정으로서 학습과 밀접한 관계가 있으며, 정보를 부호화하고 저장하고, 다시 꺼낼 수 있는 것으로, 즉각 기억(immediate recall), 최근 기억(recent memory), 먼 기억(remote memory)으로 구분된다.

- 즉각 기억: 이는 몇 자리 숫자(예: 7-2-6-4-9)를 말해주고 기억하게 함으로써 평가할 수 있으며, 지적인 기능 뿐 아니라 집중기간도 볼 수 있다. 즉각 기억은 또한 문장을 반복하도록 하거나 3가지 명령을 주고 차례로 수행하도록 하여 평가하기도 한다. 즉각 기억장애는 피질의 일차감각영역이 손상되었을 때 나타나며 집중하지 못함, 주의산만, 자극에 초점을 맞추지 못하는 증상들을 보일 수 있다.

- 최근 기억: 최근 기억은 환자에게 아침으로 무엇을 먹었는지 또는 지난 며칠 동안 무슨 일이 있었는지를 물어봄으로써 평가할 수 있다. 또한 환자에게 최근의 질병과 정을 말해보도록 할 수도 있다. 최근 기억의 손상은 보통 측두엽 양 중간 부분의 기능장애로 올 수 있으며, 감각성 언어장애 환자는 이 과제를 수행하는 데 어려움이 있을 것이다.
- 먼 기억: 먼 기억은 환자에게 자녀, 형제나 양친의 나이, 고등학교를 졸업한 연도 등을 물음으로써 평가할 수 있다. 과거기억의 손상은 뇌 전반에 걸친 중증 기능장애로 인해 발생한다.

(3) 지적 능력

100에서부터 7씩 차례로 5회 빼는 것과 같은 간단한 계산을 할 수 있는지 또는 현재 대통령의 이름이나 중요한 역사적 사실을 회고할 수 있는지를 평가한다. 또한 환자에게 다섯 글자로 된 단어를 똑바로 써보게 하고, 다시 거꾸로 쓰게 하는 것도 지능평가 방법 중 하나이다.

(4) 추상력

환자에게 간단한 속담이나 격언(예: 구르는 돌에 이끼가 생기지 않는다)의 의미를 질문하거나 공통점에 관해 묻는다(예: 사과와 귤의 공통점은 무엇입니까?).

(5) 판단력

환자에게 불확실한 상황을 제시해주고 그에 대한 적절한 대처법을 질문한다(예, 길에서 지갑을 주웠다면 어떻게 하시겠습니까?).

추상력과 판단력은 전두엽의 기능이 완전할 때 보존된다. 판단력은 기질적 뇌증후군, 정신지체, 정신분열 상태에서 감소한다. 뇌 기능손상 환자는 추상적 수준의 과제를 수행하기가 어렵다.

4) 기분과 정서

기분은 환자가 어떻게 느끼는지를 의미하고, 정서는 환자가 다른 사람들에게 어떻게 느껴지는가를 의미한다. 이 둘은 주의 깊게 평가해야 하는데, 특히 우울이나 과다행동에 관해서는 반드시 질문해야 한다.

5) 사고 내용

신경학적 평가를 수행할 때 환각, 망상적인 행동, 현실감 상실 그리고 정신질환의 징표를 포함하는 비정상적 사고가 있는지 확인한다. 비정상적 사고 내용은 섬망 또는 정신분열증에서도 나타난다.

3. 신체검진

1) 두개골, 척추, 수막

두개골과 척추 그리고 수막은 중추신경계를 감싸서 보호하고 있다. 이들 구조에 병변이 생기면 관련된 신경학적 증상과 징후가 나타나므로 신경학적 검진을 할 때에는 반드시 두개골, 척추, 뇌수막을 사정해야 한다.

(1) 두개골

두개골(cranial bone)을 촉진하여 외상이나 수술로 인한 손상이 있는지 확인한다. 천두공 (burr hole)이 촉진되면, 과거에 경막하 또는 경막외혈종으로 인해 수술한 적이 있음을 의미한다. 혈종이 있는지 잘 관찰한다. 특히 안와주위혈종(Raccoon sign)과 귀 뒤에 있는 유양돌기부위혈종(Battle's sign)은 흔히 기저두개골 위의 골절을 시사한다. 코나 귀를 통해 뇌척수액이 흘러나온다면 이것 역시 기저두개골 골절의 결과로 볼 수 있다. 혈관잡음을 듣기 위해 안와, 유양돌기 그리고 측두골 위를 청진한다. 이 부위의 혈관잡음은 동정맥기형을 강력하게 시사한다.

(2) 척추

척추측만증(scoliosis)이 있는지 시진한다. 측만증이 있으면 해당 부위의 척추 인접근육들이 약해진다. 압통을 찾아내기 위해 척추를 촉진한다. 관절범위운동을 실시하여 경추와 요추의 이상을 평가한다. 경추와 요추 부위의 관절운동범위에 제한이 있다면 골관절염, 근경직으로 인한 근긴장도의 증가, 수막의 염증으로 인한 수막자극증(meningismus)을 의심할 수 있다.

하지직거상검사
하지직거상검사(straight leg raising test)는 요추수핵탈출에서 흔히 발생하는 요추하부 또는 천추 부위의 신경근 자극을 평가하는 것이다. 검사를 위해 환자를 똑바로 눕게 한 후 무릎을 곧게 편 상태에서 고관절을 굴곡시킨 다음, 다리 쪽으로 방사되는 요통(좌골신경통)이 발생하는지 살핀다. 이 방법은 좌골신경(L4~S2)을 신장시키므로 하지직거상검사가 양성이라면 좌골신경 중 하나가 눌리거나 자극되고 있음을 의미한다. 고관절을 굴곡시키고 무릎을 신전시킨 상태에서 발을 발등 쪽으로 굴곡시키면, 좌골신경이 더 신장되어 환자의 통증이 증가한다.

(3) 수막

수막(meninges)은 중추신경계를 완전히 둘러싸고 있어 감염이나 다른 손상으로부터 뇌와 척수를 보호한다. 수막의 염증은 감염(수막염) 또는 동맥류 파열로 초래되는 거미막밑출혈에서 볼 수 있다. 수막에 염증이 생기면 굴곡 시 특히 악화되는 심한 목의 통증(수막자극징후)이 발생한다.

브루진스키징후(Brudzinski sign, 목을 굴곡시키면 무릎과 고관절이 같이 굴곡되는 현상)와 케르니그징후(Kernig's sign, 고관절과 무릎이 굴곡된 상태에서 무릎신전을 시도할 때 통증과 저항이 생기는 현상)는 수막 염증의 징후들로서 수막자극징후를 평가하는데 도움을 준다(그림 10-2 참조). 위에서 언급한 것처럼 수막의 염증으로 인한 목의 강직과 경추의 퇴행성 관절염이나 척추 주변 근육의 강직으로 인한 근긴장 증가 시 볼 수 있는 목의 관절운동범위의 제한은 구별되어야 한다. 이 두 경우는 구별하기가 어렵지는 않은 데, 수막염의 경우 다른 운동은 정상이고 굴곡운동만 제한된다.

2) 뇌신경

뇌신경은 12쌍으로 구성되어 있으며 제1 뇌신경은 안와전두영역(orbitofrontal area), 제2 뇌신경도 시상에서 시작된다. 제3 뇌신경부터 제12 뇌신경까지 10개의 뇌신경들이 뇌간 의 세 영역 즉 중뇌(제3, 4 뇌신경), 교뇌(제5, 6, 7, 8 뇌신경), 그리고 연수(제9, 10, 11, 12 뇌신경)를 통해 중추신경계를 빠져 나온다는 것을 고려한다면, 뇌신경 검진을 통해 뇌간 의 기능을 평가할 수 있음을 알 수 있다. 일반적으로 12개의 뇌신경들을 순서대로 평가하 지만, 다른 신체검진과 같이 사정할 경우에 검진자와 환자의 편의에 따라 순서를 바꿀 수 도 있다.

(1) 제1 뇌신경(후신경)

환자의 한 쪽 비공을 막고 다른 비공에 비휘발성 자극물질(예: 커피, 허브)을 댄 후 무엇 인지 맞추게 한다. 두부외상 후에는 반드시 후각검사를 해야 하는데, 그 이유는 뇌의 사 상판(lamina cribrosa)을 통과하는 후신경이 외상으로 잘릴 수 있기 때문이다. 두개기저 부의 수막종 역시 뇌의 사상판을 침범하여 후각을 신경학적으로 잃게 할 수 있다. 그러나 검진자는 후각상실의 가장 흔한 원인이 신경학적 문제가 아니라 상기도감염에 동반되는 비점막의 염증 때문이라는 것을 기억해야 한다.

(2) 제2 뇌신경(시신경)

시신경은 시력, 시야 그리고 안저검사를 통해 평가할 수 있다.

① 시력

신경학적 검진이 목적이라면 교정시력(안경이나 렌즈를 착용한 후 측정한 시력)을 측정 한다. 양 눈의 시력은 각각 시력표를 이용하여 측정한다. 시력은 굴절구조들(각막, 수정 체, 유리체, 망막, 시신경, 시교차, 시각로, 외측슬상체핵, 시각로부챗살과 후두엽)을 포함 하여 전체 시력계의 통합성을 대변한다.

② 시야

시야는 시선을 한쪽에 고정시키고 물체를 볼 수 있는 범위를 사정하는 것으로 대면법을 통해 평가할 수 있다. 환자와 검진자가 60cm 정도의 거리를 두고 마주 선 다음, 환자와 검진자가 한쪽 눈을 가리고 서로의 코를 주시한다. 목표물(일반적으로 검진자의 손가락) 을 각 사분면의 말초에서 중심쪽으로 이동하면서 환자에게 언제 보이는지 질문한다. 이 때 기준은 정상이라고 가정된 검진자의 시야이다. 같은 방법으로 아래, 위, 내측, 외측의 시야를 검사한다. 양 눈의 시야는 따로따로 평가한다. 시각적 무시를 평가하기 위해 환자 가 두 눈을 뜬 채 검진자의 코를 바라보면 검진자는 양쪽에서 동시에 시각적 자극을 주면 서 환자로 하여금 자극을 짚어보게 한다. 시각적 무시는 종종 두정엽의 병변을 시사한다.

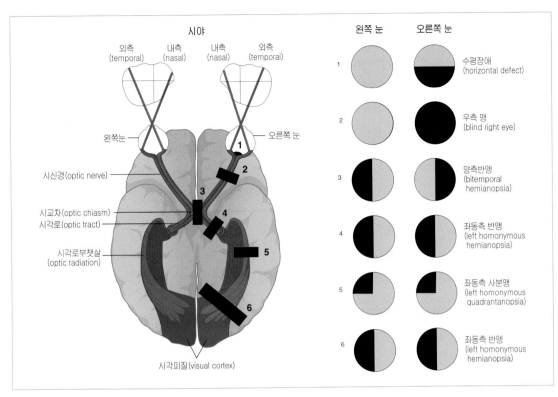

그림 3-2. 시각로와 시야결손

시각로 상에 있는 병변의 위치에 따라 다양한 종류의 시야결손이 나타난다.

가장 흔한 시야결손은 눈, 망막, 유두, 시신경의 손상으로 인한 한쪽 눈의 실명, 내측 시야에 영향을 주는 시교차의 손상으로 인한 양측반맹 그리고 시교차에서부터 후두엽까지의 시신경섬유들의 손상으로 발생하는 동측반맹이다(그림 3-2).

③ 안저검사

안저는 검안경을 이용하여 검사하는데 시신경, 망막, 혈관과 황반을 관찰할 수 있다. 또한 검안경의 초점을 조정하면 각막과 수정체를 볼 수도 있다. 안저검사를 통해 각막의 상처와 백내장은 물론 시신경유두부종, 유두위축, 망막출혈, 망막혈관의 고혈압성 또는 당뇨성 변성을 확인할 수 있다. 검안경 검사는 수행하기가 어려워 충분한 연습이 요구되는 기법이기는 하지만, 일단 익숙해지면 검안경을 통해 중추신경계에 관한 상당한 양의 정보를 얻을 수 있다.

검안경 검사를 위해서 방을 어둡게 하며 동공을 산대시키고 환자에게 불빛을 보지말고 먼곳을 응시하라고 한다. 검진자는 검안경으로 환자의 안저를 관찰하는데, 정상유두는 시신경 끝에 있으며 경계가 분명한 분홍색이다. 망막정맥의 정체 또는 출혈이 있는지 관찰한다. 시신경유두부종은 두개내압 상승 시 나타는데, 유두의 경계가 흐려지고 정맥 맥박이 감소하며 또한 유두가 팽창되어 보이기도 한다. 두부손상처럼 두개내압 상승이 빠르게 진행되는 경우에는 시신경유두부종이 후기 증상이나 종양처럼 두개내압이 점차적으로 상승하는 경우에는 시신경유두부종이 초기 증상으로 나타난다.

(3) 제3, 4, 6 뇌신경(동안신경, 활차신경, 외전신경)

이 신경들은 비슷한 기능을 하므로 같이 평가하는데 동공의 대광반사, 외안근 움직임 그리고 안검하수 검사를 통해 평가할 수 있다.

① 대광반사

동공의 크기는 제3 뇌신경을 통해 동공을 수축시키는 부교감신경계와 교감신경경로를 통해 동공을 이완시키는 교감신경계 사이의 균형에 의해 결정된다. 교감신경경로는 시상하부에서 시작되어 뇌간과 경수 그리고 상부흉수를 거쳐 말초 교감신경경로를 형성한 다음, 상부경수 교감신경절을 거친 후 외경동맥과 나란히 이동하여 삼차신경의 안신경 분지에 이르게 된다.

우선 일반 조명에서 동공의 크기를 관찰하고 측정한다. 동공의 크기가 작은 것을 축동 (miotic), 큰 동공을 산동(mydriatic) 그리고 양쪽의 크기가 다른 동공을 동공부동 (anisocoric)이라고 일컫는다.

동공의 크기를 관찰한 다음, 대광반사(light reflex)를 검사한다. 대광반사를 위해 밝은 빛을 각각의 눈에 비친 다음, 동공의 직접수축과 공감 수축을 관찰한다. 이 대광반사의 구심성 정보는 제2 뇌신경(시신경)에 의해 전달되고, 원심성 반응은 제3 뇌신경(동안신경)에 의해 수행된다.

빛에 대해 수축하는 것 외에 동공은 먼 곳을 보고 있다가 가까운 곳을 응시하면 수축하게 되는 데, 이를 조절 또는 순응(accommodation)이라고 부른다. 이 반응에 대한 자극은 시각덮개 앞부분(optic pretectum)에서 시작된다. 구체적인 동공의 병변은 표 3-6에 제시되어 있다.

② 외안근 움직임

눈의 수의적 및 반사적 움직임은 전두엽과 후두엽 피질 사이의 연결부위, 전정기관, 내측 종속(medial longitudinal fasciculus, MLF), 그리고 제3, 4, 6번 뇌신경의 상호작용에 의해 결정된다. 안구의 움직임은 같은 방향으로 움직이는 동향성(conjugated)일 수도 있고, 서로 다른 방향으로 움직이는 비동향성(dysconjugated)일 수도 있다. 가까운 곳을 볼 때 눈이 중심으로 몰리는 폭주 또는 수렴(convergence)은 정상적인 비동향성 안구운동이다.

의식이 있는 환자의 안구운동을 평가하기 위해 환자에게 6가지 방향으로 응시하게 한다. 이 방향은 외안근이 움직이는 방향과 일치한다(그림 2-21 참조).

외안근 검사 시 안구진탕도 관찰한다. 안구진탕은 규칙적이고 불수의적으로 진동하는 안구의 움직임으로 특정 방향을 응시할 경우 발생하기도 하며, 자극 없이 자발적으로 발생하기도 한다. 안구진탕의 방향은 수평, 수직 또는 회전형으로 움직일 수 있으며 빠르고 느린 움직임을 반복한다. 일반적으로 안구진탕의 방향을 기술할 때에는 빠르게 움직일 때의 방향을 기술한다. 병리적인 안구진탕은 전정기관의 병변, 소뇌의 병변, 뇌간의 병변, 약물 그리고 선천적 원인에 의해 발생한다.

표 3-6. 비정상적인 동공반응

상태	특징	원인
흑암시동공(amaurotic pupil, 실명)	동공 크기가 같다. 실명한 눈에 빛 비추면 양쪽 눈 모두 반응 없음 정상 눈에 빛 비추면 양쪽 눈 모두 축동	시신경(CN2)의 완전손상으로 인한 한쪽 눈 실명으로 절대구심동공운동 장애를 보임
동공동요(hippus)	동공에 처음 빛을 비추었을 때는 수축하나 이후에는 산동과 축동을 반복한다.	정상 중뇌 손상, 바비튜레이트 중독 동안신경을 압박하는 뇌탈출의 초기증상
마르쿠스-건동공 (Marcus Gunn pupil; swinging flashlight sign)	동공크기가 같다 손상된 눈에 빛 비추면 양쪽 동공이 약하게 반응하고 정상 눈에 빛추면 양쪽눈 활발히 반응 불빛을 교대로 바르게 비추면 정상눈에서 손상된 눈으로 이동시 양쪽 동공이 수축하지 않고 산동 된다	불완전한 시신경병변이나 심한 망막 질환으로 상대구심동공운동장애를 보임 - 시교차 앞부분의 손상 - 시신경 위축이나 홍채의 문제
호르너증후군 (Horner's syndrome)	한쪽 동공이 작다(anisocoria). 편측에 안검하수가 있고, 땀 분비가 되지 않는다.	C₈~T₃의 전각 손상 시상하부의 손상
아디 동공 (Adie's pupil)	80%에서 일측성이다. 손상입은 쪽이 정상보다 동공이 더 크다. 동공은 어두운 곳에서 느리게 산동되고, 밝은 곳에서 느리게 축동한다. 여성에게서 흔하다.	후근 신경절의 부교감 신경섬유의 소실 바이러스 감염후 콜린성 약물에 대한 과민성
아가일로버트슨 동공 (Argyll-Robertson pupil)	동공이 작고, 불규칙적이고 크기가 다르다. 대광반사나 모양체 척수반사가 없다. 조절 반응은 정상이다. 어두운 곳에서는 산동된다.	신경매독 바이러스성 뇌막염 척수공동증
축동(miosis)	빛에 반응하지 않는 점 크기의 동공으로 확대경으로 축동을 관찰할 수 있다.	교감신경이나 부교감신경로의 손상 교뇌출혈, 마약성 약물 대사성 뇌장애
산동(mydriasis) 동안신경압박	편측동공이 산대되고 대광반사가 없다.	뇌탈출로 인한 동안신경의 압박
약물	암페타민, 글루타미드, 바비튜레이트 남용 산동제, 조절마비제의 사용	교감신경 흥분제나 부교감 신경 차단제로 인한 산동
무산소, 사망	양측 모두 산동되어 있고, 대광반사가 없다.	뇌천막탈출, 무산소증, 사망

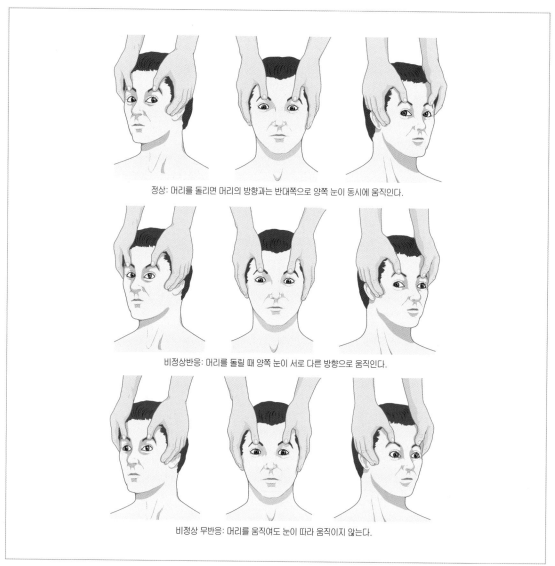

정상: 머리를 돌리면 머리의 방향과는 반대쪽으로 양쪽 눈이 동시에 움직인다.

비정상반응: 머리를 돌릴 때 양쪽 눈이 서로 다른 방향으로 움직인다.

비정상 무반응: 머리를 움직여도 눈이 따라 움직이지 않는다.

그림 3-3. 안구두부반사(인형눈 현상)

주시마비(gaze palsy)는 갑상선기능항진증에서 볼 수 있는 외안근 이상, 근무력증에서 볼 수 있는 신경근접합부 이상, 제3, 4, 6 뇌신경의 병변 또는 핵간외안근마비(internuclear ophthalmoplegia, INO)를 초래하는 내측종속(MLF)의 병변으로 인해 발생하는 비동향성 주시이다. 핵간외안근마비는 젊은 다발경화증 환자와 뇌간 부위에 작은 뇌졸중을 가지고 있는 노인에게 흔히 발생한다.

주시선호(gaze preference)는 규모가 큰 대뇌반구의 뇌졸중으로 인하여 전두엽의 시각관련 영역에 병변이 있을 때 발생할 수 있는 주시의 동향 불완전마비(conjugate paresis)를 일컫는다.

환자의 의식이 없다면 안구두부반사(oculocephalic reflex, doll's eye)와 안구전정반사(oculovestibular reflex, caloric test)를 통해 안구운동을 사정할 수 있다. 안구두부반사(인형눈 현상)는 의식 있는 환자에게는 시행하지 않으며, 무의식이면서 경추손상이 없는

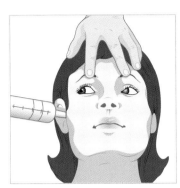
정상: 찬물을 귀에 주입하면 주입한 쪽으로 안구의 움직임이 발생한다.

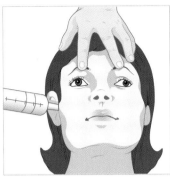
비정상: 반대쪽 또는 비대칭성 움직임이 발생한다.

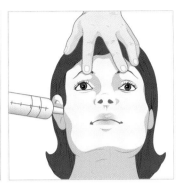
비정상 무반응: 아무런 반응이 나타나지 않는다.

그림 3-4. 안구전정반사(열량검사)

환자에게 검사한다. 환자의 안검을 열고 머리를 빠른 속도로 좌우로 돌리면서 안구운동을 관찰한다. 정상인의 경우는 머리가 돌아간 반대쪽으로 눈이 돌아간다. 눈이 움직이지 않고 가운데에 고정되어 있다면, 중증의 뇌간손상을 의미한다. 머리와 같은 방향으로 눈이 움직이는 것은 비정상적인 반응이며, 역시 어느 정도의 뇌간손상이 있음을 의미한다 (그림 3-3).

안구전정반사(열량검사) 역시 뇌간의 기능을 평가하기 위해 이용된다. 고막이 정상인 경우에 외이도에 20~30ml의 찬물을 넣었을 때, 정상반응은 양쪽 눈이 물 넣은 쪽으로 동시에 돌아가면서 안구진탕증과 같은 운동을 보인다. 이러한 반응은 뇌간기능이 정상임을 의미한다. 이 검사는 자극적이어서 혼수상태에 있는 환자에게 실시할 경우, 제뇌경직이나 제피질경직을 유발할 수 있으므로 특히 주의해야 한다(그림 3-4).

③ 안검하수

안검하수(ptosis)는 눈꺼풀이 늘어진 것을 의미한다. 안검은 서로 다른 신경이 지배하는 두 개의 근육에 의해 들어 올려진다. 상안검거근(levator palpebrae muscle)은 제3 뇌신경이 지배하는 골격근으로 눈을 뜨게 하는 일을 한다. 평활근을 지배하는 교감신경 역시, 안검을 들어 올리는 데 도움을 준다. 제3 뇌신경의 병변으로 인한 안검하수가 보다 광범위하기는 하지만, 상안검거근이 약해져도 역시 안검하수가 발생한다(예: 근무력증).

일반적으로 안검하수는 동공부동과 관련이 있으며, 늘어져 있는 안검의 측면에서 동공의 크기를 관찰함으로써 안검하수를 진단할 수 있다. 안검하수를 동반하는 교감신경계 병변은 작은 동공(호르너증후군, Horner's syndrome)이 특징인 반면, 제3 뇌신경 병변으로 인한 안검하수의 경우에는 정상보다 큰 동공을 보인다.

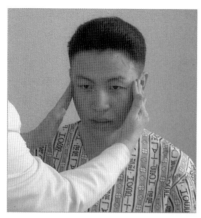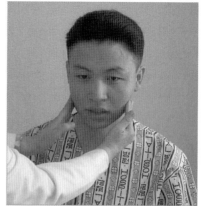

그림 3-5. 삼차신경: 측두근과 저작근의 움직임 검사

(4) 제5 뇌신경(삼차신경)

삼차신경은 감각과 운동기능을 모두 가지고 있다.

① 감각기능

삼차신경의 감각요소는 안분지, 상악분지 그리고 하악분지로부터 오는 감각정보를 전달한다. 감각기능을 검사하기 위해서 면봉 끝이나 핀을 얼굴의 3 영역에 접촉하여 환자가 느끼는지 알아본다(그림 2-22 참조).

② 각막반사

각막반사는 삼차신경의 감각기능과 안면신경의 운동기능을 평가하는 좋은 방법이다. 이 반사를 검사하기 위해서 휴지나 면봉의 끝을 말아 각막에 살짝 댄 다음, 환자가 양 쪽 눈을 동시에 즉각적으로 감는지 살펴본다. 이 반사의 구심성 정보는 삼차신경의 안분지에 의해 전달되고, 원심성 정보는 안면신경에 의해 수행된다.

③ 운동기능

삼차신경의 운동은 저작근 즉 측두근, 교근 그리고 외측 및 내측 익상돌기근의 기능으로 평가할 수 있다. 이 근육들은 삼차신경 하악분지의 지배를 받으며, 환자에게 이를 꽉 다물게 하거나 턱을 저항에 맞서 좌·우로 돌리게 함으로써 그 기능을 평가할 수 있다(그림 3-5).

(5) 제7 뇌신경(안면신경)

① 운동기능

안면신경은 얼굴의 움직임을 담당하며, 수 많은 분지를 가지고 있다. 안면신경을 평가하기 위해서 우선 휴식상태에서의 안면대칭을 관찰한다. 다음 환자에게 눈썹을 올리고, 눈을 꽉 감고, 웃고, 찡그리도록 지시한다. 안면근육의 약화는 상부 또는 하부운동신경원의 병변으로 인해 발생한다. 안면신경의 하부운동신경원에 병변이 발생하면, 같은 쪽의 얼굴 반쪽에 마비가 오는데, 이는 안면신경의 가장 흔한 장애이며 벨마비(Bell's palsy)라고 부른다.

상부운동신경원, 즉 피질의 운동영역이나 피질구로의 병변도 안면근육의 약화를 초래한다. 이 경우 마비가 병변의 반대편 얼굴의 아래쪽 절반에 발생한다. 이러한 형태의 마비는 위쪽 얼굴이 좌·우피질의 신경지배를 동시에 받으므로, 한 쪽 상부운동신경원의 병변이 있더라도 반대쪽 신경의 지배를 받을 수 있기 때문에 발생한다(그림 3-6).

② 미각기능

안면신경은 고삭신경을 통해 혀 앞 2/3의 미각을 전달한다. 면봉을 이용하여 설탕과 소금용액을 혀의 앞부분에 묻힌 다음, 환자에게 어떤 맛인지 맞추게 한다(그림 3-7).

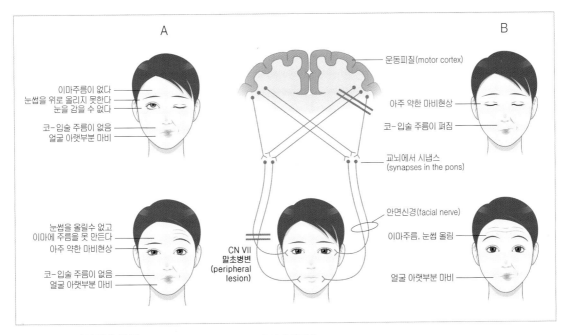

그림 3-6. 안면마비 유형   A: 말초성 안면마비   B: 중추성 안면마비

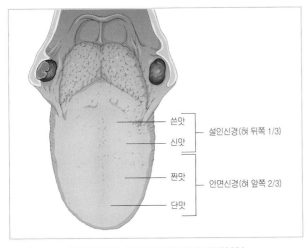

그림 3-7. 안면신경과 설인신경의 미각지배영역

(6) 제8 뇌신경(전정와우신경)

전정와우신경은 두 개의 분지가 있어서 각각 전정과 청각정보를 전달한다.

① 청각기능

시계소리나 손가락 문지르는 소리를 환자의 귀 근처에서 들려줌으로써 대략적인 청각기능을 검사할 수 있다. 이 경우 검사자의 청력이 정상이어야 한다.

난청은 전도성과 감각신경성으로 구분할 수 있다. 전도성 난청은 외이나 중이의 구조에 병변이 있어서 공기전도를 전달하지 못하는 상태이다. 이 형태의 손상에서는 골전도가 공기전도보다 크게 인지된다.

감각신경성 난청은 내이(와우기관) 또는 제8 뇌신경에 병변이 있는 경우 발생한다. 이 형태의 청각장애에서는 공기전도와 골전도가 모두 감소한다. 감각신경성 난청을 좀 더 세분하면, 와우성과 역와우성 난청으로 나눌 수 있다. 와우성 청각장애는 메니에르병, 직업성 난청, 이독성 물질 그리고 매독처럼 미로를 파괴하는 병변에 의해 발생한다. 역와우성 청각장애는 보통 제8 뇌신경을 침범하는 종양(청신경초종, acoustic neuroma)으로 인해 발생한다.

웨버검사와 린네검사를 통해 전도성 난청과 감각신경성 난청을 구별할 수 있다.

린네검사(Rinne test)는 음차를 진동시켜 유양돌기에 소리가 더 이상 들리지 않을 때까지 댄 다음, 음차의 끝을 환자의 외이 근처에 두어 소리가 다시 들리는지 평가하는 것이다. 공기전도가 골전도보다 길기 때문에 정상에서는 소리가 들려야 한다. 두 번째 위치에서 소리가 더 이상 들리지 않는다면, 전도성 난청을 의심할 수 있다.

웨버검사(Weber test)는 진동하는 음차를 정수리에 댄 다음, 환자에게 소리가 어디에서 들리는지 묻는 검사이다. 소리는 정상적으로 양쪽 귀에서 동일하게 들려야 한다. 소리가 한 쪽 귀에서만 잘 들리는 것은 비정상으로 전도성 장애가 있는 경우 "나쁜" 쪽 귀에서, 감각신경성 장애가 있는 경우 "좋은" 쪽 귀에서 소리가 더 잘 들린다. 웨버와 린네 검사의 의의는 표 3-7을 참조한다.

② 전정기능

제8 뇌신경의 일부를 평가하기 위해서 휴식 중은 물론 미로자극 후에 안구진탕을 관찰한다. 미로를 자극하기 위해 Nylen-Barany(Dix-Hallpike) 체위를 이용한다(그림 3-8). 즉 앉아 있는 환자를 빠른 속도로 눕히는 데, 이 때 머리를 검진테이블 밖으로 빼어 45° 아래로 내린 상태에서 45° 옆으로 돌린다. 이 자세를 1분 동안 유지하면서 안구진탕을 관찰한다. 이 후 다른 쪽으로 고개를 돌리면서 같은 검사를 반복한다. 검사 중 환자가 현훈을 호소하거나 안구진탕이 발생하면 전정기능에 이상이 있는 것이다.

표 3-7. 청각장애시 공기전도(air conduction, AC)와 골전도(bone conduction, BC)의 반응

검사	정상	전도성 장애	감각신경성 장애
린네	AC>BC	BC>AC	AC>BC, 모두 감소
웨버	양쪽귀에서 동일	손상쪽이 잘 들림	정상쪽이 잘 들림

표 3-8. Nylen-Barany 검사결과로 본 중추성과 말초성 병변의 차이

	말초	중추
안구진탕이 시작되기 전까지의 잠재기	2~20초	없음
안구진탕의 지속시간	< 1분	> 1분
피로도	있음	없음
안구진탕의 방향	일방향	다양함
현훈의 강도	강함	약함
현훈을 초래하는 머리의 자세	일정한 자세	하나 이상의 자세
열량검사	전정마비	과다반응, 고정장애 억제

열량검사 역시 미로를 자극하는 방법이다. 이 검사를 위해 찬물 또는 더운물을 환자의 외이도에 넣고, 안구진탕이 발생하는지 관찰한다. 양 쪽 귀에 순차적으로 열량검사를 실시한 후 발생하는 안구진탕의 정도를 비교한다(그림 3-4).

안구진탕과 현훈은 전정기관을 침범하는 말초 병변 또는 뇌간의 전정핵을 침범하는 중추의 병변으로 인해 발생한다. 말초와 중추의 원인으로 발생하는 안구진탕은 서로 다른 특징들을 가지고 있으며, 이 차이는 전정계통의 병변을 국소화하고자 할 때 유용하다. 표 3-8은 중추성 병변과 말초성 병변의 차이를 보여준다.

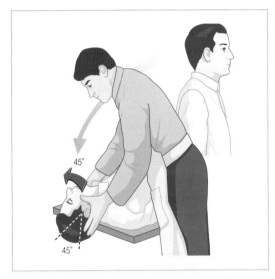

그림 3-8. Nylen-Barany(Dix-Hallpike)검사

앉아있는 상태에서 빠른 속도로 검진테이블 아래까지 머리가 내려가도록 눕혔을 때 현훈이나 안구진탕이 있는지 관찰한다.

(7) 제9, 10 뇌신경(설인신경, 미주신경)

설인신경과 미주신경은 기능적으로 겹치는 부분이 있으므로 동시에 검사한다. 설인신경의 주 기능은 후두와 인두의 후방부로부터 감각을 전달하는 것이다. 미주신경은 연구개, 인두근육과 성대의 운동을 지배한다. 미주신경을 쉽게 검사하는 한가지 방법으로 환자에게 "아" 소리를 내게 한 다음, 인두와 구개가 대칭적으로 올라가는지를 관찰한다.

두 신경을 평가하는 다른 방법으로 구역반사를 유도할 수 있다. 검진자는 설압자를 이용하여 환자의 후인두벽을 살짝 자극한 후, 구역반사가 발생하는 지 관찰한다. 이 반사의 구심로는 설인신경이, 원심로는 미주신경이 담당한다.

(8) 제11 뇌신경(부신경)

부신경의 주 기능은 흉쇄유돌근과 승모근의 상부 1/3의 운동을 지배하는 것이다. 흉쇄유돌근의 기능은 저항에 반하여 머리를 돌리게 함으로써 평가할 수 있고, 승모근의 기능은 어깨를 으쓱하게 함으로써 평가할 수 있다. 머리를 왼쪽으로 돌리게 하는 것은 우측 흉쇄유돌근의 수축이라는 것을 기억해야 한다(그림 3-9).

(9) 제12 뇌신경(설하신경)

설하신경은 혀의 운동을 담당한다. 환자에게 혀를 내밀도록 하여 혀가 중앙에 위치하는지 확인한 후에 혀를 이용하여 좌·우 볼을 밀어보게 한다. 이 때 검진자는 환자의 볼 바깥쪽에 손바닥을 대어 미는 힘을 평가한다. 설하신경의 병변은 같은 쪽 혀의 절반의 위축을 초래한다. 또한 혀를 내밀 때 병변이 있는 쪽으로 혀가 치우치게 된다.

(10) 뇌간반사

뇌간의 전반적인 기능은 표 3-9의 5가지 뇌신경 반사를 통해 평가할 수 있다. 이 방법은 특히 무의식이거나 반응이 없는 환자를 평가할 때 매우 유용하다.

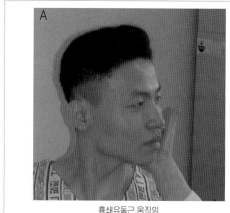
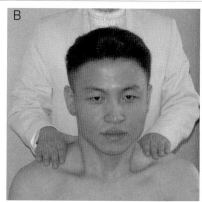

A 흉쇄유돌근 움직임 B 승모근 움직임

그림 3-9. 부신경 검사

A: 흉쇄유돌근 움직임. 검진자가 얼굴에 가하는 저항에 반하여 머리를 돌릴 수 있는지 확인한다.
B: 승모근 움직임. 검진자가 어깨를 누르는 힘에 반하여 어깨를 으쓱하게 움직일 수 있는지 확인한다.

표 3-9. 뇌간반사

반사	구심신경	원심신경
대광반사(light reflex)	II	III
턱반사(jaw jerk)	V	V
각막반사(corneal reflex)	V	VII
구역반사(gag reflex)	IX	X
안구전정반사(oculovestibular reflex)	VIII	III, IV, VI

3) 운동기능 검사

근육쇠약을 주호소로 의료기관을 찾은 환자의 운동기능을 평가할 때에는 거의 모든 신경계 병변이 근육쇠약을 초래할 수 있다는 사실을 기억해야 한다. 즉 대뇌반구, 뇌간, 척수, 전각세포, 신경근, 말초신경, 신경근접합부 또는 근육 자체의 이상 등이 근육쇠약을 동반할 수 있다. 쇠약을 평가할 때 알아두어야 하는 또 하나의 중요한 사실은 환자의 쇠약이 "하위운동신경원 양상"인지 또는 "상위운동신경원 양상"인지 구분하는 것이다. 이 둘 사이의 차이점이 표 3-10에 제시되어 있다.

운동기능검사는 근육의 부피, 근긴장도 검사, 자발적인 움직임 관찰 그리고 근육강도 검사로 이루어진다.

(1) 근육의 부피

일반적으로 근육의 부피는 사지에서 좌·우 그리고 근위부와 원위부에서 대칭적이다. 근육부피가 감소한 상태를 위축이라고 하며, 다음 두 가지 병리적 상황에 의해 발생한다.
- 퇴행성 위축: 하위운동신경원의 병변으로 인해 발생하는 광범위한 근위축이다.
- 불용성 위축: 상위운동신경원 질환, 사용하지 않음, 스테로이드 사용, 혈관교원질 질환 그리고 근골격계 문제를 비롯한 다양한 임상상황에서 볼 수 있는 경한 형태의 근위축이다.

표 3-10. 상·하위운동신경원 증후군

	상위운동신경원 증후군	하위운동신경원 증후군
손상근육의 분포	근육집단이 손상 (편마비 또는 어느 부위 이하 마비)	개별 근육들이 손상 (개개의 척수신경 또는 말초신경들의 마비)
근육강도	과다근육긴장(hypertonia), 강직(spasticity)	근육긴장저하, 이완
심부건반사	과다반사가 나타난다.	과소반사가 나타나거나 반사가 없다.
위축	경미하거나 없다.	현저한 위축이 나타난다.
근섬유다발수축	없다.	있다(근전도나 신경전도에 이상).

(2) 불수의적인 움직임

근육의 비정상적인 자발적 움직임에는 표 3-11을 참조한다.

(3) 근긴장도

근긴장은 수동적 신장에 대한 근육의 저항이라고 정의할 수 있으며, 이완된 사지를 이용하여 관절범위운동을 하게 하여 평가한다. 근긴장도는 다양한 병리적 상황에 의해 증가 또는 감소될 수 있다(표 3-12).

무의식환자에게 해로운 자극이 가해졌을 때 비정상적 운동반응으로 이상굴곡과 신전이 나타날 수 있다(그림 3-10).

① 이상굴곡

제피질경직(decorticate rigidity)으로도 알려져 있으며, 통증자극을 가하면 팔과 손목, 손가락은 굴곡하고 상지는 내전한다. 또한 하지에서는 신전, 내회전, 족저굴곡이 나타난다. 이상굴곡은 피질척수로나 내피막이 손상되면 발생한다.

② 이상신전

제뇌경직(decerebrate rigidity)이라고도 하며, 통증자극이 주어졌을 때 팔은 신전하고 외전하며, 과다회내를 보인다. 이상신전은 중뇌나 교상부와 같은 심부 대뇌반구의 손상으로 발생한다. 하지는 이상굴곡과 유사한 모습을 보인다. 환자의 한쪽은 이상굴곡을 다른 쪽은 이상신전을 보일수도 있다. 연구에 따르면 이상굴곡이 이상신전보다는 예후가 더 좋다고 한다.

(4) 근육의 강도

근육의 강도는 기능적 검사와 근력측정 방법으로 평가한다.

① 기능적 검사

환자가 지시받은 과제를 수행하는 지 알아보는 것으로 쉬우면서도 매우 신뢰도가 높은 검사방법이다. 상지의 기능검사에는 앙와위로 누워 턱을 가슴에 닿게 하는 것, 양 팔을 머리 위로 들어 올리는 능력, 주먹을 꽉 쥐는 능력 등이 포함된다. 하지의 기능검사에는 손을 사용하지 않고 의자에서 일어나기, 쪼그리고 앉은 상태에서 일어나기, 한 쪽 다리를 의자에 올리기, 발끝이나 발꿈치로 걷기 등이 포함된다.

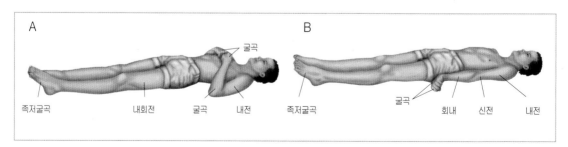

그림 3-10. 혼수환자에서의 비정상자세 A: 제피질경직(이상굴곡반응) B: 제뇌경직(이상신전반응)

표 3-11. 근육의 불수의적인 움직임

형태	특징	원인
근섬유다발수축 (fasciculation)	운동단위 전체의 무작위 흥분으로 인해 초래되는 근육이 꿈틀거리는 것 같은 빠른 수축을 말한다. 보통 몇 개의 근육군을 동시에 침범하며 손과 발, 혀나 몸 전체를 침범할 수도 있다.	대부분의 경우에 척수의 전각세포나 운동신경 축삭돌기의 손상시 발생한다. 비록 잦은 근섬유다발수축이 전각세포질환(예, 근위축성축삭경화증)에서 발생한다고 하더라도 간헐적인 근섬유다발수축은 일반적으로 운동 후의 단순한 근육피로에서도 발견되며 임상적인 의의가 없는 것이 보통이다.
간대(클로누스)	근육의 과흥분으로 인한 반복적인 신장반사를 말한다.	보통 심하게 강직된 사지에서 발생하지만 어느 근육에서도 나타날 수 있다.
근간대경련 (myoclonus)	사지를 내동댕이치는 쇼크성 수축으로 언제든지 발생할 수 있지만, 보통 갑작스러운 놀람에 의해 시작된다. 수면동안에는 나타나지 않는다.	불안정한 신경계와 신경원의 자발성 전기방전과 관련이 있으며 대사성 또는 유전적인 신경계 질환에서 흔히 발견된다. 근간대경련과 관련있는 구조는 대뇌피질, 소뇌, 망상체활성계, 척수이다.
무도병(chorea)	휴식 중에도 나타나는 짧고, 불규칙적이며 대칭적인 움직임으로 운동에 의해 더 강해진다. 신체의 여러 부위에서 한 근육에서 다른 근육으로 이어지는 경향이 있다.	기저핵의 시냅스안에 도파민의 과도한 농축이나 과민성과 관련되어 있다.
발리즘(ballism)	근위하지근이 수축되어 일어나는 것으로 신체적 활동이나 흥분에 의해 심해지나 휴식을 취하면 감소된다. 발리즘은 보통 신체의 한쪽에서 나타나 편측발리즘이라도 불린다.	시상하부에 위치한 운동신경 핵의 손상으로 인한다. 도파민 농도의 감소는 발리즘을 없애거나 감소시킨다.
무정위운동증 (athetosis)	무도병보다 더 느리고 꿈틀거리는 움직임으로 손가락, 손목의 굴곡과 신전, 팔의 외전과 내전을 보이는 것이 특징이다.	유아기에 기저핵의 손상을 받으면 발생한다.
무도무정위운동증 (choreathetosis)	무도병과 무정위운동증이 함께 나타난다.	정확한 병태생리적 기전은 밝혀지지 않았다.
틱(tic)	빠르고, 때로는 계속되는 운동으로 연속적인 패턴으로 나타난다. 움직임은 단순할 수도 있고 복합적일 수도 있다.	과도한 도파민 분비와 관련되지만, 구조적인 변화는 관찰되지 않는다.
연축(spasm)	강력한 근육 수축	국소적인 근육이나 어떤 수준의 신경계로부터 시작된다.
딸꾹질(hiccup)	경련	위나 횡격막의 감각신경이 자극되거나 수뇌에 압력을 주는 손상에 의해 발생한다.
떨림(tremor)	사지나 체간의 규칙적인 진동으로 안정시 떨림(resting tremor)과 활동떨림(action tremor)이 있다.	대뇌, 운동계통, 감각계통 또는 기저신경절의 병변으로 인해 발생할 수 있다. 안정시 떨림은 파킨슨병의 대표적인 증상들 중 하나이다. 활동떨림은 소뇌 또는 감각계 병변에서 발생하며 특발성일 수도 있다(양성 유전성 떨림 또는 노인성 떨림).

표 3-12. 근긴장도의 이상

장애	특징	원인
근긴장저하(hypotonia)	수동운동에 대해 저항이 거의 없거나 전혀 없다.	신경원의 흥분성 감소로 근방추의 활동이 감소되어 발생한다.
근육이완(flaccidity)	수동운동에 저항 없이 근육이 빠르게 움직여 진다. 위축된 근육이나 마비와 관련이 있다.	근육긴장도에 필요한 신경자극이 상실되었을 때 발생한다.
과다근육긴장(hypertonia)	수동운동에 대해 근육저항이 증가되어 있다. 마비와 관련 있을 수도 있으며, 근육비대를 동반 할 수도 있다.	운동신경원 반사궁은 기능을 하나 상위중추에 의해서 조절되거나 전달되지 못하면 나타난다.
강직(spasticity)	긴장도가 갑자기 감소할 때까지 점진적으로 근긴장이 증가하여 저항이 커진다. Clasp-knife 현상이 나타난다.	정확한 기전은 밝혀지지 않았으나, 추체로 하행로의 하부 억제성이 없어져 α- 운동신경원의 흥분이 증가되어 나타난다.
경직(rigidity)	과다긴장의 한 형태이며, 강직된 사지의 수동 운동에 대한 근육의 저항으로 굴곡이나 신전시 동일한 양상으로 나타난다.	근육의 계속적이고도 불수의적인 수축으로 인해 발생된다.

② 회내반응

회내반응(pronator drift)은 상지근육의 기능을 평가하는 매우 중요한 검사 중 하나이다. 환자에게 눈을 감고 손바닥을 위로한 채, 양 팔을 앞으로 들고 있으라고 지시한다. 검진자는 환자의 팔이 조금이라도 회내가 되는지 관찰하는데, 경우에 따라 어깨의 내회전과 팔꿈치의 굴곡이 동반되기도 한다. 팔의 회내는 미세한 상위운동신경원의 기능부전을 확인할 수 있는 증거이다.

③ 근력측정(muscle strength test)

각 근육군의 근력등급을 0~5점 척도로 평가하는 방법이다(표 3-13). 근력측정을 위해 검진자는 환자의 근육군을 밀거나 당겨서 근력을 평가한다. 흔히 평가하는 근육근이 표 3-14에 나와 있다.

표 3-13. 근력 등급

등급	특징
0	완전마비, 움직임이 전혀 없다.
1	약간의 근육 수축이 있는 정도이다.
2	중력이 제거된 상태에서 관절범위운동이 가능하다.
3	중력에 반해서 팔과 다리를 들어 올릴 수는 있으나, 힘을 가했을때는 움직일 수 없다.
4	중력과 함께 약간의 힘에 대항하여 관절범위운동이 가능하다.
5	정상 근력

표 3-14. 근력평가에 사용되는 근육집단

상지근육군	하지근육군
어깨 내전	고관절 굴곡
팔꿈치 굴곡	고관절 신전
팔꿈치 신전	고관절 외전
손목 굴곡	고관절 내전
손목 신전	무릎 굴곡
손가락 굴곡	무릎 신전
손가락 외전	발목 족저굴곡
	발목 배측굴곡

4) 감각검사

환자의 감각기능을 검사할 때에는 대뇌피질의 감각영역을 비롯하여 말초신경, 상완신경총, 요천수신경총, 신경근, 척수, 뇌간 등 모든 신경계의 병변이 감각이상의 원인이 될 수 있다는 사실을 기억해야 한다.

감각검사는 주관적인 검사로 환자가 깨어 있고 협조적이어야 하며, 다양한 자극들에 대해 신뢰할 수 있는 주관적 느낌을 줄 수 있어야만 가능하다. 일반적으로 감각증상이 감각징후보다 선행하므로 감각기능부전을 초래하는 질병의 초기단계에서는 감각기능검사를 통해 질병을 발견하기가 어려울 수 있다.

감각기능을 평가할 때에는 반드시 대칭성을 확인해야 한다. 흔히 범하기 쉬운 실수는 근위부에서 원위부 쪽으로 단계적으로 검사하거나 또는 특정 신경이나 신경원의 분포에 따라서만 검사하는 것이다.

감각기능 검사는 다음의 3영역으로 나뉜다.

(1) 기본전달방식

① 표재성감각

표재성감각은 통증, 온도 그리고 국소화하기 어려운 촉각을 의미한다. 이 전달방식은 크기가 작고 수초가 없는 섬유들이 척수의 외측척수시상로(lateral spinothalamic tract)를 따라 반대편으로 교차해서 올라가, 결국 뇌간의 망상체와 시상에서 정보를 처리하는 방법이다.

통증감각은 핀을 이용하여 평가한다. 문제가 있는 부분에서는 핀으로 인한 "따끔" 한 느낌이 감소하거나 사라지거나 또는 증가할 수 있다.

온도감각은 찬 음차를 이용하거나 또는 찬물과 더운물이 들어 있는 튜브를 이용하여 평가한다.

② 심부감각

미세촉각, 진동감각 그리고 위치감각이 심부감각에 해당된다. 이 감각들은 척수의 등쪽을 따라 같은 쪽으로 상행하는 크고 수초화된 후측척수시상로(posterior spinothalamic tract)에 의해 전달된다. 전달된 정보는 연수에서 교차하여 시상으로 전파된 후, 결국 피질의 주 감각영역에서 처리된다.

진동감각은 음차를 이용하여 평가한다. 음차를 진동시켜 환자의 말단부 관절에 올려 놓은 후, 언제 진동이 사라지는지 묻는다. 이 때 검사자의 손가락을 환자의 관절 밑에 둔다. 흔히 사용되는 관절은 엄지발가락 또는 검지손가락의 원위지절관절이다. 검진자는 아직 진동을 느끼는데, 환자가 사라졌다고 한다면 진동감각이 감소되었다고 할 수 있다. 원위부 진동감각 소실이 발견되면 같은 방법으로 근위부 쪽에서 반복한다.

위치감각은 환자에게 눈을 감게 한 뒤, 검진자가 지절간관절을 약간씩 움직이면서 어느 쪽으로 움직이는지 질문한다. 이 때 검진자가 환자 관절의 측면을 잡고 움직여야 압력으로 인한 방향의 정보를 주지 않게 된다.

(2) 피질감각전달방식

보다 복잡한 형태의 감각들은 중요한 피질처리 과정이 요구된다. 피질 - 감각전달은 일반적으로 입체감각(stereognosis), 두점식별감각(two-point discrimination), 서화감각(graphesthesia) 그리고 이중동시감각으로 평가할 수 있다.

① 입체감각

눈을 감고 접촉으로만 물건을 구별할 수 있는 능력으로, 이를 평가하기 위해서는 안전핀이나 동전과 같이 익숙한 물건을 환자의 손에 올려놓고 맞추게 한다(그림 3-11).

② 서화감각

눈을 감은 상태에서 손바닥에 숫자를 쓰거나 그림을 그렸을때, 맞추는 능력이다(그림 3-12).

③ 두점식별감각

가까이 있는 두 개의 지점을 구분하는 능력으로 클립을 구부려 두 개의 끝을 만든 다음 눈을 감은 환자의 검지에 대어 평가한다. 이 때 양 끝의 간격을 점점 좁혀서 두지점으로 느낄 수 있는 거리를 확인한다. 감각세포가 많은 손끝은 두점으로 인식할 수 있는 거리가 짧아 검지의 끝에서 2mm의 간격까지 구분할 수 있으나, 대퇴부의 경우는 75mm 정도로 두점으로 인식할 수 있는 거리가 길다(그림 3-13).

④ 이중동시감각

정상인은 몸의 좌·우 다른 부위에 동시에 적용되는 두 개의 자극의 위치를 알아차릴 수 있다. 그러나 두정엽 병변을 지닌 환자의 경우에 소거(extinction)라는 현상을 보이는데, 이는 병변의 반대편 몸에 가해지는 동시자극을 알아차리지 못하는 것이다. 넓은 의미에서 보면 이중동시자극에 대한 소멸현상은 감각무시라고 알려진 실인증의 한 형태라고 할 수 있다. 소멸현상을 검사하기 위해 환자의 좌·우측 몸에 동시에 촉각자극을 주면서 환자로 하여금 그 부분을 손으로 짚어보게 한다. 이 때 환자는 눈을 감고 있어야 한다.

(3) 기능적 검사

감각의 기능적 검사는 롬버그 검사(Romberg test)를 통해 할 수 있다. 환자에게 양발을 붙인 채 선 자세를 취하라고 지시한 다음, 눈을 감은 상태에서도 균형을 유지하는 지 관찰한다. 환자가 균형을 잡지 못하고 어느 한 쪽으로 비틀거리면 롬버그 검사 양성으로 판정한다. 이 검사를 시행할 때 검사자는 환자가 넘어질 경우를 대비해 양손을 환자 몸 가

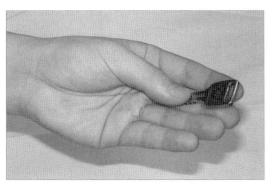

그림 3-11. 입체감각 검사

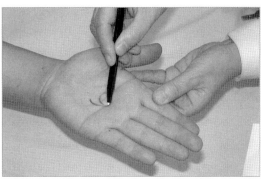

그림 3-12. 서화감각 검사

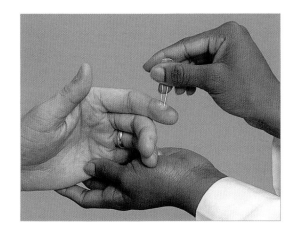

그림 3-13. 두점식별감각

까운 곳에 들고 서 있어야 한다.

균형을 유지하기 위해 고유감각(proprioception), 전정기관 그리고 시각이 요구되는데 이 셋 중 둘만 있어도 균형을 유지할 수 있다. 롬버그검사 시 눈을 감으면 균형 유지에 필요한 시각적 신호를 차단할 수 있다. 만일 눈을 감은 상태에서도 균형을 유지할 수 있다면, 전정기관과 고유감각계통이 잘 보존되어 있다고 가정할 수 있다. 반대로 어느 한 쪽으로 비틀거린다면 고유감각이나 전정기관에 문제가 있음을 알 수 있다.

롬버그검사는 환자가 눈을 뜬 상태에서 발을 붙이고 잘 서 있을 수 있는 능력이 있을 경우에만 수행할 수 있다. 만일 잘 서있지 못한다면, 소뇌의 병변을 의심해볼 수 있고 이런 상황에서는 롬버그검사를 시도하지 말아야 한다.

5) 조정

조정(coordination)은 운동, 감각 그리고 소뇌기능의 통합이다. 일반적으로 소뇌기능으로 조정능력을 평가하지만 검사 결과를 해석할 때에는 운동, 감각 그리고 전정계와 같은 다른 계통의 역할도 고려해야 한다. 조정은 체간의 안전성과 사지의 조정능력으로 평가한다.

(1) 체간의 안전성

체간의 안전성은 환자가 앉아 있을 때 또는 눈을 뜨고 양발을 붙이고 서 있을 때의 균형을 관찰함으로써 평가할 수 있다. 체간운동실조증이 있으면 소뇌충부의 병변을 의심할 수 있다.

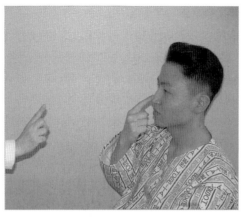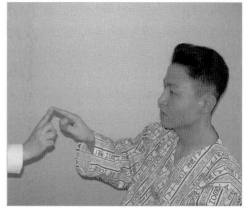

그림 3-14. 손가락- 코 검사

(2) 사지의 조정능력

팔과 다리의 조정능력을 평가한다.

① 손가락 - 코 검사

손가락 - 코 검사(finger to nose test)를 위해 환자에게 검지손가락으로 자신의 코와 검진자의 손가락을 번갈아가며 만지도록 지시한다. 속도, 정확성 그리고 떨림 유무를 관찰한다(그림 3-14).

② 발꿈치무릎 검사

발꿈치무릎 검사(heel to shin test)를 위해 환자의 한 쪽 발뒤꿈치를 이용하여 다른 쪽 정강이를 미끄러져 내려오게 한다. 속도, 정확성, 그리고 떨림 유무를 관찰한다.

③ 빠른교대운동 검사

빠른교대운동 검사(rapid alternating movements)를 위해 환자에게 손등과 손바닥을 이용해 교대로 대퇴부를 두드리라고 지시한다. 또는 각 손가락들을 교대로 엄지에 대보도록 한다. 좌·우 교대로 실시한 후 비교한다. 이 검사 결과 이상이 발견되면 운동실조증(locomotor ataxia) 또는 측정장애(dysmetria)라고 명명하고, 소뇌반구의 병변을 의심할 수 있다. 소뇌반구의 병변은 동측의 운동실조증을 초래한다. 고유수용감각에 이상을 초래하는 상위운동신경원병변이나 감각병변 역시 운동실조증과 측정장애를 야기한다(그림 3-15).

6) 반사

반사검사는 신경계를 검진하는 가장 객관적인 방법이라고 할 수 있다. 반사는 깨어있는 환자는 물론 무의식 환자를 평가하는 데 큰 도움을 준다.

반사는 정상 반사와 병적 반사로 구분된다. 정상 반사에는 심부건반사(근신장반사)와 표재반사가 포함되고, 병적 반사에는 파악반사나 흡인반사와 같은 전두엽방출징후(frontal release signs)외에도 바빈스키반사가 포함된다.

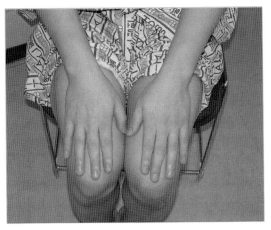

그림 3-15. 빠른 교대 운동 검사

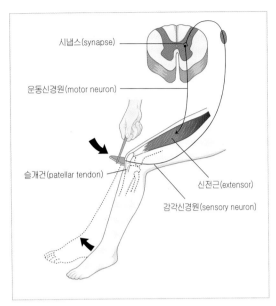

그림 3-16. 심부건반사

(1) 심부건반사

심부건반사는 단시냅스성 척수반사로서 반사망치로 근육과 연결된 건부위를 타격할 때 연결된 근육이 수축하는 것으로 평가한다. 건을 타격하면 근방추가 늘어나게 되고, 이 구심성 정보는 척수의 후근을 따라 후각에 전달된 후 결국 척수 복측의 전각에서 시냅스를 한다. 이 반사의 원심로는 전각세포에서 시작되어 전근을 빠져나와 α- 운동신경원을 통해 결국 동일한 근육에서 시냅스하게 된다(그림 3-16).

일반적인 신경학적 검진에서 사용되는 5개의 심부건반사 부위는 그림 3-17, 표 3-15와 같다.

심부건반사는 표 3-16과 같이 0~5점 척도로 평가된다.

클로누스는 갑작스런 근육의 수동적 신장에 의해 불수의적 근수축이 규칙적으로 반복되는 것으로 반사항진을 시사한다. 반사가 항진된 환자의 발을 갑자기 배굴곡시키면 발목에 간대경련이 발생한다. 무릎의 간대경련은 무릎을 약간 굴곡시킨 상태에서 슬개골을 아래쪽으로 빠르게 밀면 일어난다.

표 3-15. 심부건반사와 신경근

심부건반사	신경근
이두근	$C_{5\sim6}$
삼두근	$C_{7\sim8}$
상완요골근	$C_{5\sim6}$
무릎반사	$L_{3\sim4}$
발목반사	$S_{1\sim2}$

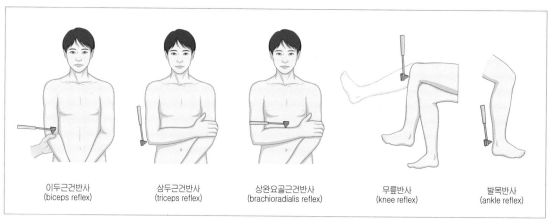

| 이두근건반사
(biceps reflex) | 삼두근건반사
(triceps reflex) | 상완요골근건반사
(brachioradialis reflex) | 무릎반사
(knee reflex) | 발목반사
(ankle reflex) |

그림 3-17. 근신장반사의 검사부위

표 3-16. 심부건반사의 평가

점수	특징
0	반응 없음
1	반응 감소
2	정상
3	반응 증가 + 관절전체로 퍼짐
4	반응 증가 + 클로누스

(2) 표재반사

표재반사(superficial reflex)는 다시냅스성 통각반사(multisynaptic nociceptive reflex)로서 피부를 자극하면 인접 근육들이 수축하는 것이다. 흔히 관찰할 수 있는 표재반사는 다음과 같다.

① 복부반사

끝이 뭉툭한 물건을 이용하여 배꼽에서 4방향으로 복부의 피부를 가볍게 그은 다음, 배꼽이 어느 쪽으로 치우치는지 관찰한다. 상복부는 T6~9이 지배하고 하복부는 T10~12의 지배를 받는다. 복부반사가 감소하거나 사라지면 해당 신경근 또는 상위운동신경원의 병변을 의심할 수도 있지만 비만, 임신이나 수술도 복부반사를 사라지게 하는 원인이 될 수 있다.

② 항문반사

항문 주변의 피부를 자극한 후, 외항문괄약근이 자극한 방향으로 수축하는지 관찰한다. 이 반사가 보이면 S3~5 신경근이 정상이다.

③ 거고근반사

남성 환자의 대퇴 안쪽 피부를 자극하면, 같은 쪽의 고환이 올라가는 반사로 L1~2 신경근의 기능을 알 수 있다.

④ **구해면체근반사**

음경의 귀두를 누르면 외항문괄약근이 수축하는 반사로 S3~4 신경근의 기능과 관련이 있다.

(3) 바빈스키반사

바빈스키반사는 매우 중요한 신경계 반사로서 발꿈치에서 시작하여 엄지발가락 쪽으로 발바닥의 외측을 끝이 뭉툭한 물건으로 자극하여 평가한다. 정상반응은 엄지발가락이 굴곡하는 것이고, 비정상 또는 양성반응의 경우 발가락이 발등 쪽으로 올라가고 경우에 따라 나머지 발가락들이 바깥쪽으로 펼쳐지기도 한다. 바빈스키반사의 양성은 상위운동신경원의 병소를 시사한다(그림 3-18).

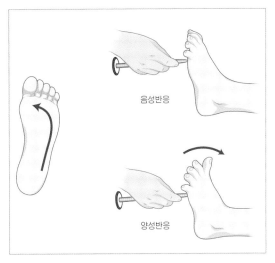

그림 3-18. 바빈스키반사

(4) 전두엽방출징후

전두엽방출징후(frontal release sign)는 영아기에는 존재하지만 중추신경계가 성숙함에 따라 사라지는 반사들로서 나이가 많이 들거나 알츠하이머병, 파킨슨병 또는 양측반구 뇌졸중과 같이 피질 전반 또는 좌·우 대뇌반구의 기능부전이 있으면 다시 출현한다. 일반적으로 검사하는 4가지 전두엽방출징후들은 다음과 같다(그림 3-19).

① **입내밀기반사**

환자의 입술 위에 검진자의 손가락 또는 설압자를 얹어 놓고, 타진망치로 툭 칠 때 환자의 입술이 앞으로 내밀어지는지 관찰한다.

② **손바닥턱반사**

손바닥을 자극하거나 간지럽히면 같은 쪽 뺨을 자극하거나 간질이면 턱근육(mentalis muscle)이 수축하여 주름이 생기는지 관찰한다.

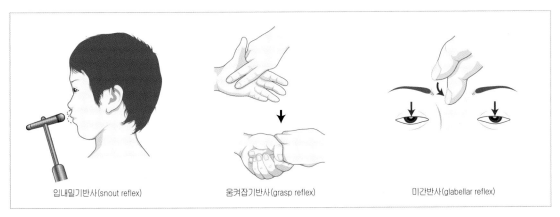

입내밀기반사(snout reflex)   움켜잡기반사(grasp reflex)   미간반사(glabellar reflex)

그림 3-19. 전두엽방출징후

③ 움켜잡기반사

검진자의 손가락으로 환자의 손바닥 가운데를 꼭 누르면 환자가 검진자의 손가락을 쥐는 지 관찰한다.

④ 미간반사

양 눈썹 사이 이마를 반복해서 톡톡 칠 때마다 지속적으로 눈을 깜박거리는지 관찰한다. 정상인의 경우 눈을 한번이나 두 번 깜박인다.

7) 보행과 자세

(1) 보행

보행검사는 운동, 감각계통 그리고 소뇌 기능의 통합과 관련된 가치있는 정보를 제공하므로 신경계에서는 아주 중요한 검사이다. 보행을 관찰하기 위해 환자에게 잠깐 걷고 모퉁이를 돌아보라고 지시한다. 보행 중 몸의 비대칭성과 양발의 간격, 보폭의 길이 그리고 팔의 움직임을 주의 깊게 관찰한다.

보행검사의 중요한 부분 중의 하나는 일자보행(tandem gait), 즉 뒤꿈치와 발가락 끝을 맞대고 일직선을 따라 걷는 것이다. 일자보행을 통해 잘 드러나지 않는 작은 보행이상을 확인할 수 있다. 일자보행을 수행하지 못하는 것은 종종 고유수용감각의 이상 또는 소뇌중심선의 병변과 관련이 있다.

보행을 평가할 때 검진자는 우선 환자의 보행이 대칭인지 또는 비대칭인지 확인한다. 보행이 대칭적이라면 양발의 간격을 관찰하는 데, 다양한 형태의 비정상적 보행이 표 3-17에 제시되어 있다.

표 3-17. 비정상적 보행

보행	병변
비대칭적 보행	
트렌델렌버그보행(Trendelenberg gait)	고관절의 이상
편마비보행(hemiplegic gait)	상위운동신경원 이상
계상보행, 족하수(steppage gait)	비골신경(peroneal nerve) 마비
진통보행(antalgic gait)	발 또는 다리의 통증
대칭적 보행	
넓은 간격	
감각실조보행(sensory ataxic gait)	척수 후각의 병변
소뇌실조보행(cerebellar ataxic gait)	소뇌이상
실행증보행(apractic gait)	양쪽 대뇌반구의 병변
좁은 간격	
강직보행(spastic gait)	양쪽 상위운동신경원 병변
가속보행(festinating gait)	기저신경절(흑질)의 병변

(2) 자세

자세는 안정된 체위를 유지하는 능력이다. 자세를 평가하기 위해 아무런 지지가 없는 상태에서 환자가 앉아 있는 모습과 다리를 모으고 팔을 옆에 붙인 상태로 서 있는 모습을 관찰한다. 검진자는 환자가 불안정하고 기대려고 하거나 넘어지려고 하는 경향이 있는지 확인한다. 자세의 이상은 전형적으로 소뇌중심선의 병변으로 인해 발생한다.

8) 활력징후

뇌와 뇌간은 심장과 호흡기능을 주관하는 장소이므로, 활력징후의 변화를 통해 신경계 이상을 유추할 수 있다.

(1) 심장기능

뇌의 대사작용은 끊임없는 혈액공급을 필요로 하므로, 심맥관계의 기능이 뇌의 대사요구를 충족시킬 수 있는지에 대한 사정이 필요하다.

① 심박출량 감소

어떤 이유로든 심박출량이 감소하면, 두개내관류가 감소하기 때문에 뇌조직에는 저산소증이 발생하고 결국 신경손상이 초래된다. 두개내압 상승이 있는 상황에서의 심박출량 감소는 더욱 치명적이다.

② 고혈압

뇌혈류를 조절하는 자동조절기전이 손상되면 보상반응으로 맥박, 혈압, 심박출량이 증가하는 과역동상태(hyperdynamic state)가 된다. 과역동상태에서는 혈압이 상승하고, 뇌혈류가 증가하여 뇌용적이 커지므로 결국 두개내압이 상승하게 된다.

연수에서 기시하는 미주신경은 심장에 대한 부교감신경의 영향을 통제하고 있으며, 흥분 시 서맥을 야기한다. 따라서 두개내압이 상승하면 종종 서맥이 초래되고 또한 부정맥이 나타나게 된다.

③ 쿠싱반사

쿠싱반사(Cushing reflex)는 서맥, 수축기 혈압의 상승, 맥압 증가의 3가지 징후를 말하며, 이는 뇌내고혈압과 뇌탈출증후군에 대한 반응으로 발생한다. 그러나 쿠싱반사는 모든 상황에서 나타나는 것이 아니므로 다른 평가요소의 변화에 주의를 기울여야 된다.

(2) 호흡기능

호흡은 대뇌와 뇌간의 활동 그리고 대사의 영향을 받아 통합되는 고위기능으로 의식 수준의 변화, 뇌 또는 뇌간 손상의 정도에 영향을 받는다(그림 3-20, 표 3-18, 9장의 간호문제와 중재 참조).

호흡을 조절하는 가장 하위중추는 연수의 호흡중추로 미주신경으로부터 자극을 받아 호기와 흡기근육에 전달해준다. 교뇌의 지속흡식중추(apneustic center)와 흡식조절중추(pneumotaxic center)는 호기와 흡기의 길이와 호흡수를 조절한다.

호흡양상의 변화는 뇌간기능장애 정도에 따라 다르므로, 호흡사정 시 호흡수 뿐만 아니라 호흡양상을 사정해야 한다. 정상 호흡수는 분당 12~16회이다.

호흡양상을 사정할 때 가스교환이 효과적으로 이루어져서 산소와 이산화탄소의 분압이 적절하게 유지되는지도 알아보아야 한다. 의식이 저하된 환자에서 과소환기는 흔하며, 산소와 이산화탄소분압의 변화가 두개내압을 더욱 상승시킬 수 있다.

마지막으로 의식이 손상된 환자의 경우, 기도유지와 분비물 제거능력을 사정해야 한다. 구역반사, 기침 그리고 연하반사가 기도를 유지해 주는데, 이들이 감소되거나 소실될 수 있다.

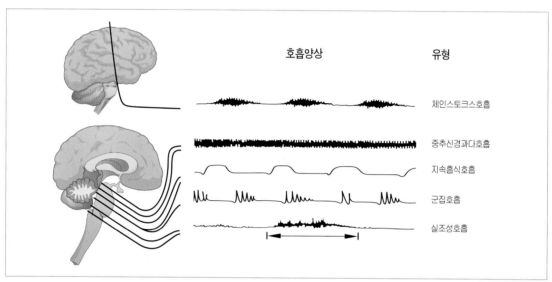

그림 3-20. 중추신경계 기능장애에 따른 비정상 호흡 양상

표 3-18. 비정상적 호흡의 특징

호흡	특징	신경해부학적 병변
체인스토크스호흡 (cheyne-Stokes respiration)	호흡수와 호흡 깊이가 리듬있게 빨라졌다 느려졌다 한다. 중간에 짧은 무호흡도 보인다.	양측 대뇌, 소뇌, 간뇌.
중추신경과다호흡 (central neurogenic hyperpnea)	매우 깊고 빠른 호흡이 일어난다.	중뇌하부 교뇌상부
지속흡식호흡 (apneustic breathing)	흡기가 길어지고, 2~3초 간의 휴지기간이 있고 호기가 일어난다.	교뇌중간부-하부
군집호흡 (cluster breathing)	불규칙적이고 빠른 호흡이 계속되다가 긴 무호흡이 이어진다.	교뇌하부, 연수상부
실조성호흡 (ataxic breathing)	불규칙한 무호흡기간과 함께 깊고 얕은 호흡이 불규칙하게 나타난다.	연수
쿠스마울호흡 (kussmaul breathing)	깊으면서 규칙적인 호흡이 나타난다.	대사성산증

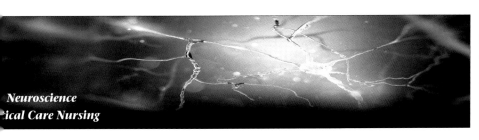

신경계 진단적 검사

1. 단순 x-ray 촬영

두개 x-ray 촬영(skull x-ray)은 신경진단적 검사에서 가장 보편적으로 시행되는 검사 중 하나이다. 전·후 촬영과 측면 촬영으로 두개골의 형상, 골격의 크기와 모양, 이상성 석회화, 두개골절의 증거, 퇴행적 변화 그리고 송과체의 위치를 결정하기 위해서 시행된다.

두개 x-ray 촬영은 두개골절 또는 뇌 내의 병소를 암시하는 뼈의 침식 등을 영상화한다. 정상적으로 석회화된 송과체의 위치 이동은 성인에게서 공간점유병소를 나타내며, 비이상성 석회화는 종양이나 만성 경막하 혈종의 존재를 나타낸다.

단순 두개 x-ray 촬영은 두부외상에서 관통을 유발한 물체의 위치, 손상 부위의 예측, 응급 혈관촬영이 필요할 것인지 등의 결정을 하는데 도움이 된다. 기본적인 단순두개골 촬영상은 좌, 우 측면상(left and right lateral views), 전후상(anterior posterior view), 전후 반축위상(Towne's view) 등 4장의 사진으로 이루어진다. 그 외에 추가로 필요에 따라 두개저 영상(basal view), Waters 상, Caldwell 상 등을 촬영하기도 한다.

임상 증상에 따라 특수 촬영(specific view)을 시행할 수 있다. 두개저(skull base) 촬영은 뇌신경 마비가 있을 경우에 시행하며, 안공(optic foramina) 촬영은 점차적으로 시력 손실이 있을 경우, 터키안(sella turcica) 촬영은 시야 결손이 있는 경우에 시행하며, 추체 촬영(petrous view)은 감각신경 난청(sensorineural hearing loss)이 있을 경우에 시행한다.

두개 x-ray 촬영을 받는 대상자를 위한 준비사항으로 방사능에 노출되는 대상자의 불안을 감소시키는 교육이 필요하며, 합병증은 없고 특별한 검사 후 간호도 필요하지 않다는 사실을 알려준다.

단순촬영을 포함한 모든 영상진단은 반드시 경추의 적당한 고정이 이루어진 후에 시행하여야 한다. 특히 환자가 경부통증을 호소하거나 높은 곳에서 떨어진 경우, 의식이 없는 경우에는 경추고정(cervical immobilization)에 특별한 주의를 기울여야 한다.

척추촬영은 사고로 허리 손상을 받은 경우, 사고 후 허리에 통증을 경험한 경우 그리고 하지의 운동과 감각 장애를 가진 환자에게 시행하며 전·후와 측면 촬영이 가장 보편적이다. 병리적 소견은 척추골절, 위치 이동, 추간판의 좁아짐, 그리고 부서진 척추를 포함하며 척추증(spondylosis) 그리고 이상성 석회화와 같은 퇴행성 변화를 확인할 수 있다. 경추손상이 의심되는 경우에는 목 자세를 유지하고 고정하여야 하며, 척추가 보호되도록 해야 한다. 제1경추, 제2경추의 선명한 영상을 얻기 위해서 환자는 입을 벌리고 촬영해야 하며, 제6경추와 제7경추는 환자의 팔을 아래로 당겨서 촬영한다. 손상받은 환자의 경우, 불안정한 경추때문에 경추 촬영이 완전히 끝날 때 까지 경추가 보호되도록 하는 외에 검사 전·후에 추가적인 준비는 필요하지 않다. 또한 척추촬영에 의한 합병증은 드물다.

2. 전산화단층촬영법

전산화단층촬영법(computed tomography, CT)은 1972년에 처음 소개된 비침습적으로 중추신경계의 병변을 평가하는 획기적인 영상진단법으로 두개강 내 종괴 병소를 확인하는데 있어서 종래에 사용하던 뇌혈관촬영술을 대신하게 되었으며, 신경학적 장애를 가진 환자의 진단에 많은 발전을 가져왔다. 두통, 경련 그리고 손상의 임상증상이 나타나는 대상자들에게 시행하며, CT에서 보이는 병리적 소견은 종양, 혈종, 출혈부종, 수두증, 농양, 이물질, 기저부 두개골절, 뇌졸중, 위축, Arnold-Chiari malfor- mation과 같은 선천성 기형을 포함한다. 뇌 CT는 뇌척수액, 뇌백질, 뇌회백질 등을 명확히 구분해 주기 때문에 뇌출혈, 뇌경색, 뇌종양 등의 뇌질환을 의심하는 모든 경우에 보편적으로 이용되는 검사법이다. 정상인의 CT에서 가장 희게 나타나는 부위는 두개골이고 회백질, 백질, 뇌척수액, 지방조직의 순서로 음영이 낮아진다. 촬영 시 방향에 따라 뇌의 수평 횡단면을 단층촬영하는 축면(axial plane)과 뇌의 종단면을 단층촬영하는 관상면(coronal plane)이 있으며, 후자의 경우 촬영 시 머리를 뒤로 젖힌 상태에서 촬영한다.

CT는 모든 두부외상 환자에게 실시하는데, 다음과 같은 환자에게 필수적으로 검사해야 한다. ① 글래스고혼수척도(GCS) 점수가 8점 이하, ② 1cm 이상의 함몰골절, ③ 양쪽 동공의 크기가 1mm 이상 차이가 날 때, ④ 지속적으로 신경학적 이상을 보이는 경우, ⑤ 글래스고혼수척도가 3점 이상 저하되는 경우, ⑥ 의식수준이 악화되는 경우, ⑦ 두부 관통손상, ⑧출혈성 경향이 있거나 항응고제 치료를 받고 있는 환자 등이 포함된다.

1) CT의 기본원리

CT 영상은 x-ray로 부터 얻은 영상을 재구성하기 위해 컴퓨터를 사용한다. 여러 단면에서의 영상은 x-ray를 통과하는 다양한 밀도의 물질을 측정함으로써 생성된다. 한쪽에서 방출되는 x-ray(pencil beam)는 피검자의 머리 주위를 돌며, 동시에 그 반대쪽에 위치한 탐식자(probe)를 통해 x-ray가 흡수되는 정도를 기준으로 절편 영상을 작성하는 것이다. 환자의 머리둘레에 원을 그리면서 빙빙 돌며 x-ray를 방출하고, 감지기(detectors)에서 두부를 통과한 x-ray치를 감지하여 컴퓨터에서 처리함으로써 수 많은 작은 조직절편 영상을 형성하게 된다. 이들 조직절편 영상을 이차원적으로 재구성하여 특징적인 CT 영상 형태를 만들어 낸다.

뼈와 같은 고밀도 구조에서는 x-ray 방출의 발현이 약화된다. 이러한 구조는 CT에서 밝거나 희게 보인다. 뇌척수액이나 공기같이 뼈보다 밀도가 낮은 경우에는 검게 보인다. 뇌조직은 다양한 회색으로 보인다.

일반 CT에서는 5~10mm 두께로 처리하나 안구, 뇌하수체, 후두와(posterior fossa) 부위 병변과 같은 좀 더 세밀한 구조의 병변을 위해서는 2mm 두께로 영상을 얻게 된다. 그러나 후자의 경우, 여러 번 영상을 얻어야하므로 시간이 오래 걸리는 단점이 있다. 또한 서로 다른 window level을 응용함으로써 x-ray 밀도가 각기 다른 조직을 더 선명하게 영상화 할 수도 있다.

일반적으로 두부외상 환자에게 CT를 시행하는 경우에는 안와-이도선(orbitomeatal line)에 평행하게 대후두공(foramen magnum)으로부터 두정부까지 10mm 두께의 연속적인 절편으로 촬영한다. 두개골의 기저부에서는 선상오류(beam-hardening artifact)를 줄이기 위하여 절편 두께를 3~5mm 정도로 줄여서 촬영하기도 한다.

금속성 이물질이나 인공삽입물, 보철이나 의치가 있는 경우 영상 왜곡이 나타나 금속물 주변의 병변을 발견하기 힘들어 진다. 이러한 영상의 변형은 CT에서 뿐만 아니라 MRI에서도 발생한다.

환자의 움직임에 의한 영상의 변형은 CT와 MRI 모두에서 발생하는데, 영상을 만드는데 시간이 많이 걸리는 MRI에서 보다 심한 영상의 변형을 초래한다. CT 검사는 소요 시간이 짧아서 실제 환자의 움직임에 의한 영상의 변형은 크게 걱정할 정도가 아니다.

CT는 MRI와 비교하여 금속물질이 삽입된 환자에게 사용이 가능하고, MRI보다 폐소공포증을 덜 야기하며, 영상 시간이 짧아서 응급 및 급성 환자에게 유리한 이점이 있다.

2) CT 검사 및 조영제

CT 스캔은 신경학적 환자에게 뇌와 척수의 비침습적 영상을 얻기 위해서 사용되며, 종양이 의심되거나 병소를 대조적으로 심화시켜 보고자 할 때에는 조영제(contrast medium)를 사용하기도 한다.

CT의 영상 민감도를 높이기 위해 요오드화된 수용성 조영제를 정맥주입하기 때문에 과민반응이 나타날 수 있으므로, 꼭 필요한 경우에 한해서 조심스럽게 사용한다. 동정맥기형, 청신경초종 또는 뇌농양 등이 의심되는 경우, 단순 두부 CT에서는 정상소견 같이 보이나, 조영제 주사에 의해 혈관영상이 증가되었을 때, 또는 뇌혈관 장벽의 손상 등이 있을 때, CT를 통해 선명하게 관찰할 수 있다.

3) CT 촬영 과정 및 간호

CT 촬영은 일반적으로 15~45분 정도 걸린다. CT 촬영기계는 커다란 도넛 모양의 기계와 x-ray 테이블로 구성된다. 환자는 테이블 위에 눕게 되며, 머리 주위에 holder를 장착한 후, 환자가 누워있는 테이블이 움직이는 원통형 기계 안으로 들어가서 머리 또는 척추와 같은 촬영 신체 부위가 기계의 중앙에 위치하게 한다. 기계가 머리 주위를 180° 회전하면서 약 0.5~2cm 정도 아래로 움직이며, 총 3~7개 단층을 촬영한다. 모든 영상은 즉시 컴퓨터 화면에 나타나므로 필요한 영상을 저장하고 기록한다.

검사 전 대상자를 준비시키기 위해 CT 촬영에 대해 설명을 해주어야 한다. 대상자는 CT를 촬영하는 동안에 반듯하게 누운 자세를 유지해야 하며, 환자의 머리에 있는 모든 물체는 제거되어야 한다. 어떤 환자는 폐소공포증을 경험하기도 하는데, 심하게 폐소공포증을 호소하는 환자는 촬영하기 15~30분 전 쯤에 진정제를 복용해야 한다. 가장 많이 쓰이는 진정제는 *valium*으로 구강이나 근육으로 투여한다. 만약 환자가 조영제를 사용하게 되면, 검사 전에 요오드나 해초에 대한 과민반응이 있는지 확인해야 한다. 일반적으로 CT 촬영 전·후에는 금식이 필요하지 않다. 어떤 환자는 조영제 주사 후에 열감, 오심 또는 두통을 호소한다. 따라서 간호사는 검사 전 교육에서 이러한 가능성에 대해 설명해야 한다. 또한 환자가 CT실에 혼자 있게 되더라도 검사실 밖에 방사선기사가 환자를 관찰하고 있음을 알려주고 안심시킨다. 검사를 하는 동안에 환자는 CT 테이블에 가만히 누워서 머리를 움직이지 않아야 하고 기계통이 움직임에 따라 삐걱거리는 소음이 들림을 알려준다.

　　CT 촬영 후에 환자는 활동에 제한을 받지 않는다. 조영제를 사용한 경우에는 조영제의 배출을 용이하게 할 수 있도록 수분섭취를 권장한다. 환자가 열감, 발적 그리고 가려움과 같은 조영제 과민반응을 나타내는지 관찰해야 한다. 드물지만 조영제의 합병증으로 호흡장애, 혈압 저하 그리고 쇼크 등의 과민반응을 보이기도 한다. 중환자인 경우에는 간호사가 CT를 촬영하는 동안에 환자와 함께 있으면서 활력징후, 신경학적 상태, 기도유지의 변화를 주의 깊게 관찰해야 한다. 두개내압이 상승된 환자는 검사를 시행하는 동안에 반듯하게 누운 자세를 유지해야 하므로 두개내압이 상승되는 이차적인 문제가 발생할 수 있다. 이런 경우에는 검사 전에 뇌탈출(brain herniation)의 위험을 감소시키기 위해 고삼투성 제제를 사용할 수 있다.

3. 자기공명영상 촬영

1) 자기공명영상

자기공명영상(magnetic resonance imaging, MRI)은 신경학적 검사에 지대한 공헌을 한 진단기술이다. 종양, 감염, 부종, 출혈, 혈관기형, 퇴행성 질환, 선천성 질환 그리고 허혈 부위와 같은 병리적 형태를 영상화할 수 있다. MRI 스캔은 CT를 포함한 다른 영상이 할 수 없는 매우 세부적인 정보를 제공한다.

　　생물체 내에서 물과 같은 수소핵의 밀도 차이를 보이는 주위 조직을 지도화 함으로써 뇌 등의 신체구조에 대한 자세한 영상을 얻을 수 있게 되었다. CT처럼 MRI도 선택된 신체 부위의 영상을 생성하기 위해 컴퓨터 기술을 사용한다. 그러나 CT와 달리 MRI는 영상을 만들기 위해 라디오파와 강한 자기장을 이용한다. MRI는 인체에 가장 많은 수소원소의 영상이다. 수소이온은 강한 자기장 안에서 단일 형태로 정렬한다. 라디오파는 단일 형태의 도는 모양을 생성하면서 직각으로 늘어서고, 그런 다음 수소핵이 이전의 정렬상태를 뒤집는데, 이를 공명이라고 한다. 라디오파가 정지하면 핵은 이전의 정렬상태로 되돌아간다. 이것을 단일형태 정렬로 되돌아가는 이완기라고 한다. 핵이 이완함에 따라 라디오파가 방전된다. 각각의 구조 형태는 수소핵의 밀도와 이완시간에 따라 다른 신호를 방출한다. 그리고 라디오파 신호는 MRI 컴퓨터에 의해 처리되어 고해상 영상이 생성된다.

　　MRI 스캔은 T1과 T2 두 가지 다른 형태의 영상 매개변수를 사용하여 생성된다. T1 영상은 수소핵의 양이온 상대밀도를 측정함으로써 생성되는 것으로 뇌조직과 뇌척수액의 구별, 뇌조직의 백질과 회백질의 구별과 같은 정상 구조의 차이를 보여준다. T2 영상은 다양한 수소핵의 이완기 관계를 측정함으로써 생성된다. 특수한 조직은 미미한 차이일지라도 다른 이완기를 가지고 있는데, MRI가 이를 포착한다. T2 영상은 종양이나 뇌의 작은 허혈성 변화와 같은 미미한 병리적 변화를 확인하는데 사용된다.

MRI는 CT에 비하여 뇌실질의 병변을 더욱 민감하게 보여준다. MRI는 다양한 영상을 쉽게 만들 수 있기 때문에 전두하부(subfrontal region) 및 측두하부(subtemporal region) 또는 천막을 따라 발생한 축외병소(extraaxial lesion)를 발견하기에 용이하며, 뇌간과 후두와의 구조와 병변을 잘 볼 수 있다. 또한 외상에 의한 비출혈성 병변, 특히 전단손상(shearing injury)을 영상화하는데 탁월하여 일차적 또는 이차적 손상을 구분 짓는데 매우 유용한 검사방법이다.

MRI 영상은 CT 영상과 비교하여 얻고자 하는 영상 단면을 쉽게 얻을 수 있고, 방사선에 의한 해가 거의 없으며, 조직 변화에 대한 해상력이 훨씬 높게 나타나고, 주위 골조직에 의한 영상 오류(artifact)가 거의 없다는 장점을 지닌다. 그런 반면, MRI는 영상 절편이 3mm로 비교적 두꺼우며, 골 영상에서는 주로 골수의 영상만을 볼 수 있고, 검사 시 대상자가 폐소공포증을 호소할 수 있으며, 신체 내 박동조율기(pacemaker)나 강한 자성체를 이식한 환자에게는 MRI 검사를 실시할 수 없다는 등의 단점을 지니기도 한다.

MRI를 시행하는 환자 관리에서 간호사의 역할은 주로 환자 교육이다. 환자에게 이온화된 방사능은 사용하지 않는다는 것을 확신시켜야 한다. 경우에 따라 더 자세한 MRI 영상을 얻기 위해서 가돌리늄(gadolinium) 같은 조영제를 약 10~15ml 정도 사용할 수도 있다. 이러한 조영제는 뇌혈관 장벽을 통과하여 종양 형태의 영상을 얻어낸다.

MRI를 시행하는 환자에게 폐소공포증이 있는지 확인하여야 한다. 검사실에서 MRI 시행 장면을 담은 비디오로 사전교육을 실시하면 검사과정에 도움이 된다. 폐소공포증 때문에 안정제를 투여하기도 하는데, *chloral hydrate*나 *valium*과 같은 약물이 가장 흔히 처방된다. 환자는 검사가 시행되는 동안에 움직이지 않고 부동자세를 유지해야 한다. 환자에게 검사가 시행되는 동안에 큰 소음이 들릴 것이라고 설명해주어야 하며, 소음 관리를 위해 귀마개를 착용하기도 한다. 또한 MRI 촬영 중 발생하는 시끄러운 소음때문에 두통을 경험할 수도 있다.

두개 MRI 촬영을 위해서 환자는 머리를 헬맷을 쓴 것처럼 코일 안에 넣어야 한다. 환자가 일단 자기장 안으로 들어가면, 자기장의 바닥을 볼 수 있도록 거울이 있는데, 이러한 시각적 지남력이 폐소공포증을 완화시키는데 도움이 된다.

요추 MRI를 시행하는 환자는 흔히 발쪽부터 자기장 안으로 들어가게 되는데, 이런 경우는 거울을 볼 수가 없기 때문에 폐소공포증 발생이 증가 할 수 있다. 환자가 어떤 자세를 취하게 되든지 관계 없이 소형마이크와 스피커를 통해서 검사를 시행하고 있는 방사선 기사와 의사소통을 할 수 있다.

체중이 136kg 이상이거나 동맥류 클립이나 정형외과 수술 시 철 성분 삽입물이 장착된 환자, CU-7 성분으로 제조된 자궁 내 장치 환자, 심박동기 장치 환자, 인슐린 펌프나 주입기구 장착 환자 등은 MRI 검사에 제한을 받으므로 반드시 확인하여야 한다. 임산부는 일반적으로 MRI 검사를 시행하지 않으며, 금속물을 포함하고 있을 수 있는 모래주머니나 머리 클립, 귀걸이, 작은 핀과 같은 장신구, 치아교정기는 MRI 검사 전에 제거해야 한다. 이러한 물질들은 스캔에서 이상한 영상을 만들거나 방사선을 생성하는 자기장의 통 안으로 끌어들일 수 있다. 어떤 기관에서는 MRI를 하기 전에 x-ray촬영을 하여 금속물질이 있는지 확인하기도 한다. 신용카드와 시계도 미리 빼두어야 한다.

간호사는 MRI가 시행되는 동안, 환자와 함께 있어야 하는지 확인하고, 검사 동안에 환자의 신경학적 변화나 활력징후의 변화를 주의 깊게 관찰해야 한다. 최근에는 환자가 스캐너에 있는 동안에도 심전도나 호흡 모니터를 계속 할 수 있다. 측두엽 간질 환자는 소음으로 인한 반복적인 청각 자극으로 발작을 일으킬 위험이 있으므로 주의해야 한다. MRI 전·후에는 식사나 활동에 제한이 없음을 대상자에게 알려주어야 한다. 새로운 컴퓨터 소프트웨어 시스템의 도입으로 영상시간이 많이 감소되어, MRI 촬영을 한 번 시행하는데 20~40분 정도만 소요되며, 필요한 경우 가돌리늄을 주사한 후에 다시 스캔하기도 한다.

2) 자기공명혈관조영술

자기공명혈관조영술(magnetic resonance angiography, MRA)은 감산혈관조영술(subtraction angiography)을 하기 위해 MRI를 이용하는 기술이다. 고주파(radio frequency pulse)를 내는 혈류의 움직임은 양성자가 움직이면서 방출되는 전파 신호에 특별한 영향을 미친다. 이러한 기전을 혈관 조영으로 조작하여 조영 영상이 나타나게 하는 신호가 방출되도록 한다. 뇌에 적용하는 자기공명혈관조영술은 경동맥분지와 같이 큰혈관의 죽상경화성 질환, 동정맥기형 그리고 뇌동맥류 등을 진단하기 위해 가장 많이 시행한다.

혈관, 동맥류, 동정맥기형 등에서 빠른 속도로 흐르는 양전자가 정체 상태에 있는 양전자와의 강도 차이에서 발생하는 신호를 통해 영상을 만들어낸다. 특수한 부위에서의 자기공명 절편에서는 한 개의 혈관 또는 분지(bifurcation)의 확인이 가능하며, 일정한 혈류속도를 선택하여 MRA에서 동맥 또는 정맥을 구분하는 것도 가능하다. MRA는 디지털 감산혈관조영술(digital subtraction angiography, DSA)을 통해 진단되는 동맥류의 95% 정도를 진단할 수 있는 것으로 알려져 있다.

MRA와 같은 비침습적인 조영술은 앞으로 민감하고 세련된 소프트웨어로 더욱 발전할 것이다. MRA의 간호관리는 MRI 검사에 대한 간호관리와 비슷하다.

4. 뇌파검사

뇌파검사(electroencephalography, EEG)는 간질의 진단, 치료, 경과 등을 평가하기 위해 임상에서 널리 응용되는 검사법이다. 뇌파는 뇌신경세포의 활동에 수반되어 생성되는 전기적 변화를 외부에서 측정하고 기록하는 것이다. 뇌의 전기활동은 심전도를 통해 심장에서 나오는 것보다 훨씬 작아서 두피 상에서 측정되는 뇌파의 전위 변동은 수 μV에서 수백 μV로 매우 낮은 전위를 갖고 있다. 따라서 뇌파는 이 미세한 전위를 증폭해서 기록하게 되는데, 그 전위 차를 이용해 파형을 구성하며, 이를 종이에 그리거나 화면을 통해 관찰함으로써 뇌의 전기 생리적 현상을 분석할 수 있게 한다.

뇌파검사 소견에 따라 간질발작(epileptic seizure)의 진단이 달라지고, 치료나 예후가 결정될 수도 있다. 그러나 뇌파에서 간질파가 없다고 해서 간질의 가능성을 배제해서는 안된다. 간질환자에서 첫번째 시행된 뇌파에서 간질파가 보일 확률은 60~70%이고, 약 20%의 간질환자는 반복검사에서도 계속 정상소견을 보인다. 또한 간질이 없는 정상인의

1~2%에서는 뇌파에서 간질파가 나타나므로, 뇌파 이외의 다른 임상소견도 함께 참고해서 진단을 해야 한다.

1) 뇌파의 측정

(1) 일상 뇌파검사

뇌파는 뇌 여러 부위에서 발생하는 전기활동을 동시에 알기 위해서 그림 4-1과 같이 코뿌리점(nasation)과 뒤통수점(inion)을 중심점으로 해서 각 중심점 사이의 거리를 측정해서, 거리 비율로 10~20%되는 위치를 잡아 두피에 전극을 붙이고, 정해진 두개의 전극쌍(montage) 위치로부터 전위차를 기록한다. 검사는 전기적 차폐시설이 되어 있는 검사실에서 누운 상태로 적어도 20분 이상 기록한다.

뇌파전극의 기호는 좌측은 홀수, 우측은 짝수로 하고, 각각 뇌엽의 영문 머리글에 따라 F(frontal), C(central), P(parietal), O(occipital), A(auricular), FC(frontocentral), FP(frontopolar) 등으로 표시한다. Z는 zero로 중간지점을 의미한다. 뇌파를 구성하는 요소로는 주파수(frequency), 진폭(amplitude), 위상관계(phase relation), 분포(distribution), 출현양식(pattern) 및 파형(waveform) 등이 있다.

뇌파의 파형을 주파수에 따라서 분류하면, 주파수가 8~13Hz로 보이는 파를 알파파(α)라고 하고, 이보다 낮은 쎄타파(θ)와 델타파(δ)를 서파(slow wave)라 하고, 13Hz 이상의 주파수를 보이는 베타파(β)를 속파(fast wave)라고 말한다(그림 4-2). 정상적으로 활동 중일 때는 빠른 베타파가 많고, 수면 중인 성인이나 소아의 경우에는 서파가 흔히 보인다. 델타파는 정상적으로 각성 중에는 보이지 않는데, 각성 시 델타파가 나타나면 뇌의 심각한 기능장애를 시사한다. 알파파는 성인의 휴식 시 주로 후두엽 부위에서 나타난다.

간질파로 불리는 이상뇌파는 뇌피질이 전기적으로 고전압일때 나타나는 것으로, 발작의 종류에 따라 일부에서는 특징적으로 나올 수도 있다. 흔히 보이는 이상뇌파는 그림 4-

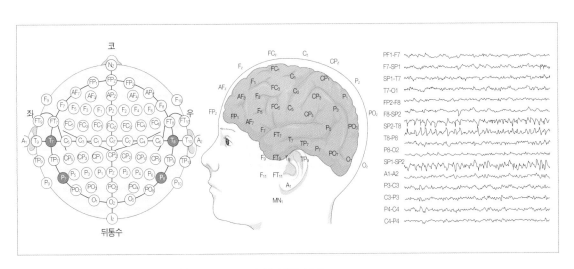

그림 4-1. 전극의 명명법과 위치(10-10system) 및 뇌파 사례

기본뇌파는 10-20system으로 10-10system보다 적게 부착한다.

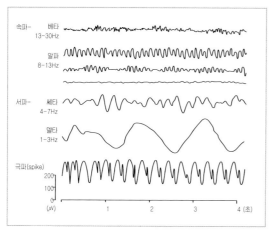

그림 4-2. 주파수에 따른 뇌파의 파형

3과 같다. 간질파가 발생하는 위치에 따라서는 국소성(focal), 다초점성(multifocal), 양측성(bilateral), 미만성(diffuse) 등으로 구분한다.

뇌파기록 시 이상뇌파가 나올 가능성을 높이기 위해서 검사 도중 아래와 같은 몇 가지 방법을 시도하게 된다.

- 광자극(photic stimulation): 빠르게 깜박거리는 빛 자극을 통해 발작을 유발할 수 있다. 전체 간질의 약 3%가 시각적 자극에 의해 발작이 유발된다.
- 과호흡(hyperventilation): 혈중 CO_2가 감소하여 뇌허혈을 일으키면, 간질 유발영역(epileptogenic zone)이 상대적으로 에너지 소비가 더욱 많은 상태라서 더 흥분을 받게 된다. 특히 소발작의 진단에 유용하다.
- 수면뇌파: 수면박탈(sleep deprivation) 후 수면을 유도하여 뇌파를 기록한다.
- 기타: 특정 자극에 의해 발작이 유발되는 경우(소리, 빛, 약물 등) 자극을 제공한다.

(2) 특수 뇌파검사

- 비디오 - 뇌파검사(video-EEG monitoring): 언제 나타날지 모르는 발작을 포착하기 위해 24시간 지속적으로 뇌파를 기록하는 방법으로, 보통 3~7일 정도 검사를 하며 간질의 감별진단이나 수술적 평가를 위해 이용된다.
- 비강인두(nasopharynx), 난원공(foramen ovale), 접형골(sphenoidal) 전극: 일반 뇌파의 예민도를 높이기 위해 전극을 좀 더 중추신경 부위에 접근시켜 뇌파를 기록하는 방법이다.

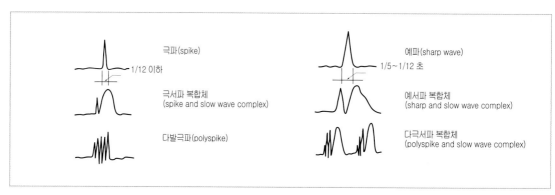

그림 4-3. 간질파의 유형

간질파는 극파와 예파로 단독적으로 나타나거나, 서파와 함께 나타난다. 소발작에서는 극서파 복합체가 3Hz의 빈도로 나타나며, 청소년 근간대성간질에서는 광자극에 민감한 4-5Hz의 극서파 복합체를 보인다.

2) 뇌파검사의 적응증

뇌파는 연령, 의식상태의 변화, 정신활동, 신체의 생리적 생화학적 변화, 뇌 내의 병적 과정이나 질환 상태에 따라 차이가 있다. 간질의 종류에 따라 특징적인 뇌파소견을 보이기도 하는데, 대표적인 예가 영아연축에서 보이는 점두경련의 뇌파(hypsarrhythmia), 소발작에서 보이는 3Hz의 극서파 복합체(8장, 그림 8-8 참조) 등이 있다. 뇌파검사를 하는 주요 적응증은 아래와 같다.

- 간질 및 유사 감별진단(실신, 두통, 의식장애, 수면장애, 심인성 발작 등)
- 간질지속증 환자의 치료 경과 확인
- 독성/대사성 뇌병증
- 뇌사판정: 뇌파는 뇌사 판정의 중요한 도구로 진폭을 최대한 증가시켜도 평탄파가 보인다면 저체온증이나 약물 과용이 배제된 상태에서 뇌사로 진단할 수 있다.
- 뇌염 등의 중추신경계 감염성 질환
- 크로이츠펠트 - 야콥병(Creutzfeldt-Jakob' s disease), 헌팅톤 병(Huntington' s chorea)
- 혼수

3) 뇌파검사를 위한 준비사항

두피에 전극을 부착해야 하므로 가능하면, 두피를 청결하게 하고 머리에 무스나 젤 등을 바르지 않는다. 유 · 소아나 정신지체 등, 환자가 검사를 제대로 순응할 수 없는 경우에는 진정제 사용이 필요할 수 있다. 수면뇌파를 하는 경우에는 전날 2~3시간 정도로 적게 잠을 자고 와서 검사 시 수면을 취한다. 복용하는 약물, 발작 전 · 후 상태에 따라 뇌파가 변할 수 있으므로 환자 상태에 대한 정보를 제공한다.

비디오-뇌파검사를 하는 경우는 장시간 뇌파를 부착하므로 머리를 감거나 샤워를 하기 어렵고, 검사가 진행되는 동안은 검사실 바깥을 나갈 수 없으므로 보호자 동반이 필요함을 설명한다.

일반적으로 뇌파검사는 차폐된 공간인 검사실에서 시행하나, 중환자실에서 이동식 뇌파기계를 통해서 뇌파검사를 시행하는 경우도 있는데, 이때 각종 중환자실의 전기장비로 인해 뇌파가 깨끗하게 나오지 않을 수도 있다. 접지가 되는 장비를 사용하거나 불필요한 장비 사용을 줄이면 뇌파를 개선시킬 수 있다.

5. 뇌혈관조영술

1) 목적

뇌혈관조영술(cerebral angiography)은 뇌혈관의 진단에 가장 정확한 검사로 혈관의 형태학적 양상을 가장 정확히 평가할 수 있어서 중요한 혈관질환에 대한 정밀한 검사를 목적으로 이용된다.

2) 장점

두경부 동맥의 협착 및 폐색, 또는 거미막밑출혈의 주된 원인인 동맥류의 진단에 혈관의 이상 유·무를 정확히 진단하는 것은 환자의 치료 뿐만 아니라 예방에도 매우 중요하다.

즉, 혈관조영술의 기법을 이용한 중재적 시술로 발병 6시간 이내의 급성기 뇌경색 환자에서 혈전용해술, 목동맥협착 환자에서 혈관성형술 및 스텐트 삽입 등이 허혈성 뇌졸중의 치료 및 예방을 위해 중요한 시술로 부각되고 있다.

3) 단점

두경부 혈관질환의 진단에 가장 정확한 방법이지만, 침습적이고 합병증을 일으킨다.

4) 뇌혈관조영술의 적응증

- 뇌혈관질환 즉, 뇌동맥류, 뇌동정맥기형, 모야모야병, 경동맥의 폐쇄성 병변의 진단
- 뇌종양 시 수술 전 종양과 혈관구조의 관계 파악 및 수술 계획 수립
- 발병 6시간 이내의 급성기 뇌경색 환자에서 혈전 용해술, 경동맥 협착 환자에서 혈관 성형술 및 스텐트 삽입 등 허혈성 뇌졸중의 치료 및 예방을 위한 중요한 시술
- 동맥류의 경우에 수술적 접근이 어렵거나, 비파열성 동맥류인 경우에 혈관조영술을 통해 코일을 이용한 색전술 시술이 가능해 개두술을 대체할 수 있는 방법으로 사용

5) 배경

1927년 Egaz Moniz가 처음으로 성공 발표를 한 이래로 뇌혈관조영술은 CT가 발명된 1970년대 초까지 약 반세기 동안 거의 모든 두개강내 질환에 가장 중요한 검사 방법으로 이용되어 왔다.

CT와 MRI 도입 후에는 침습적이라는 이유 때문에 이용도는 많이 감소하였지만, 현재 까지도 뇌혈관질환에서는 진단, 치료, 전략 수립, 결과의 판정 등 거의 모든 부분에 필수 적으로 사용되며, 뇌종양 부분에서는 수술 전 종양의 영양동맥(feeding artery)을 찾고 필 요에 따라 차단하여 수술하는데 도움을 준다.

촬영되는 혈관에 따라 경동맥조영술과 추골동맥조영술로 분류되며 혈관조영술로 얻 어지는 혈관의 영상을 혈관조영상이라고 한다. 기계장치를 이용하여 조영제를 혈관 내 에 주입하고 연속 촬영을 하면 동맥상, 모세혈관상, 정맥상이 차례로 나타난다.

근래에는 적은 양의 조영제로도 혈관을 비교적 정확히 감별할 수 있고, 환자의 불편함 과 합병증을 감소시킬 수 있는 디지털감산혈관조영술(DSA)이 전통적인 뇌혈관조영술을 거의 대치하였고, 최근에는 이 디지털 영상을 컴퓨터에서 합성하여 합성 3차원 영상이나 가상 내시경 영상(virtual endoscopic view) 등의 영상을 만들어 뇌동맥류 등의 혈관질환 의 진단과 치료 계획 수립 등에 이용하고 있다.

6) 시술

과거의 뇌혈관조영술 시술은 천막상부의 병소를 진단하기 위하여 총경동맥을 직접 천자 하는 방법이 이용되어 왔으나, 1953년 Seldinger에 의해 경피적 혈관조영술이 소개된 이

래, 내경동맥 뿐아니라 추골동맥 조영상까지 얻을 수 있는 대퇴동맥경유뇌혈관조영술(transfemoral cerebral angiography, TFCA)이 주로 이용되고 있다. 이 방법을 이용하여 양측 경동맥, 양측 추골동맥 등 4개의 혈관조영상을 얻는 방법을 4 혈관조영술(four vessel angiography)이라고 한다.

7) 검사 전 간호

- 충분한 수액 공급을 유지하고, 고혈압 환자의 경우에는 혈압 조절을 해야 하며, 시술 6시간 전부터 금식을 해야 한다. 또한 출혈 경향을 파악하기 위해 PT, aPTT치를 확인한다.
- 환자에게 시술 과정과 발생 가능한 현상 등을 주지시키고, 흡인기와 소생술 기구, 약품 등을 준비한다.
- 양쪽 대퇴 부위의 면도를 시행한다.

8) 조영제

방사선 비투과성(radiopaque) 요오드 화합물, 60% methylglucamine diatrizoate(Renographin), 60% sodium diatrizoate(Hypaque), Rayvist 등이 있다.

9) 검사 후 간호

- TFCA 시 검사만 했을 경우와 스텐트 삽입과 같은 시술인 경우에 따라, 절대안정 및 천자부위에 모래주머니를 공급하는 시간이 다르다. 또한 각 환자의 출혈경향에 따른 고려를 해야 한다.
- 카테터 sheath를 제거 후, 모래주머니를 공급하며 모래주머니 제거 후에도 혈종 여부를 관찰해야 한다.

10) 합병증

- 일시적인 경우가 많고, 빈도는 낮음
- 국소 증상: 천자 부위의 혈종, 조영제의 혈관 내막하 충혈(subintimal injection)
- 조영제에 의한 전신 반응: 두통, 기억 상실, 구역 및 구토, 알레르기 반응 (심한 경우, 과민반응으로 사망)
- 시술 중 발생할 수 있는 혈괴에 의한 색전증
- 기타 증상: 협심증, 경련 발작, 고혈압증

11) 정상 혈관조영상

경동맥 상에 나타나는 동맥은 내경동맥, 전대뇌동맥, 중대뇌동맥, 후대뇌동맥 등이다.

후대뇌동맥은 발생학적으로 원래 후교통동맥을 통하여 조영되며, 경동맥 조영술에서는 10~30%만이 조영된다. 때로 외경동맥계의 조영이 필요할 때는 카테터를 외경동맥에 삽입하여 선택적으로 두개강 외 혈관촬영을 할 수도 있다.

갑상선연골 상부에서 총경동맥은 내경동맥과 외경동맥으로 분지되어 상행한다. 경부, 추체부를 거쳐 해면정맥동 내로 들어간 내경동맥은 해면부에서 뇌막하수체동맥

(meningohypophysial artery), 하외측분지(inferolateral trunk; inferior cavernous artery), 피막동맥(capsular artery)의 3개의 동맥을 분지한다. 내경동맥이 두개강 내로 진입하여 분지되는 동맥들로는 상뇌하수체동맥, 안동맥, 후교통동맥, 전맥락동맥 등이다. 전대뇌동맥은 내경동맥에서 분지되어 전 내측으로 시신경의 위를 통하여 반대 측의 전대뇌동맥과 연결된다. 내경동맥에서 전대뇌동맥이 분지되고, 여기서부터 중대뇌동맥은 접형골의 연변을 따라 외측으로 주행하면서 실비우스 구로 들어간다.

추골동맥 조영상에서는 추골동맥, 기저동맥, 후대뇌동맥 및 그 분지들이 조영된다. 추골동맥은 쇄골 하동맥으로부터 분지되어 양측 추골동맥이 합쳐져 기저동맥을 이루는 곳까지를 말하며 기시부의 위치, 주행 방향이나 크기의 정상 변이가 많다. 추골동맥의 두개강 내에서 분지되는 동맥들로는 후척수동맥, 전척수동맥, 후하소뇌동맥(posterior inferior cerebellar artery, PICA) 등이다. 양측 추골동맥은 교뇌 하연에서 합쳐져 기저동맥으로 이행되며, 상방으로 주행하면서 여러 개의 작은 천공동맥과 전하소뇌동맥(anterior inferior cerebellar artery, AICA), 상소뇌동맥(superior cerebellar artery, SCA) 등을 분지하고, 교뇌의 상연 위치에서 양측 후 대뇌동맥으로 분리되면서 끝난다(그림 4-4).

뇌 정맥계는 표재정맥군(superficial venous group)과 심부정맥군(deep venous

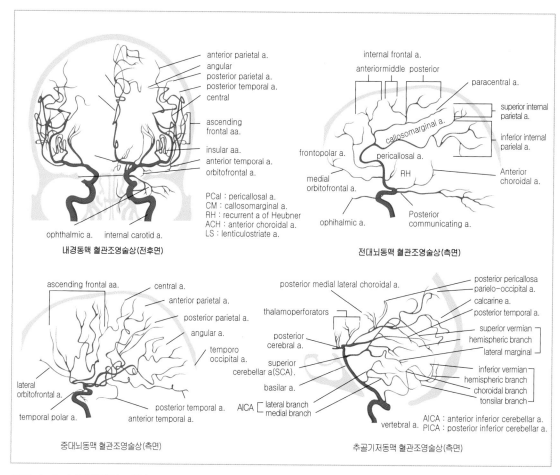

그림 4-4. 뇌동맥혈관조영술

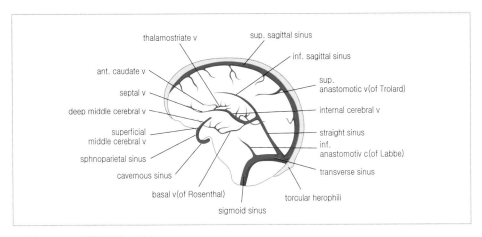

그림 4-5. 뇌정맥혈관조영술

group)으로 분류한다. 표재성 정맥군으로는 상시상정맥동(superior sagittal sinus), 횡정맥동(transverse sinus), S상정맥동(sigmoid sinus), 상대뇌정맥(superior cerebral vein), 피질중대뇌정맥(superficial middle cerebral vein) 등이 있으며, 심부정맥군은 시상선조체정맥(thalamostriate vein), 내대뇌정맥(internal cerebral vein), Galen 대정맥, 기저정맥(basal vein of Rosenthal) 등이 있다(그림 4-5).

6. 뇌척수액 검사

1) 목적

뇌척수액(cerebro spinal fluid, CSF) 검사는 뇌척수액 압력 측정 및 뇌척수액 분석을 통해 다양한 신경학적 질환 감별을 위한 검사이다.

2) 뇌척수액 채취 방법

(1) 요추 천자

① 금기
- 척수 부위의 감염
- 종괴성 병변이나 뇌부종 또는 심한 두개내압 상승 시 뇌탈출로 인한 뇌간 압박의 위험이 있으므로, 안저검사를 하여 시신경유두부종(papilledema)이 있는지 확인하고, 뇌 CT를 시행하는 것이 좋다.

② 합병증
천자 부위를 통한 뇌척수액 누출로 발생하는 두통(누출성 두통, leakage headache)이 가장 흔히 발생한다. 상체를 올린 자세에서 발생하고 앙와위에서 소실 또는 완화되며, 기침에 의해 더 악화되는 특징이 있다. 중재로 천자 시 가능하면 가는 주사침을 사용하도록 하고, 천자 후 적절한 수분공급과 진통제 및 침상안정이 필요하다. 경막외 혈액첨포

(epidural blood patch)를 사용하기도 한다.

그 외 거미막밑출혈, 복시(diplopia), 요통, 신경근(radicular) 증상이 나타날 수 있다.

③ **검사방법**

- 옆으로 누운 상태에서 무릎을 가슴 가까이 끌어 당기고 고개를 숙여 척추 간격이 넓어지게 한다(그림 4-6).
- 천자 부위를 정한다. 양쪽 장골능(엉덩뼈능선, iliac crest)을 연결하는 가상선과 만나는 L3~L4간 위치가 가장 적당하다. 척수가 L₁~L₂에서 끝나므로, 그 이하 척추 간에서 시행할 수 있다. 손으로 가볍게 눌러가며 척추간을 찾아 천자 할 부위를 정한다.
- 표피를 소독한다. 필요시 국소마취를 한다.
- 바늘의 끝을 머리 쪽으로 배꼽을 향하도록 하고, 바닥과 수평이 되도록 유지하며 삽입한다. 인대, 경막, 거미막 부위를 통과하면서 안쪽 침을 수시로 빼내서 척수액을 확인한다(그림 4-7).
- 척수액이 묻어 나오면 안쪽 침을 빼낸 후, 압력을 측정하고 뇌척수액을 채취한다.
- 검사 후 누출성 두통의 예방을 위해 6~8시간 정도 누운 상태를 유지한다.

④ **뇌척수압 측정 및 뇌척수액 채취**

머리를 들고 구부린 다리를 펴서 편안한 상태에서 피검자의 머리와 바늘의 위치가 수평이 되게 한 후, 바늘에 3-way와 압력계(manometer)를 연결하여 뇌척수액 압을 측정한다. 정상 뇌척수압은 50~200mmH₂O이다.

뇌척수액 폐쇄 여부를 확인하기 위해 Queckenstedt test를 시행한다. 양쪽 경정맥을 손가락으로 눌렀을 때, 두개내압이 올라가는 것을 확인하고 손을 떼어 10초 후에 정상 뇌척수압으로 회복되는 것을 확인하는데 이는 뇌척수압이 요추 부위까지 전달되는 것을 의미하며, 이러한 압력 전달 현상이 없으면 완전폐쇄를 의미한다. 그러나 두개내압상승시에는 시행하지 않는다.

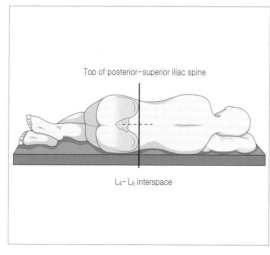

그림 4-6. 요추 천자 시 자세 및 천자 부위

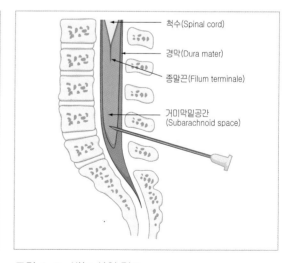

그림 4-7. 바늘 삽입 경로

압력 측정 후, 마개를 변경시켜서 압력계를 분리하고 검체를 필요한 양 만큼 얻고, 튜브의 모서리에 척수액 방울이 닿게 하여 모세관현상을 이용해 좀 더 빨리 척수액이 흐르게 하면 더 쉽게 얻을 수 있다.

채취 순서는 알 수 없는 혈관손상에 의한 뇌척수액에 적혈구의 섞임을 막기 위해 단백질과 당 등의 화학적 검체를 먼저 채취한다. 세균 동정용·혈청학적 검사나 세포 진단용·세포 수 측정용 순으로 채취하며 항상 보관용 검체를 남겨 두도록 한다.

(2) 뇌실외배액술을 시술 받은 경우

계속적인 뇌척수액 배액이 필요한 경우, 뇌실외배액술(extraventricular drainage, EVD) 시술이 필요하며, 이때 뇌척수액 채취는 외과적 무균술을 사용하여 자연스럽게 흐르는 뇌척수액을 받는다(그림 4-8). EVD 관리는 표 4-1을 참조하도록 한다.

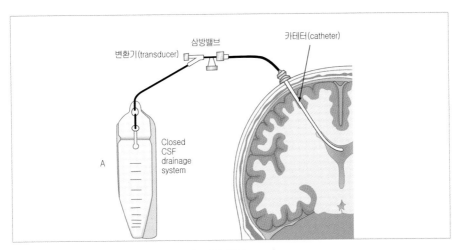

그림 4-8. 뇌실외배액술(EVD)를 시술 받은 경우

표 4-1. 뇌실외배액술(EVD) 관리

업무	절차	이론적 근거
병력조사 및 EVD 목적 이해	시행일, 시행 시 두개내압, 뇌척수액 결과 및 현 환자상태를 파악한다.	EVD는 두개내압을 측정하고 관찰하며, 뇌관류압(cerebral perfusion pressure; CPP)을 계산하고 뇌의 탄성 및 자동조절기능(autoregulation) 여부를 사정하기 위해 사용되며, 뇌척수액 배액을 위한 통로를 제공함으로써 두개내압을 낮출 수 있는 유일한 장치이지만, 침습적인 장치여서 감염과 출혈의 위험성이 매우 높다.
삽입된 카테터의 확인	크기와 종류를 파악한다.	단일내강의 경우, 뇌척수액 배액과 두개내압을 수동으로 측정하게 되고, 이중내강(two lumen)의 경우 뇌척수액 배액과 동시 두개내압 측정기에 연결하여 압력을 측정한다.
머리를 올리는 체위 유지	목은 중립으로 하여 침상 머리를 30~45° 정도 상승시켜 유지시킨다.	경정맥 배액을 증진시켜 두개내압 감소에 도움이 된다.

1) 단일내강의 경우

업무	절차	이론적 근거
두개내압 측정을 위한 영점화(zeroing)	EVD계의 영점을 환자에게 맞춘 후 폴대에 bag을 건다.	영점화를 위한 해부학적 기준점은 Monro공 지점이다(외이도 상부에 맞춤)
EVD의 개방성 사정	EVD의 튜브에서 뇌척수액의 파동을 확인한다.	뇌척수액이 카테터를 통해 배출 시 뇌조직이나 혈액 응고물질이 함께 배액 되면 카테터의 폐색으로 튜브에서 파동이 없다.
두개내압 측정	해부학적 기준점으로부터 파동이 보이는 끝의 cmH₂O를 잰 후 기록한다.	정상범위: 0~15 mmHg 　　　　　0~20 cmH₂O
뇌관류압을 계산한다.	동맥관 개존이 되어있고, 모니터링이 되도록 한다. 뇌관류압=평균동맥압-두개내압(mmHg)	cmH₂O÷1.36=mmHg이므로 계산한다. 수학적인 계산에 의해 뇌관류의 적절성을 초기에 간접적으로 사정할 수 있다. CPP가 60mmHg 이하이면 뇌허혈 또는 뇌경색이 발생할 위험이 크다. 뇌질환의 원인과 개인의 임상상태 및 의사의 판단에 따라, 각 환자 별로 CPP한계치가 다를 수 있다.
뇌척수액의 양상을 관찰한다.	투명도, 색상, 특징 등을 기록한다.	초기상태를 알고 있어야 하며, 변화양상을 기록하고 혈액이 있으면 즉각 처치를 해야 한다.
두개내압 상승의 초기 징후를 관찰한다.	의식수준 감소, 불안정, 흥분, 기면, 구토, 근력약화, 동공수축 기능 장애와 같은 두개내압 상승의 초기 징후를 관찰한다.	두개내압을 측정하는 환자들은 위험한 상태에 있거나 두개내압 상승이 있다. 두개내압 상승의 임상적 징후는 관찰 자료로 파악된다.
두개내압 상승의 후기 징후를 관찰한다.	의식상실, 제뇌피질경직과 제뇌경직, 대광 반사가 전혀 없거나 둔하며 호흡 양상의 변화, Cushing triad(서맥, 수축기혈압 상승, 맥압 증가)와 같은 두개내압 상승의 후기 징후를 관찰한다.	정확한 신경학적 사정은 기본 자료를 제공하고, 두개내압 측정 자료에 대한 임상적 상호연관성을 파악 할 수 있다.
EVD의 통합성과 안정성, 무균상태를 계속 사정한다.	3-way tap의 조작은 하지 말아야 하며, 카테터의 세척은 꼭 해야 한다. 또한 bag은 가득 찼을 때만 비운다.	매시간 시스템 점검을 통해 모니터링의 정확성과 안전을 확인할 수 있고, 미생물에 의한 감염을 예방할 수 있다.

EVD 부위 드레싱	장치의 상태를 사정하고 삽입 부위를 직접 보면서 드레싱이 더러워지거나 젖거나 헐거워짐으로 인해 삽입 부위가 오염되지 않도록 한다.	장치의 삽입 부위 드레싱 시 배액이 많이 묻어있으면 출혈, 감염 또는 뇌척수액 누출을 의미한다.
병원 방침에 따라 EVD 교환	무균술을 이용하여 병원 방침에 따라 EVD 교환	삽입 부위나 뇌척수액 순환경로의 감염을 예방하기 위함이다.
뇌척수액을 채취하여 포도당, 단백질, 세포수, 균배양검사를 실시한다.	뇌척수액 배액 시스템의 채취 부위를 이용하여 무균적으로 뇌척수액을 얻는다. 이때 자연스럽게 흐르는 뇌척수액을 채취한다.	뇌척수액 검사 시 백혈구 수와 단백질의 증가, 포도당의 감소는 감염의 지표이다.
EVD 제거 후 CSF 누출 여부를 확인한다.	EVD System의 제거 후 누출을 막기 위해 필요하다면 봉합해야 한다.	EVD System 제거 후 뇌척수액 누출은 뇌실염의 주요 원인임으로 즉각적인 조치가 필요하다.

2) 이중내강의 경우: 뇌실에 삽입해 두개내압을 측정함과 동시에 뇌척수액 배액이 가능하다.

뇌실에 삽입된 첫 번째 lumen으로 두개내압을 잰다.	두개내압 측정 모니터에 연결하여 mmHg의 단위로 압력을 잰다.	첫 번째 lumen probe의 끝부분에 부착된 공기 주머니를 사용하는 내부 심실의 압력을 모니터에 연결하여 측정한다.
CPP를 측정한다.	동맥관 개존관은 해당 키트가 두개내압 모니터에 연결되어 평균동맥압과 두개내압(ICP), CPP가 자동계산되어 표시된다.	① probe를 낀 상태에서 monitoring을 켠다. ② amplitude값과 ICP값이 교대로 나타나다가 amplitude가 안나오고 교정 값인 ICP 값만 나타날 때 그 값을 읽어준다. 주의- 모니터가 켜진 상태에서 probe를 뺐다 끼워 나온 값은 의미가 없다.
모니터링 값이 제대로 나오는지 확인한다.	Amplitude값이 00이 뜨고 ICP값이 갑자기 높아지면 probe 끝을 혈전이 막고 있거나, 뼈 사이에 끼어서 제대로 기능을 못하고 있는 것이므로 드레싱시 무균적 조작으로 probe를 만져서 제대로 나오게 한다.	연결관 안의 공기필터가 있는 공기 주머니의 원리로 액체와 공기시스템과의 접촉을 막아야 한다.

3) 뇌척수액 채취

(1) 천자시 출혈

흔히 접하게 되는 문제점으로, 천자로 인해 작은 거미막 혈관이 손상을 입어 척수액 내로 혈액이 들어가게 된다. 이 경우에는 혈액이 척수액에 비 균질하게 섞이고, 천자 침을 통해 혈액이 새어 나오거나 중간에 혈전이 생겨 침이 막히기도 한다. 척수액은 순차적으로 적어도 세 병 이상에 나누어 받아내면(three tube test), 점차 피가 덜 섞여 나오는 양상을 보인다. 이러한 변화는 육안으로도 관찰될 수 있고 또한 기계적으로 세포수를 측정하여도 알 수 있다. 만일 이러한 경우이면 각종 검사를 위해 초기의 몇 ml은 버리고 맑은 척수 액만을 이용한다. 반면 거미막밑출혈 시는 모든 병에서 비슷한 정도의 혈구 수를 나타낸다.

천자손상에 의한 출혈과 거미막밑출혈을 구분하기 힘들 때는 척수액을 바로 원심 분리한다. 천자손상의 경우에는 맑은 상청액이 나타나고, 거미막밑출혈의 경우에는 황색변색증(xanthochromia)을 나타낸다. 황색변색증은 혈액이 척수액에서 수 시간 이상 존재하였음을 의미한다.

황색변색증의 해석에는 주의를 하여야 하는데, 단백질이 증가(150mg/dL 이상 존재)되어도 나타날 수 있으며, 척수폐색(spinal block), 다발성 신경염, 뇌수막염 등에서 이러한 단백질의 증가가 가능하다. 거미막밑출혈 1~2시간 내에는 상청 액이 맑게 보일 수 있어서 천자손상으로 인한 것으로 오진될 수 있다. 반대로 천자손상 후에 2~5일 사이에 황색변색증이 나타날 수도 있으며, 천자손상으로 적혈구가 100,000~200,000개 이상되면 빌리루빈과 지질색소(lipochrome)의 작용으로 황색변색증이 나타날 수 있다. 따라서 뇌척수액이 정상 또는 150mg/dL 이하의 단백질과 황색변색증을 나타내면 이전에 거미막밑출혈이나 뇌출혈이 존재함을 확실히 알 수 있다. 황색변색증은 이 외에도 심한 황달, 카로틴 혈증, 결핵치료제(*rifampin*) 사용 등의 상황에서 발생하기도 한다.

(2) 뇌척수천자 실패

때로는 거미막밑공간에 천자침이 제대로 들어가도 척수액이 전혀 나오지 않는 무효천자(dry tap)의 경우가 있다. 가장 흔한 원인은 천자침이 신경근이나 거미막 조직의 조각에 의해 막혀 있는 경우이다. 침을 돌리거나 깊이를 약간 조절하면 이런 문제를 해결할 수 있다. 단백질이 수백 mg/dL 정도로 과다하게 존재할 경우에도 척수액 점성이 높아져 천자침을 따라 흐를 수가 없어 잘 나오지 않는다. 뇌척수액압이 너무 낮은 경우도 드물지만 원인이 될 수 있다. 만일 척수액이 침을 따라 잘 흐르지 않으면 멸균된 주사기로 아주 작은 음압을 가하여 뽑아내기도 하는데, 이렇게 해서 검사가 가능한 최소량의 척수액을 모으기도 한다. 이때 너무 과도하게 뽑아내면 신경근이 당겨져서 하지에 통증을 유발하여 검사를 어렵게 할 수 있다.

4) 분석

(1) 뇌척수액압 측정

개방압(opening pressure)은 끝이 열린 압력계(manometer)를 마개가 있는 수직연결기(stopcock 3-way)를 사용하여 요추천자 침에 연결하여 측정하며, 눈금이 환자의 맥박에 따라 1mm 정도 씩의 변동을 보이며, 호흡에 따라 그보다 더 큰 변동을 나타낸다. 환자가 기침을 하거나 힘을 주거나 배를 압박 시, 중심정맥압의 상승에 따라 약 4cmH₂O 이상의 일시적 압력의 상승을 관찰 할 수 있고, 이것으로 거미막밑 공간에 침이 제대로 위치함을 알 수 있다.

만일 침이 신경근에 의해 막히거나 거미막밑 공간에 충분히 들어서 있지 않았을 가능성이 있을 시, 침을 약간 돌리거나 침의 깊이를 약간 조절해 준다.

압력 측정 시 환자에게 긴장을 풀게 하고, 입을 벌린 채 편하게 숨쉬도록 하며, 목과 엉덩이는 완전히 구부린 상태에서 약간 펴서 편하게 한다.

평균 개방압은 100~180mmH₂O(8~14cmHg)의 범위이며, 소아의 경우에는 30~60 mmH₂O이다. 200mmH₂O 이상이면 일단 긴장을 풀도록 자세를 조절하고, 이후에도 계속 높게 측정되면 비정상적으로 증가된 것이다.

　　뇌부종, 종양, 감염, 급성 뇌졸중, 뇌정맥 경색, 심부전, 폐부전, 간 부전, 가성 뇌종양의 경우에 뇌척수압이 상승된다.

　　뇌척수액압이 50mmH$_2$O 이하로 측정 시 두개내압 저하로 판단하며, 이전에 요추 천자를 한 경우에는 전신적 탈수 상태, 척수 거미막밑 차단, 척수액 누출 상태, 천자침이 거미막밑 공간에 제대로 위치하지 않은 기술적인 문제의 경우, 자발성 두개내압 저하 등에서 나타난다. 앉은 자세로 천자를 시행 할 경우, 뇌척수액 압력이 누운 자세의 두 배 정도로 관찰된다.

(2) 뇌척수액 분석 소견

① 뇌척수액의 육안소견 및 색소

정상적으로 뇌척수액은 물과 같은 무색을 띤다. 척수액의 변화는 흰 배경에서 물과 비교해 보면 쉽게 알 수 있다. 적혈구가 존재하면 젖빛 유리처럼 뿌옇게 보인다. 적혈구가 mm^{3}당 200개 이상 존재하면 이러한 변화가 관찰된다. 1,000~6,000개가 존재하면 양에 따라 흐린 분홍에서 점차 빨간색을 띠게 된다. 수천 개의 백혈구가 존재하면 불투명하고 뿌옇게 보이기도 한다.

　　혈성천자의 경우 천자손상과 거미막밑출혈의 감별이 중요한데, 거미막밑출혈에서는 적혈구가 수 시간 후에 용혈되기 시작하고, 처음에는 상층액이 분홍에서 빨간색을 띠며 (erythrochromia), 수일이 지나면 점차 황색변색증을 보이게 되나, 천자손상의 경우에는 맑은 상층액을 나타낸다.

　　적혈구로부터는 몇 종류의 색소가 유래되는데, 산화헤모글로빈(oxyhemoglobin), 빌리루빈(bilirubin, yellow)과 메트헤모글로빈(methemoglobin, brown) 등이다. 메트헤모글로빈은 척수액과 분리되어 혈액이 군집되어 있는 경우에 나타나며, 분광광도분석으로 출혈시간을 추측해낼 수 있다. 산화헤모글로빈은 적혈구의 용해에 따라 처음 나타나는 색소이며, 거미막밑출혈 2시간 내에 상층액에서 발견될 수 있다. 이 색소는 발생 36시간에 최고치에 도달하며, 이후 7~10일에 걸쳐 점차 감소한다. 빌리루빈은 적혈구용혈 후 연수막의 세포에 의해 생산되며, 거미막밑출혈 초기 10시간에 처음 관찰되고, 48시간에 최고치에 도달하며, 출혈이 심한 경우 2~4주까지 검출되기도 한다.

② 뇌척수액 세포

정상 뇌척수액에는 mm^{3}당 5개 이하의 림프구나 단핵구를 포함한다. 이보다 많이 포함된 경우는 중추신경계나 뇌막에 질환이 있음을 시사하는 소견이다. 세포수의 증가는 다양한 염증성 질환에서 발생할 수 있는데 세균 등의 감염원, 혈액, 화학물질, 암, 혈관염 등의 질환에서 나타난다. 측정기구를 통해 세포 수를 확인하고, 이후 세포 동정을 위해 원심분리, 침전물의 염색, 고정 등을 시행한다. AIDS에서는 매우 다양한 양상의 세포 반응이 보일 수 있다. 뇌경색, 거미막밑출혈, 뇌혈관염, 급성 탈수초증, 뇌종양 등에서도 세포수의 증가가 올 수 있다. 호산구증은 낭미충증(cysticercosis) 등의 기생충 감염 시에 발생하며 혈액의 호산구증도 동반된다. 일부의 종양에서 암세포의 관찰 또는 진단에 도움을 받기도 한다. 천자손상으로 인해 혈액이 섞인 경우에는 백혈구 수도 증가된다. 실제 백혈구 수치는 혈액에 섞어 유래한 백혈구 수를 제외하여 계산될 수 있다. 정상 헤모글로빈 수치를 가진 환자의 경우, 출혈에 따른 적혈구 1,000개 당 백혈구 1개로 계산하여 관찰된 백혈구 수치에서 계산된 백혈구 수치를 빼서 실제 백혈구 수를 계산한다. 예를 들어 뇌척수액에 10,000개의 적혈구와 100개의 백혈구가 포함되었다면, 10개의 백혈구는 혈액으로 인해 추가된 것으로 생각하여, 실제 백혈구 수는 90개로 계산한다. 만일 환자가 심한 빈혈이나 백혈구 증가증이 있다면, 공식은 좀 더 정확하게 교정하여 혈액으로 인해 추가된 백혈구의 수(W)는

$$W=(blood\ WBC \times CSF\ RBC)/blood\ RBC \times 100$$으로 계산한다.

거미막밑공간에 혈액이 존재하면 이차적으로 염증반응이 유도되고, 이런 경우는 단순히 혈액 오염에 의한 것보다 더 많은 수의 백혈구 증가를 일으킬 수도 있다. 급성 거미막밑출혈 후 이러한 백혈구의 증가는 발생 48시간 이후에 가장 심하고, 이때는 수막자극징후도 가장 심하다. 거미막밑출혈 후 수막자극징후의 심한 정도는 염증 반응과 상관관계가 있다.

③ 단백질

정상 척수액의 총 단백질량은 15~45mg/dL이다. 혈액의 단백질은 5,500~8,000mg/dL이며, 요추부의 척수 액에는 45mg/dL 이하, 기저뇌수조에는 10~25mg/dL, 뇌실에는 5~15mg/dL 존재하며, 이는 혈액뇌장벽의 단백질 투과도에서 뇌실과 요추부 간의 차이가 있음을 반영한다. 단백질 증가는 임상적 특이도가 떨어지지만, 뇌실막이나 뇌막의 혈관내피세포의 투과도 증가를 일으키는 다양한 신경학적 질환에서 나타날 수 있다. 500mg/dL 이상의 단백질 증가는 세균성 뇌수막염, 출혈성 뇌척수액, 척수차단 등에서 나타날 수 있다. 100~200mg/dL 정도의 증가는 바이러스성 수막염, 길랭-바레 증후군 같은 다발성 신경염, 당뇨에 의한 척수근 신경병증, 점액부종(myxedema) 등의 상태 등에서 발생할 수 있다. 15mg/dL 이하의 단백질 저하는 이전에 요추천자를 받았거나, 외상에 의한 경막루 등의 뇌척수액이 누출되는 상황, 갑상선기능 항진증 또는 드물게 가성 뇌 종양에서 나타난다. 천자손상에 따른 혈액 오염에 의한 단백질 증가를 교정하려면, 1,000개의 적혈구 당 1mg으로 계산하여, 측정된 단백질에서 계산된 단백질 수치를 뺀다. 예를 들어 만 개의 적혈구와 110mg/dL의 단백질이 있으면, 교정된 실제 단백 수치는 100mg/dL이다.

전기영동에 의해 단백질은 크게 프리알부민(prealbumin), 알부민, 알파-1, 알파-2, 베타-1, 베타-2, 그리고 감마글로불린으로 구분된다. 척수액에 주요 면역글로불린은 감마글로불린이며, 혈장의 70% 수준으로 존재한다.

면역글로불린

뇌척수액 내에 여러 종류의 단백이 측정되지만, 면역글로불린(immunoglobulin)의 증가가 진단적인 의미가 있다. 이의 증가는 중추신경계의 염증 반응을 반영하며, 각종 면역질환, 아급성 경화범뇌염(subacute sclerosing panencephalitis), 세균, 바이러스, 스피로헤타병(spirochetal disease), 신경매독, 진균 감염증 등에서 나타날 수 있다. 이의 측정은 다발경화증, 다른 탈 수초성 질환, 중추신경계 혈관염 등의 진단에서 유용하다. 일반적으로 혈청 IgG가 상승하는 간경변, 유육종증(sarcoidosis), 점액부종, 다발성골수종(multiple myeloma)의 경우에도 척수액 IgG가 상승될 수 있다. 따라서 혈청과 비교하여 척수액이 특이적으로 증가했는지 여부를 판단하여야 하는데, IgG 지수(IgG index)를 계산하여 판단한다. 전기영동에서 올리고클론띠(oligoclonal band, OCB)가 관찰되면 비정상 소견인

데, 다발경화증에서 진단에 중요한 의미를 가지며(90% 이상에서 양성), 그 외의 다양한 염증성 질환에서도 나타날 수 있다.

④ 포도당

혈당치에 따라 뇌척수액 내의 당수치가 변한다. 혈당치가 70~120mg/dL인 환자에서 뇌척수액 내 당의 정상치는 45~80mg/dL이며, 대개 혈당치의 60~80%에 해당한다. 고혈당 환자에서는 50~60%로 나타나며, 저혈당일 경우 그 비율은 85%까지 증가된다. 40~45mg/dL 정도인 경우 일반적으로 비정상일 가능성이 많고, 40mg/dL 이하이면 이상으로 판단한다. 포도당 주사 시 뇌척수액 포도당의 농도 증가는 2~4시간 사이에 이루어지므로 요추천자 4시간 전에 혈당이 높으면 뇌척수액 내 포도당 농도로 높게 측정된다. 따라서 뇌척수액 내의 포도당 성분의 증가는 천자 전 4시간 내에 고혈당이었음을 반영하는 외에 어떤 진단적인 의미는 없다. 뇌척수액 포도당의 저하는 저혈당증 외에도 다양한 신경계 질환들에서 나타난다. 저혈당의 감별을 위해 반드시 뇌척수액 채취 시 혈당도 함께 측정하도록 한다. 세포수의 증가와 당의 감소 소견이 보이면 급성 화농성수막염, 결핵성 또는 진균성 수막염 등을 감별해야 한다. 바이러스성 수막염에서는 뇌척수액 포도당 농도가 대개는 정상이나 유행성이하선염(mumps)이나 단순포진 또는 대상포진 수막뇌염에서는 감소되기도 한다. 신경낭미충증(neurocysticercosis), 아메바성 수막염, 급성 매독성수막염, 암의 뇌막전이, 유육종증, 육아종성 혈관염, 기타 혈관염 등의 염증성 수막 질환에서도 감소된다. 척수 내 주사 등에서 병발한 화학물질에 의한 수막염이나 거미막밑출혈(특히 출혈 후 4~8일 경) 등의 경우에도 포도당이 감소될 수 있다. 뇌척수액 내 당 감소는 주변 신경조직에서의 혐기 해당 작용(anaerobic glycolysis)이 그 주요한 원인이며, 다형핵백혈구 증가도 일부 기여한다. 또한 수막에 있는 포도당 운반계의 기능저하도 관련되는 것으로 알려져 있다.

⑤ 혈청 및 바이러스 검사

효모균(cryptococcus neoformans)에 대한 항체 검사는 진단을 간편하게 하지만, 류마티스 유사인자(rheumatoid factor)나 매독균(treponema) 항체가 증가되어 있을 때도 위 양성 반응이 나온다. VDRL이 양성이면 신경매독을 고려할 수 있으나 결체조직성 질환, 말라리아, 매종(yaws), 또는 매독 양성 혈액에 의한 오염 등으로 위양성 반응을 보이기도 하므로,

표 4-2. 주요질환의 뇌척수액소견 (수막염은 10장, 표 10-2 참조)

질환 정상치	압력(mmH₂O) 80~200	세포 수 (mm²) <5	단백질(mg/dL) 15~45	포도당(mg/dL) 50~75 (혈액의 50~80%)
매독	대체로 증가	500; 림프구	100	정상
낭미충증(cysticercosis)	대체로 증가, 차단 시 감소	모든 종류의 세포 증가 (수십 개)2~7%의 호산구	50~200	20%에서 감소
유육종증(sarcoidosis)	정상 또는 증가	0~100; 단핵구	약간 증가	50%에서 감소
종양	정상 또는 증가	0~수백 개; 단핵구와 암세포	증가	정상 또는 75%에서 감소
거미막밑출혈	정상 또는 증가	증가; 적혈구	정상 또는 증가	정상 또는 드물게 감소

TPHA, FTA-ABS 등의 검사를 추가로 실시하여야 한다. 각종 바이러스에 대한 중합연쇄반응(polymerase chain reaction, PCR)은 감염 첫 주에는 매우 유용하게 진단에 쓰일 수 있다. 이후의 시기에는 다른 혈청학적 검사법들이 더 민감하다. 특히 결핵에서는 배양검사에 걸리는 시간이 많으므로, PCR이 진단을 훨씬 빨리 가능하게 한다는 점에서 유용하다.

⑥ 기타 용질 및 구성성분의 변화

뇌척수액의 평균 삼투압은 295mOsm/L로 혈장과 같다. 클로라이드(Cl⁻)의 감소는 세균성 수막염에서 나타나지만 특이적인 반응은 아니며, 또한 뇌척수액단백질의 증가를 반영한다. 산-염기 변화는 뇌나 혈액 내의 산-염기 변화를 반드시 반영하지는 않으며 임상적 의의는 별로 없다. 암모니아 수치는 동맥 내 수치의 30~50% 정도이며, 간성혼수, 유전성 고암모니아혈증, 라이증후군(Reye syndrome)에서 증가되며 농도는 증상의 심한 정도에 따라 증가된다. 락트산탈수소효소(lactic dehydrogenase, LDH)는 과립구에서 유래되며 세균성 수막염에서 증가되고 무균성이나 바이러스성 수막염에서는 증가되지 않는다. 또한 암의 뇌수막전이 시에도 암 배아항원(carcinoembryonic antigen, CEA)과 함께 증가될 수 있다.

7. 경두개도플러

1) 목적

도플러 효과는 움직이는 물체에서 반사되는 초음파의 주파수 변이는 그 속도에 비례한다는 원리이다. 경두개도플러(transcranial doppler, TCD)는 이 원리를 이용해 저주파의 펄스 초음파를 두개골의 얇은 부위를 통해 뇌 기저부 혈관에 투사하여 반사되는 음파를 영상으로 변환시켜 모니터 또는 필름에 나타냄으로써 뇌혈관의 폐쇄 여부와 혈류속도를 측정하는 진단법이다.

2) 장점

- 서구인에 비해 두개내혈관 흡착이 흔한 동양인의 경우에 비침습성, 용이성, 경제성 등의 장점 때문에 임상적으로 많이 활용된다.
- 거미막밑출혈 후 흔히 발생하는 혈관연축을 조기 진단하기 위한 모니터링에 적합하다.
- 대개 50~60% 이상의 협착이 있어야 의미있는 혈류 증가가 나타나므로 민감도는 높지 않지만 특이도는 높은 편이다.
- TCD에서 혈관연축이 의심되면, 약물치료나 혈관조영술을 통한 중재시술 등을 고려할 수 있는 유용한 정보를 제공한다.

3) 단점

초음파 투사각에 따른 혈류속도의 변동, 초음파를 투사하는 두개골의 temporal window가 검사에 부적합한 경우, 해부학적 구조를 관찰할 수 없어서 혈관의 협착과 과혈류 상태를 구분하기는 어렵다.

4) 적응증

- 뇌혈관의 협착 및 폐쇄, 거미막밑출혈 후의 혈관연축 진단
- 혈관협착에 따른 측부순환 관찰
- 급성기 뇌경색에서 폐색의 진단 및 변화 관찰
- 뇌사판정을 위한 뇌순환 마비의 진단
- 뇌혈관 질환의 수술 중이나 수술 후의 경과 관찰

5) 검사 전 간호

- 혈관계 징후와 증상, 알려지거나 의심되는 혈관이상, 혈관상태에 대해 처방된 검사와 치료를 포함한 병력을 수집한다.
- 이 검사와 관련된 어떠한 불편감도 없다는 것을 설명한다.

6) 주의사항

검사 동안 머리를 움직이면 부정확한 검사결과가 나올 수 있으므로 검사 시 움직이지 않도록 한다. 조영제는 사용하지 않으며, 약 30분 정도 소요된다. 특별한 금기나 합병증은 없다.

8. 전기생리적 검사

1) 근전도검사

근전도검사(electromyography, EMG)는 전기진단검사의 중요한 부분을 담당하는데, 근육의 전기적 활동을 기록하여 근육의 생리학적 또는 병태생리학적 상태와 지배신경들의 활동양식을 조사하고, 근육 및 그를 지배하는 신경의 상태를 진단하는데 이용되고 있다. 운동 단위는 하나의 척수전각 세포체, 신경섬유, 신경근육 접합부, 그 지배 하의 근섬유를 말하는데, 근전도는 이의 전기적 활동을 기록하여 상태를 진단하는 것이다. 근전도를 하는 주요 적응증은 아래와 같다.

① 운동신경원 질환 및 운동신경원이 침범된 척수 질환
② 추간판탈출증 및 척수 협착증
③ 외상 및 질병에 의한 말초신경장애
④ 중증 근무력증
⑤ 신경근접합부질환, 각종 근육질환 등

근전도검사는 침습적인 방법이므로 검사에 대해서 환자에게 미리 설명할 필요가 있다. 환자의 질병 상태와 검사하고자 하는 근육의 위치에 따라 누운 자세, 엎드린 자세 또는 옆으로 누운 자세 등에서 시행할 수 있으며, 환자가 편안하고 근육이 잘 이완될 수 있도록 하여야 한다. 피검자의 협조가 필수적이므로 소아나 의식장애가 있는 경우에는 충분한 검사를 시행하지 못 할 수도 있다. 임상에서 환자를 대상으로 근전도검사를 할 때 어려운 점 중 하나는 충분한 근 이완을 유도하는 것이다. 검사하고자 하는 근육의 길항근

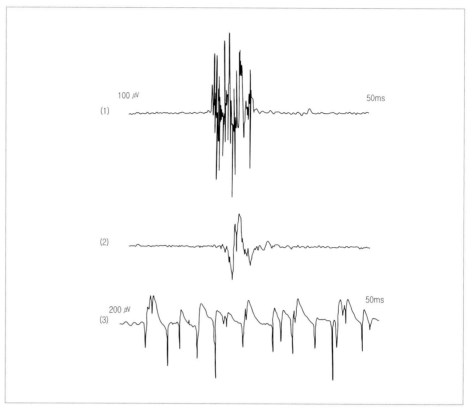

그림 4-9. 근전도 전위

(1) 정상적인 근육내 침전극 삽입시 발생하는 삽입전위, (2) 근막활성도가 감소된 경우에서 발생하는 삽입전위, (3) 근막활성도가 증가한 경우에서 발생하는 삽입전위

을 약간 수축시키도록 한다든가, 검사자가 환자의 검사 부위에 해당하는 팔이나 다리를 가볍게 잡아 주거나 위치 변경을 시키면 잘 이완될 수도 있다. 환자가 편안한 자세로 검사를 받도록 하는 것이 근육의 이완을 위해서 가장 중요하다. 질병이나 항응고제 복용 등으로 인하여 출혈 가능성이 있거나, 감염 우려가 있는 경우에는 검사 가능성 여부를 충분히 검토하여야 한다.

겉으로 잘 드러나는 근육으로 침전극을 삽입하는 것은 어렵지 않으나 그렇지 않은 경우, 즉 깊이 위치해 있는 근육이나 작은 근육을 검사할 때는 침이 정확하게 삽입되었는지 알 수 없으므로 이를 확인하기 위하여 환자로 하여금 그 근육을 수축시키도록 유도하면서 전위가 잘 기록되는지 관찰한다(그림 4-9). 피부는 통증 자극에 민감한 조직이므로 근육에 침전극을 삽입한 후에는 침을 다양한 깊이와 방향으로 옮겨가면서 여러 부위의 근섬유로부터 소견을 수집하여야 한다.

일반적으로 근전도검사에서는 삽입전위(insertional activity), 자발전위(spontaneous activity), 운동단위전위(motor unit action potential, MUAP) 및 간섭양상(interference pattern) 등을 순차적으로 분석한 후 이들을 종합하여 검사결과를 평가하게 된다.

근전도검사는 신경병증과 근병증의 감별진단, 병의 정도와 예후 추정에 매우 유용한 도구이다. 그러나 이 검사만으로 확진할 수 있는 질환은 매우 드물므로, 검사결과에만 의존하여 무리하게 진단하는 것은 바람직하지 않다. 검사결과를 해석할 때는 환자의 임상 소견, 신경전도검사 결과 및 기타 다른 요소들을 종합적으로 고려하여야 한다. 또한 정확한 진단을 위해서는 자세한 병력 청취와 정밀한 신경학적 검사가 필수적이다. 이것을 바탕으로 근전도검사를 해야만 환자에게 고통을 덜 주고 신속하게 시행할 수 있으며 유용한 결과를 얻을 수 있다.

2) 신경전도검사

신경전도검사(nerve conduction study, NCS)는 근전도검사와 함께 말초신경의 기능을 통합적으로 평가한다. 신경전도 검사는 피부자극으로 말초신경에 전기적 자극을 줄 때 나타나는 반응에 대해 거리에 따른 시간을 측정하여 복합전위를 평가하는 검사이다.

말초신경계란 운동신경, 감각신경의 말초신경과 신경근접합부 및 근육을 합쳐서 말한다. 운동신경은 척수의 전각세포(anterior horn cell)에서부터 시작하여 배측 신경뿌리(ventral nerve root)를 통해 운동신경을 이룬다. 감각신경의 신경세포는 이와 달리 척수의 바깥쪽인 등쪽 뿌리 신경절(dorsal root ganglia)에 위치하며, 등쪽으로 감각 신경뿌리(sensory nerve root)를 형성하고, 척수신경을 통해 감각신경을 이룬다. 이렇게 형성된 운동신경과 감각신경이 합쳐져 혼합신경이 되고, 여러 신경뿌리에서 온 혼합신경들이 모여 신경얼기(plexus)를 형성한 후, 여기에서부터 다시 각각의 말초신경으로 나뉜다. 말초신경에 의해 지배되는 근육과 하나의 신경뿌리에 의해 지배되는 근육이 다르기 때문에 신경전도 검사와 근전도검사를 시행하여 말초신경, 신경얼기 또는 신경뿌리 중에서 병변의 위치를 파악할 수 있다.

말초신경은 수초화 유무와 직경에 따라 분류할 수 있다. 직경이 크고 수초화가 잘 되어 있을수록 전도속도가 빠르며, 직경이 작고 수초화가 안되어 있을수록 느린 전도속도를 가진다. 직경이 큰 수초화 섬유는 일반적으로 진동감각과 위치감각 및 운동을 담당하며, 직경이 작고 수초화가 잘 안되어 있거나 수초화가 되어 있지 않은 작은 신경섬유는 통각과 온도감각 및 자율신경계의 기능을 담당한다. 신경전도검사로는 직경이 크고 수초화가 잘되어 있는 신경기능만을 관찰할 수 있고, 작은신경의 검사는 시행할 수 없으며, 국소 마취와 같은 신경막의 대사성 변화나 수초의 구조적 변화가 오면 신경전달이 차단된다.

신경전도검사는 근전도검사와 함께 말초신경계의 기능과 병변의 위치 및 병인을 파악하는데 중요한 역할을 수행한다. 항상 신경전도검사 이전에 병력 청취와 신경학적 검사를 하여 이를 바탕으로 신경전도검사의 결과를 도출하여야 한다.

3) 유발전위 검사

유발전위(evoked potentials, EP)는 감각수용기나 말초감각 신경로에 빛, 소리, 전기 등 외적 자극을 가할 때, 일정 잠복기 후에 중추신경계에 나타나는 전위 변화를 말한다. 각종 자극에 의하여 유발되는 신경조직의 전기적인 반응을 기록하기 위해 유발전위가 가장 잘 나타나는 부위에 기록 전극을 부착한다. 이 전극을 통해 얻어진 유발전위는 대개 전압이 낮기에 반복 자극 후 증폭기와 평균 연산기를 거쳐 전산화 평균작업을 통해 유발전위를 얻을 수 있다. 이들 유발전위의 잠복기와 모양은 유발자극의 종류와 기록전극의 위치에 따라 다르게 나타난다. 유발전위는 신경계 계통에 질병을 가진 환자의 임상적 진단을 위해 사용되며, 특히 수술 중 신경계손상을 줄이기 위해 수술 중 감시장치로 이용되어지나 다른 전기생리적 검사와 마찬가지로 유발전위검사도 임상소견을 바탕으로 결과를 해석해야 한다.

(1) 시각 유발전위

시각 유발전위(visual evoked potential, VEP)는 섬광이나 도형 반전의 시각자극에 의한 망막세포의 흥분이 시각경로를 통해 시각영역 대뇌피질에 도달하여 얻어지는 반응파이다. 시각유발전위는 피질하의 시각 전달로에 유래한 단잠복기 성분과 주로 대뇌피질에 유래한 장잠복기 성분으로 나눌 수 있는데, 단지 시각유발전위라고 말할 때는 후두부로부터 기록한 장잠복기 성분을 의미한다.

도형 반전 자극은 모니터 TV에 나타난 격자 모양의 도형을 주시하여 자극을 주면, 전 시야 자극에서 NPN의 3상 파형(N75, P100, N145)이 정중앙 후두부를 중심으로 하여 좌우 대칭으로 나타난다. 도형을 주시할 수 없거나 의식이 없는 환자에게는 섬광자극을 준다.

시각유발전위검사는 시신경 교종 시 VEP 잠복기 연장, 잠재성 다발성 경화증 등을 파악하는데 유용하다.

(2) 청각 유발전위

청각 유발전위(auditory evoked potential, AEP)는 헤드폰을 통한 자극에 의해 와우로부터 대뇌피질 청각영역에 이르는 청각전달로에 발생하는 전위이다. 전형적 청각 유발전위는 두정 기록전극을 이용할 때, 6~7개의 양성파로 10msec 이내에 나타나며, 발생 요소가 주로 뇌간에 있어 뇌간 청각 유발전위(brainstem auditory evoked potential, BAEP)라고도 한다.

청각 유발전위검사를 통해 청각구조 및 청각경로의 장애, 중이 및 와우의 기능장애 등에서 해당 병변의 잠복기 연장이나 전위저하를 볼 수 있다. 또한 뇌간의 조기 병변이나 잠재성 다발성 경화증의 진단에 자주 이용된다.

(3) 체성감각 유발전위

체성감각 유발전위(somatosensory evoked potential, SEP)는 상지의 정중신경이나 하지의 총비골신경, 또는 후경골신경에 전기자극을 가하여 각 감각신경에 해당되는 일차감각피질영역에서 전위를 얻는다.

흥분이 대뇌피질의 감각영역에 도달하기까지 체성감각경로의 도중에 자극 후 20msec에 생기는 전위를 단잠복기 SEP라 하는데, 두피로부터 원격 전장전위(far field potential)로써 기록이 가능하다. 또한 척수의 체성감각경로에 따라 체표면 또는 경막외 전극으로부터 근접 전장전위(near field potential)를 기록할 수 있다. 자극 후 35~40msec에 나타나는 장잠복기 SEP는 대뇌피질에서 생기는 전위로 단잠복기만큼 일반적이지는 않다.

SEP는 척수 및 척수근의 장애, 다발성 경화증의 진단에 중요한 역할을 하며 말초신경상에서 신경전달 속도를 계산하는 데도 이용되고, 척수 수술 시 정상 조직과의 구별을 위해 모니터링하는데도 도움이 된다.

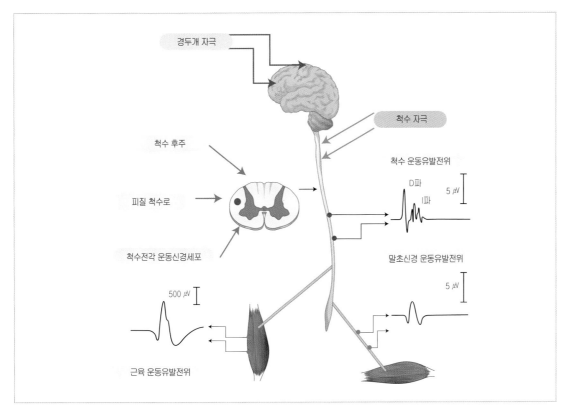

그림 4-10. 운동유발전위검사

대뇌피질 또는 척수에 전기적 자극 후 척수, 근육 및 말초 신경 등에서 활동파를 기록한다.

(4) 운동 유발전위

운동 유발전위(motor evoked potential, MEP)는 운동 대뇌피질이나 중추운동로의 자극에 반응하여 근육과 신경 조직으로부터 기록되는 유발전위를 말한다. 임상적으로는 척수 질환, 외상으로 인한 손상의 정도 판정, 뇌졸중의 병변 정도 및 예후 판정에 이용되고, 척수 수술을 하는데도 감시적인 역할을 하고 있다(그림 4-10).

9. 신경심리 검사

신경심리학적 평가는 인간의 지적 능력을 포함하여 인지 및 행동 양상을 광범위하게 평가하는 검사이다. 이를 통하여 의료진은 실제 환자가 일상생활에서 겪고 있는 문제점과 인지기능의 장애를 파악할 수 있고, 더 나아가 손상된 두뇌의 병변을 밝힐 수 있다. 신경심리검사는 치매나 뇌졸중과 같은 인지기능이 저하된 환자를 평가하는데 흔히 사용되고 있으며, 최근에는 측두엽 절제술을 고려하는 간질 환자나 뇌심부자극술을 고려하는 파킨슨병 환자에서 수술 전·후 환자의 기억력 및 시공간 장애, 수행능력 장애 등을 포함한 인지기능 변화 평가 시에도 사용되고 있다.

신경심리검사에 포함되는 인지영역은 기억력(언어적 기억력, 시각적 기억력, 즉각 회상(immediate recall), 지연 회상(delayed recall), 재인 검사(recognition test), 언어기능(스스로 말하기, 언어 이해, 이름대기, 따라 말하기, 읽기 및 쓰기), 시공간 능력, 전두엽 기능 (추상적 사고, 문제 해결능력(executive function), 주의집중능력, 실행증(apraxia), 계산능력, 정서 등이다.

이와 같이 다양한 인지영역들을 모두 포함하여 인기지능의 정도와 심각도에 대한 구체적인 정보를 얻기 위하여 종합적인 검사총집(battery)을 시행할 수 있다. 대표적인 검사총집으로 CERAD 검사총집과 서울신경심리검사가 있으며, CERAD 검사총집은 알츠하이머병 환자의 인지기능장애를 평가하는 치매 평가도구이다. 서울신경심리검사(Seoul Neuropsychological Screening Battery, SNSB)는 강연욱 등(2003)에 의해 치매환자 평가에 사용하기 위해서 인지기능을 종합적으로 평가할 수 있도록 국내에서 개발된 검사총집이며 다양한 질환에서 사용되고 있다. 서울신경심리검사에는 주의집중능력(digit span), 언어 능력 및 관련 기능들, 시공간적 지각(오각형 겹쳐 그리기, 레이 복합도형) 및 구성능력, 기억력, 전두엽 기능검사 등의 인지영역을 포괄하며 한국판 간이신경검사 (Korean version - Mini Mental State Examination, K-MMSE), 노인우울척도, 임상적치매평가척도(clinical dementia rating scale, CDRS), 바델 일상생활수행능력척도(Barthel activities of daily living index)이 포함되어 있다. 신경심리평가는 환자의 질환이나 임상증상에 따라 검사 항목의 구성을 달리 할 수 있다.

10. 핵의학 영상 검사

1) 단일광자방출단층촬영술

단일광자방출단층촬영술(Single photon emission computed tomography, SPECT)은 뇌기능영상으로 방사선물질을 정맥으로 주입하고, 이 물질에서 방출되는 방사성추적자 (radiotracer)를 회전식 감마 카메라를 통해 영상으로 얻어내는 검사이다. 측정하고자 하는 뇌기능에 따라 사용되는 방사선물질의 종류가 달라지는데, 가장 많이 사용되는 용도는 뇌혈류(cerebral blood flow)를 측정하는 것으로, ^{99m}Tc-HMPAO나 ^{99m}Tc-ECD를 주로 사용한다. 이 물질들은 정맥 투여시 빠르게 혈액뇌장벽(BBB)을 통과하며 뇌혈류에 비례해서 뇌조직에 붙어있게 되고, 일단 붙어있게 되면 재분포가 일어나지 않기 때문에 효과적으로 뇌혈류량을 측정할 수 있다. 혈류가 증가한 곳은 밝은 색을 띄고, 혈류가 감소한 곳은 어두운 색을 보인다. 폐쇄성 및 출혈성 뇌혈관 질환의 초기허혈, 치매, 간질 등에서 사용된다. 그 외 ^{123}I-altropane이나 ^{123}I-βCIT는 도파민 수용체에 붙어 도파민 신경세포 파괴 정도를 확인할 수 있어서 파킨슨병 진단에 활용되기도 한다.

(1) 주로 활용되는 SPECT

① 다이아목스 SPECT

뇌혈관질환의 경우에는 아세타졸아마이드(다이아목스), 아데노신 같은 뇌혈관을 확장시키는 약물을 투여하거나 이산화탄소 흡입 전후로 SPECT 검사를 시행하면 뇌혈관예비능(cerebrovascular reserve)을 평가할 수 있다. 주로 아세타졸아마이드를 많이 사용하며 약물을 정맥투입하게 되면 뇌혈관이 전반적으로 확장되어 뇌혈류가 일정하게 증가하는데

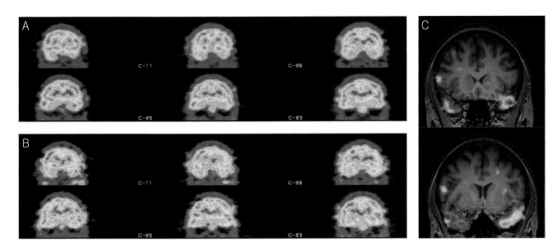

그림 4-11. 간질환자의 SPECT

발작이 없는 시기에 촬영한 Interictal SPECT(그림 A)에서는 좌측 측두엽 부위가 내측에서 바닥부분까지 뇌혈류가 감소되어 있는 반면, 발작 중에 방사선물질을 주사해서 촬영한 Ictal SPECT(그림 B)에서는 동일한 부위에서 뇌혈류가 오히려 더 증가해서 밝은 색을 띄고 있다. 이 두가지 영상의 차이를 MRI와 합성한 SISCOM 영상(그림 C)에서 보면 좌측 측두엽에서 명확하게 SPECT간 차이를 보이는 것을 확인할 수 있다.

뇌혈관이 손상되어 있거나 이미 확장되어 있는 부위는 더 이상 확장이 되지 않기 때문에 약물투여 전후에 차이가 없거나 오히려 감소하는 소견을 보이게 된다. 검사 방법은 ^{99m}Tc-HMPAO를 주사하고 30분 정도 후 SPECT 검사를 시행하고, 당일 오후나 익일에 아세타졸아마이드를 투여 후 20분 경과 후 다시 ^{99m}Tc-HMPAO를 주사하여 검사 후 두 영상을 비교한다. 뇌혈관예비능 소실부위를 찾는 비침습적 방법으로 혈관수축의 발생, 중증도, 범위를 확인하여 환자의 치료, 예후 예측에 도움을 줄 수 있다.

② 간질 환자를 평가하기 위한 SPECT

간질 환자의 경우 발작이 24시간 없는 발작사이기간(interictal period)에 SPECT를 촬영하고, 이후 발작 중(ictal period)에 방사선물질을 주사하여 뇌혈류 차이를 비교하면 발작 초점부위를 진단하는데 도움이 된다. 정상적으로 발작이 시작하는 발작 초점부위는 발작 사이기간에는 뇌혈류가 감소된 상태로 있다가, 발작 중에는 급격히 증가한다(그림 4-11).

③ Thallium SPECT

^{201}Thallium-chloride를 사용하는 검사로 심장 관상동맥질환에서 심근의 생존여부를 평가하기 위해서 많이 사용되고 있으며, 뇌종양의 악성 여부를 파악하는데도 사용된다. 종양의 대사 및 세포성장속도가 빠른 곳에서 thallium의 흡수가 증가하므로 ① 악성과 양성 종양의 감별, ② 별아교세포종(astrocytoma)의 저등급과 고등급 감별, ③ 종양 치료 후 재발 여부를 파악하는데 도움이 된다.

(2) SPECT 검사를 위한 준비사항

정맥 경로를 확보 외에 특별한 준비사항은 없으나 움직이면 영상을 제대로 얻을 수 없으므로 필요시 사전조치로 진정을 해서 보내기도 한다. 방사선동위원소를 주입하고 20-30분 정도 누워 있다가 촬영을 한다. 촬영에 소요되는 시간은 30분 정도이다.

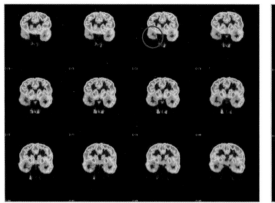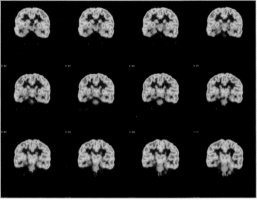

그림 4-12. 간질환자에서 촬영한 PET 영상

붉은 동그라미(O) 내부에 보이는 것처럼 우측 측두엽이 좌측 측두엽에 비해 모든 영상에서 전반적으로 어두운 색을 띠고 있어 우측 측두엽의 기능저하를 시사한다.

2) 양전자방출단층촬영술

양전자방출단층촬영술(Positron emission tomography, PET)은 입자가속기(cyclotron)를 통해 양전자를 방출하는 방사성동위원소를 만들어 정맥주입시 목표조직에서 양전자가 전자와 결합하면서 방사선이 방출되는데 이를 측정하여 영상화하는 검사이다. FDG(^{18}F-fluorodeoxyglucose)를 이용하면 뇌대사를 확인할 수 있고, ^{15}O를 이용하면 뇌혈류를 측정할 수 있다. FP-CIT-PET과 같은 도파민운반체 영상을 통해 비정상적인 섭취 강도를 보이면 파킨슨병을 의심할 수 있다. 알츠하이머병 환자에서는 아밀로이드 PET 이나 타우 PET 검사도 시행한다. 또한, PET의 해상도가 떨어지는 단점을 보완하여 PET-CT도 보급되고 있다. 주로 간질, 치매, 뇌종양, 운동장애를 진단하기 위해 사용된다(그림 4-12).

정맥경로를 확보해야 하고, 뇌대사를 확인하는 경우 주로 포도당 대사를 보는 것이기 때문에 검사 6시간 전에 금식이 필요하다. 약물 주입 후 동위원소가 목표조직에 결합하는데 걸리는 시간과 영상을 확보하는데 걸리는 시간을 포함하여 약 1시간 정도 소요된다.

FDG를 이용해 뇌대사를 확인한 영상으로 색상이 어두울수록 대사가 저하된 곳이다. 상기 영상에서 환자는 우측 측두엽(붉은 동그라미)이 전반적으로 우측에 비해 대사가 떨어진 것을 관찰할 수 있다.

3) 방사성 동위원소 뇌수조조영술

방사성 동위원소 뇌수조조영술(radioisotope cisternography)은 요추천자를 통해 거미막 밑공간에 방사선동위원소(^{111}In-DTPA 또는 ^{99m}Tc-DTPA)를 투여한 후 동위원소가 뇌척수액을 따라 뇌실로 확산되는 것을 시간별로 촬영하는 검사로, 뇌척수액 흐름의 이상소견을 발견하는데 가장 민감한 검사방법이다. 정상적으로는 동위원소 주사 1시간 후에 뇌기저수조(basal cistern)가 보이고, 2-6시간 후에는 전두엽과 Sylvius fissure에, 12시간 후에는 뇌볼록(cerebral convexity), 24시간 후에 거미막융모와 시상정맥동에 도달하고, 이후에는 동위원소가 대뇌로 흡수되어 거미막밑공간은 보이지 않고 대뇌에서만 방사능이 관찰된다(그림 4-13).

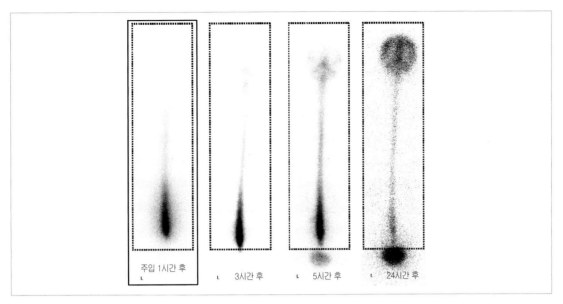

그림 4-13. 방사성 동위원소 뇌수조조영술의 조영제 주입 후 시간에 따른 조영제 분포도

뇌척수액은 뇌실에서 생성되어 거미막밑공간으로 흐르게 되어 있으므로 정상적으로는 뇌실에서 보이지 않는다. 뇌척수액의 유출여부와 수두증의 감별진단을 위해 사용된다.

방사성 동위원소가 시간에 따라 분포도가 변하는 양상으로 24시간 후에는 대뇌부분에 서만 보인다. 점선 아래에 동위원소가 분포된 곳은 방광이다.

신경계 중환자 간호문제

1. 두개내압 상승

두개내압 상승(Increased Intracranial Pressure, IICP)은 두개강내 압력이 정상 범위 이상으로 상승하는 경우를 말한다. 중추신경계를 둘러싸고 있는 두개골과 척추관, 뇌와 척수를 둘러싸고 있는 단단한 경막(dura mater)은 한정된 공간을 만들어낸다. 이 중 두개골 내의 공간을 두개강(intracranial cavity)이라 하며, 1,500~1,700 cc 정도의 공간안에 뇌조직, 혈액과 뇌척수액이 각각 88%, 7.5%, 4.5% 정도 차지하고 있다. 뇌출혈이나 뇌종양 등과 같은 병변이 생기게 되면 한정된 두개강 내부에서 부피가 증가하게 되어 두개내압이 상승하게 된다.

두개내압은 뇌압이라고도 불리며, 뇌압이 약간 상승했을 때는 뇌의 보상기전이 작동하여 정상적인 뇌 기능을 유지할 수 있지만, 보상기전을 벗어나게 계속 상승하면 뇌 조직이 눌리거나 뇌혈류가 줄어들어 이차적인 손상을 입게된다. 또한 압력경사에 의해 압력이 높은 곳에서 낮은 다른 곳으로 뇌조직이 이동하는 뇌탈출(brain herniation)을 초래하고, 심한 경우 사망에 이르기도 한다. 이에 두개내압 상승 기전, 임상증상과 뇌탈출 및 적절한 대처에 대해 자세히 살펴보겠다.

1) 두개내압의 생리

(1) 두개강의 구조와 기능

두개골은 딱딱한 둥근공 모양으로 늘어나지 않으며, 대후두공(foramen magnum) 및 뇌신경과 혈관이 통과하는 여러 개의 구멍으로 뚫려 있다. 또한 두개강은 소뇌천막(tentorium cerebelli)에 의하여 위, 아래 둘로 분획되어 있고 이 두 구획은 천막절흔(tentorial incisura)으로 통하여 있다.

영유아에서는 초기에 용적의 증가 시 두개골 봉합선의 확장으로 두개내압이 유지된다. 그러나 두개골 봉합선이 닫힌 성인의 경우에는 두개골 공간이 더 이상 커지지 않기 때문에 두개골 공간을 차지하고 있는 뇌실질, 혈액, 뇌척수액 중 어느 하나의 용적이 증가하면, 두개내압을 항상 정상 범위 내에 있게 하려는 생리적 작용으로 다른 부분의 부피가 감소하여 두개내압을 조절하는 완충작용을 한다. 이러한 보상기전을 Monro-Kellie의 법칙이라고 한다.

보상기전이 일어나면 뇌척수액 생성이 감소하고, 두개강내에서 척수강 쪽으로 뇌척수액이 이동하며, 뇌혈관을 수축시켜 뇌내 혈액용적을 감소시킨다. 이러한 보상기전이 없다면 작은 압력 변화에도 두개내압이 높아져서 사망을 초래할 수 있다.

① 두개내 용적 - 압력간의 관계

두개내 용적의 증가에 따른 보상기전은 일정한 변화에 대해 작용되나 계속되면 보상기전이 파괴되어 급격한 두개내압 상승을 보이게 된다. 두개내에서 용적-압력 상관관계를 이해하는 데는 탄성(순응도, compliance)과 탄성률 곡선(elastance curve)을 이해하는 것이 중요하다(그림 5-1).

탄성은 압력의 변화에 대한 용적의 변화율을 나타낸다. 두개내 역학에 이 개념을 도입하면 두개내 용적의 변화에 따른 두개내압의 변화율을 설명할 수 있다.

탄성 = 용적율 변화/압력의 변화($\triangle V/\triangle P$)

탄성률 = $\triangle P/\triangle V$

탄성에 영향을 주는 요소들은 용적의 증가량, 용적이 구조에 순응하는 시간, 두개내 구조물의 크기 등이다. 용적 증가량이 적으면 용적의 증가량이 큰 경우보다 좀 더 잘 순응한다. 긴 시간에 걸쳐 증가하는 용적은 짧은 시간 내에 증가하는 용적에 비해 좀 더 쉽게 순응할 수 있다. 예를 들어, 급성 경막하출혈과 같이 빠르게 증가하는 병변은 크기는 더 크지만 느리게 증가하는 뇌수막종(meningioma)보다 두개내압 상승이 빠르게 진행된다. 두개내 구조물의 크기도 영향을 주는데 뇌 위축(atrophy)이나 두개골절제술 (craniectomy)과 같은 두개감압술을 시행한 경우는 용적이 커져도 두개내압 상승이 크지 않아 탄성이 높다. 반면 두개골 미성숙 등으로 두개골이 자라지 않는다면 용적이 조금만 증가해도 압력이 크게 상승해 탄성이 떨어진다.

탄성실험은 뇌실내 관을 통해 뇌실안으로 소량의 수액(일반적으로 시간당 1cc)을 주입하여 두개내압이 증가하는 것으로 실험할 수 있다. 1cc의 수액당 2mmHg보다 큰 압력

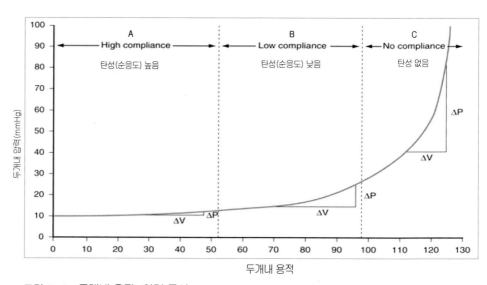

그림 5-1. 두개내 용적- 압력 곡선

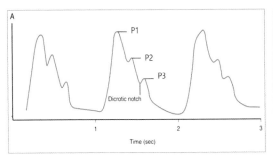
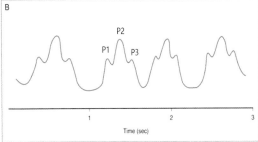

그림 5-2. 두개내압 박동곡선

A. 정상 두개내압 파형. 심장 수축기에 맥락막총이 박동해서 발생하는 P1파가 가장 높고, 이후 정맥 반동현상에 의한 P2파와 심실 이완기에 발생하는 P3파가 나타난다.

B. 비정상 두개내압 파형. 정상적으로 P1파가 가장 높은 곡선을 보여야 하나 두개내압 종괴(mass) 등으로 두개내압이 상승하면 뇌의 탄성이 떨어져 P2파가 급격히 상승한다.

의 상승은 낮은 탄성상태를 나타낸다. 주입을 더하게 되면 두개내압이 급속도로 상승하여 뇌탈출을 초래하게 된다.

탄성이 높은 경우(그림 5-1 A 저탄성율 곡선부)는 용적 완충작용에 의해 두개내 용적의 증가를 보상할 수 있어 일정한 수준으로 두개내압을 유지한다. 이때 완충작용은 뇌척수액이 두개강내에서 척수강내로 이동함으로써 일어난다. 반면 고탄성률 곡선부(그림 5-1 C)는 두개내 용적의 증가를 보상할 수 없는 부분으로 두개내 용적이 약간만 증가하여도 두개내압이 크게 상승한다. 이때의 완충작용은 두개내의 내용물들이 변위하거나 압박을 받는다.

두개내압을 모니터링하고 있다면 박동곡선(pulse wave)으로도 탄성을 평가할 수 있다. 정상적으로 두개내압 파형은 심장 박동으로 인해 뇌 안으로 혈액이 유입되는 과정에 따라 세가지 파형이 관찰된다. 심장의 수축기에 맥락막총(coroidal plexus)이 박동하면 첫번째 압력파가 발생하는데 이를 P1파(충격파: percussion wave)라고 하며, P1이 끝나면 정맥의 반동현상(rebound phenomenon)에 의해 발생하는 P2파(tidal wave)가 관찰되고, 이어서 심실 이완기에 들어서면 세번째 파형인 P3파(중복파: dicrotic wave)가 관찰된다. 정상적인 상황에서는 반동현상으로 발생하는 P2가 P1파보다 작지만, 뇌의 탄성이 떨어지면 반동현상이 심해지면서 P2가 증가하게 되어 P1 파보다 더 커지게 된다(그림 5-2). 이처럼 두개내압 파형은 동맥압 파형과 연관되어 있는데, 이는 심장의 박동에 의해 뇌혈액량이 변동되고 이로 인해 두개내압도 따라 변하기 때문이다

② 뇌 혈역동학

두개내압 상승을 이해하는데 뇌 혈역동(cerebral hemodynamics)을 이해하는 것은 매우 중요하다. 뇌는 우리 체중의 2%에 불과하지만 활동을 위해 많은 에너지가 필요하다. 그 에너지는 혈류에 의해 운반된 포도당과 산소에 전적으로 의존하므로 이를 운반하기 위한 혈류량은 심 박출량의 12~20%에 달한다. 뇌는 많은 에너지를 사용하는 반면 에너지의 저장양은 미미하여 뇌의 활동은 혈류의 감소에 민감하다. 뇌혈류가 차단되면 뇌는 수초내에 허혈(ischemia), 수분내에 경색(infarction)이 나타난다. 뇌대사에 필요한 양보다 많아지면 충혈(hyperemia) 상태에 빠지고 뇌부종, 두개내압 상승 또는 두개내출혈 등이 나타난다.

A. 뇌혈액량

단위시간당 뇌의 혈액량이며 정상적으로 두개내 용적의 10%를 차지한다. 뇌 100g 당 4~5mL이며 평균 통과시간은 약 5~6초이다. 뇌혈액량(cerebral blood volume, CBV)은 뇌혈류조절의 자동조절기전(autoregulatory mechanism)과 연관되어 있다. 제한된 보상 기전은 두개내압이 오르기 시작할 때 뇌혈액량은 증가하고 두개내압도 상승한다. 두개 내압의 증가에 딸ㅏ 뇌혈류량이 감소, 허혈, 뇌경색으로 이어지게 된다.

B. 뇌혈류

혈역동학 측면에서 뇌혈류(cerebral blood flow, CBF)는 뇌로 혈액을 밀어 넣어주는 압력인 뇌관류압(cerebral perfusion pressure, CPP)과 뇌혈관저항(cerebrovascular resistance, CVR)에 의해서 결정되어진다.

CBF = CPP / CVR

정상상태에서 뇌혈류는 일 분당 약 500~775mL이며, 뇌 100g당으로 환산하면 약 50~65mL가 된다. 뇌의 국소적 대사요구에 따라 산화대사(oxidative metabolism)가 일어나는 신경원이 모여있는 회백질은 대사비율이 백질보다 3~4배 많다. 따라서 혈류도 대사율에 따라 회백질이 70~80mL/100g/min이고, 백질이 40~45mL/100g/min로 회백 질은 많은 혈류량으로 신경원 기능을 유지한다. 전체 뇌혈류가 30mL/100g/min 이하 로 감소하면 현훈, 기면증 등 신경학적 증상이 나타나고, 국소 뇌혈류가 정상이하로 감소하면 초점성 신경학적 결손이 나타난다. 또한 뇌혈류가 18~20mL/100g/min 이하 시 자발성 뇌 전기활동이 멈추고, 10~12mL/100g/min 이하에서는 뇌세포가 죽어서 뇌 경색이 된다. 뇌혈류는 탄산가스 농도, 수소이온 농도, 산소 농도에 영향을 받는다.

C. 뇌관류압

뇌에 혈액을 공급하기 위해서는 혈액을 밀어주는 구동력이 필요한데, 이를 뇌관류압 (CPP)이라고 한다. 뇌관류압은 심장에서 혈액을 밀어내는 평균동맥압(mean arterial pressure, MAP)에서 두개내압(intracranial pressure, ICP)을 뺀 압력을 의미하는데, 뇌순환의 관점에서 보면 두개내압은 뇌의 순환을 방해하는 일종의 '저항' 역할을 하게 된다.

> 뇌관류압(CPP) = 평균동맥압(MAP) - 두개내압(ICP)
>
> MAP = (Systolic BP - diastolic BP)/3 + diastolic BP

뇌관류압의 정상범위는 70~100mmHg이며 60~70mmHg 이하가 되면 뇌허혈이 진 행될 수 있다. 불충분한 뇌관류압이 지속되면 치명적인 산소부족으로 죽음을 초래할 수 있다. 뇌관류압은 두개내압이 증가하거나 전신혈압이 하강하는 경우 감소되는데, 원인이 두개내압 증가보다 전신혈압 하강에 의해서 초래될 때 뇌에 더 나쁜 영향을 끼 친다고 알려져 있다.

두개내압이 계속 상승하면 뇌관류압이 감소하는데, 극도로 상승하여 평균동맥압 과 같아지면서 뇌혈류가 중지된다. 이러한 현상은 혈관조영촬영상에서 내경동맥이 보이지 않는 상태인 nonfilling syndrome으로 확인되며 이로 인해 뇌조직은 심각한 허 혈 및 비가역적 손상을 받게 되고 결국 뇌사 상태로 진행된다. 혈류가 중지된 후 빠른 시간내에 적절한 치료를 하여 두개내압이 감소되었을 경우 큰 혈관에서는 바로 혈류가 재개되지만 소동맥이나 모세혈관에서는 혈류가 재개되지 않는다. 이러한 현상을 썰물현상(No-reflow phenomenon)이라 한다.

D. 뇌혈관저항

뇌혈관저항을 결정하는 변수는 혈관 점도(viscosity)와 반경(radius)이다. 점도에 가장 큰 영향을 미치는 요소는 적혈구 용적으로서 적혈구 용적이 높을수록 점도가 높아져서 저항이 증가하고 혈류는 그 만큼 감소하게 된다. 뇌혈관저항은 뇌혈관에 의한 저항의 양이며 두개내 자동조절기전에 의해 조절된다. 혈관저항은 반경이 적어질수록 증가한다. 즉 세동맥으로서 소구경동맥, 세동맥, 모세혈관 등의 미세순환(microcirculation)에서의 저항이 전체 뇌혈관저항의 70~80%를 차지한다.

E. 뇌혈류의 조절

정상상태에서 뇌 전체 혈류나 혈액량은 뇌외부의 여러 생리학적 변화에 무관하게 일정수준으로 조절된다. 현재까지 알려진 뇌혈류 조절 기전으로 대사조절(metabolic control), 압력 자동조절(pressure autoregulation), 신경조절(neurogenic control), 혈액가스조절(blood gas control)이다. 정상인에서 평균 동맥압은 60~160mmHg, 두개내압은 40mmHg 이하일 때 조절기능이 유지된다. 자동조절기전 파괴는 두개내압이 40~50mmHg 이상, 뇌 조직이 허혈 또는 염증, 평균 동맥압이 60~70mmHg 이하, 고탄산혈증, 저산소증, 혈압이 회복된 후에 손상 받은 자동조절기전과 연관되어 나타나는 지속성고혈압, 만성 고혈압 환자에서 자동조절의 상, 하 경계가 상승되었을 때 나타난다.

ⓐ 압력 자동조절

뇌관류압의 변화와 무관하게 뇌혈류를 일정하게 유지함으로써 관류압의 변화에 대응하여 뇌를 보호하는 자동조절기능으로 혈관의 신장수용체(stretch receptor)에 반응하는 혈류조절과 연관된 이론이다. 작은 혈관의 빠른 신장수용체 자극은 평활근의 수축을 일으킨다. 예를 들어 높은 동맥압은 혈관의 신장수용체를 자극하여 혈관을 수축시키고 거의 정상으로 혈류를 감소시킨다. 낮은 동맥압에서는 신장수용체가 감소되고 평활근을 이완시켜 혈류를 증가시킨다. 압력조절이 일어나는 장소는 소동맥(arteriole)수준의 미세순환계이며 혈압변화에 대한 자동조절의 범위는 평균 동맥압은 60~160mmHg이며, 이 범위를 넘어가면 뇌혈류 조절이 안되고 혈류는 혈압에 따라 좌우 된다. 평균동맥압이 60mmHg 이하이면 뇌혈류도 감소하여 허혈상태에 빠진다. 160mmHg 이상이면 혈관은 수동적으로 확장되고 혈액뇌장벽의 파괴, 혈관의 유출(extravasation), 부종, 출혈 등의 현상이 나타난다.

ⓑ 대사 자동조절

대사 자동조절은 대사요인에 의한 반응으로 압력 자동조절과 비슷하다. 세포대사에 의한 생성물 즉 젖산(lactic acid), 피루빈산(pyruvic acid), 탄산(carbonic acid), 고탄산혈증(hypercapnia) 등은 산증(acidosis)의 원인이 된다. 산도가 낮고, K^+ 증가, 아산화질소(nitrous oxide)와 이산화탄소 증가 등은 혈관을 확장시킨다.

ⓒ **신경조절**

뇌혈관에는 신경분포가 풍부하다. 그러나 아직 뇌혈관에 대한 신경분포의 작용에 대해 많이 알려져 있지 않다. 신경이 혈관에 영향을 미치는 두가지 방법은 첫째, 신경자체의 대사에 의해 생성된 대사산물들이 뇌혈관주위에 축적되어 혈관에 영향을 줌으로써 혈류를 조절하는 것이고, 둘째, 신경이 뇌혈관에 직접 분포하여 영향을 미치는 것이다. 두개내의 감각 신경절로부터 나오는 신경들은 교감신경, 부교감신경 및 삼차신경 등이며 이들은 큰 동맥들을 따라가서 혈관들에 분포한다. 교감신경은 노르에피네프린과 신경펩티드 Y를 분비하여 혈관수축작용을 한다. 이들은 혈관수축으로 뇌혈류를 감소시키거나 정상에서 뇌혈류를 크게 변화시키지는 못한다. 그러나 고혈압이 있는 경우는 혈관을 수축시켜 높은 혈압에서 생길 수 있는 돌파현상(break through)의 역치를 높임으로써 뇌를 보호한다. 부교감신경은 접형구개 신경절(sphenopalatine ganglion)이나 이 신경절로부터 나오며 뇌혈류조절에는 제한적인 역할만 한다. 삼차신경에서는 물질 P(substance P), 칼시토닌유리펩티드(calcitonin generated peptide) 등이 유리되며 고혈압과 간질발작 같은 특수한 경우에 자극으로 혈류를 증가시키는 역할을 한다.

ⓓ **혈액가스조절**

● **탄산가스와 수소**

두개내 뇌혈류의 국소 조절의 가장 강력한 자동조절기전은 탄산가스(CO_2)와 수소이온 농도이다. 탄산가스는 가장 강력한 혈관확장제로 증가하면 혈관이 확장되어 혈류가 증가하고 분압이 감소하면 혈관이 수축하여 혈류가 감소한다. 정상 혈중 동맥혈탄산가스분압($PaCO_2$)인 25~60mmHg에서는 탄산가스 1mmHg의 변화마다 3~4%의 뇌혈류의 변화가 있다. $PaCO_2$가 20mmHg 보다 낮으면 뇌혈류는 40% 감소하고, 80mmHg 이상에서는 두 배가 된다. 이 변화는 매우 빨리 나타나서 2분 내에 혈류변화가 시작되어 12분 내에 안정혈류(plateau)를 유지한다. 탄산가스분압이 정상범위를 넘어서면 혈관이 더 이상 탄산가스에 반응을 보이지 않는 혈관마비(vasoparalysis) 상태에 빠지게 된다. 혈관에 대한 작용은 탄산가스의 직접적인 영향에 의한 것이 아니고 탄산가스 변화로 야기되는 동맥관 주위 산도(periarterial pH)에 의한다. CO_2는 혈관을 잘 통과하여 H_2O와 결합하여 H_2CO_3가 되고 이는 다시 H^+와 HCO_3^-로 분리되어 뇌혈관 주위산도를 떨어뜨림으로써 혈관을 확장시킨다. 뇌혈관의 확장 정도는 수소이온 농도에 직접적으로 비례한다. 탄산가스에 더하여, 수소이온 농도는 세포대사로 인해 생기는 젖산, 피르부산, 또는 다른 산에 의해 증가될 수 있다. 이러한 산의 증가 또한 뇌혈류를 증가시킨다.

● **산소 농도**

정상 뇌에서 적정양의 ATP를 만들기 위한 포도당의 산화에는 분당 약 46mL의 산소가 필요하며 이는 폐로 들어오는 산소양의 약 18%에 해당되고 1분당 뇌 100g당 필요한 산소양을 뇌산소대사율(cerebral metabolic rate of oxygen, $CMRO_2$)이라 하는데 전체 뇌의 평균 $CMRO_2$는 3.3~3.5mL/100g/min로 회백질과 백질에서 각각 6mL/100g/min과 2mL/100g/min이다. 뇌동맥과 정맥에서의 산소양의 차이(arteriovenous difference of O_2, AVDO$_2$)는 평균 약 62mL/L로서 다른 조직보다 상당히 높은 것으로 뇌대사에서 산소가 차지하는 비중이 높다. 따라서 뇌혈류가 충분하지 못하면 산소가 충분히 공급되지 못하여 자동조절기전에 의해서 혈관확장이 일어난다. 혈중산소분압(PaO$_2$)이 증가하면 뇌혈관이 수축하고 감소하면 뇌혈관이 확장된다. 산소분압이 50mmHg 정도까지는 뇌혈류의 변화는 적다. 이 기전은 탄산가스와 혈관주위 대사성산도보다 뇌혈류 조절에 있어 보다 덜 영향을 미친다. 젖산의 생성으로 인한 세포의 산소부족은 뇌혈류를 증가시킨다. 산소가 감소하면 혈관이 확장되나 이는 동반된 저산소혈증으로 인한 무산소해당작용에 더 영향을 받는다. 이 경우 혈당치를 낮추면 무산소 해당작용으로 인한 젖산축적이 감소하여 산도가 다시 증가하므로 혈관확장효과가 떨어진다.

F. 기타 요인

기타 뇌혈류와 뇌혈류량을 증가시키는 요인으로 마취제, 항고혈압제와 같은 약물, REM 수면, 각성, 통증, 발작, 체온상승(1℃당 6% 증가) 등을 들 수 있다.

③ 정상 두개내압

정상 두개내압은 5~10mmHg 사이에서 변동하는데, 상한치는 15mmHg이다. 두개내압 상승이란 두개내압이 계속적으로 15~20mmHg 이상으로 지속되거나 갑자기 두개내압이 20~80mmHg 정도로 높게 상승되어 수분 내지 수시간 동안 지속되는 정점파(plateau wave)와 같은 압력파가 나타나는 경우이다.

2) 두개내압 상승의 병리

두개내압이 상승되면 뇌혈류량이 감소되어 뇌조직이 필요로 하는 산소량이 임계치 이하로 감소됨으로써 뇌 조직이 손상을 입거나, 대뇌반구의 혈류량은 적절하더라도 뇌탈출로 인한 뇌간 압박 및 허혈상태로 사망에 이르게 된다.

표 5-1. 정상 두개내압

나이	두개내압(mmHg)
성인 및 청소년기	<10~15
2세 이상의 소아	3~7
영아기	1.5~6

1mmHg(torr) = 1.36cmH$_2$O

(1) 뇌부종

뇌부종(cerebral edema)은 세포내나 세포외 또는 양쪽 모두에 물 또는 액체의 비정상적인 축적이다. 뇌부종은 죽음을 초래할 수도 있는 심각한 상황으로, 뇌의 용적증가가 두개내압을 상승시키고 이는 조직에 압력을 주어 신경학적인 결함을 초래하게 된다. 심각한 뇌부종은 전형적인 뇌간 압박으로 뇌탈출과 죽음을 초래한다.

① 혈관성 뇌부종

백질에 우세하게 영향을 주는 혈관성 뇌부종(vasogenic edema)에서 가장 흔히 볼 수 있는 형태로 혈액뇌장벽(blood brain barrier, BBB)의 혈관 내상피세포 접합(endothelial tight junction)부위의 파괴에 의해 혈관투과성이 증가되어 단백질과 같은 큰 분자들이 세포 외 공간으로 유출되는 것이다. 원인으로 뇌종양, 뇌외상, 뇌농양, 뇌허혈, 뇌졸중 및 출혈시에 나타나며, 약물요법으로 스테로이드, 삼투성 이뇨제(osmotic diuretics), 이뇨제를 사용한다.

② 세포독성 뇌부종

백질도 포함될 수 있지만 주로 회백질의 세포 내 공간에 수분의 증가로 정의할 수 있다. 세포막 손상으로 인해 세포막에 존재하는 ATP~의존성 나트륨펌프(ATP~dependent sodium pump)의 작동이 안 되어 세포내로 나트륨이 이동하게 되고 세포내의 삼투압 평형(intracellular osmotic equilibrium)을 유지하기 위해 수분이 세포내로 이동하여 발생한다. 급성 환기부족이나 심정지시의 저산소 혹은 무산소증과 연관되어 나타난다. 세포 내 수분과 나트륨이 증가하고 세포 외 수분은 감소한다. 원인은 뇌세포의 저산소증 및 허혈증에서 흔히 발생하며 수분중독(water intoxication), 항이뇨호르몬부적절분비증후군(syndrome of inappropriate antidiuretic hormone, SIADH), 전해질 불균형, 화농성 수막염(purulent meningitis), Reye 증후군 등에서도 나타난다. 약물요법으로 삼투성 이뇨제가 급성기에 유용하며 *corticosteroids*는 효과가 없고, *furosemide*의 효과는 아직 밝혀지지 않았다.

③ 세포간질 부종

세포간질 부종(interstitial edema)은 폐쇄성 혹은 교통성 수두증에서 뇌척수액의 상의막을 통한 뇌실 주위의 백질에 수분과 나트륨이 증가한 상태로 세포 외 용적이 증가하게 된다. 이러한 양상은 뇌실내압이 높거나 수두증이 활발히 진행하는 것으로 수술의 적응증이 된다. 원인으로 교통성 또는 폐쇄성 수두증, 가성 뇌종양(pseudotumor cerebri)에서 나타날 수 있다. 약물요법은 일반적으로 효과가 없지만 뇌척수액 생성을 감소시키기 위해서 acetazolamide(diamox)를 투여한다. 수술 방법으로 뇌척수액 배액술 또는 뇌실 단락술(shunt) 등이 시행된다.

(2) 수두증

수두증(hydrocephalus)은 뇌척수액의 생성이 흡수율보다 초과되기 때문에 생기는 뇌실계의 진행적인 확장과 관련된다. 수두증은 질병 자체보다는 임상 증후군으로, 뇌척수액의 과잉 생성, 순환 또는 재흡수의 장애이다. 유발요인으로 거미막밑출혈로 인한 거미막융모(arachnoid villi)가 막힌 경우, 시상봉합 정맥동의 혈전증, 두부외상, 뇌수막염, 거미막융모의 섬유성 변화, 60~70세의 노인에서는 질환과 상관없이 발생될 수 있다. 증상과 징후로 중증도의 건망증, 정신기능 저하, 악화 시 함구증이 나타나며, 기억판단과 의사소통능력은 정상이다. 상지의 운동장애는 거의 없으며 보행장애로 지그재그 걸음이나 불안정한 걸음걸이를 보이며 진행되면 보행이 불가능해진다. 상태가 진전됨에 따라 요실금이 나타난다. 두통이나 시신경유두부종 없이 안구진탕(nystagmus)이 나타난다. 매우 진행된 경우에는 심부건반사 증가, 바빈스키 징후(Babinski sign), 움켜잡기반사(grasp reflex), 빨기반사(sucking reflex)가 나타날 수 있다.

두개내고혈압의 진행과 확장은 뇌부종과 관련이 있다. 특히 혈관성 뇌부종은 외상과 뇌혈관의 문제에 가장 영향을 받고 진행되면 세포외액이 축적되고 뇌용적이 증가되어 두개내압이 상승한다.

(3) 가성 뇌종양

가성 뇌종양(pseudotumor cerebri)의 발생기전으로 뇌척수액 증가, 두개강내 정맥압의 지속적인 증가, 혈액량 증가에 의한 뇌용적의 증가 등이 있으며 청소년기나 젊은 여자에서 많이 나타난다. 의식은 명료하며 CT상 뇌실 크기는 정상이며 종괴나 뇌척수액 차단 등은 없다. 주 증상으로 두통, 복시, 흐린 시야, 안면 무감각, 어지러움 등이 나타난다. 자발적으로 치료되나 매일 요추천자로 16~30cc 정도 뇌척수액을 제거할 수 있다. 약물요법으로 *prednisolone* (40~60mg/day), *glycerol* (15~60mg, 4~6회), *acetazolamide* (500mg, 2회/day), 요추 거미막밑 복강 단락술(lumbar subarachnoid peritoneal shunt)을 시행한다.

3) 뇌탈출

뇌탈출(brain herniation)은 심한 두개내압 상승을 동반한, 공간점유병소, 뇌척수액의 저류, 울혈이나 뇌종양의 증대 등에 의해 뇌조직의 국소적 변형만으로 보상이 안 되고 저항이 낮은 방향으로 뇌의 일부가 전위, 이동하게 되는데 구획하고 있는 격벽의 사이로부터 정상위치가 아닌 부분으로 뇌조직 그 자체가 밀려나가는 현상이다. 이러한 뇌의 탈출은 천막절흔폐쇄나 대뇌수도관(cerebral aqueduct)의 폐쇄를 초래하여 뇌척수액 순환을 차단함으로써 두개내압을 더욱 상승시키는 악순환을 일으키기도 한다.

(1) 분류

뇌조직을 구획하는 대뇌겸(falx cerebri), 소뇌천막, 후대뇌공 주변에서 압력차이로 인한 뇌탈출이 발생하는데, 대뇌겸을 통한 대뇌겸하 뇌탈출(cingulate herniation), 천막절흔을 통한 경천막 뇌탈출(transtentorial herniation), 대후두공을 통한 대공 뇌탈출(transforaminal herniation) 등이 있다. 여기서는 소뇌천막을 중심으로 위쪽에서 발생하는 천막상부 뇌탈출, 아래쪽에서 발생하는 천막하부 뇌탈출로 나누어서 설명하겠다.

① 천막상부 뇌탈출

A. 대뇌겸하 뇌탈출(subfalcial herniation)

천막상부의 국소 종괴는 동측 대뇌 반구에 점진적인 압박을 가하는데, 이때 뇌에 가해지는 압박은 종괴와의 거리에 따라 일정하지 않아 종괴에 가까운 부분과 먼 곳의 압력경사가 발생하게 된다. 이러한 압력경사로 인해 대뇌겸의 아래에 위치한 대상회(cingulate gyrus)가 반대측으로 탈출하게 된다(그림 5-3 B-①). 이런경우 대개 동측 뇌실도 함께 변위되나 다른 특이한 증상이나 신경학적 소견은 없다. 간혹 동측 전대뇌동맥분지가 대뇌겸 가장자리에 눌려 순환장애를 일으키거나 심한 경우 뇌경색을 유발시킬 수 있다.

B. 정중 경천막 뇌탈출

정중 경천막 뇌탈출(central transtentorial herniation)은 병소가 천막상부 중심부분에 있거나 좌우 대뇌에 대칭적으로 있는 경우 압력경사가 수직방향으로 생겨 간뇌와 뇌간상부가 천막열공(tentorial hiatus) 아래로 밀려 내려가면서 발생한다. 임상증상 및

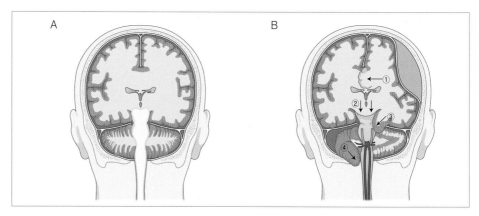

그림 5-3. 뇌탈출

A: 정상 뇌
B: 뇌탈출을 보이는 뇌 ① 대뇌겸하 뇌탈출 ② 정중 경천막 뇌탈출 ③ 구상돌기 뇌탈출 ④ 천막하부 뇌탈출

징후는 시간의 경과에 따라 간뇌기(diencephalic stage), 중뇌기(midbrain stage), 교뇌기(pontine stage), 연수기(medullary stage)의 순서로 각 단계는 호흡양상, 안구증상과 운동증상으로 구분한다(표 5-2).

C. 구상돌기 뇌탈출

구상돌기 뇌탈출(uncal herniation)은 가장 흔한 뇌탈출로 중두개와(middle fossa)의 급성 경막외혈종, 급만성 경막하혈종, 측두엽 좌상 및 측두엽 종양과 같은 편측의 병소로 인해 측두엽의 내측부가 천막절흔(incisura tentorii)을 통해 아래로 전위하는 것이다. 간뇌와 중뇌가 반대편으로 압력을 받고 밀리게 된다. 같은 쪽의 동안신경과 후대뇌동맥, 외전신경 및 대뇌각이 압박된다. 드물게 반대측 천막의 가장자리에 의해 반대측 대뇌각(cerebral peduncle)이 압박되어 절흔을 만드는데 이를 Kernohan의 절흔(Kernohan's notch)이라 한다. 증상으로 점진적인 의식 장애, 동측 동공산대 및 반대측 반신불수이다. 혼미나 혼수와 같은 의식장애는 중뇌 또는 상부 뇌간의 망상활성계의 압박에 의하며, 동공산대는 동공수축 신경섬유를 갖고 있는 동안신경 압박의 결과

표 5-2. 정중 경천막 뇌탈출 시간의 경과에 따라 변화

시기	호흡양상	안구증상	운동증상
간뇌기	간헐적 중지, 잦은 하품 Cheyne~Stokes respiration	동공의 크기:작음 대광반사 있음	동측의 근긴장도 증가, 제피질자세(decorticate posture)
중뇌기	Cheyne~Stokes respiration에서 빈호흡(tachypnea)으로 바뀜	동공: 정중앙에 위치 안구전정반응이 소실 되기도함	양측 제뇌자세 (decerebrate posture)
교뇌기	호흡이 얕고 빠름	동공: 중뇌기와 같음 안구전정반응이 소실됨	양측에 이완성 마비(flaccid paralysis) 및 병적 반사
연수기	호흡이 느려지면서 헐떡임과 깊은 한숨(Gasp and deep sigh) 으로 중단되거나 불규칙해짐	완전산동	

이며, 반대측 반신마비와 제뇌경직은 반대편으로 가는 피질척수로(corticospinal tract)를 함유하는 동측 대뇌각이 압박되기 때문이다. Kernohan의 절흔 현상이 있는 경우에는 반대편 대뇌각이 압박되므로 동측 편마비가 나타난다. 때로는 동측의 후대뇌동맥이 압박되어 동측 후두엽의 이차적인 뇌경색이 유발되기도 한다. 뇌탈출이 더욱 진행되면 양측에서 병적반사와 함께 제뇌경직을 보이며 양측 동공이 산대되고 고정된다. 과호흡 또는 체인스토크스호흡(cheyne-Stokes respiration) 등의 이상호흡이 나타나면서 안구전정반응과 같은 뇌간 반사가 소실된다.

② 천막하부 뇌탈출

천막하부 뇌탈출(infratentorial herniation)은 3가지 형태로 첫째, 뇌간과 소뇌의 직접적인 압박으로 뇌신경과 혈액공급을 침범하는 경우 둘째, 중뇌에 최고의 압력을 주는 천막절흔을 통한 뇌간과 소뇌의 위쪽으로 탈출 셋째, 연수에 압박을 주는 뇌후두공내를 통한 소뇌편도 뇌탈출(cerebellar tonsil herniation)로 구분할 수 있다(그림 5-4). 급성 소뇌편도

뇌탈출은 소뇌종양 또는 소뇌혈종 등의 소뇌 병변 시 후두와 두개내압이 급격히 상승하여 경추강 내압과의 차가 뚜렷해져서 소뇌 상부측의 소뇌편도(cerebellar tonsil)가 뇌후두공을 통해 상경추강내로 변위되어 연수를 압박하게 되는 것이다. 요추천자시 나타날 수 있으며, 급성연수 압박증상으로 고혈압, 서맥, 맥압 증가와 같은 심박동 이상과 체인 스토크스호흡, 신경인성 과호흡과 같은 호흡이상 및 의식장애가 있다. 이 경우 활모양 강직(opisthotonus) 자세나 제뇌경직 자세가 나타난다.

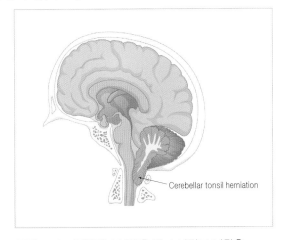

Cerebellar tonsil herniation

그림 5-4. 천막하부 뇌탈출 중 소뇌편도 뇌탈출

4) 두개내압 상승의 임상적 원인

(1) 두부외상

두부손상시 동방되는 두개내에 혈종이나 뇌부종이 두개내압 상승의 주요 원인이다. 중증 두부손상환자의 반수가 두개내압이 20mmHg 이상이었고, 두개내압 상승을 인한 이차적인 뇌손상이 주 사망 원인으로 알려져 있다. 따라서 두개내압 상승의 효율적 관리여부에 따라 환자의 치료성적이 달라질 수 있다.

(2) 뇌종양

뇌종양이 커지면 뇌척수액이나 혈액을 두개강 밖으로 이동시켜 탄성률이 증가한다. 따라서 종양이 상당히 커질 때 까지도 정상 두개내압을 유지할 수 있게 된다. 그러나 종양 성장 후기에는 종양 용적이 조금만 커져도 심한 두개내압 상승을 초래할 위험성이 있어 주의를 요한다.

(3) 뇌거미막밑출혈

두개내 동맥류 파열시에는 일시적으로 매우 빠르게 두개내압이 동맥압 수준으로까지 상승할 수 있다. 초기 두개내압 상승의 원인은 혈관 밖으로 출혈되어 나온 혈액량에 의한 용적 변화와 혈관운동반응에 의한 뇌혈류량의 증가에 의한 것으로 추정하고 있다. 초기 단계가 지나면 두개내압 상승은 항상성 반응에 의해 일정한 수준으로 떨어지게 된다. 뇌동맥류 출혈 후 두개내압이 상승될 경우 흔히 뇌허혈이 있음을 알려주는 뇌척수액내 유산염 농도의 증가가 나타난다.

(4) 고탄산혈증

동맥혈탄산가스분압 증가($PaCO_2$ > 45mmHg)는 뇌혈관 확장을 시켜 뇌혈류량을 증가시키고, 뇌혈액량이 증가됨에 따라 두개내압이 상승힌다. 원인은 수면, 무기폐, 폐렴, 만성 폐쇄 폐질환, 신경성 폐부종, 진정제 사용, 불안, 통증, 부적절한 인공호흡에 의한 얕은 호흡, 뇌간의 호흡중추 압박 등이다.

(5) 저산소혈증

혈중산소포화도 50mmHg 이하는 뇌혈관 확장과 뇌조직에 저산소증을 일으켜 뇌손상을 유발한다. 원인은 불충분한 산소공급, 흡인 후 불충분한 환기, 기도삽관 상태에서 부적절한 환기, 기도 폐쇄 등이다.

(6) 호흡기계 관리

흡인, PEEP, 부적절한 ambu bagging 등에 의해 두개내압이 상승 될 수 있다. 흡인 시 산소가 저하되고, 이산화탄소가 증가되며, 흡인 튜브에 의해 기도폐색이 유발되어 나타난다. PEEP과 부적절한 ambu bagging은 흉강내압(intrathoracic pressure)과 중심정맥압(central venous pressure)을 높여 두개내압 상승을 유발 시킨다.

(7) 혈관확장제 마취제, 항고혈압제, 히스타민제 등

약물투여로 인한 혈관확장은 뇌혈류량을 증가시켜 두개내압을 상승시킨다.

(8) 체위

환자의 부적절한 체위는 두개내압 상승의 요인이 될 수 있다. 트렌델렌버그(Trendelenburg) 자세는 뇌로부터의 정맥 귀환을 방해하며 엎드린 자세는 복압과 흉압을 올리고 목의 굴곡으로 정맥의 흐름을 방해한다. 또한 두부의 심한 굴곡은 복압 상승으로 두개내압에 영향을 준다. 체위 변경시 침대머리를 올리고 고관절을 굴곡 시킨 상태에서 측위로 체위를 변경시키면 복압이 올라가서 두개내압이 상승한다.

(9) 등장성 근육수축

등장성 근육수축이란 근육 길이의 변화 없이 근육의 긴장도를 증가시키는 것으로 발바닥으로 침대발치를 밀 때, 억제대를 잡아당길 때, 전율(shivering), 제피질 또는 제뇌경직 등이 등장성 근육수축에 해당한다. 등장성 근육수축은 혈압을 상승시키고, 두개내압이 상승된 환자에서는 더욱 상승하게 된다. 그러나 수동적 근관절운동은 두개내압에 영향을 주지 않으므로 간호계획에 포함시켜야 한다.

(10) Valsalva maneuver

Valsalva maneuver의 행위는 복압과 흉압 상승으로 정맥귀환이 안되어 두개내압이 상승하게 된다.

(11) 정서적 불안과 유해 자극

불안이나 유해 자극에 의해 교감신경의 흥분으로 혈압이 상승되고, 이는 뇌혈류를 증가시켜 두개내압을 상승시킨다. 따라서 뇌대사를 증가시키는 활동을 줄이고 처치 등은 계획을 세워 설명 후 몰아서 제공하여 자극의 빈도를 줄여주는 것이 도움이 된다.

5) 두개내압 상승시 증상 및 징후

(1) 급성

급격한 두개내압 상승 시 의식장애, 동공의 변화, 시야장애, 운동 및 감각 기능장애, 격심한 두통, 발작, 뇌신경 마비 등이 나타난다.

① 의식장애

대뇌피질의 세포들이 두개내압 상승에 의해 일어나는 산소공급의 부족에 민감하게 반응하여 기면(drowsiness), 기억장애, 착란, 불안정, 무기력(lethargy) 등이 나타난다. 지남력 상실(disorientation)은 시간, 장소, 사람에 대한 순서로 나타난다. 지속적인 두개내압 상승으로 인해 환자는 의식이 떨어지고 마지막에는 혼수상태에 이르게 된다. 마지막 시기에는 자극에 반응이 모두 없어진다.

② 동공의 변화

천막상부 종괴(supratentorial mass) 또는 부종에 의해 두개내압이 상승되면 동공 크기, 모양, 대광반사(light reflex)가 변하게 된다. 초기에는 동공 직경이 3.5mm 또는 정중앙에 위치하다가 점차로 커진다. 약간씩 길쭉하게 둥글어지고(ovoid) 대광반사가 느려진다. 동공의 동공동요(hippus)반응과 타원(ovoid) 모양은 동안신경에 압력이 가해지기 시작한 것으로 관찰된다. 초기에 동측동공의 변화는 병소로부터의 동측 동안신경의 압박으로 설명되며, 두개내압 상승 후기에는 동측동공이 더욱 커지고 결국에는 대광반사가 없어지고 양쪽 모두 커지게 된다.

③ 시각장애

두개내압 상승 초기에 진행되는 시각장애는 시력 감소, 흐린 시야, 복시 등으로 나타난다. 감소된 시력과 흐린 시야는 초기 대뇌반구의 압력과 연관이 있는데 이는 시각로 (optic pathway)가 대뇌반구의 모든 엽(lobe)을 횡단하고 있기 때문이다. 복시는 하나 또는 그 이상의 외안근(extraocular muscle)의 불완전마비(paresis) 또는 운동마비와 연관이 있는데 안구의 움직임이 제한받게 된다.

④ 운동기능 장애

초기에 추체로의 압박으로 인해 병소의 반대쪽에 단불완전마비(monoparesis) 또는 반신불완전마비(hemiparesis)가 나타난다. 후기에는 뇌간의 압력증가로 인해 제피질 또는 제뇌경직이 한쪽 또는 양쪽으로 진행되며, 마지막에는 양쪽 모두 이완(flaccid) 된다.

⑤ **심한 두통**

두개내압 상승의 초기에 환자는 약간 또는 어렴풋한 두통을 호소한다. 두통의 발생기전은 두개내 통증 수용체의 자극에 의한 것인데 이들은 경막동맥, 교정맥, 정맥동 및 뇌기저부 동맥주변에 많다. 정상적인 뇌는 뇌척수액에 의해 완충작용을 한다. 뇌척수액의 용적이 감소되면 완충작용이 감소하거나 없어진다. 뇌척수액를 보충하고 충분한 혈류공급을 위해 특히 정맥이 이완된다. 혈관의 이완, 연결 정맥의 마찰과 뇌 기저부 동맥의 견인이 두통의 원인이 된다. 뇌종양에 의한 두통의 특징은 수면 중 또는 새벽에 심해질 수 있는데, 이는 REM수면 기간동안에 대사가 증가하고 부산물로 이산화탄소가 생성되고, 증가한 이산화탄소에 의해 혈관확장이 일어나 두개내압이 상승되기 때문이다. 이때 두통은 구토 및 과호흡 후 경감되기도 한다. 또한 체위변경, 기침, 배변 및 재채기 등이 두통의 강도를 증가시키기도 한다.

(2) 만성

두개내압 상승이 계속될 때 의식상태의 지속적인 악화와 활력징후의 변화, 외전신경마비, 구토, 시신경유두부종, 현기증, 이명, 뇌간반사 소실 등이 나타나며 혈당조절이 안되는 상태에 이르게 된다.

① **활력징후의 변화**

활력징후는 두개내압 상승 초기에는 변화가 없으나 지속적인 상승으로 뇌간을 압박하게 되면 변화가 나타난다(그림 5-5).

A. 혈압과 맥박

혈압과 맥박은 두개내압 상승 초기에는 서로 연관되어 정상이지만 뇌간에 압박이 가해지고 점차 진행되면 혈압의 변화가 일어난다. 두개내압 상승에 대한 연수혈관활성중추(medullary vasoactive center)의 반응으로 혈압이 상승되고 맥박수가 감소된다. 호흡억제까지 합쳐 3대 쿠싱 증후군(Cushing triad)라고 한다. 혈압 상승은 두개내압 상승시 뇌관류압 감소에 대한 뇌간의 방어기전으로서 다량의 카테콜아민(caecholamine) 혈중분비에 의해 초래된다. 혈압 상승은 심박출량을 증가시키고 맥압을 증가시킨다. 맥압이 높은 수축기압의 상승은 두개내압 상승의 보상기간을 나타낸다. 환자의 상태가 더욱 악화되고 보상작용이 상실되기 시작하면 혈압은 감소한다.

두개내압 상승이 지속되면 맥박은 분당 60회 또는 그 이하로 떨어지고 보상작용이 상실기에는 불규칙적으로 빨라지다가 약해지며 멈추게 된다. 서맥은 미주신경 흥분으로 발생한다(그림 5-5).

B. 호흡

호흡의 변화양상은 뇌의 기능수준과 연관되어 있다. 뇌간압박으로 비정상적 호흡이 초래되는데 두개내압 상승과 직접적 연관보다 뇌간 병소의 해부학적 위치와 상관관계가 있다. Cheyne-Stokes 호흡은 심부대뇌반구와 기저핵(basal ganglia)의 손상과 연관 있으며 지속적 과호흡은 중뇌 및 상부 교뇌 병변을 의미하고 교뇌 병변시는 서호흡

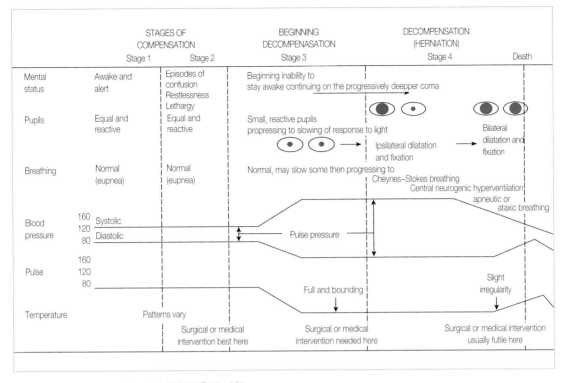

그림 5-5. 두개내압 상승 동안 활력징후의 변화

이 나타나며, 교뇌 연수 연접부위는 운동실조성 호흡을 초래한다. 상부 연수 손상시 빠르고 약한 호흡을 하다가 진행되면 운동실조성 호흡양상으로 변한다. 급격한 두개내압 상승은 심질환 없이도 폐부종을 초래할 수 있다. 다른 진행된 호흡기계 합병증으로는 ARDS가 나타날 수 있다(그림 3-20 참조).

ⓐ **쿠싱 반응**

쿠싱 반응(Cushing response)은 두개내압 상승 상태에서 충분한 뇌관류압을 유지하기 위한 보상반응으로, 수축기압의 증가, 맥압의 증가, 서맥이 나타난다. 뇌간기능 손상 후기에 나타나는 반응으로, 탄성의 감소 또는 소실과 연관되어 있다. 이러한 경우는 뇌탈출이 이미 일어났거나 심각한 상태이다.

C. 체온

시상하부의 기능 이상과 연관이 있으며 두개내압 상승에 따른 보상기간 동안에는 정상수준을 유지한다. 보상작용이 상실되면 고열이 나게 된다.

② **외전신경마비**

6번 뇌신경인 외전신경의 핵은 교뇌에 있고 두개저의 긴 경로를 통하여 외직근에 이르고 있기 때문에 동안신경이나 활차신경 이상으로 두개내압 상승의 영향을 받기 쉽다. 보통 편측 장애를 받기 때문에 복시를 호소한다.

③ **구토**

연수의 심부, 즉 제 4실의 저부에 위치한 구토중추가 압박으로 인해 자극되면 구토가 두통에 동반하여 나타나며 구토 후 두통이 없어지는 경우가 있다. 이는 구토 시 호흡으로 혈중 산소량이 증가하면서 뇌혈관이 수축되어 두개내압이 감소하기 때문에 나타나는 것으로 보인다. 소화기계 질환이 없고 식사와 관계없이 오심 없이 분출하는 투사성 구토가 특징이나 오심을 동반하는 경우도 많이 있다. 소아에서 3주 이상 두통과 구토가 지속되면 뇌종양을 의심해야 한다.

④ 시신경유두부종

두개내압 상승시 수 시간 내지 수 일동안 지속되면 나타나는 증상으로 시신경유두부의 울혈에 의한 염증소견이 없는 부종으로 양측에 같은 정도로 나타난다. 두개내압 상승시 압력이 시신경 집(sheath)으로 전달되어 망막과 중심망막 정맥이 압박되고 정맥울혈을 일으켜 유두부종이 발생한다. 초기에는 시력은 정상이나 신경부종이 심해짐에 따라 맹점(blind spot)이 확대되면서 중심시력 저하가 나타난다. 급성으로 두개내압이 상승되면 시신경유두부종(papilledema) 대신 망막정맥 박동 소실 및 울혈 또는 망막출혈이 관찰된다.

6) 두개내압 상승에 대한 치료

두개내압 상승을 적극적인 치료하는 목표는 뇌관류압과 뇌혈류를 원활하게 유지시켜 뇌허혈과 뇌탈출을 방지하기 위함이다. 치료가 필요한 두개내압은 의견에 차이가 있지만 15~25mmHg 이상 상승되어 지속되는 경우이다. 두개내압을 상승을 치료하는 가장 좋은 방법은 두개내 공간점유 병소를 제거해 주는 것이다. 뇌척수액의 통과 장애나 흡수장애에 의한 수두증으로 두개내압 상승이 나타난 경우에는 각종 단락술이 시술된다.

(1) 보존적 치료

① 체위 및 환자이동

두개내압 상승 위험이 있는 환자는 정맥유출이 적절히 이루어지고 뇌관류압이 유지되도록 침대 머리부분을 30°정도 높여주어야 한다. 복위, 심한 목 굴곡, 고관절 굴곡은 피하고 2시간마다 자세변경, 피부간호를 제공한다. 간단한 지시에 따를 수 있는 경우 몸을 돌리거나 움직일 때 숨을 내쉬도록 한다. 환자가 침대 안에서 움직이는 것을 도와주고 환자가 팔이나 발꿈치를 이용해 침대를 미는 동작을 하지 않도록 한다.

② 과호흡

두개내압 상승을 억제하는 가장 효과적인 방법으로 뇌혈류량과 뇌혈액 용적을 감소시키는 방법이다. 이론적으로 과호흡(hyperventilation)은 뇌혈류량과 뇌혈액 용적을 감소시킴으로써 두개내압 상승을 억제하는 가장 효과적인 방법으로 알려지고 있다.

이론마다 차이가 있지만 혈중탄산가스분압(PCO_2)이 28~35mmHg로 유지하는 것을 추천하고 있다. 동맥내 탄산가스 분압 25mmHg 이하에서 오히려 뇌혈관 수축으로 뇌 혈류량이 떨어지며 만약 20mmHg 이하로 감소되면 뇌혈류량이 급격히 감소되어 뇌허혈을 일으킬 수 있다. 혈중탄산가스분압 1mmHg당 뇌혈류량은 2~4% 정도 상승하게 된다. 허혈 환자에게 과호흡 시 동맥내 탄산가스 분압이 감소되어 정상부위 동맥들은 수축되고 혈관이 이미 최대로 확장되어있는 손상된 부위로 혈류가 흘러 뇌 허혈성 부위의 관류를 더 증가시킬 수 있다. 그러나 많은 환자에서는 혈중탄산가스분압을 떨어뜨린다 해도 곧 그 상황에 적응하여 수 시간 후에 다시 두개내압이 이전 상태로 상승되는 경우가 많다.

동맥내 탄산가스 분압조절을 위하여 인공호흡기를 사용하는 경우 인공호흡기의 높은 압력으로 폐 조직이 손상을 입을 수 있고, 흉부내압이 증가하고 정맥귀환혈류가 감소되어 저혈압이 생길 수 있다. 호기말양압환기(PEEP)가 요구되는 경우 10cmH₂O 이하에서는 뇌손상에 큰 영향을 미치지 않지만, 15~20cmH₂O 이상시 두개내압 상승 환자에게는 권유되지 않는다. 인공호흡기를 사용하지 않는 경우 Ambu bagging을 이용한다.

효과적인 호흡유지를 위해 호흡수, 호흡양상, 호흡음을 관찰·청진한다. 호흡 시 보조근을 사용하거나 불안정, 청색증이 나타나면 즉시 인공호흡기를 제공한다. 기도흡인은 전·후로 100% 산소를 제공하여 두개내압에 영향을 주지 않도록 시행한다.

③ 약물요법

A. 고장액

정상인에서 뇌, 뇌척수액, 두개내 혈액의 삼투질 농도는 300mOsm/L이다. 고삼투성 용액 주입 시 삼투압차를 만들어 뇌조직내의 수분을 혈관 내로 이동시켜 뇌용적을 축소시키는데 혈액뇌장벽(BBB)이 정상적으로 유지되어야 유효하며, 혈청과 뇌 사이의 삼투변화도가 10mOsm/L일 때 물질의 이동이 일어나며 두개내압에 영향을 준다. 또한 뇌척수액 생성도 억제된다. 고장액(hypertonic solution) 투여 후 두개내압이 상승되는 반동효과(rebound effect)가 나타날 수 있다. 이는 혈액뇌장벽이 파괴되어 활성적인 용질이 뇌세포 속으로 계속 들어감에 따라 뇌세포내의 삼투성이 증가되어 뇌세포 속으로 수분을 끌어들여 두개내압이 상승하게 된다. 또한 용질이 뇌척수액 속에서 평형상태에 도달 후 혈청에서보다 뇌척수액에서 더 서서히 제거되므로 뇌척수액에서 삼투압이 증가되어 나타나기도 한다.

ⓐ *Mannitol*

*Mannitol*이 두개내압을 떨어뜨리는 기전은 크게 두가지로 첫째, 정맥주사 후 빠르게 나타나는 두개내압 하강은 만니톨이 혈액점도를 떨어뜨리고 혈류량을 증가시키기 때문에 반사적인 혈관수축이 발생되어 일어나는 것으로 추정하고 있다. 또한 늦게 나타나는 반응은 혈액내와 뇌실질 사이의 삼투도의 차이에 의한 삼투성 탈수에 의한 것으로 보고 있다. *Mannitol*은 혈액뇌장벽을 통과하지 못하며 부종이 있는 뇌조직의 세포내액을 혈장으로 끌어가 삼투효과(osmotic effect)를 나타낸다.

초기용량은 0.75~1g/kg, 유지용량은 0.25~0.5g/kg을 3~5시간마다 투여한다. 투여방법은 15분간에 걸쳐 빠르게 정주하며 최대효과는 15~22분 사이이며 신장에서 신속하게 배설되므로 작용유지 시간은 약 4시간 정도이다. 혈청 삼투도는 310~315 mOsm/L 정도 유지하며 반복사용시 신장의 손상을 피하기 위해 320mOsm/L 이상 올라가지 않도록 주의하며 신장질환이 있는 경우는 사용하지 않는다. 부작용으로 적은 비율에서 반동효과(rebound effect), 수분, 전해질 불균형으로 고칼륨혈증(hyperkalemia), 저혈량성 쇼크(hypovolemic shock), 심부전, 탈수 등이 나타난다. 결정이 생길 수 있으므로 투여 전 확인하며 꼭 필터가 있는 수액세트를 이용한다.

ⓑ *Glycerol*

부분적으로 대사되고 높은 칼로리 효과를 나타내며 다른 고장액에 비해 탈수나 전해질 이상이 적게 초래되며 경구 투여할 수 있는 장점을 가지고 있다. 그러나 뇌 속으로 누출되기 때문에 삼투평형이 이루어져 지속적인 감소가 어렵다. 용량은 5mL/kg을 정주로 30~90분 동안 투여하며 0.25~2g/kg을 4시간마다 경구복용이 가능하다. 작용시간은 두개내압 하강작용이 길어 5~8시간 지속된다. 부작용으로 용혈과 혈색소 뇨증이 나타날 수 있으며 신부전증을 일으킬 수 있어 10% 농도의 *glycerol*을 사용한다.

B. *Corticosteroid*

기전은 불분명하지만 두부손상과 뇌경색에 의한 뇌부종보다 신경교종, 전이성 뇌종양 등에 탁월한 효과가 있으며 뇌 모세혈관의 투과성 상승 등의 효과가 있는 것으로 알려져 있다. 용량은 보통 *dexamethasone* 4~6mg을 6시간마다 사용한다. 부작용으로 위장관계 출혈, 상처치료 지연, 감염의 증가가 나타날 수 있다. 부신부전증(adrenal insufficiency) 등의 부작용 예방을 위해 용량을 단계적으로 줄인다. 위장계 출혈예방을 위해 제산제를 같이 투여한다.

C. *Furosemide*

신장에서 Cl^-과 Na^+의 재흡수를 억제하여 수분의 재흡수를 억제하는 loop 이뇨제로 혈청의 삼투도를 증가시켜 저나트륨혈증(hyponatremia) 없이 두개내압을 감소시킨다. 또한 뇌척수액 생산을 억제한다고 알려져 있다. 이는 혈액뇌장벽이 병적인 상태에서도 뇌부종을 감소시킬 수 있다. 삼투성 이뇨제와 loop 이뇨제의 병용 시 상승 효과를 갖는다. 혈청 삼투도가 320mOsm/L 이상 시에는 사용하지 않는다.

D. *Barbiturate*

두개내압을 하강시키는 일차적인 치료제로 사용되기보다 다른 방법에 효과가 없을때 최종적으로 사용하게 된다. 약리작용은 *barbiturate*에 의해 정상 뇌조직내에 있는 혈관수축으로 뇌혈류량이 감소되어 두개내압을 감소시킨다. 또한 정상 뇌조직 부위의 혈관이 수축함에 따라 상대적으로 뇌허혈 상태에 있는 뇌부위로 혈액을 이동시켜주는 "Inverse steal" 또는 "Robin Hood" 현상이 일어나게 된다. 이외에도 중요한 작용으로 뇌대사율과 산소소모를 낮추게 되며 뇌부종형성을 억제하고 칼슘의 세포내 축적을 감소시키며, 유리기(free radical)의 제거 및 lysozyme의 안정화를 일으키는 것으로 알려져 있다. 뇌파가 편평해지는 단계의 용량을 투여할 때 깨어있는 상태의 30% 정도까지 대사를 감소시킨다. 뇌파는 돌발성억제 현상을 유지한다. *Barbiturate*는 말초혈관의 확장과 심근수축을 억제하여 저혈압을 유발시켜 뇌관류압을 떨어뜨릴 수가 있으므로 *barbiturate* 혼수요법 시행시 혈압유지를 해 주어야 한다. 가장 흔히 사용되는 약제는 *pentobarbital*로써 혼수상태를 유발시키기 위해 초기 부하용량인 3~10mg/kg의 용량을 30분내지 3시간에 걸쳐 정주하여 혈중농도를 높여주고 이후에 1~3mg /kg/hr(유지용량)을 유지시켜 주어 혈중농도가 2.5~3.5 mg/dL 정도가 유지되도록 한다. 24~72시간 동안 관찰 후 두개내압이 20mmHg 이하로 2시간 이상 떨어지면 약물용량을 감소시키면서 중단을 고려할 수 있다. 두개내압을 떨어뜨리는데 유효하지만 부작용과 집중감시 등이 필요하여 주의를 요한다. 체지방에 축적되므로 약물 중단 후 72시간 이내에 뇌사 판정을 하지 말아야 한다.

④ 혈압조절

저혈압인 경우는 뇌허혈을, 고혈압인 경우는 뇌부종을 촉진시킬 수 있다. 뇌관류압을 60~70mmHg정도 유지할 수 있을 정도로 혈압을 조절한다. 수축기압이 150~160mmHg 이상이거나 뇌관류압이 85~100mmHg 이상 시 β-blocker 및 *labetalol* 등을 사용한다. 저혈압시 *phenylephrine*을 사용한다. NTG, Nipride 등은 혈관이완 약물로서 두개내압을 증가시키며 labetalol은 두개내압에 영향을 미치지 않으면서 혈압을 하강시킨다.

⑤ 근 이완제(muscle relaxant) 및 진정제 투여

기침, 긴장, Valsalva Maneuver 등을 예방하기 위해 *morphine*이나 *barbiturate*가 이용된다.

⑥ 체온조절

체온을 떨어뜨리면 뇌신경 시냅스 작용(synaptic function)이 떨어지고 체온감소 1℃ 당 포도당 이용율이 5~10% 감소한다. 저체온요법은 뇌의 열 축적을 막고, 뇌의 당 대사와 산소대사를 감소시킴으로써 허혈 상태에 저항성을 가지게 하고, 뇌혈류량을 감소시킴으로써 직접적으로 두개내압을 낮춘다. 또한 중성구(neutrophil)의 축적을 막고, glutamate 와 같은 흥분성 아미노산(excitatory aminoacid)에 칼슘을 유입, 유리기의 증가, 혈액뇌장벽과 신경세포의 손상을 일으키는 연쇄반응(cascade)을 비활성화 시킴으로써 뇌부종을 가라앉히고 이차적 신경손상이 일어나는 것을 막는다.

최근에 34℃ 정도의 경도 저체온법이나 32~34℃ 정도의 중증 저체온법을 이용하여 두개내압 상승 치료에 좋은 결과가 있다는 보고들이 나오고 있다. 저체온 상태에서 뇌혈류량의 감소와 뇌대사가 저하되나 25℃ 이하에서는 부정맥이 나타나고 정상체온으로 회복 시 두개내압 상승, 뇌혈류 용적의 증가와 뇌부종 때문에 경련발작, 기면, 혼수 그리고 반신불완전마비 등이 흔히 발생하게 된다.

⑦ 발작 조절

발작(seizure)시 뇌대사율의 증가는 뇌혈류량 및 두개내압 상승을 초래하므로 항간질약을 예방적으로 사용하여야 한다. 지속적으로 약물의 치료적 혈중농도를 측정하여 적절수준을 유지한다. 특히 위장관 영양공급을 하는 환자의 경우 혈중 약물수준 유지에 대해 주의를 기울여야 한다.

(2) 외과적 치료

① 외감압술

외감압술(external decompression)은 심한 뇌부종에 의한 두개내압 상승시 병소주위 두개골을 절제하거나 측두골하감압술, 양측 두개골 절제술 등을 시행하는 방법이다.

② 내감압술

공간점유 병변인 종양이나 혈종을 제거하거나 뇌조직 특히 무증후성(silent)인 전두엽, 측두엽 또는 후두엽을 절제하여 공간을 얻어 두개내압을 감소시킨다.

③ 뇌실외 배액술 또는 뇌실 단락술

뇌실외 배액술(extraventricular drainage, EVD)은 뇌척수액의 통과 또는 흡수장애를 초래하는 종괴에 의한 두개내압 상승시 전두부를 통한 뇌실천자를 시행하는 방법이다. 이후 환자의 상태가 호전되면 종괴에 대한 근치수술 또는 뇌실-복강간 단락술(shunt)이나 뇌실-심방간 단락술, 요추거미막밑-복강간 단락술 등을 시행한다.

7) 두개내압 감시

두개내압 측정은 두부외상, 거미막밑출혈, 뇌동맥류, 뇌수막염 등에서 나타날 수 있는 두개내압 상승에 대한 치료와 간호 중재를 결정하기 위해서 흔히 사용하고 있다. 적응증으로 두개내압의 상승, 탄성의 감소, 치료경과 중 뚜렷한 이유 없이 의식 상태가 악화되는 경우, 의식장애, 두개내압 상승을 조장시키는 시술이 필요한 경우, 복부나 흉부수술이 불가피하여 계속적인 신경학적 관찰이 어려운 경우에 측정하게 된다. 목적은 두개내압의 조기변화를 감지하고, 두개내압 파형을 사정하며, 두개내압 상승에 따른 뇌손상 발견, 뇌관류압의 측정, 두개내 용적과 압력의 반응(보상기전)을 판단하며, 체위변경, 흡인, 이뇨제 투여, 과호흡, barbiturate 혼수요법, 뇌척수액 배액과 같은 간호 및 의학적 중재의 지침을 제공하기 위함이다.

(1) 뇌실외 배액술

뇌실외 배액술(EVD)은 수두증에 의한 두개내압 상승시 두개내압측정과 뇌척수액 배액을 목적으로 시행한다. 천자부위는 가장 많이 사용하는 경우가 Kocher's point로 정수리점(bregma)에서 1cm 안쪽 2.5cm 바깥쪽에 위치이다. 또 다른 부위는 정수리점으로 두정(coronal)봉합선과 시상(sagittal)봉합선의 교차점이다. 측정한 위치에 피부를 0.5cm 절개후 드릴로 천자 한다. 뇌실외 배액관 튜브를 넣은 후 wire를 제거한 후 뇌척수액이 나오는지 확인한다. 이때 첫 두개내압 측정 및 뇌척수액 양상을 관찰한다. 뇌척수액 배액이 지속적으로 잘 되면 뇌실외 배액관 압력계 세트와 연결 후 높이를 조정한다. Zero level을 맞추고 설정된 높이에 고정한다. Zero level은 몬로공(foramen of Monro) 위치에 맞추는데 눈썹 끝과 귀의 외이공을 연결한 중간부위 지점이다. 뇌실외 배액과 세트의 챔버(chamber)내에 밸브를 설정하고자 하는 기준 높이에 고정한다(그림 5-6). 뇌실외 배액관 관리는 매 근무 시 배액 양상과 양, 파동(oscillation)의 유무를 확인하고, 기록한다. 연결부위가 빠지지 않도록 자세이동이나 목욕 시 주의한다. 환자 이동 시 공기 유입구가 젖

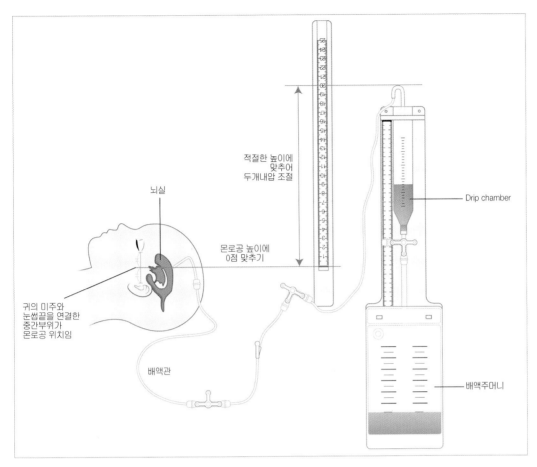

뇌실

적절한 높이에
맞추어
두개내압 조절

Drip chamber

몬로공 높이에
0점 맞추기

귀의 미주와
눈썹끝을 연결한
중간부위가
몬로공 위치임

배액관

배액주머니

그림 5-6. EVD 시스템

지 않도록 관리한다. 배액주머니가 찬 경우에는 교환한다. 삽입부위가 무균적으로 마른
상태가 유지되도록 하며, 감염증상이 있는지, 뇌척수액의 유출이 있는지 확인하고 기록
한다.

(2) 모니터를 이용한 두개내압 측정방법

두개내압 측정기는 감지기(sensor), 변환기(transducer), 모니터 기록장치로 이루어진다. 감
지기는 두개내압의 변화를 변환기로 보내며, 기계적 자극은 전기적 자극으로 변환되어 역전
류 검출관이나 챠트 혹은 두 곳에 기록되게 된다.

① 뇌실내 측정방법

비우성(nondominant) 측내실의 전두부위에 천두공(burr hole)을 통해 polyethylene 튜브
를 삽입하고 끝을 뇌부압력 변환기에 연결하여 두개내압측정을 한다(그림 5-7).

② 거미막밑강내 측정법

구멍을 볼트보다 약간 작게 만들어 안전하게 고정시키고 볼트 끝을 경막을 통해 거미막밑
강으로 삽입한다. 이 장치는 조절관과 액체유입 압력측정 튜브를 거쳐 변환장치와 모니터
기록장치와 연결된다. 두개내압파형은 뇌실내 측정 때보다 낮게 관찰된다(그림 5-8).

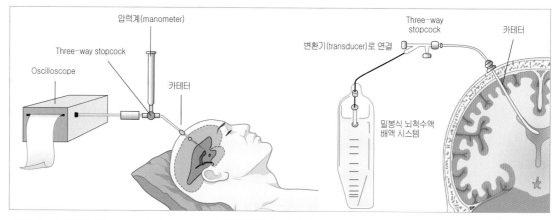

그림 5-7. 뇌실내(intraventricular catheter) 두개내압 측정방법

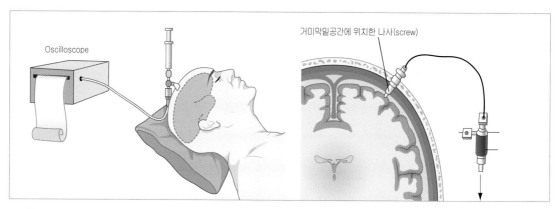

그림 5-8. 거미막밑강내 두개내압 측정법(subarachnoid screw/bolt)

③ **경막외내 측정법**

풍선형 방사선 전달물질이나 광학섬유 변환장치를 천두공(burr hole)을 통해 두개의 경막 사이에 삽입한다. 두개골판과 인접한 경우 높고 부정확한 압력이 측정될 수 있다(그림 5-9).

④ **광섬유변환장치 카테터(Fiberoptic tranducer-tipped catheter, FTC)**

FTC는 끝부분에 소형 변환기가 달린 4Fr. 카테터이며, 변환기로부터 전달된 압력을 광학섬유를 통해 전달하게 된다. 카테터 안의 광섬유들은 압력의 변화로 반사된 진동판의 움직임에 의해 만들어진 빛의 충격전파들을 이동시킨다. 증폭연결기에서 빛 전파가 전기적 전파로 전환되고 모니터 상에 평균수치와 파형이 나타난다. FTC를 제조 시 calibration이 되어 있으므로 삽입 전에 zeroing을 시행하면 된다. 또한 조절기가 카테터 끝부분에 위치하여 신체해부 구조적 높이에 맞출 필요는 없다(그림 5-10).

⑤ **두개내압 측정방법에 따른 장·단점**

두개내압 측정방법에 따른 장·단점을 분석하면 다음과 같다(표 5-3).

⑥ **두개내압 측정 방법에 따른 합병증**

두개내압 측정방법에 따른 합병증은 감염, 출혈 / 혈종, 뇌실 허탈, 삽입부위의 뇌척수액 누수, 뇌척수액 과다배액, 장비기능 장애 등이며 세부적으로 분석하면 다음과 같다(표 5-4).

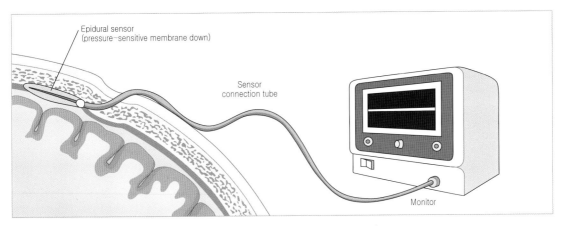

그림 5-9. 경막외내 두개내압 측정법(epidural & subdural catheter/sensor)

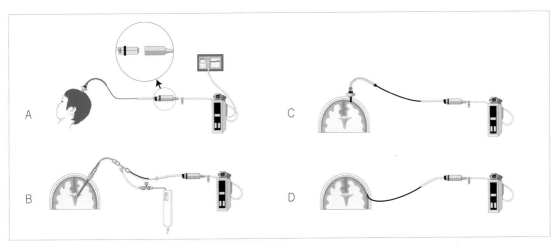

그림 5-10. 광섬유변환장치 카테터(Fiberoptic tranducer~Tipped catheter, FTC)

A: FTC 모니터 설치방법, B: 뇌실내 측정, C: 거미막밑강내 측정, D: 경막외 측정

(3) 두개내압 파형

① A파(고원파; plateau wave)

rkqwkrl enrosodkqdll 50~100mmHg으로 상승하여 지속될때의 파형이다. 뇌탈출이 임박할 정도로 뇌 탄성이 줄어들었음을 시사한다. 뇌 저산소증, 허혈, 뇌경색과 연관이 있으며 혼돈, 불안정, 마비, 실어증(aphasia), 두통, 호흡양상의 변화, 활력징후의 변화가 나타날 수 있다.

② B파

50%에서 2분 동안 sharp spike가 일어나며, 두개 내압이 20~50mmHg까지 상승한다. Cheyne-Stokes 호흡과 같은 호흡변화와 관계를 파악한다.

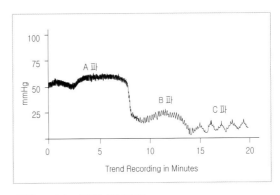

그림 5-11. 두개뇌압 파형

157

표 5-3. 두개내압 측정방법에 따른 장·단점

측정방법	장점	단점

뇌실내
(intraventricular)
	- 측정값이 정확하다.
	- 파형분석에 유용하다.
	- 뇌척수액 채취와 배액이 용이하다.
	- 약물이나 조영제 주입이 가능하다.
	- 탄성측정이 가능하다.
		- 카테터 삽입을 위해 천두공(burr hole)이
		  필요하다.
		- 고정이 어렵다.
		- 뇌실질의 손상위험이 있다.
		- 감염위험이 높다.
		- 혈액과 뇌조직에 의해 카테터가 막힐
		  가능성이 있다.
		- 빠른 뇌척수액 배액으로 뇌실이 허탈
		  (collapse) 될 수 있다.
		- 자주 zero & recalibration이 요구된다.

거미막밑강내
(subarachnoid)
	- 작은 뇌실 이용이 가능하다.
	- 뇌실질의 손상이 적다.
	- 용적과 압력의 반응과 뇌척수액의 채취가
	  가능하다.
	- 뇌실내 방법보다 쉽고 빠르다.
		- 높은 두개내압에서는 신뢰도가 떨어진다.
		  (뇌조직으로 막힐 수 있다)
		- 견고한 두개에서 가능하다.
		- 감염위험이 있다.
		- 과다한 양의 뇌척수액 배액은 어렵다.
		- 삽입부위의 출혈 위험이 있다.

경막외내
(epidural)
	- 시술이 용이하다.
	- 경막 천공이 없어 외적인 연결부위가
	  불필요하다.
	- 재고정이 불필요하다.
	- 감각기가 공기와 혈액에 의한 막힘이 없다.
	- 뇌나 거미막밑을 통하지 않아 감염 기회가 적다.
		- 측정값의 신뢰도가 낮다.
		- 삽입 후 교정이 어렵다.
		- 뇌척수액 채취가 어렵다.
		- 경막에 의한 wedge효과로 파형이 깨질
		  수 있다.

광섬유변환장치
카테터(FTC)
	- 시술이 쉽고 작은 구멍에도 가능하다.
	- 뇌실, 거미막밑강내, 경막내강, 뇌조직, bone
	  flap 아래 삽입하여 측정할 수 있는 유용성이 있
	  고 비교적 비슷한 정확한 값을 얻을 수 있다.
	- zeroing을 시술시만 시행한다.
	- 기준값의 변화가 거의 없다.
	- 정확한 두개내압을 측정하면서 이동이 가능하다.
	- 감염의 위험이 적다.
	- 파형특석을 정확히 파악할 수 있다.
		- 환자가 움직일 때나 처치 시 fiberoptic cable
		  이 손상 받을 수 있어 관리가 어렵다.
		- 뇌척수액 검체 채취가 어렵다.

표 5-4. 두개내압 측정방법에 따른 합병증

측정방법	감염(%)		출혈(%)	기능부전 또는 폐쇄(%)
	평균	범위		
뇌실내	10~17	0~40	1.1	6.3
거미막밑강내	5	0~10	0.0	16.0
경막외내	4	1~10	0.0	10.5

③ C파

수축기압의 정상적인 변화와 관계가 있다. 매분 4~8회 나타난다. 임상적으로 중요하게 고려되지는 않는다.

2. 혈역학적 감시

1) 서론

심혈관계와 중추신경계는 밀접하게 연결되어 있다. 허혈성 뇌졸중의 가장 중요한 원인은 뇌혈관의 죽상경화증(atherosclerosis)이며, 심혈관계 질환을 일으키는 요인들이 곧 뇌졸중의 위험인자라고 할 수 있다. 또한 심방 세동, 좌심실 기능저하, 난원공 개존증, 심방중격 동맥류와 같은 심장질환은 그 자체가 뇌졸중의 위험요소가 되기도 한다.

심혈관계는 다양한 생리 및 병리적인 측면에서 신경계에 의해 직접적으로 조절된다. 심장과 동맥의 압수용체에서 시작하는 구심성 신경섬유는 설인신경과 미주신경을 거쳐 뇌간에 위치한 고립핵(nucleus tractus solitarius, NTS)과 미주신경 등쪽핵(dorsal vagal nucleus, DVN)에 이어진다. 구심성 부교감신경섬유는 고립핵에서 기시하며, 구심성 교감신경섬유는 척수의 중간 외측 척주(intermediolateral)에서 기시한다. 이러한 핵들은 서로 광범위하게 연결되어 있으며 시상하부와 대뇌피질로부터 차례로 신호를 받는다. 중추신경계는 흥분과 억제를 통해 자율신경계를 조절한다. 구심성 교감신경과 부교감신경의 활동은 심방동수, 혈압, 혈관긴장도, 심장의 대사와 심박출량을 빠르게 변화시킨다. 일차적인 심장 문제는 중추신경계에 병변을 일으키는 원인이 되기도 하며, 중추신경계의 병변은 건강한 심장에 심혈관계의 기능장애를 일으키거나 잠재적인 심장 질환을 악화시킬 수도 있다. 따라서 급성 중추신경계 질환은 심전도, 산소포화도, 호흡 및 혈압, 혈역학적 감시가 지속적으로 이루어져야 한다.

2) 병태생리

두개내압이 상승하면 연수혈관활성중추(medullary vasoactive center)의 반응으로서 혈압이 상승되고 맥박수가 감소한다. 혈압상승은 두개내압의 상승시 뇌관류압 감소에 대한 뇌간의 방어기전으로서 다량의 카테콜아민이 혈중에 분비되어 초래된다. 거미막밑출혈에서도 시상하부의 스트레스로 인해 다량의 카테콜아민이 분비된다.

카테콜아민 과잉은 심근 손상과 신경성 폐수종의 원인이 된다. 카테콜아민의 증가는 혈역학적인 변화를 생성하고, 관상동맥의 혈관 연축을 초래하며, 심근의 산소요구량을 증가시켜 상대적인 저산소증을 초래하는데, 이는 심근 장애와 부정맥을 유발한다. 또한 뇌혈관질환을 가진 환자들은 심혈관계에 가해지는 스트레스로 인해 관상동맥질환이 악화되기도 한다.

급성 척수 손상, 특히 경부를 포함한 손상은 부정맥과 혈역학적인 불안정 상태를 유발한다. 이것은 척수를 통해 지나가는 교감 신경섬유의 단절의 결과이며 부교감신경의 과도한 분비가 원인이 된다. 가장 흔히 보이는 부정맥은 서맥이고 간혹 빈맥성 부정맥도 나타난다. 일반적으로 부정맥은 손상 후 14일 이내에 나타나며 신경학적 손상의 범위와 정

표 5-5. 신경학적 상태에 따른 심혈관계 증상

질병명	심혈관계 증상
길랭-바레 증후군	심근 손상, 고혈압, 저혈압, 불안정한 혈압, 빈맥, 서맥, 심전도상의 비특이적 T파 이상
중증 근무력증	동성 서맥, 여러 가지 방실차단, 발작성 동성 빈맥을 유발하는 항콜린에스테라아제 억제효과
급성 허혈성 뇌졸중	동성 서맥, 동성 빈맥, 심방 조동, 심방 세동, 심실조기수축, 심실성 빈맥, 급성 심장사
거미막밑출혈, 두개내 출혈	깊고 대칭적인 T파 역전, 급성 좌심실부전, 동성 서맥, 동성 빈맥, 심방성 빈맥, 심실성 빈맥, 고혈압, 저혈압, 심인성 쇼크
척수 손상	극단적인 동성 서맥, 접합부 율동, 여러 가지 방실차단, 동성 빈맥, 저혈압, 불안정한 고혈압

표 5-6. 신경계 중환자실에서의 심혈관계 검사 적응증

검사	적응증
심전도 감시	지속적인 심장 감시가 필요한 모든 환자
12유도 심전도	심장의 사건과 변화를 확인하기 위한 모든 환자
Power spectrum analysis	실험용으로만 전문적으로 사용
폐동맥관 모니터	다장기 손상, 탈수와 관련 없는 저혈압
경흉부 심초음파	폐부종, 탈수와 관련 없는 저혈압
경식도 심초음파	심장 판막 증식과 판막 장애를 발견하여 색전의 원인, 박리를 동반한 대동맥 병리 확인

도에 정비례한다.

뇌간과 척수에 병변이 있는 환자에게서 교감신경의 긴장도 감소로 인해 혈관이완이 발생하며, 이는 말초혈관계로 급격한 혈액 정체를 유발하여, 저혈압이 나타난다. 반면 교감신경계의 흥분과 경련은 고혈압을 악화시키며, 뇌간 압박이 있는 환자에게서는 뇌관류를 유지하기 위한 쿠싱 반응(Cushing's response)으로 고혈압의 현저한 악화를 초래한다. 신경학적 질환의 상태는 심혈관계의 특정 영역에 영향을 준다(표 5-5). 여러 가지 검사는 특정한 신경학적 상태를 나타내는 심혈관계 증상을 알려준다(표 5-6).

3) 혈액검사

심근허혈은 심근의 산소요구량과 공급량 사이의 불균형적인 관계이다. 거미막밑출혈과 같은 급성 뇌손상 후에 신경성 폐수종이 나타난 환자는 대부분 심근허혈이 동반되었다. 심근허혈 상태에서는 creatine kinase(CK), LDH, Troponin I와 T를 포함하는 세포내 다양한 생화학적 표식자가 분비된다. 혈중 CK와 동종효소인 CK-MB는 심근경색 후 상승한다. 일반적으로 CK는 심근 손상이 발생한지 4~8시간 안에 상승되기 시작하여 12~24시간 내에 최고치에 도달하며, 2~3일 이내에 기저치로 낮아진다. CK 최고치는 재관류가 일어났던 환자에게서는 더 일찍 나타난다. CK는 근육 질환, 골격근 손상, 알콜 섭취, 경련, 당뇨, 폐색전증에서도 증가하므로 특이성을 규명하기 위해 CK isoform이 이용되고 있다. CK-MB는 CK의 20%를 차지하며 심근세포에 존재한다. CK-MM가 주로 골격근에서 존재하는 반면 CK-BB는 뇌와 신장에서 두드러진다. CK-MB의 민감도는 흉부 통증이 시작된

지 3시간 이내에 30%가 되고 6~9시간 사이에는 70%로 증가하며 9~12시간에는 97% 이상으로 상승한다. CK-MB의 isoform은 심근손상을 진단하기 위한 초기 민감도를 증가시키기 위해 사용되어 왔다. 심근 손상을 진단하는데 CK-MB2 isoform의 절대치가 1.0U/L이상이거나 CK-MB2/CK-MB1의 비율이 2.5 이상이 되는 것은 4시간에 46%, 6시간에 91%의 민감도를 가진다.

거미막밑출혈 환자에게서 심근 손상을 예측할 수 있는 가장 민감한 표식자는 Troponin I이다. 골격근과 심근의 수축성을 매개하는 칼슘을 조절하는 Troponin 복합체는 3개의 소단위로 되어있다. Troponin I는 actin과 결합하여 actin-myosin의 상호 작용을 억제한다. Troponin T는 Tropomyosin과 결합하며, Troponin C는 칼슘과 결합한다. Troponin I와 Troponin T는 골격근섬유와 심근섬유 모두에서 발견되긴 하지만 아미노산 서열이 달라서 심근 손상을 발견하도록 한다. Troponin I와 Troponin T는 심근경색증에서 흉부 통증이 시작된 지 3시간 후부터 증가하기 시작하며 7~14일동안 상승되어 있다. 재관류가 된 환자는 더 빠르게 Troponin이 방출된다.

심근 손상을 감시하는 것과 더불어, 흔히 전해질 검사가 행해지며 전해질 불균형은 부정맥을 촉진하기 때문에 적극적으로 교정해야 한다. 게다가 요붕증은 급성 두개내 신경학적 손상이 있는 환자에게서 발생하며 수액 보충과 전해질 교정이 필요하다.

4) 심전도

심전도는 신경학적 증상의 원인을 찾는데 도움을 준다. 심방세동은 색전이 심장에서 발생했음을 알려준다. 좌심실 비대는 고혈압을 유발한다. 잦은 심실조기수축(PVC)과 심실빈맥의 출현은 악성 부정맥이 발현할 수 있음을 시사하며, 외상성 뇌손상에서는 실신의 원인이 되기도 한다. 심전도 판독은 급성 신경학적 증상이 있는 환자에게서 중요하다. 왜냐하면 심장상태가 정상인 사람에게서도 심전도의 극적인 변화는 나타날 수 있기 때문이다. 급성 심근경색증을 시사하는 비정상적인 심전도는 거미막밑출혈과 뇌내출혈(ICH) 환자들의 0.8~10.2%에서 나타나는 것으로 보고된 바 있다. 심전도의 비정상적 변화는 ST상승과 하강, T파 역전, 병리적 Q파, QT 간격의 증가 등이다. 이러한 변화는 거미막밑출혈에서 높은 빈도로 나타나며, 두개내출혈, 급성뇌졸중, 수두증, 뇌수막염에서도 나타날 수 있다. 비정상적인 심전도 하나만으로 심근 허혈이나 심근경색증을 판단해서는 안된다. 광범위한 과거력 조사, 신체 검진, 심장 효소와 심초음파와 같은 부가적인 검사를 이용하여 심근 손상의 존재를 평가해야 한다.

심전도의 변화가 잠재적인 심근 손상을 나타내는지에 대한 논란이 있다. 그러나 반드시 숙지하고 있어야 할 심전도의 변화는 J파(Osborn wave라고도 불리는)의 존재와 QTc 간격이다. J파는 QRS와 ST가 만나는 J점에서 QRS군과 같은 방향으로 편향되어 QRS군의 끝에 느리게 나오는 δ파이다. J파는 외상성 뇌손상, 거미막밑출혈, 저체온증, 전해질 불균형에서 나타나며 심장외막과 심장내막 사이의 전압차가 원인이 된다. QT간격은 심실근육의 전기적 활성도와 회복 시간간의 간격을 나타내며 심박수에 역비례한다. QT간격은 심박수에 반비례함으로 심박동수 60회를 기준으로 교정한 QTc간격으로 비교해야 한다. 측정방법은 QTc = QT + 0.00175(심실박동수−60)이다. QTc간격의 상한범위는 0.46초이다. J파와 QTc간격의 증가는 심실빈맥이나 심실세동 등의 악성 부정맥의 전조가 된다.

5) Power spectrum analysis (PSA)

주파수 영역을 분석하는 것으로 알려진 power spectrum analysis는 심박동의 변이도를 사정하기 위해 이용되어 왔으며 신경계 중환자실 환자들의 예후를 평가할 수 있는 도구라고 알려져 있다. PSA는 고해상도 신호에서 높은 주파수로 실행되며 심박동수의 변이도는 자율활성도의 측정으로 사정할 수 있다. 낮은 주파수에서의 심박동수 변이도는 교감신경과 부교감신경 자극으로 기인하며 스트레스 상황에서는 교감신경의 자극이 우세하다. 높은 주파수는 부교감신경의 자극을 나타낸다. Hakji-Michael과 동료들은 심전도상 R-R간격의 전체적인 전력 변이도의 축소와 R-R 간격의 저주파(LF)/고주파(HF) 비율의 감소는 신경외과적 질환을 앓은 후 불량한 결과를 예측하는 것이라고 증명했다. R-R 간격 변이도에서 정상적으로 증가된 저주파 전력을 가진 환자는 회복 가능성이 더 높았다.

6) 경흉부 심초음파

경흉부 심초음파(transthoracic echocardiography, TTE)는 전반적인 심장의 수축기능과 심실의 국소적인 벽운동의 능력을 평가하는 검사이다. 허혈성 뇌졸중이 의심되는 경우와 거미막밑출혈 환자는 경흉부 심초음파 검사가 반드시 시행되어야 한다. 경흉부 심초음파는 색전성 뇌졸중의 원인이 될 수도 있는 심장 판막 질환, 좌심실 기능장애, 심장종양과 같은 구조적 이상을 확인하는데 유용하다. 경흉부 심초음파 검사에서는 좌심방 부속기, 대동맥궁, 심방중격을 확인하기 힘들다.

심장에 이상이 없는 사람들 중 급성 두개내 손상 후에 심근의 기능장애가 나타나는 비율은 10~30%이다. 상대적으로 약한 심첨으로 인한 심장의 벽운동 이상소견은 두개내출혈과 거미막밑출혈에서 흔히 나타난다고 알려져 있다. 이는 심첨에서 아드레날린성 신경분포의 부족으로 인해 발생한다. 좌심실 기능을 평가하기 위해 첫 24시간 이후에 심초음파를 시행하며, 환자가 심부전의 증상이나 징후를 나타내면 더 빨리 시행 하기도 한다.

7) 경식도 심초음파

경식도 심초음파(transesophageal echocardiography, TEE)는 transducer와 심장사이의 거리가 줄어들고, 폐와 뼈같은 중간 구조물이 없어 경흉부 심초음파보다 이미지의 질이 향상된다. 경식도 심초음파를 이용하여 폐정맥, 좌심방, 승모판과 같은 후방 구조물과 대동맥과 심방 중격에 대한 더 나은 영상을 얻을 수 있다.

심방 중격 동맥류, 난원공 개존증, 심장내 혈전을 발견하는 데에는 경식도 심초음파가 훨씬 유용하다. 경식도 심초음파는 경흉부 심초음파보다 더 정밀하고 확실하게 심장 판막의 병리, 잠재적인 심장에서 발생하는 색전을 보여준다. 거미막밑출혈을 포함한 두개내 병리와 관련된 심박출량의 저하를 유발하는 비정상적인 심실기능은 경식도 심초음파로 즉시 발견된다. 실제적으로 심실에서 발생한 색전이 있다고 생각되는 대부분의 환자에게 경식도 심초음파가 시행된다.

경식도 심초음파를 이용하여 허혈성 뇌졸중이 있는 많은 환자에게서 흉부대동맥 죽종을 발견하여 색전의 잠재적인 원인이 될 수 있다는 것을 밝혔다. 색전의 잠재적 원인을 조기에 발견하고 치료하는 것이 허혈성 뇌졸중의 위험을 줄여준다. 간혹 정상 리듬을 나타내는 환자에서 좌심방 혈전의 발생은 판막질환이나 좌심방 심첨부위의 이상인 경우가 대부분이므로 경식도 심초음파를 이용하여 정밀한 진단이 필요하다.

또한, 다발성 외상이나 다른 이차적인 원인으로 대동맥 박리가 일어났을 것이라고 예상되는 환자를 빠르게 진단하기 위해 신경계 중환자실내에서 경식도 심초음파를 시행하기도 한다.

8) 폐동맥관을 이용한 혈역학적 감시

폐동맥관(Swan-Ganz catheter)을 삽입하여 신속하게 중심정맥압, 우심방압, 폐동맥압, 폐동맥쐐기압을 측정할 수 있으며, 심실의 전부하와 심박출량을 산출하는데 이용된다. 또한 전신 혈관 저항, 폐 혈관 저항, 좌심실 박출량과 같은 여러 가지 지표들이 산출될 수 있다. 폐모세혈관쐐기압은 호기말에 측정되어야 한다.

양압 환기를 하는 환자와 PEEP을 걸고 있는 환자의 경우 폐모세혈관쐐기압이 높게 나온다. 부정확한 해석, 측정자간의 차이, 부정확한 보정(calibration)과 변환기(transducer)의 균형, overdamping으로 인해 일어나는 문제는 폐모세혈관쐐기압의 정확도에 영향을 준다.

신경계 중환자실에서 폐동맥관 삽관의 유용성에 대하여서는 아직 논란의 여지가 있다. 그러나 폐동맥관은 숙달된 의료인에 의해 사용되면 심실의 전부하와 심박출량을 평가하는데 유용하다. 거미막밑출혈 환자 중 신경성 폐부종이 발생한 환자의 중환자실 평균 재실 기간은 19.3±14.6일로 정상 폐기능 환자의 7.1±4.3일보다 상당히 길게 나타났다. 폐동맥관을 이용한 혈역학적 관리방법은 거미막밑출혈 환자에서 혈관 연축과 관련된 3H(Hypertension, Hypervolemia, Hemodilution)치료시 심장부담을 정밀하게 조절하여 신경성 폐부종을 예방할 수 있다.

폐동맥관은 특히 심근 장애가 있던 환자에게서 신경성 폐부종과 심근 장애로 인한 2차적 폐부종을 구별하는데 유용하다. 심인성 폐부종이 있는 환자들은 전형적으로 쐐기압 증가, 심박출계수의 감소, 전신 혈관 저항의 증가를 보인다. 신경성 폐부종을 가진 환자는 정상 심박출계수와 정상이거나 낮은 쐐기압을 나타낸다. 폐동맥관은 또한 수액요법의 지침이 될 수 있고 두개내압 상승을 줄이기 위한 고삼투압 요법에도 유용하다.

심박출량은 열희석법이나 Fick's method로 산출할 수 있다. 신경계 중환자실에서는 열희석법이 더 흔하게 사용된다. 폐동맥관 끝의 thermistor port는 온도 감지선을 가지고 있다. 폐동맥관의 proximal port를 통해 생리식염수나 포도당 용액을 주입한다. 심장내 단락이 없는 경우에 폐순환은 체순환과 동일하므로 우심방에서 폐동맥으로 주입된 용액이 지나는 동안 혈액의 온도 변화 정도를 이용하여 심박출량을 산출한다. 열희석법은 심한 삼첨판 역류가 있으면 부정확하다. 혈류가 느린 환자의 경우 심실 벽에 의해 혈액이 가온되므로 심박출량이 높게 산출되기 쉽다. 이러한 경우에는 심박출량이 동정맥혈 산소 함량 차이에 의해 나누어지는 산소 소비량과 동일하다는 점에서 Fick's method가 사용된다.

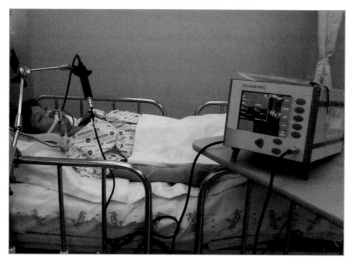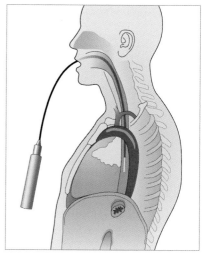

그림 5-12. 식도내 도플러를 이용한 심박출량 측정

9) 식도 도플러

식도 도플러(esophageal doppler)는 중환자실에서 심박출량을 감시하기 위한 비침습적 검사이다. 특히 출혈 경향이 있어 침습적 처치가 금기인 환자들에게 유용하다. 심박출량 계산 방법은 2차원 심초음파와 비슷하다. 심박출량은 측정된 혈류 속도에 분출 시간과 대동맥 단면적을 곱하여 얻어낼 수 있다. 교정계수는 하행 대동맥의 혈류를 변형하여 전체적인 심박출량을 산출한다. 경식도 심초음파와 달리 탐침(probe)이 심박출량을 지속적으로 관찰할 수 있는 식도의 좌측에 위치할 수 있다(그림 5-12).

10) 저혈압과 흔한 부정맥

(1) 저혈압

신경계 중환자실 환자들은 일차적인 신경학적 사건이나 전신의 기능장애로 인한 저혈압이나 쇼크 상태를 흔하게 경험한다. 신경계와 관련된 저혈압은 교감신경로의 손상으로 인한 혈관 긴장도의 감소나 아드레날린의 다량 분비로 인한 심근 기능 장애로 인해 발생한다. 그러나 탈수, 급성 혈액 손실, 패혈증, 심한 폐색전증, 심장압전과 같은 상황으로 저혈압이 발생하는 경우가 많기 때문에 비신경학적 가능성도 고려해야 한다.

쇼크는 빈맥, 빈호흡, 핍뇨, 의식저하, 저혈압(수축기압 90mmHg 이하나 평균 동맥압 65mmHg 이하)이 특징이다. 증상에 따른 적극적인 치료와 함께 원인을 알아내기 위한 조사가 시행되어야 한다. 예를 들어, 혈색소(hematocrit)의 감소는 급성 혈액 손실을 의미하는데 반해 백혈구의 증가와 발열은 감염을 의미한다. 이런 환자들은 동맥관, 중심정맥관, 폐동맥관, 지속적 심전도와 심초음파를 포함한 지속적이고 침습적인 감시가 필요하다. 흉부 방사선 상의 폐렴, CT상의 후복막 혈종, 경흉부 초음파상의 좌심실 기능 감소와 같은 여러 가지 영상 검사가 유용하다. 진단되는 즉시 신속하고 풍부한 수액 치료가 시작되어야 하며 부가적으로 혈압상승제가 투여된다(표 5-7).

표 5-7. 신경계 중환자실에서 자주 사용하는 심혈관계 약물

약물	작용기전	용량	적응증	역효과
Norepinephrine	Inotrope (β_1-agonist) Vasoconstrictor (α_1-agonist)	2~20 μg/min (또는 0.3~3 μg/kg/min)	패혈성 쇼크에서 무반응성 저혈압 가미막출혈에서 3H 요법	심장 전방 혈류 감소 사지와 소화관 허혈
Phenylephrine	Vasoconstrictor (α_1-agonist)	20~200 μg/min	패혈성 쇼크, 가미막출혈에서 3H 요법, 부정증에서 유동성 고혈압	서맥, 심장 전방 혈류 감소
Dopamine	저용량 : Vasodilator (dopamine2-agonist) 중간용량 : Inotrope (β-agonist) 고용량 : Vasoconstrictor (α-agonist)	1~4 μg/kg/min 5~10 μg/kg/min 11~20 μg/kg/min	신장 관류 유지 심박출량이 낮은 경우 모든 쇼크	나트륨료 배설 항진 빈맥성 부정맥 빈맥성 부정맥, 심장 전방 혈류 감소, 사지 괴사
Dobutamine	Inotrope α-agonist (β_1-agonist) Vasodilator (β_2-agonist)	1~20 μg/kg/min	심인성과 패혈성 쇼크, 심부전, 가미막출혈에서 3H 요법	빈맥, 저혈압
Epinephrine	Inotrope (α-agonist, 주로 1-agonist) Vasodilator (β_2-agonist)	1~8 μg/min	아나필락시스 쇼크, 무반응성 패혈성 쇼크, 가미막출혈에서 3H 요법	관상동맥질환이 심근 관류 약화 허혈성 산부전
Aminone	Inotrope : cyclic AMP를 증가 →phosphodiesterase 억제	0.75mg/kg bolus(5분) 5~15 g/kg/min	심인성 쇼크, 심부전	저혈압, 저혈소판혈증

표 5-8. 빈맥성 부정맥 조절에 주로 사용되는 약물

약물	용량 및 용법	적응증	부작용
Digoxin	0.5mg IV 후 2~6시간 마다 0.25mg IV (total 0.75~1.5mg)	심방세동과 심방조동(심박수 조절) WPW에는 피해야 한다.	오심, 구토, 시력장애, 심방성 부정맥, 심실성 부정맥
Diltiazem	2~3분동안 0.25mg/kg IV 후 5~15mg/hr 지속주입	심방세동과 심방조동(심박수 조절)	저혈압, 동결절 억제, 방실 차단
Esmolol	0.5mg/kg IV loading 후 50~300㎍/kg/min 지속주입	발작성 심실상성 빈맥	기관지 연축, 좌심실 기능 저하, 방실결절 기능 억제
Metoprolol	2분 동안 5mg IV 후 5분 간격으로 반복(total 15mg)	심방세동과 심방조동(심박수 조절)	방실결절 기능 억제, 저혈압
Procainamide	10mg/kg IV loading (<25mg/min) 후 1~6mg/kg/min 지속주입	WPW로 인한 빠른 심방세동 단형성 심실 빈맥	QT 간격 증가, 일시적인 방실 전도 증가, 약수축(negative inotrope)
Verapamil	2분 동안 0.075mg/kg IV후 15분내 0.15mg/kg IV(필요시), 5㎍/kg/min 지속주입	심방세동과 심방조동(심박수 조절) WPW에는 피해야 한다.	저혈압, 동결절 억제, 방실차단
Mg/전해질	15분 동안 2g MgSO₄ IV 후 6시간 동안 6g 지속주입(생리식염수에 혼합)	다형성 심실 빈맥	근력 저하, 진정
Adenosine	6mg 빠르게 IV(말초정맥에 투여시 생리식염수로 밀어준다.) 2분 뒤 12mg IV후 다시 12mg IV 반복	발작성 심실상성 빈맥	안면홍조, 동성 서맥, 방실 차단, 호흡곤란, 오심, 두통, 협심증성 통증
Lidocaine	1~1.5mg/kg IV bolus 후 2~4mg/min 지속주입	단형성 심실 빈맥	경련, 호흡정지
Amiodarone	5mg/kg IV, 1.2g/d PO(10일간) → 200~400mg/d	단형성 심실 빈맥	갑상선 기능장애, 폐섬유증, 각막 유착, 간섬유증

(2) 부정맥

빈맥성 부정맥과 서맥성 부정맥은 신경계 중환자에서 자주 접한다. 심질환의 과거력이 없거나, 심장 기능장애를 가진 환자에게서 심장상태가 악화되지 않고도, 일차적으로 신경학적 질환과 관련되어서 빈번히 부정맥이 발생한다. 비정상적 리듬을 정의하는 가장 중요한 검사는 12 lead 심전도이며 리듬의 변화를 알아채는 즉시 시행되어야 한다. 빈맥성 부정맥은 좁은 QRS(QRS<0.12초)와 넓은 QRS(QRS≥0.12초)로 나뉜다. 넓은 QRS빈 맥에는 심실성 빈맥과 심실상성 빈맥이 있다. 좁은 QRS 빈맥은 심방 세동, 다소성 심방 빈맥, 동성 빈맥, 심방 조동, 발작성 심실상성 빈맥, 이소성 심방빈맥 또는 접합부 이소성 빈맥 등이다. 혈역학적 불안정을 동반한 맥박이 있는 심실성 빈맥, 빠른 심방 세동이 있는 환자에게는 즉각적인 심율동전환(cardioversion)이 시행되어야 한다. 그러나 혈역학적으로 안정된 경우에는 여러 가지 약물을 포함한 치료가 시행되어야 한다(표 5-8).

신경계 중환자실 환자들의 서맥성 부정맥은 약물투여(digoxin, β blocker, calcium channel blocker 등), 급성 심근 경색, 미주신경 긴장으로 인하여 발생한다. 서맥성 부정 맥은 동결절 기능 장애와 방실결절 차단으로 구분할 수 있다. 동결절 기능장애는 동성 서맥, 동정지, 동방차단으로 분류할 수 있다. 방실차단은 1° 방실차단, 2° 방실차단, 3° 방실차단으로 나뉜다. 동결절 기능장애를 가진 환자는 *atropine*에 반응 할 수도 안할 수도 있다. 서맥성 부정맥이 뇌관류를 감소시키거나 혈역학적 불안정을 야기하는 경우 일시적인 심박동 조율기(pacemaker) 삽입이 필요하다. 영구적인 심박동 조율기를 삽입해야 하는 적응증은 뇌관류 저하의 증상이 있는 동결절 기능장애, 증상이 있거나 3초 이상의 무수축 휴지기가 있는 고등급 방실차단, 증상이 있는 2° 방실차단, 반복적인 실신이 있는 vasovagal syndrome, 증상이 있거나 3초 이상의 무수축 휴지기가 있는 경동맥동 과민증이다.

11) 결론

신경계 중환자실에서 심장 장애는 흔한 일이다. 빠른 발견과 치료를 위한 적극적인 감시 체계는 비침습적이거나 침습적인 조사와 더불어 임상 평가의 통합이 필요하다. 근원적인 중추신경계 질환의 치료와 함께 심장 이상에 대한 적극적인 관리가 필수적이다.

3. 환기 관리

1) 서론

중추신경계 질환자는 신경성 폐수종, 환기 관류 불균형, 폐 실질 조직의 기능 장애로 인해 호흡기계 합병증이 많이 발생한다. 신경성 폐수종은 심한 뇌손상 환자에게 폐포 부종, 출혈, 울혈을 보이는 폐의 병리적인 변화이다. 환기 관류 불균형은 시상하부에 의해 매개된 관류의 재분포, 폐의 미세한 색전, 교감신경의 과잉 자극과 과환기로 인한 윤활제의 부족으로 인해 발생한다. 폐 실질 조직의 이상은 비정상적인 호흡 양상, 염증 매개 물질 분비, 카테콜아민 분비, 감염 과정, 폐 외상으로 발생한다.

호흡부전이 흔히 발생하고, 호흡 부전은 효율적이고 적극적인 기도 유지와 환기 치료를 필요로 한다. 따라서 급성 환자들에게 전문적 환기 전략이 필요하고, 특히 급성 두부 손상의 치료는 혈역학 관리와 호흡기 관리를 필요로 한다.

2) 기관내 삽관과 기계환기의 적응증

의식 수준이 저하된 환자나 연수 기능 부전이 있는 환자는 기도 확보를 위해 기관내 삽관이 필요하다. GCS가 10점보다 낮은 환자는 기도 폐쇄의 위험성이 높고, GCS 점수가 낮을수록 흡인의 가능성이 증가한다. 구토 반사 또는 기침 반사가 저하된 환자는 기도를 보호하는 능력이 제한되어 있어 기관내 삽관이 필요하다. 두부나 목에 외상이 있는 환자는 기계적인 폐쇄나 부종으로 인해 기도 폐쇄가 있을 수 있다.

기계환기는 신경계 환자가 적당한 환기 능력을 상실했을 때, 또는 호흡근육 약화가 진전되어 폐 탄력성이 부적절하거나 불충분한 가스 교환이 있을 때 적용된다. 급성 뇌부종과 두개내압 상승을 일으키는 중추신경계 손상은 중추성 호흡억제를 유발하여 기계 환기를 필요로 한다. 신경 근육 질병이 악화되면 호흡 부전이 나타나며, 빈호흡, 부속 근육의 사용, 불규칙적인 호흡은 호흡부전의 신호이다.

폐합병증으로 인한 기계환기는 신경학적 손상을 받은 환자들에게 흔히 있는 일이다. 많은 환자들은 환기능력을 손상시키는 심폐질환을 가지고 있다. 심각한 중추신경계 손상시 신경성 폐부종이 나타날 수 있다. 외상성 뇌손상을 입은 환자는 폐좌상, 기흉, 동요가슴(flail chest)을 동반할 수 있다. 급성 중추신경계 손상 환자에게 적용되는 혼수 치료 또한 중추신경성 호흡 억제를 야기하여 기계 환기를 필요로 한다.

기계환기를 고려해야 하는 임상적 지표는 호흡수 변화 (6회/분 이하 혹은 30회/분 이상, 산증(pH < 7.25, $PaCO_2$ > 50)이나 과다 호흡, 저산소혈증(PaO_2 < 60 또는 PaO_2/FiO_2 < 200), 폐부종이나 급성호흡부전(ARDS)에 의한 폐탄력성의 저하 상태이다.

3) 기도 유지와 인공 기도

(1) 하악견인법과 bag-mask 환기

이차적인 장기 손상과 급성 신경학적 손상을 막는데 가장 중요한 것은 산소 공급을 위한 기도 개방과 환기이다. 혼수, 폐쇄성수면무호흡, 전신마취와 같은 상태에서는 턱 끝 혀근 (genioglossus muscle)이 긴장성을 잃고 후인두벽에 맞닿아서 기도 폐쇄를 유발한다.

혼수상태 환자에게 하악견인법은 후인두벽에서 혀를 끌어 올릴 수 있다. 턱을 자연스럽게 앞쪽으로 당기고 환추후두 관절에서 목을 외전한다. 이는 혀와 인두벽 사이의 거리를 대략 25%정도 증가시켜 의식없는 환자의 기도를 개방할 수 있다. 그러나 이 방법은 경추손상의 가능성이 있는 환자에게는 피해야 한다. 앙와위에서 혀로 인한 기도 폐쇄가 가장 많이 발생하지만 측위나 복위로 바꾼다고 안전하게 기도 폐쇄를 막지는 못한다.

Bag-mask기구를 이용해 10~15L/분의 산소를 공급해도 환기가 가능하다. 엄지와 검지는 마스크 위에 놓고 나머지 손가락들은 턱의 몸체 뒤에 놓은 뒤 폐쇄된 기도가 개방되도록 하악을 위로 부드럽게 잡아당긴다. 만약 환자의 위에 내용물이 있다고 의심 된다면 보조자는 윤상연골(cricoid cartilage)을 압박하여 흡인을 방지해야 한다. Bag-mask를 이용한 환기는 1시간 또는 그 이상 사용할 수 있으며, 삽관의 경험이 많지 않은 의료진에게 적합하다.

(2) 인공기도

인공기도는 구강이나 비강으로 삽입한다. 기도 유지와 발작시 혀를 깨무는 것을 방지할 수 있다. 그러나 구인두 인공기도가 너무 오래 후두덮개를 누르고 후두를 압박하면 부분적으로 기도 폐쇄가 일어나고 위로 공기 누출의 위험이 증가한다. 짧은 구인두 인공기도로 혀를 누르는 것도 기도 폐쇄를 가져올 수 있다. 구인두 인공기도의 삽입시 설압자로 혀를 누르면서 시행하면 용이하게 할 수 있다. 혀의 아래쪽을 누르면서 구개를 따라 구인두 인공기도를 넣고 점차적으로 혀를 아래방향으로 누르면서 구인두 인공기도를 돌린다.

비인두 인공기도는 특히 하악을 굳게 다물어 기도가 폐쇄된 환자의 기도유지를 돕는데 유용하며, 출혈이나 손상을 방지하기 위해 매끄러워야 하고 부드럽게 삽입되어야 한다. 비인두 인공기도가 비강을 통한 두개내 천공을 발생시킬 수 있으므로 안면골절이나 두개 기저부 골절이 의심되는 환자에게는 금기이다.

(3) 후두마스크

후두마스크(laryngeal mask airway, LMA)는 후두경(laryngoscope)이나 기관내 삽관없이 전신마취 동안 기도를 유지하도록 고안되었다. 기관내 삽관의 경험이 없는 의료진이 짧은 훈련으로 이 장치를 사용할 수 있으며, 기관내 삽관보다 쉽고 빠르게 삽입할 수 있다. 후두마스크로는 위내용물 흡인을 방지할 수 없지만 양압 환기동안(최고 기도 압력을 20cmH2O보다 적게 유지해야 함) 위장관으로의 공기 누출을 줄일 수 있다. 그러나 후두마스크는 위흡인의 위험을 가진 환자에게는 금기이다. 후두개의 폐쇄, 낮은 폐탄력성, 기도저항 증가, 후두병변, 작은 구강도 금기사항이다.

후두마스크는 목 굽힘이나 후두경 없이 사용할 수 있어 의식 수준이 저하되고 경추 손상을 입은 환자에게 사용할 수 있다. 기도 반사가 존재한다면 구인두를 *propofol*이나 국소 마취제로 적당히 마취한 후에 후두마스크를 삽입할 수 있다. Sniffing position을 취하고(경추손상이 없을 때) 후두마스크는 마스크를 평평하거나 낮게 한 후 삽입한다. 후두마스크의 끝은 경구개를 누르면서 구인두로 진행하여 인두 아래로 밀어 넣는다. 그리고 나서 마스크를 부풀게 하고 환기를 시도한다(그림 5-13).

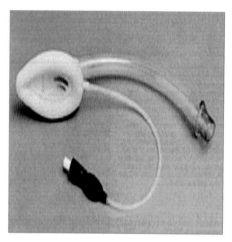 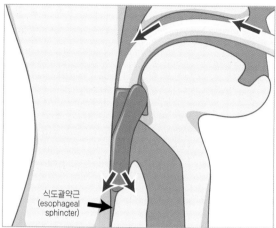

식도괄약근
(esophageal
sphincter)

그림 5-13. 후두마스크와 삽입 위치

(4) 삽관용 후두마스크

삽관용 후두마스크(intubating laryngeal mask airway)는 기관내 삽관이 가능하다. 삽관용 후두마스크는 구부러져 있고 넓은 구멍, 녹슬지 않는 강철 튜브(실리콘으로 싸여있는), 후두 마스크와 금속 손잡이가 붙어 있다. 후두개를 들어올리는 막대(epiglottic elevation bar) 램프가 달려있고 다양한 크기의 실리콘 내관으로 다루기 쉽게 되어 있다. 기관내관은 목이나 머리의 조작을 하지 않고 환자의 입안에 손으로 삽입한다. 이 장치는 견인장치를 사용하여 경추가 고정된 환자에게 삽관을 용이하게 한다.

(5) 기관내 삽관

기관내 삽관은 환자의 상태나 시술자의 숙련도에 따라 구강 혹은 비강을 통해 이루어진다. 비강 삽관은 안면골절 혹은 두개 기저부 골절이 의심되는 환자에게는 금기이다. 신경계 질환에 따른 기관내 삽관의 유의점은 표 5-9와 같다.

기관내관은 후두를 통해 기관으로 삽입되며 팽창하는 커프에 의해 기관지내에서 고정되어, 위 내용물 흡인과 위로의 공기 누출이 방지되거나 현저히 감소한다. 기관내관 삽입 중에는 손상의 위험을 최소화하기 위해 노력해야 한다. 탄산가스 감지 장치나 다른 삽관 감지 장치는 기관내관 위치를 확인하는데 유용하다.

4) 기계환기

(1) 기계환기 양식

① 조절환기양식

조절환기양식(control mode)은 인공호흡기가 환자의 호흡을 완전히 통제하는 환기양식으로 설정된 환기량이나 기도내압에 의해 공기가 환자의 폐포에 전달되며, 분당 최소 환기량을 유지한다. 이 환기양식은 뇌간 손상이나 일시적으로 호흡근을 마비시키는 약물을 사용하거나 혼수 상태 때문에 적절한 환기가 부족한 사람들에게 적합하다. 그러나 조절환기양식은 환기 중추가 회복되면 환자 호흡과 인공환기 간에 마찰이 발생한다.

표 5-9. 신경학적 상태에 따른 기관내 삽관의 적응증

분류	생리적 근거	적응증	삽관시 주의점	기관내 삽관술
의식저하	GCS < 10	흡인 예방	수동적 역류 예방 소량의 진정제 필요	후두경을 이용한 구강 기도 삽관
두개내압 상승	GCS < 9 CT scan	저산소증 예방 고탄산혈증 예방 과환기	후두경 사용은 두개내압 상승에서 폐쇄를 증가시킴 흡인 예방 경추나 얼굴에 심한 손상시 주의	경추 고정과 신속 삽관술 적용
의식있는 후두와 병변	위치에 따른 기도 폐쇄 기도 반사 감소	기도 유지 흡인 예방	혈압변화 심함 (저하 또는 상승) 소량의 진정제 필요	후두경을 이용한 구강 기도 삽관
연수 병변	PCO_2 증가 CO_2 흡입에 무반응	환기 유도 중추의 손상 (loss of ventilatory drive)	마취제나 진정제에 과잉 반응	후두경을 이용한 구강 기도 삽관
경추 손상	흡기 근육력 감소	횡격막 마비	이차적인 경추 손상에 유의	경추고정 Blind nasal fiberoptic intubation LMA를 사용한 기도 삽관
경추와 흉추 손상	흡기와 호기 기능 저하 PCO_2 저하	늑간, 복부 : 근육력 감소	이차적인 경추 손상에 유의, 단단한 고정 succinylcholine의 K^+ 반응 증가	굴곡후두경삽관 LMA를 사용한 기도 삽관 경비삽관
급성 다발성 신경증	PO_2 저하 PCO_2 증가 IF < 30mmHg VC < 10mL/kg	호흡 근육력 저하 기도폐쇄	자율신경 기능이상 (진정제나 마취제로 인한 혈압저하) succinylcholine의 K^+ 반응 상승	국소적 마취 후두경을 이용한 구강 기도 삽관
근육신경 접합부 질환	PO_2 저하 PCO_2 증가 IF < 30mmHg VC < 10mL/kg	호흡 근육력 저하 기도 폐쇄	비탈분극 근육이완제 과민반응 succinylcholine의 K^+ 반응 상승	국소 마취 약한 진정제투여 구강 기도 삽관
근질환	PCO_2 증가 PO_2 저하 IF<30mmHg VC<10mL/kg	호흡 근육력 저하	고체온의 위험	구강 기관 삽관 succinylcholine 사용 금지

* LMA : 후두마스크, IF : 흡식력 inspiratory force, VC : 폐활량 vital capacity

② 보조환기양식

보조환기양식(assisted mode)은 환자가 흡기를 시도하지만 충분하지 못할 경우에 호흡기가 환자의 흡기를 보조해주는 환기 방식이다. 기계에 의해 시작되는 호흡외에 환자의 흡기 노력이 있을 때 설정된 인공호흡기의 민감도에 따라 환자에 의한 흡기 시작이 가능하다. 환자의 흡기 시작에 맞춰 설정된 일호흡량이나 기도내압을 환자의 폐포에 전달한다. 환자가 자신의 호흡 근육을 이용할 수 있는 반면 호흡수가 빠르면 호흡성 알칼리증 또는 PEEP이 발생할 수 있다.

③ 간헐적 동조 강제환기

간헐적 동조 강제환기(synchronized intermittent mandatory ventilation, SIMV)는 설정된 횟수만큼만 인공호흡기가 보조하며, 강제호흡 중간에 환자의 자발적인 호흡이 인공호흡기의 도움없이 가능하다. 강제 환기시에도 환자의 자발 호흡에 맞추어 보조한다. 이 모드는 평균 기도 내압을 낮추고 호흡 근육의 훈련이 가능하여 인공호흡기에서 이탈을 촉진한다. 반면 환자의 호흡작업량이 증가하므로 호흡근이 피로하고, 자발호흡이 적은 환자에게서 이산화탄소의 증가와 호흡성 산증을 초래할 수 있다.

④ 압력보조환기

압력보조환기(pressure support ventilation, PSV)는 모든 호흡이 환자의 흡기 노력으로 시작하여 미리 정한 흡기압 정도까지 인공호흡기의 도움을 받는다. 자발호흡이 허용되는 환기 양식 적용시에 흡기 압력을 보조할 때 사용된다. 압력보조환기법은 호흡작업량을 감소시키고 환자와 인공환기간의 조화를 도모한다.

(2) 호기말양압

호기말양압(positive end expiratory pressure, PEEP)은 폐의 허탈된 부위의 공기유량 증가를 위해 사용하며, 폐탄력성을 증가시키고 폐동정맥 션트를 감소시키며 손상된 폐포의 동맥 산화를 개선하는데 이용된다. PEEP의 사용으로 인해 흉강내 압력이 증가함으로써 경정맥과 대뇌 정맥에 저항이 증가하는데, 이는 대뇌 혈액량을 증가시키고 두개내압을 증가시킨다.

환자에게 두개내압을 증가시킬 수 있기 때문에 PEEP를 조심스럽게 사용해야 한다. PEEP은 12cmH$_2$O까지 올릴 수 있도록 허용된다. 두개내압 증가나 두개내 고혈압이 의심되는 환자에게 PEEP을 적용할 때는 두개내압을 모니터 하면서 사용하고 신경학적 검사를 자주 해야한다.

(3) 신경학적 상태와 인공호흡기 적용

① 의식저하

의식수준 저하는 치명적인 허혈성 뇌졸중이나 두개내 출혈과 관련이 있다. 의식수준 저하시 두개내압 상승이 있건 없건간에 이차적인 부종이 나타난다. 기관내 삽관과 기계 환기는 질병의 급성기에 환자의 호흡을 보조하기 위해 사용된다. 때로는 장기간의 유지 방법인 기관절개술이나 기계환기가 필요할 수 있다. 조절환기는 최소의 호흡 장치를 가진 환자에게 적용되고 환자가 회복되면 보조환기를 우선적으로 적용한다.

② 두개내압 상승

기관내 삽관이나 기계 환기는 두개내압 상승의 치료 방법으로도 사용된다. 두개내압 상승으로 일어나는 저산소혈증, 고이산화탄소증, 산증의 교정을 통해 이차적인 신경학적 손상을 감소시킬 수 있다. 두개내압이 증가된 환자에게서 종종 의식저하가 나타나고 기관내 삽관이나 기계환기가 필요해진다. 두개내압 상승과 관련된 뇌탈출(herniation) 징후와 뇌간 손상은 기도 반사와 환기 중추를 악화시킨다. 과환기법은 두개내압을 감소시키는 치료적 방법으로써 자주 사용되고 있다.

후두경을 이용한 기관내 삽관 절차와 이차적인 기도반사를 일으키는 교감신경 자극은 두개내압을 상승시킬 수 있다. 삽관 전의 과소 환기나 과다 호흡도 두개내압을 증가시킬 수 있다. Succinycholine(비탈분극 신경근육 차단제)은 근섬유속 연축을 야기하고 결과적으로 두개내압을 상승시킨다. Lidocaine, thiopental, propofol의 사용은 삽관동안 두개내압 상승을 지연시킬 수 있다.

③ 대뇌 반구와 뇌간

호흡 중추 통제는 대뇌 반구와 뇌간의 많은 중심점으로 나뉘어져 있으며 복잡하게 얽혀 있다. 대뇌섬(insula), 해마(hippocampus), 측두엽의 뇌 피질지역은 호흡에 영향을 준다. 경련과 같은 부적절한 자극은 과소 호흡이나 무호흡을 야기시킨다. 양쪽 대뇌 반구의 기능 저하로 발생하는 Cheyne-Stokes호흡은 대사성 뇌질환에서 흔히 나타난다.

뇌간 손상은 다양한 호흡 문제를 일으킬 수 있다. 후외측 연수(dorsolateral medulla)는 호흡의 자동능과 규칙성을 주관한다. 외측 연수(lateral medulla) 경색에서 나타나는 후외측 연수 손상은 과소 호흡이나 무호흡을 일으킬 수 있다. 교뇌 손상은 Cheyne-Stokes 호흡이나 지속성 흡식호흡(apneustic respiration), 실조성호흡(atoxic respiration)의 결과를 낳을 수 있다. 교뇌중뇌연접부(ponto-mesencephalic junction)의 손상과 독성대사시에는 신경학적 과호흡이 유발될 수 있다. 중추성 또는 폐쇄성 무호흡 수면은 뇌간 뇌졸중에 의해 발생할 수 있다. 조절 환기양식은 호흡 중추를 손상받은 환자의 초기 환기 방법으로써 가장 효과적이다.

④ 척수손상

척수손상(spinal cord injury)이 의심되는 환자는 기도 유지시 척추를 고정 해야 한다. 천명(stridor)이나 쉰목소리 없이 말할 수 있는 환자는 기도 상태가 정상이다. 하악거상법은 척추조작을 피하는 동안 사용할 수 있다. 많은 사람들은 일시적인 기관내 삽관이 필요하다. 심한 두경부손상에서는 응급 기관절개술이 필요하다. 두부 손상은 의식수준 저하를 수반하기 때문에 기도유지를 위한 기관내 삽관이 필요하다. 역류나 흡인의 위험성을 증가시키는 위장마비는 종종 척수 손상 후에 생긴다. 신속한 삽관은 흡인의 발생을 감소시킨다. C3 이상의 경추 손상은 횡격막 신경이 활동할 수 없어 횡격막 기능이 상실될 수 있다. C3 이하의 경추 손상은 흡기시 사용되는 모든 부속 근육이 손상될 수 있다. 호흡 움직임이 있는 환자도 지연된 무호흡이 발생할 수 있으므로 면밀히 관찰해야 한다. 경추 신경 손상이 생길 수 있고 손상후 1주일까지 나타날 수 있다.

경추 신경손상이 의심되는 환자에게 삽관을 할 때는 신경 손상을 적극적으로 피하고 흡인을 방지해야 한다. 작용시간이 짧은 *barbiturate*, 신경근육 차단제를 사용해서 빠르게 비강을 통한 기관내 삽관을 시행한다. 삽관시 일렬로 머리를 고정시키는 것도 필요하다.

척수 손상 환자는 *succinycholine*에 대한 과민반응이 나타난다. 만약 삽관시 사용되었다면 손상의 초기 4시간 이내에 사용되어야 한다. *Succinycholine* 투약 후 골격근육에서 심장마비를 일으킬 수 있는 많은 양의 칼륨 방출이 일어날 수 있다. 이는 운동 말단판에서 *acetylcholine receptor*의 과조절의 결과이며, 적어도 3~6개월까지 지속된다. 따라서 succinycholine 대신에 비탈분극성 신경 근육 차단제(*recuronium, vecuronium, atracurium*)를 사용해야 한다.

⑤ 신경근육성 환기부전

신경근육성 환기부전(neuomuscular ventilatory failure)은 신경계 중환자실에서 흔히 나타나는 문제이다. 횡격막이 약화된 환자는 빈호흡과 빈맥이 나타날 수 있다. 환자는 최소의 활동으로도 호흡 곤란을 일으킬 수 있다. 빈호흡은 약화된 횡격막에 복강 내용물의 무게가 실리기 때문에 앙와위에서 심해질 수 있다. 흉쇄유돌근의 떨림과 호흡시 부속 근육의 사용을 관찰할 수 있다. 이때 침대 옆에서 폐활량을 측정하는 방법이 있다. 환자에게 한숨에 큰소리로 숫자를 세도록 한다. 만약 환자가 20까지 셀 수 없다면 호흡 부전이 존재한다고 볼 수 있다. 노력성 폐활량(forced vital capacity)의 측정, 최대 흡기 압력과 최대 호기 압력, 산소포화도 측정을 통해서 호흡 장애를 알 수 있다.

분당 환기량이 정상적으로 유지되는 것을 알 수 있는 것은 일회 호흡량(tidal volume)이다. 신경근육성 환기부전 환자는 분당 환기량을 유지하기 위해 얕고 빠르게 숨을 쉰다. 그러므로 폐활량을 반복적으로 측정하고, 안정시 호흡수도 모니터해야 한다.

일반적으로 기관내 삽관 기준은 폐활량이 10mL/kg 보다 적거나, PaO_2가 70mmHg 보다 적을 때이다. 다른 기준은 폐활량이 10mL/kg 보다 적고 최대 흡기 압력이 30cmH$_2$O 보다 적으며, 최대 호기 압력이 40cmH$_2$O 보다 적을 때이다. 폐활량, 최대 흡기 압력, 최대 호기 압력이 기준선보다 30% 감소되는 경우도 포함된다. 병의 빠른 진행, 연수 기능부전, 양쪽 안면의 약화, 자율신경 기능부전 등도 고려된다. 기관내 삽관의 최종 결정은 질병의 진행 정도, 임상적 상태, 환기 요소를 바탕으로 이루어진다.

길랭-바레 증후군(Guillain-Barrè syndrome, GBS) 환자의 기관내 삽관시는 자율신경 기능부전과 *succinycholine* 투약으로 인한 고칼륨혈증을 주의해야 한다. 고칼륨혈증은 신경이 제거된 근육에서 *accetycholine*이 과민반응하기 때문인데, 부정맥과 심장마비를 일으킬 수 있다. 자율신경 기능부전은 GBS에서 치명적일 수 있다. *Barbiturates, benzodiazepines, narcotics*를 포함한 마취제는 저혈압 예방을 위해 적정량을 투여해야 하며, 서맥과 부정맥이 면밀히 관찰되어야 한다.

비강을 통한 기관내 삽관은 후두경의 사용을 피하고 기도 반사와 호흡 노력을 유지한다는 점에서 유용하다. 만약 후두경과 기관내 삽관이 필요하면 빠른 기관 삽관을 위해서 미리 산소를 투여하고, 윤상 압박(cricoid pressure), *atropine, lidocaine*, 저용량의 *thiopental*을 사용할 수 있다. 작용시간이 짧은 비탈분극 근육 이완제는 사용할 수 있지만 거의 필요하지 않다. 환기방식은 간헐적 동조 강제환기와 압력보조환기가 적절하다.

신경근육성 질환자가 만성 호흡 부전 상태로 장기적인 기계 환기가 필요할 경우 비침습적 양압 환기 방식이 환자의 삶의 질을 향상시키고 사회적인 의료비용을 절감하게 하는 방법으로 인식되어 다양하게 시도되고 있다.

5) 호흡기계 합병증

거미막밑출혈 환자의 27%에서 급성 폐손상이 발생한다. 의식수준이 저하되고, 뇌관류압이 낮을수록, 심한 패혈증을 동반했을 경우에 급성 폐손상의 발생률이 높아졌으며, 중환자실에서 3일째 호흡기계 합병증의 발생 빈도가 높다는 보고가 있다.

흡인은 신경학적 손상을 가진 환자에게서 흔한 문제이며, 동맥산소분압 감소와 흉부방사선 사진에서 비정상적인 결과를 나타내곤 한다. 기침이나 천명음(wheezing)과 같은 증상이 있다. 일부 환자에서는 전격성 흡인성 폐렴으로 진행될 수 있다. 방사선 사진에서 우측 하엽의 침윤, 무기폐, 그리고 부분적 침윤으로 인한 기관지 조영상의 공기의 출현이 공통적으로 나타난다. 앙와위에서 침윤은 폐의 뒤쪽에 나타난다. 많은 양의 위액 흡인은 급성 저산소혈증, 청색증, 쇼크의 원인이 될 수 있다. 때때로 환자는 높은 치사율을 가진 급성호흡부전증으로 진행될 수 있다.

급성 중추신경손상에서 발생하는 신경학적 폐부종은 임상적으로는 급성호흡부전증과 증상이 비슷하며 빈호흡, 발한, 고혈압, 거품섞인 가래를 보인다. 확산된 폐침윤은 흉부 방사선 사진에서 하얗게 나타난다. 저산소혈증과 현저하게 증가된 폐포−동맥 산소 비중을 나타내는 저산소 호흡부전에서 폐 모세혈관쐐기압(PCWP)은 정상 수치를 나타낸다. 10~15cmH2O 정도의 PEEP을 사용한 기계 환기가 적용되며 매우 효과적이다.

외상성 폐 손상은 두부손상이 있는 환자에게 의심된다. 폐좌상은 1시간 이내에 흉부 방사선에 나타난다. 연가양기흉 환자는 기계적 환기로 치료해야 한다. FiO2 1.0에서의 확장된 폐동맥 산소비중, PaO2/FiO2 < 200, 안면마스크를 이용한 산소흡입상태에서 PaO2가 50mmHg 보다 적으면 환기보조가 신속하게 요구된다.

6) 기관절개술

기관절개술은 윤상연골 아래 쪽을 2~4번째 기관고리를 통해 절개하는 것을 말하며, 기관절개관이란 절개에 의한 스토마(stoma) 또는 개구(opening)를 말한다. 기관절개술을 한 후 기관내관을 스토마에 삽입하면 반영구적인 기도유지가 가능하다.

기관절개술은 기도의 개방성을 유지하고, 구강을 통한 튜브가 후두 내에 위치함으로써 발생할 수 있는 후두 손상을 예방하며, 장기적인 기계환기 및 재택 환기를 가능하게 한다. 장기적인 기계 환기가 필요한 경우에 기관절개술을 시행하는 시기에 대해서는 논란이 있어 왔으나 임상적으로 기관내 삽관은 14일경에 시행하는 것이 일반적이다. 장기간의 기계 환기가 필요하다고 예측되는 환자에게 빠른 기관절개술을 권하는 연구가 있으나 한편에서는 기관지삽관 21일을 기관절개술의 적정시기로 권하는 연구도 있다.

(1) 혼수와 식물인간 상태

일반적으로 조기 기관절개술은 기계 환기 보조의 연장이 예상된 환자에게 적합하다. 혼수나 식물인간상태 환자들은 기도를 보호하거나 가래를 제거할 능력이 없다. 환기능력이 회복된 사람들도 기도폐쇄, 재발하는 흡인, 부적절한 가래 배출 방법 때문에 기도를 유지하는 능력을 회복하지 못한다. 자발적인 눈뜨기나 명령을 따라하지 못하는 (GCS < 11) 환자들이 2~3주 이상의 기관내 삽관을 해야하는 경우에도 기관 절개술을 필요로 한다.

(2) 연수 기능장애

연수나 하부대뇌 신경손상은 방어적인 기도 반사를 할 수 없어 기관절개술과 같은 장기 간 기도유지와 환기치료가 필요하다.

(3) 기계환기 사용이 길어짐

뇌손상 환자의 약 73%는 48시간 이내에 발관하지만 27%의 환자는 평균 3일 이상 삽관된 상태로 기계 환기의 도움을 받아야 한다는 보고가 있다. 발관이 늦어지는 주된 이유는 호흡기계 합병증이다. 삽관한지 2주 이내에 발관할 수 있을 것 같은 환자는 기관내 삽관으로 치료할 수 있다. 그러나 1주 이내 개선되지 않는 환자, 2주 넘게 인공호흡기로 치료가 필요하다고 예측되는 환자에게 기관절개술이 시행된다. 중증 근무력증 위기(myasthenic crisis)나 길랭 - 바레 증후군과 같이 병이 진행하는 환자는 기관절개술을 시행하기 전에 14일 동안 신중하게 기다려야 한다.

7) 치료적 과호흡

과호흡은 두개내압 상승 치료로 오랜기간 사용되어 오고 있다. 이산화탄소는 뇌혈관을 확장시키는 효과가 있다. 과호흡으로 $PaCO_2$가 감소하여 대뇌정맥을 수축시켜 대뇌혈류와 두개내 압력이 감소한다. 대략 $PaCO_2$가 1mmHg 떨어지면 대뇌혈류는 분당 1~2mL 정도 감소된다. 그러나 과호흡의 효과는 약 4~6시간 유지된다. 임상적으로 효과가 증명되지 못했으나 일시적인 과호흡은 다른 수단과 함께 사용되어 두개내 압력 증가를 빠르게 통제하는 방법으로 널리 사용되고 있다.

8) 기계환기 이탈과 발관

발관은 환자가 가래를 잘 뱉고 기도를 유지하며, 자발적인 환기가 가능할 때 고려될 수 있다. 환자가 저산소혈증, 혈역학적 불안정이 없고 최소의 PEEP만 가지고 있는 상태여야 한다. 최소 환기보조(pressure support 5cmH$_2$O)에서 안정적인 호흡은 발관의 시도를 견뎌낼 수 있다는 증거이다. 발관전 튜브 주위에 있는 공기 움직임과 후두부종을 예방하기 위해 기관내관 커프의 공기를 빼야 한다. 발관 후 일정 기간 세밀한 관찰이 필요하고 적어도 몇 시간은 금식을 유지해야 한다.

많은 환자에게 이탈(weaning)의 기간이 필요하다. 몇몇은 이탈이 지연되고 몇몇은 인공호흡기에 계속 의존해야 한다. 수많은 이탈 요소와 징후는 임상적 예측자로써 조사되어야 한다. 신경근육질병 환자, 수술후 환자에게서 음성 흡기력(negative inspiratory force)과 폐활량은 호흡 펌프 기능을 측정하는데 유용하나 일반적인 영역에서는 적합하지 않다. 빠르고 얕은 호흡 지수(Rapid shallow breathing index, RSBI = RR/VT ratio)는 자주 사용되는 지표이다. RSBI가 105보다 적으면 이탈에 성공할 수 있다고 판단한다.

신경학적 손상을 입어 이차적으로 호흡 부전을 가진 환자에게서 환기 중추와 화학감수성의 회복은 중요하다. 이는 기계환기에서 조절 환기양식에서 보조 환기양식으로의 이탈을 가능하게 한다. 과호흡의 환기반응은 의식수준 저하를 알려준다. 그리고 환자들은 밤에 과호흡이 될 수 있다. 따라서 밤에는 조절 환기양식을 적용하고, 낮동안에는 보조 환기양식을 적용한다. 조절 환기양식으로부터 압력보조 환기를 이탈하는 방법이 선호된다.

신경학적 손상을 입은 환자에게서 호흡 근육의 힘은 환기 중추와 화학감수성이 회복된 후에 돌아온다. 환자는 항상 좋은 상태와 자발적인 환기를 유지하기 위해 훈련이 요구된다. 압력보조 환기양식은 이탈시 이상적이다. 필요한 일회 호흡량을 얻기 위해서는 인공호흡기의 흡기 압력 보조와 더불어 환자의 흡기 노력이 필요하다. 만약 흡기 압력의 보조가 부적절하다면 환자는 일회 호흡량이 낮게 떨어진 상태에서 최소한의 분당 환기량을 유지하기 위해 호흡이 빨라지게 된다.

인공호흡기 회로로 인해 기도 저항이 증가하므로, 과다한 호흡 부담을 피하기 위해 모든 환자에게 약간의 흡기 압력보조를 해주는 것이 필요하다. 지속적인 뇌질환을 가진 환자는 기관절개술을 사용하는 것이 기계환기에서 이탈하는데 용이하다.

9) 비침습적 환기

(1) 음압환기: 뉴모벨트

뉴모벨트(pneumobelt)는 부분적 환기보조를 필요로 하는 신경근육계 질환 환자에게 효과적이다. 뉴모벨트는 1960년대부터 사용해 온 배꼽에서 치골궁(pubic arch)까지 덮는 공기주머니로, 적용시 환자는 머리를 45° 이상 올리는 체위를 취해야 한다. 착용 후 공기를 주입하면 복부 장기를 위로 압박하고 횡격막을 위로 이동시켜 호기를 도와준다. 공기주머니가 감압되면 흡기가 유도된다. 호기시 횡격막이 위로 이동하였던 것이 흡기시 아래로 내려오게 되며 탄성반동(elastic recoil)을 증가시킨다. 공기주머니에 압력이 형성되기 위해서는 큰 용적의 공기주입이 필요하다. 50cmH$_2$O 정도의 최대 공기주머니 압력이 요구된다.

(2) 비침습적 양압환기

비침습적 양압환기(noninvasive positive pressure ventilation)는 기관내삽관을 하지 않고 적용 가능한 인공환기법으로, 만성폐쇄성 폐질환(COPD), 심장성 폐부종, 제한성 흉벽질환, 천식, 폐렴, 발관 후 호흡부전, 수술 후 호흡부전 및 고형 장기 이식 환자들에게 성공적으로 적용되어 왔다. 인공기도를 사용하지 않음으로써 기관 삽관의 필요성이 감소하고, 기계환기 관련 폐렴의 발생을 줄일 수 있으며, 재삽관과 발관 실패의 빈도를 줄일 수 있다.

최근 10년간 비침습적 양압 환기에 대한 연구가 활발해지고 있다. 기계가 작고 사용하기 간편하여 호흡 부전이 있는 신경계 질환 환자에게 사용 빈도가 증가하고 있다.

(3) 재택 기계환기

장기간의 기계환기를 필요로 하는 환자를 위한 시설로는 중환자실, 장기간 기계환기시설, 밀집형 주거센터, 환자의 집 등이 있다. 환자의 독립성과 삶의 질은 중환자실에서 집으로 갈수록 증가하며 환기보조를 위한 비용은 감소한다.

재택 기계환기 보조가 가능하려면 환자의 의학적 상태가 안정되어야 하며, 폐 자체의 질환이 없어야 한다. 재택 기계환기가 가능한 의학적 상태는 표 5-10을 참조한다.

의학적으로 안정된 상태에 부가하여 재택 환기 보조가 가능하려면 환자와 가족이 능동적으로 대처할 능력이 있어야 한다. 이상적으로는 환자가 잘 교육 받고, 동기유발이 잘되어 있으며, 낙천적이고, 주체적이면 좋다. 강한 지원 조직이 필수적이다. 가족과 사회의 지원이 필요하다.

표 5-10. 재택 기계환기가 가능한 의학적 상태

적당한 동맥산소분압 유지 (FiO$_2$ ≤ 0.40)

안정화된 기계 환기

보조/조절환기

낮은 PEEP 사용

안정된 심장, 신장, 대사, 영양 상태

급성 폐감염 없는 상태

기계환기 보조 없이 일정 시간을 유지할 수 있는 상태

4. 신경계 중환자의 내과적 합병증

1) 자율신경 기능부전 증후군

자율신경 기능부전 증후군(autonomic dysfunction syndrome, ADS)은 원인이 확인되지 않은 드문 합병증으로 자율신경활동의 변화로 인해 고혈압, 고열, 빈맥, 빈호흡, 동공확대, 신전 자세를 보인다. 외상성 뇌손상, 수두증, 뇌종양, 거미막밑출혈, 뇌내 출혈로 인한 중증 뇌손상(Rancho 4점 이하)시에 나타난다. 자율신경의 조절부전으로 인한 증상은 심전도 변화, 부정맥, 두개내압 상승, 발한 감소, 체온저하, 사지의 이완, 신경인성 폐질환 등이며, 처음에는 주로 중환자실에서 나타나지만 손상 후 수주 또는 수개월의 재활기간까지 지속되기도 한다.

(1) 병태생리

자율신경 기능부전 증후군의 원인은 뇌의 일부 또는 여러 부위의 손상으로 인한 자율신경계의 조절불능이다. 시상하부의 활동에 영향을 주는 피질부분은 안와전두(orbito frontal), 전측두 대뇌섬(insular), 시상하부에 영향을 주는 피질하 부위는 편도체 (amygdala) (특히 중심핵), 수도관 주위 회백질(periaqueductal gray), 고립로핵(nucleus of the tractus solitarius), 소뇌구개(cerebellar uvula), 소뇌충부(cerebellar vermis)이다. 이 부위는 증식능력과 전반적인 자율신경 균형을 조절한다. 이 영역의 복합적인 상호작용으로 체온과 혈압이 조절된다. 뇌하수체의 시신경교차 전방부위에는 열 감지 신경원이 있다. 체온이 상승되면 낮추려는 기전이 발생하여 분비선의 교감신경활동이 증진되고, 교감신경의 혈관수축은 억제된다. 항이뇨호르몬의 분비가 증가되어 수분이 보유되고 발한은 증가된다. 냉 감각은 두가지 기전에 의해 전달된다. 시신경교차 전방부위의 열감지 신경원의 자극이 감소되면 찬 것으로 해석하고 특이성 냉 수용기가 활성화된다. 냉 감각은 척수시상로를 따라 시상하부 후방에 전달되고 체온을 증가시키기 위해 교감신경계가 자극된다. 따라서 오한, 혈관수축, 소름이 발생하고, 교감 신경에 의해 유발된 발한을 억제한다. 전 시상하부로 입력된 냉 감각과 온 감각의 통합은 후시상하부에서 일어난다. 전후 시상하부는 다양한 피드백 과정을 통해 뇌간과 상호작용한다. 중뇌의 피개는 뇌간에서 나온 열성 충동을 억제하는 하행성 경로에서 기시된다.

뇌손상 환자의 열은 대부분 감염으로 인한 것이다. 드물게는 심부정맥 혈전증 또는 약물이나 손상에 의한 자율신경 조절의 손상으로 발생된다.

근긴장 이상은 대사과잉 상태를 초래하여 체온을 상승시킨다. 이러한 기전은 중뇌차단 부위가 교뇌와 전정핵에 정상적인 억제 신호를 보내는 것이 차단될때 발생하여 긴장 반응을 보인다.

혈압은 뇌의 피질 및 피질하 부위의 상호작용(시상하부, 시상, 편도, 안와전두피질, 의문핵(nucleus ambiguus), 고립로핵(nucleus tractus solitarius)으로 조절된다. 전두저 피질은 부교감 신경활동을 증진시키고, 교감신경 활동은 억제하는데 이 부위의 손상이 있을 때 조절부전이 나타나며, 혈압증가, 빈맥, 빈호흡을 초래하는 자율신경 기능부전 증후군으로 인해 부신수질의 카테콜아민 유리를 자극하게 된다. 외상성 뇌손상 후 혈압상승이 있었던 경우에 흔히 발생하지만 자율신경 기능부전 증후군과 같이 일관성 있게 지속되는 고혈압과는 다르다. 혈압 변화는 초기에 나타나며 혈중 카테콜아민은 혈압변화가 심한 시기에 증가된다.

경증의 뇌손상 시에는 아세틸콜린이 상승되고, 중증 뇌손상 시에는 카테콜아민 수치가 증가된다. 카테콜아민 수치가 증가될수록 뇌손상 직후 GCS 점수는 낮아진다.

(2) 증상

자율신경 기능부전 증후군은 비슷한 다른 질환과 구별되어야 하는데 종종 항정신병약물 악성증후군(neuroleptic malignant syndrome; 도파민제제 또는 *metoclopramide* 사용과 관련), 세로토닌 증후군(뇌손상 환자에게 흔히 사용하는 세로토닌계 약물로 인한 증상), 악성 고열(*succinylcholine*계 마취제로 수술 후에 흔히 나타남), 갑상선 위기와 비슷한 증상을 보인다.

자율신경 기능부전 증후군 환자의 체온상승은 고열에서 낮은 온도까지 다양하다. 외상성 뇌손상 후 체온이 상승하면 손상된 부위의 혈류가 손상되어 뇌내 체온이 신체온도보다 더 높아지기 때문에, 즉시 체온조절이 되어야 한다. *Cephalosporins, ibuprofen*, H_2차단제는 체온하강에 도움이 되며, 고열의 원인치료에 도움이 된다. 주요증상은 고혈압, 열, 빈맥, 빈호흡, 동공확대, 신전자세, 발한이다.

(3) 간호중재

중증 자율신경 기능부전 증후군 환자는 다학제적 재활프로그램을 적용하고 물리요법은 혈압, 두개내압, 심박동율, 체온의 불안정 문제가 있으면 신중하게 적용한다. 합병증은 심한 근육강직으로 근육파열이 되거나 횡문근융해증(rhabdomyolysis)이 올 수 있다. 외상성 뇌손상 환자의 경우 고열로 인해 정상적으로 뇌를 냉각시키지 못하므로 이차적인 손상의 원인이 된다. 이는 뇌 온도가 중심체온보다 더 높아지는 결과를 초래하여 대사요구량이 증가되므로 혈류가 증가되지 못하여 국소적인 저산소증이 나타나고, 그 결과 신경부전이 나타나 사망할 수 있다. 고혈압과 빈맥은 손상된 혈관에서 출혈의 위험을 증가시키지만 이와 반대로 거미막밑출혈시 흔히 발생하는 혈관연축의 예방을 위해 혈압과 맥박을 적절히 유지시킨다. 지속적인 심한 발한으로 탈수와 전해질 불균형이 발생된다.

약물요법으로는 베타 차단제인 *propranolol*을 고혈압 조절에 이용하는데 천식과 당뇨 환자에게 주의하여 사용한다. *Clonidine*은 혈중 에피네피린을 조절하고 혈중 노르에피네피린 수치는 감소시켜 혈압을 조절한다. *Bromocriptine*은 고열과 발한 조절에 도움이 되며, *dantrolene*은 신전 자세 조절에 도움이 된다.

2) 내분비계 합병증

뇌손상으로 인한 내분비계 합병증은 재활과정과 결과에도 영향을 줄 수 있으므로 조속한 진단과 치료가 재활과정을 촉진시킬 수 있다.

(1) 병태생리

시상하부에서 보내는 신경펩티드 신호에 의한 뇌하수체 호르몬의 분비는 호르몬 조절 항상성을 조절한다. 뇌하수체는 접형골의 안장(sella turcica)의 보호를 받고 있으나 뇌하수체 전엽과 시상하부는 뇌하수체 줄기와 연결되어 있어 뇌손상의 영향, 특히 안면골절, 뇌신경 손상, 자율신경 기능장애를 받기 쉽다.

중증 뇌손상 환자의 경우 시상하부와 뇌하수체 비정상, 특히 전엽의 괴사, 후엽의 출혈, 시상하부 - 뇌하수체 줄기의 외상 등이 동반된다. 뇌하수체 줄기의 파열은 전엽의 경색으로 인한 것이며 시상하부와 뇌하수체 전엽간의 혈액공급이 차단되었기 때문이다. 전엽의 90%는 뇌하수체 줄기와 연결되는 뇌하수체 문맥으로부터 영양을 공급받는다. 뇌하수체의 외상 후 부종으로 문맥순환이 저해되면 전엽의 허혈/괴사가 일어난다.

시상하부 전엽의 손상은 뇌손상과 관련된 뇌하수체 출혈 또는 경색과 관련이 있다. 뇌하수체 전엽 호르몬(성장호르몬, 갑상선 자극호르몬, 코르티코 트로핀, 성선자극호르몬)은 시상하부에서 신경 펩티드 유리호르몬에 의해 분비된다. 뇌하수체 후엽 호르몬 (vasopressin, oxytocin)은 시상하부에서 생산된다. 후엽의 혈관공급은 상부 뇌하수체 동맥에서 공급되므로 뇌하수체 줄기손상의 영향을 받지 않는다. 후엽의 경색은 드물지만 요붕증의 기전은 시상하부의 탈신경(신경통합 상실)으로 인한 것이다.

뇌손상 후 가장 흔한 내분비 합병증인 항이뇨호르몬부적절분비증후군(syndrome of inappropriate antidiuretic hormone, SIADH)은 신장의 수분보유가 부적절하여 희석된 저나트륨혈증을 유발한다. 뇌손상 후 흔히 발생하는 내분비계의 병리적 문제는 성선기능 저하증(hypogonadism), 갑상선 기능저하증(hypothyroidism), 부신부전증(adrenal insufficiency), 고프로락틴혈증(hyperprolactinemia), 요붕증과 성장호르몬 결핍 등이다.

(2) 유형 및 중재

① 항이뇨호르몬부적절분비증후군

항이뇨호르몬부적절분비증후군은 외상성 뇌손상후 가장 흔한 신경내분비 합병증으로 저나트륨혈증이 원인이다. 저 나트륨혈증은 외상성 또는 비외상성 뇌손상(출혈성 뇌졸중, 뇌종양, 중추신경계 감염)환자의 재활시기에 나타나며, 체액량 고갈로 인해 뇌 허혈이 오고, 권태감, 발작, 혼돈, 혼수상태가 될 수 있다.

검사결과는 혈중 삼투압보다 뇨 삼투압이 더 높다. 혈중 삼투압은 280Osm/kg 이하이며, 혈중 나트륨 수치는 135mEq/L 이하, 요중 나트륨은 25mEq/L 이상이다. 치료는 수분을 제한하는 것이다.

② 대뇌염분소모 증후군

대뇌염분소모 증후군(cerebral salt wasting, CSW)은 신세뇨관 기능이 손상되어 나타나는데 신장에서 염분의 보유기능이 안되는 것으로 결핵성 뇌수막염, 전이성 폐선종, 외상성 뇌손상, 접형골동 수술과 같은 뇌내질환과 관련이 있다. 원인은 신세뇨관 기능에 신경이 직접적으로 영향을 주어 일어나는 반응이며, 체액고갈과 염분배출이 일어난다. 주요 증상은 탈수, 체중감소, 체위성 저혈압이고, 수분균형의 장애가 나타난다. 항이뇨호르몬부적절증후군과 혈중 및 요중 삼투압이 동일하며, BUN 상승, 포타슘과 단백질이 상승된다. 혈중 요산수치는 정상이지만 항이뇨호르몬부적절증후군에서는 낮다.

치료방법은 생리식염수를 정맥 주입하는 것으로 수액공급은 뇌허혈과 뇌졸중의 위험을 감소시킨다. 항이뇨호르몬부적절증후군 환자는 탈수증상이 없으나 대뇌염분유출 증후군환자는 음성수분균형의 증상을 보이므로 섭취량 및 배설량의 비율, 체중과 점막, 피부상태를 확인한다. 또한 대뇌염분유출 증후군 환자의 경우 폐모세혈관압이 8mmHg 이하이고 중심정맥압이 6mmHg 이하로 나타난다. 헤마토크리트, BUN, 크레아티닌 비율이 증가되고 혈중 단백질의 증가는 탈수를 의미한다.

③ 요붕증

요붕증(diabetes insipidus, DI)은 중증 뇌손상, 뇌기저 골절 및 뇌신경 손상, 두개안면 외상, 심폐정지 후에 흔히 나타나며 외상 후 5~10일 후에 나타난다. 요붕증이 후반에 나타나면 영구적인 요붕증을 유발하는 시상하부 상태와 관련되어 있어 예후가 좋지 않다.

중환자실에서 요붕증을 진단하기는 어려울 때가 있다. 수분섭취량에 비해 배뇨량이 많을때 다뇨의 비정상적인 원인을 의심해야 한다. 경증-중등도의 뇌손상 후에 오는 급성 요붕증은 일시적인 항이뇨호르몬 부족을 유발하는 뇌하수체 후엽의 문제와 연관이 있다.

요붕증으로 인한 주증상은 다뇨, 뇨 삼투성 저하, 혈중 삼투성 증가, 혈당 정상, 혈중 나트륨이 정상이거나 상승된다. 소변량은 90mL/kg/day, 요비중 1,010 이하, 뇨삼투압은 50~200mOsm이다. 요비중을 모니터하고, 체중, 전해질, BUN, 헤마토크리트를 매일 측정한다. 다뇨증상이 있으면 수분섭취량과 배설량을 사정한다. 소변량이 2-3시간동안 300mL/hr 이상이거나 기면상태이면 *vasopressin*을 투여하고 매일 2회 체중을 측정하여 수화상태를 확인한다. 수분섭취는 정맥으로 포도당을 투여하고 구강으로 수분을 섭취시킨다. 생리식염수를 투여하면 신장에서 수분소실이 증가되므로 주의한다. 노인과 심장질환이 있는 경우에는 수분공급에 주의하고, *vasopressin*을 투여할때는 수분균형을 철저하게 모니터하여 수분중독을 예방한다.

④ 원발성 부신부전증

원발성 부신부전증(primary adrenal insufficiency)은 우울, 혼돈, 무감동과 같은 정신적 증상을 나타낸다. 이 증상들은 저혈당, 외인성 엔돌핀 상승, 축삭의 전도변화와 관계가 있다. 당류 코티코이드와 미네랄 코티코이드의 점차적인 결핍은 점진적인 전신쇠약, 저혈압, 피로감, 식욕부진, 오심, 색소과다 침착을 초래한다. 뇌손상환자들은 뇌손상 자체로 이러한 증상들이 나타나기 때문에 정확한 진단을 내리기가 어렵다.

(3) 치료

내분비계의 문제는 수분과 전해질의 문제를 동반한다. 가장 흔히 나타나는 저나트륨혈증은 혈중 나트륨이 136mmol/L 이하로 감소된 것이다. 수분이 정체되어 나타나는 저 삼투성 저나트륨혈증이 가장 흔하다. 증상은 두통, 오심, 근육 통증, 기면, 안절부절, 지남력 장애, 심부건 반사 감소 등의 중추신경계 기능부전이다.

저나트륨혈증이 서서히 발생하면 점차적으로 뇌부종이 발생하고 증상이 경미하게 나타나 뇌가 적응을 하게 되므로 환자들은 거의 증상을 느끼지 못하기도 한다. 저나트륨혈증이 빠르게 발생하면 두개내 고혈압으로 인해 합병증을 유발하게 된다.

수분을 제한하는 저나트륨혈증의 치료방법은 삼투성 탈수초(demyelination)를 유발하여 드물지만 심각한 합병증을 초래한다. 뇌위축에 의한 교뇌 및 교뇌 주위의 신경 탈수초로 인해 사지마비, 가성연수마비(pseudobulbar palsy), 발작, 혼수, 사망 등 중추신경계 기능부전이 발생한다.

3) 신경계 중환자의 전해질 불균형

(1) 저나트륨혈증

혈중 나트륨의 농축은 갈증 자극, 항이뇨호르몬 분비, 레닌-안지오텐신-알도스테론 체계의 피드백 기전으로 조절된다.

① 병태생리

혈중 삼투성이 정상범위보다 증가되면 시상하부의 삼투수용체가 자극되고, 갈증이 나며 순환하는 항이뇨호르몬의 수치가 증가된다. 저혈량, 통증, 두려움, 오심, 저산소증에 반응하여 분비되는 항이뇨호르몬은 소변에서 물의 재흡수를 증가시켜 소변량이 감소되고 고삼투성 요가 되어, 결과적으로 혈중 삼투성이 정상으로 회복된다.

알도스테론은 부신피질에서 합성되는데 혈중 포타슘에 의해 일차적으로 조절되지만 레닌-안지오텐신-알도스테론 체계를 통하여 저혈량에 반응하여 유리된다. 알도스테론은 원위세뇨관에서 염분의 흡수를 촉진시킨다. 염분보유는 물을 보유하는 특성이 있어서 저혈량을 교정하는데 도움이 된다. 신장의 기능이 좋으면 원위세뇨관에서 염분흡수 정도를 변화시켜 항이뇨호르몬 또는 알도스테론과 관계없이 염분균형을 조절한다. 출혈 또는 탈수와 같은 저혈량 상태에서는 근위세뇨관에서 염분흡수가 증가된다. 혈관용량의 증가는 세뇨관의 염분재흡수를 억제하여 비정상적으로 소변으로 염분이 배출되고 정상적인 혈관용량을 회복하는데 도움이 된다.

저나트륨혈증은 생리적으로 세포외의 저삼투성 상태를 나타내고 혈관내에서 세포간강으로 수분이 이동되는 경향이 있을때 의미가 있다. 세포부종은 대부분의 조직에서 잘 견디어 내지만 두개골의 단단한 경계에서는 그렇지 않다. 따라서 저나트륨혈증의 임상증상은 주로 뇌부종과 관련이 있다. 저나트륨혈증이 진행되면 뇌부종의 병태생리와 치료에 중요한 영향을 미친다. 혈중 나트륨 농축이 몇일 또는 몇주사이에 서서히 저하되면 뇌는 용질과 수분이 세포외강으로 빠져나가 보상이 일어날 수 있다. 보상성 용질의 배출은 세포내강으로 수분의 흐름을 감소시켜서 저나트륨혈증의 증상보다 훨씬 경미한 증상이 나타난다.

혈중 나트륨의 농축이 24~48시간 사이에 빠르게 나타나면 보상기전이 작용을 못하여 중증 뇌부종이 나타나서 뇌간의 탈출이 일어나 사망하게 된다.

② 진단

저나트륨혈증은 환자의 혈액을 적절하게 채취했는지, 혈중 나트륨의 농축을 정확하게 측정했는지에 따라 수치에 차이가 있으며, 그 외 여러가지 생리적 상태가 저나트륨혈증의 수치에 영향을 미치므로 신중하게 진단을 내린다.

고혈당 상태로 인해 세포외 당농도가 증가되면 수분이 세포내에서 세포외(혈장)로 이동하여 혈중 나트륨의 희석효과가 나타난다. 당뇨성 케톤산증으로 고혈당 고삼투성 상태가 되면 삼투성 이뇨로 인해 저혈량 상태가 된다. 전체 삼투성은 정상이거나 증가되고, 고삼투성 저나트륨혈증이 되는데, 생리적 의미는 없으며 혈중 나트륨 농축은 혈당이 정상으로 되면 교정된다.

비슷한 현상은 급성 녹내장 또는 뇌내 고혈압을 조절하기 위해 글리세롤 또는 만니톨로 치료를 받는 환자나 진단적 검사를 위해 방사선 조영제을 투여받는 진행성 신질환 환자에게서도 볼 수 있다.

혈중 단백질 또는 지방의 함유량에 의해 나트륨이 분해되는 혈장 수분이 감소된다. 혈장 수분당 절대적인 염분내용을 측정하는 검사방법은 혈장내 염분의 농축이 정상범위에 있어도 염분의 수치가 낮게 나타난다. 이러한 현상이 가성 저나트륨혈증이며, 고지질혈증과 관련이 있고, 가성 저나트륨혈증을 유발하는 고단백혈증은 다발성 골수종으로 인한 것이다.

혈장 삼투성은 저삼투성 저나트륨혈증의 진단에 도움이 된다. 저삼투성 저나트륨혈증 환자는 혈장 삼투성이 비정상적으로 낮지만 고지질 또는 고단백혈증으로 인한 가성 저나트륨혈증 환자들은 정상이며, 혈중 고혈당으로 인한 고삼투성 저나트륨혈증이 있는 환자는 정상이거나 높다.

저나트륨혈증이 신장 원인인지 또는 다른 장기의 원인인지를 구별하기 위해서 요중 나트륨 수치를 측정한다. 신장문제가 아닌 저혈량성 저나트륨혈증 환자들은 구토, 설사, 장루, 위장관 배액, 불용성 소실 등이 원인이며, 세뇨관 나트륨의 신장 흡수가 심하고 요중 나트륨 수치가 20mEq/L 이하이다. 신장이 원인인 저혈량성 저나트륨혈증 환자는 20mEq/L 이상으로 요중 나트륨 수치가 부적절하게 상승된다.

효과적인 순환량의 감소로 인한 고혈량성 저나트륨혈증 환자(간경화, 신증, 울혈성 심부전)는 요중 나트륨 수치가 20mEq/L 이하가 되며, 신장질환으로 인한 고혈량성 저나트륨혈증 환자 또는 항이뇨호르몬부적절분비증후군 환자는 요중 나트륨 수치가 20mEq/L 이상이 된다.

③ 치료

A. 급성 저나트륨혈증

급성 저나트륨혈증은 만성 저나트륨혈증보다 발생빈도가 낮으며, 저삼투성 수액 주입 또는 짧은 시간에 많은 물을 마신 환자에게서 볼 수 있다.

급성 저나트륨혈증 상태에서는 중추신경계 세포내 용질의 보상성 배출이 될 기회가 거의 없다. 이 환자들은 120mEq/L 이하로 나트륨의 수치가 떨어지면 뇌간 탈출의 위험이 있다. 치료목표는 혈중 나트륨의 수치를 처음 1~2시간에 4~6mEq/L로 빠르게 증가시켜야 한다.

신기능이 정상이거나 증상이 경증에서 약한 중증상태라면 혈중 나트륨 수치는 다른 중재없이 자연적으로 교정될 수 있다. 발작, 중증 뇌좌상, 혼수, 뇌간탈출이 있는 환자는 혈중 나트륨 수치를 정상으로 빠르게 교정하기 위해 고농도(3%) 생리식염수를 투여하지만 증상의 진행을 멈출 수 있을때에만 가능하다. 혈중 나트륨 수치는 4~6 mEq/L가 적절하다.

B. 만성 저나트륨혈증

만성 저나트륨혈증은 급성 저나트륨혈증보다 흔하게 나타나며, 경증 증상이 있고 혈중 나트륨 수치는 125mEq/L 이하로, 심각한 신경학적 후유증을 동반하는 교뇌와 교뇌외 영역의 국소적인 탈수초화 현상을 보이는 중심성 교뇌 탈수초증(central pontine myelinolysis, CPM)과 연관이 있다. 만성 저나트륨혈증을 빠르게 교정시키면 중심성 교뇌 탈수초증이 진행되는 것으로 알려져 왔으나 최근에는 치료의 합병증이 아니라 저산소증에 의한 합병증으로 나타날때 중심성 교뇌 탈수초증이 진행된다고 알려졌다. 따라서 적절한 산소공급과 혈중 나트륨 수치를 120~125mEq/L로 점차 증가시키는 주의깊은 관리가 요구된다.

중심성 교뇌 탈수초증의 증상은 구음장애, 연하곤란, 발작, 정신상태 변화, 사지마비, 저혈압으로 혈중 나트륨 수치가 교정된 1~3일 후에 시작된다. 나트륨 수치를 서서히 주의깊게 교정하고 적절한 산소공급을 하는 것이 중요하다.

저칼륨혈증 환자, 여자, 알콜중독 또는 간이식 환자는 특히 중심성 교뇌 탈수초증이 진전되기 쉬운 환자이므로 특히 주의한다.

만성 저나트륨혈증 환자를 치료하는데 있어 저나트륨혈증의 원인을 고려해야 한다.

- 저혈량성 저나트륨혈증: 총 나트륨보유량을 감소시킨다. 경증에서 중증의 증상 수이 있으면 등장성 식염수로 치료한다. 나트륨 수치를 자주 모니터하여 0.5mEq/L/hr 또는 12mEq/L/day이 넘지 않게 한다.
- 고혈량성 저나트륨혈증: 총 나트륨 보유량을 증가시킨다. 나트륨과 물을 제한하고 원인이 되는 질환에 주의를 기울인다.
- 정상 혈량성 저나트륨혈증: 나트륨량은 정상이고, 총 수분의 량은 과다한 상태이다. 원인질환을 교정하고 수분을 제한한다.

(2) 저칼륨혈증

저칼륨혈증은 신경계 환자에게 흔히 볼 수 있는 문제이며 뇌졸중 환자의 20%는 이뇨제

를 사용하지 않은 상태에서 저칼륨혈증을 보인다. 입원시 혈중 칼륨의 저하는 사망위험
증가, 연령, 뇌졸중의 중등도, 고혈압, 흡연력과 관계가 있다. 저칼륨혈증은 중증 외상성
뇌손상 환자(GCS 7 이하)에게 초기에는 일시적으로 나타나지만 중증 뇌손상시 동반하는
카테콜아민 유리로 인해 이차적으로 나타나기도 한다.

저칼륨혈증 환자는 증상이 없지만 혈중 칼륨 농도가 3mEq/L 이하로 내려가면 전신쇠약
과 무기력증이 나타난다. 요붕증 또는 이뇨제에 의한 다뇨 증상이 있는 신경계 중환자들은
저칼륨혈증으로 발전될 위험이 크다. 그 외 β_2 adrenergic agonist 또는 theophyllin을 투여
하는 환자 특히 근력이 감소되고 체내 총 칼륨치가 저하된 노인들이 위험군이다.

저칼륨혈증은 정맥으로 칼륨을 투여하고, 저인혈증과 관련된 저칼륨혈증의 치료에는
potassium phosphate를 투여한다. 카테콜아민과 포타슘을 정맥으로 투여하는 경우나 노
인환자는 혈중 포타슘 농축정도를 철저하게 모니터하고, 저마그네슘혈증과 저칼슘혈증
은 반동성 저칼륨혈증의 원인이 되므로 적극적으로 보충요법을 한다.

(3) 저마그네슘혈증

신경계 중환자의 경우 저마그네슘혈증은 과도한 신장의 마그네슘 소실 또는 카테콜아민
주입, 외상성 뇌손상으로 인한 스트레스, 신경외과적 수술이 가장 흔한 요인이다. 임상증
상은 갑자기 시작되며 과도한 증상이 없는 것이 대부분이며, 신경근육의 과도활동으로
진전이 나타나고, 근긴장성 반사, 경련, 안구진탕증, 연하곤란, Chvostek's 징후,
Trousseau's 징후가 있다. 정신적 증상은 무감동, 섬망, 혼수가 나타나고, 심부정맥과 심
실빈맥이 나타나거나 급사할 수 있다.

저칼륨혈증이 있는 환자가 포타슘 보충요법을 한 후에 저마그네슘혈증이 나타나는지
관찰한다. 중증 뇌손상 환자가 일반 외상환자에 비해 발생빈도가 더 높다.

(4) 저칼슘혈증

저칼슘혈증은 중환자실 환자의 88%에서 보고되는 증상으로 특이한 임상증상은 없이 나
타날 수 있다. 중환자에게 칼슘조절이 잘 안되는 요인은 부갑상선 호르몬 분비 손상, 비
타민 D 합성 손상, 칼슘결합의 손상 등이다. 이온화된 저칼슘혈증은 흔히 심혈관 또는 신
경근육의 기능부전시에 나타난다. 경증 이온화 저칼슘혈증은 증상이 없고 치료가 필요
없다. 뇌허혈 상태의 환자에게 세포내 칼슘조절에 문제가 있을때 적극적인 칼슘 보충요
법을 하면 신경계 중환자의 상태가 더 악화시킬 수도 있으므로 주의를 요한다. 칼슘보충
요법은 심장약물과 동시에 투여했을때 수축촉진 효과가 감소될 수 있다.

(5) 고칼슘혈증

고칼슘혈증은 흔하지는 않지만 부동상태에 있는 중환자에게 골형성 감소와 지속적인 골
흡수로 인해 나타난다. 고칼슘혈증은 척수손상 후 4개월 이내에 나타나며 운동신경결핍
이 있는 16세 이하의 환자에게 흔하다. 진단은 혈중 칼슘수치를 확인하고, 혼돈, 혼수상
태가 있는지 사정한다. 그 외 증상으로 다뇨, 변비, 오심, 구토, 급성 췌장염이 나타난다.
심전도상 Q-T간격이 짧아지는지를 사정하는 것이 고칼슘혈증의 진단에 중요하다.

중환자실 환자들의 정신상태를 사정하고, 이온화 칼슘 농도와 마그네슘, 인의 농도를

측정한다. 신장, 심혈관계, 중추신경계에 대한 효과를 최소화시키는 것이 치료목표이다. 총 혈중 칼슘수치가 14mg/dL 이상이 되면 치료를 시작한다. 고칼슘혈증은 일차적으로 신장의 칼슘배설을 높이는 방법으로 관리한다. 4-5L/24시간의 소변량을 유지하도록 정맥주입을 하여 소변으로 칼슘이 배설되면 1.6~2.4mg/dL로 감소된다. 울혈성 심부전 환자는 폐부종의 위험을 관찰해야 하며, *lasix*를 투여하여 소변내 칼슘배설을 증가시킨다. 급성 신부전의 핍뇨기에 있거나 중증 울혈성 심부전 환자는 투석을 한다.

그 외 칼시토닌을 투여하여 뼈에서 칼슘의 재흡수를 감소시키고 요중 칼슘의 배설을 증가시킨다. 칼시토닌은 급성 신부전 환자에게 안전하게 사용할 수 있고, 일시적 오심, 안면홍조, 주사부위의 민감성이 나타난다.

4) 산염기 불균형

(1) 호흡성 산증

호흡성 산증은 신경계 환자에게 가장 흔한 산염기 불균형으로서 대부분의 신경계 환자들은 입원시 의식수준의 손상이 있어 고탄산혈증과 호흡성 산증으로 발전된다. 비정상 환기와 가스 교환으로 저산소증과 고탄산혈증, 호흡성 산증이 되면 뇌혈류가 증가되어 두개내압을 상승시킨다. 따라서 기도유지와 호흡상태가 호흡성 산증의 치료에 가장 중요하다. 급성 호흡기 증후군이 있는 신경계 중환자는 허용성 고탄산혈증과 적절한 호기말양압호흡(PEEP)을 적용하지만 이 방법들은 뇌내 고혈압을 유발시킨다. 이산화탄소분압의 변화율은 두개내압을 급격하게 변화시킬 수 있다. 예를 들어, 고탄산혈증은 두개내압을 상승시키지만 경증의 저탄산혈증은 감소시킨다. 신경근육 질환자들은 저산소증과 호흡성 산증으로 인한 고탄산혈증의 위험이 있다. 호흡보상의 중요한 원인으로 수면 무호흡증이 나타난다. 신경계 중환자들의 간호시에 근긴장성 퇴행위축과 수면 무호흡증을 관찰한다. 운동신경 질환 환자들은 특별한 원인없이 급성 또는 점진적인 호흡부전이 시작되며 폐쇄성 수면 무호흡 증상이 나타난다. 치료는 비침습적 기계적 환기방법이다. 뇌경색증 환자는 중심 폐포 저환기 증후군으로 발전될 수 있다. 이것은 뇌간 호흡센터의 기능부전이 있는 희귀 질환으로 기계적 환기 이탈(weaning) 기간 동안 무호흡이 있는 환자에게 나타날 수 있다.

(2) 호흡성 알칼리증

신경계 중환자에게 흔히 나타나는 산염기 불균형이며, 뇌내출혈과 허혈성 뇌졸중 환자에게 광범위한 의식손상 없이 급성 뇌졸중 단계에서 호흡성 알칼리증이 나타난다. 외상성 뇌손상은 젊고 건강한 환자들이 많아서 환기장치를 시작한 몇 시간 만에 높은 일회 호흡량으로 급성 고환기 상태가 되어 호흡성 알칼리증이 유발된다. 이 환자들은 저탄산혈증으로 인한 뇌순환 저하로 뇌허혈 상태가 된다. 합병증 예방을 위해 탄산가스 분압은 30~35mmHg 사이를 유지하도록 권장한다. 빠르게 호흡성 알칼리증이 진전된 기계적 환기장치를 하는 환자는 중증 저인혈증의 위험과 발작의 위험이 있다. 기계 환기장치를 한 신경계 중환자는 호흡종말 이산화탄소(end tidal CO_2) 모니터를 지속적으로 한다.

5) 급성 신부전

(1) 원인

신경계 중환자에게 급성 신부전은 수술 후 또는 70세 이상의 노인, 말초혈관질환의 진단 검사 후 신기능의 손상으로 인해 흔히 발생한다. 급성 신부전의 위험이 높은 환자는 급성 허혈성 뇌졸중, 중증 고혈압, 거미막밑출혈, 패혈증, 약물중독, 중증 근무력증, 급성 다발 신경염인 길랭-바레 증후군 환자들이다. 뇌졸중 환자는 신장의 문제가 없이도 흔히 고혈압이 나타나며, 코카인 중독자들은 허혈성 뇌졸중, 관상동맥 질환, 신부전등 여러 가지 합병증이 있다. 중증 근무력증 환자들은 사구체신염이 동반되고, 길랭-바레 증후군 환자들은 특히 자율신경장애로 인해 급성 신부전이 나타난다.

(2) 진단

신경계 중환자의 혈중 크레아티닌 수치가 낮아져 있으므로 신독성 약물을 투여할 때 사구체 여과율을 평가한다. 거미막밑출혈 환자들은 교감신경이 소진되어 신기능을 손상시킬수 있다. 거미막밑출혈 환자의 재출혈을 예방하기 위한 약물로 epsilon aminocaproic acid를 투여하는 환자는 경증의 근육병증에서 부터 생명을 위협하는 횡문근융해증 (rhabdomyolysis)과 신부전까지 근육질환을 유발한다. 두개내 고혈압이 있는 환자에게 투여하는 삼투요법제인 만니톨은 급성 신부전을 유발하므로, 만니톨을 투여하는 경우 혈중 삼투압을 자주 측정하고, 급성 신부전을 예방하기 위해서 320mOsm/L을 유지한다.

급성다발신경염과 만성 염증성 탈수초성 다발성 신경염 환자에게 정맥으로 투여하는 면역글로블린은 신기능 부전을 발생시킬 수 있으므로 수분공급을 증가시킨다.

횡문근융해증은 myoglobin의 증가로 나타나며 신부전의 원인이 된다. 혼수상태의 환자에게 갈색 소변, 열, 사지의 부종이 있으면 의심할 수 있다. 검사에서 혈중 Creatine Kinase, BUN 그리고 크레아티닌 비율이 상승하고, orthotoluidine이 양성이다.

급성 신부전은 조영제 투여 후의 가장 중요한 합병증으로 이를 예방하기 위해 CT와 조영술을 자주 하는 중환자실 환자들에게 체액량 유지가 중요하며, 불필요한 조영술은 피한다.

(3) 치료

신경학적 문제가 있는 환자의 급성 신부전 치료는 혈중 삼투성의 빠른 감소로 나타나는 두개내압 상승과 뇌부종으로 인한 문제가 있어 신중을 기해야 한다. 주요 문제는 전신적인 헤파린 요법이나 불충분한 투석에 대한 반응으로 출혈성 합병증이 증가되는 것이다.

대부분의 급성 신부전 환자는 수분 및 전해질 균형을 유지시키는 내과적 관리를 한다. 신독성 약물을 피하고, 혈압을 유지하는 것이 중요하다. 대사성 뇌병변, 중증 대사성 산증, 폐부종, 무뇨증이 있으면 투석을 한다. 신경계 중환자의 경우 지속적 신대체요법 (continuous renal replacement therapy, CRRT)를 적용한다. 지속적 신대체요법은 뇌부종과 출혈을 낮추기 때문에 간헐적 투석보다 좋은 치료방법이며, 뇌내출혈이 있는 불안정한 환자나 급성 간부전, 뇌부종 환자에게 사용된다. 항응고제를 사용하는 것이 단점이지만 epoprostenol로 출혈의 위험을 감소시킬 수 있다.

6) 흡인성 폐렴

(1) 원인

신경계 질환을 가진 환자는 기침반사와 구개반사가 저하될 가능성이 있으며 흡인의 위험은 무의식의 정도와 관련이 있다. 호흡기계 감염은 다발성 손상환자에게 흔하며, 특히 GCS 9점 이하인 경우에 자주 나타난다. 뇌졸중 후 흡인성 폐렴으로 인한 사망율이 매년 증가되고 있으며, 흡인성 폐렴의 주요 원인은 연하곤란으로 뇌졸중 환자의 40~70%가 이 증상을 보인다.

연수부위에 경색이 있는 환자는 발성장애, 연구개 기능부전, 안면 감각장애가 있을때 흡인이 일어날 가능성이 높고 신경학적 검진상 중간 및 하부 연수부위에 문제가 있을때 나타난다. 양측 기저 신경절 뇌졸중 환자가 수면 중에 잦은 흡인을 할때 폐렴이 발생한다. 흡인성 폐렴을 유발하는 기타 신경학적 질환은 연수 근육약화를 보이는 중증 근무력증이며, 그외 중환자실에서 하는 영양중재와 위장 운동에 장애가 있을 때 나타난다. 뇌졸중 환자들의 폐렴빈도는 위관영양보다는 구강영양을 할 때 더 증가하므로 예방적 목적으로 위관영양을 하여 흡인성 폐렴을 감소시킬 수 있다.

장기간 위관영양을 하는 경우에는 경피적 내시경 위루관을 질병초기 2주 이내에 하는 것이 좋다. 이는 흡인성 폐렴의 위험을 낮추는 목적도 있으나 환자의 영양목표를 달성하기에 위관영양보다 더 효과적인 방법이다. 또한 위장관의 운동성 저하를 고려하는 것이 중요하다. 이는 특히 외상성 뇌손상 후 환자와 뇌내 병리적 소견에 관계없이 당뇨병력이 있는 환자에게 위장관의 운동성이 저하되므로 위장의 마비로 인하여 위장내 잔여량이 높으면 역류와 흡인을 초래하므로 이 환자들은 후 유문부 영양관을 삽입하는 것이 중요하다.

호흡기계 합병증으로 가장 흔한 폐렴의 유형은 위산의 흡인으로 인한 화학성 폐렴(chemical pneumonia), 구강과 인후의 박테리아 흡인으로 인한 박테리아성 폐렴이 있다.

(2) 병태생리

건강한 사람의 경우에는 점액섬모 작용과 폐포대식세포(alveolar macrophage)가 기능을 하므로 청소가 되어 흡인성 폐렴으로 발전되지 않는다. 흡인성 폐렴의 중요한 결정인자는 흡인된 물질의 성질과 양, 인체의 방어상태이다.

화학성 폐렴은 Mendelson syndrome이라고 하는데 감염과 관계없이 많은 량의 위내 용물 흡인으로 인해 유발되는 폐실질의 염증반응으로 인한 것이다. 흡인된 물질의 pH는 2.5 이하이고 흡인량이 체중의 0.3mL/kg(성인의 경우 20~25mL) 이상이면 화학성 폐렴이 될 가능성이 커진다. 강력한 사이토카인 특히 종양괴사요인(alpha & interleukin-8)의 유리에 의해 촉발된 염증세포반응에 의해 초기에 화학성 화상이 동반된다.

흡인에 의한 박테리아성 감염은 병원 또는 지역사회에서 발생하는 것으로 혐기성 세균 또는 호기성 세균, 미세 호기성 세균과 결합하여 중요한 역할을 한다. 흡인에 의한 병원내 박테리아 폐렴이 일반적이며, 주요 병원균은 구강인두 세균들(예: enteric G(-) bacteria, staphylococci)로 병원에서 발생한 세균들이다. 혐기성 폐렴에서 발병기전은 흡인된 많은 량의 미생물과 기침, 점액섬모 청소율, 식균효과가 감소된 환자요인(예: 알콜

중독) 등과 관계가 있다.

(3) 진단적 검사

- 동맥혈가스검사에서 화학성 폐렴 환자는 급성 저산소혈증과 호흡성 알칼리증이 나타난다.
- 전혈구 검사결과에서는 백혈구, 호중구 상승, 빈혈이 나타나며, 세균성 폐렴 환자의 혈소판 감소증은 혐기성 세균으로 인한 것이다.
- 객담 검사에서 혐기성 세균에 의한 박테리아(예: cocci, bacilli, coccobacillary form, spirochete, fusiform)가 검출된다. 병원성 세균에 의한 폐렴에서는 객담배양에서 그람 음성세균이 발견된다.
- 흉부 x-ray, 초음파 검사, CT, 기관지경 검사를 실시한다. 흉부 방사선 촬영으로 상엽의 후분절과 하엽의 폐첨부에 침윤된 부위를 볼 수 있다.
- 경기관 흡인(transtracheal aspiration, TTA)을 하여 혐기성 세균 배양을 위한 객담 검사를 실시한다.
- 심장성과 비심장성 폐부종을 구별하기 위하여 폐동맥 카테터를 실시한다.
- 기계적 환기를 실시하고, 맥박산소계측기(pulse oximetry)는 비정상적인 동맥 산소화를 나타내는 연하곤란 뇌졸중 환자들에게서 흡인을 발견하기에 유용한 방법이다.

(4) 치료

중환자실에서 GCS가 낮거나 기도유지가 안되어 흡인위험이 있는 환자들의 관리는 예방적 기관 삽관과 함께 적절한 흡인 주의사항과 자세를 취해 예방한다. 기계적 환기 또는 산소공급을 받는 중환자실 환자들은 반좌위 자세를 유지한다. 기계적 환기를 하는 환자들은 환자를 간호할 때 마다 적절한 손씻기를 하여 환기기계 관련 폐렴을 예방하며, 복부 팽만을 예방하는 것도 호흡기계 감염을 예방하기 위해 중요하다. 흡인이 의심되면 기계적 환기장치로 적극적인 치료를 하고, 기관흡인과 적절한 수분을 공급한다. 최근연구에서 기관삽관을 제거한 외상성 뇌손상 환자들에게 흡인으로 인한 병원성 폐렴의 발생빈도가 높게 나타났다. 3일 이상 삽관제거가 지연된 환자는 48시간 이내 삽관 제거된 환자에 비해 폐렴발생의 빈도가 높았다.

열, 백혈구 증가증이 있고, 혈액과 객담배양검사에서 양성반응을 보인 환자에게 항생제를 처방한다. 그러나 항생제 요법을 시작하기 전에 임상징후를 확인하는 것이 중요하다. 노인환자들은 감염이 있어도 열이나 백혈구 증가증이 나타나지 않는다. 흡인 후 폐렴이 있는 노인은 혼돈, 기면상태가 되고, 전반적인 상태가 나빠지는 비전형적인 증상을 보인다. 또한 뇌졸중 후 46시간 이내에 25%의 환자들이 체온이 상승하는데 이는 폐렴이 주된 원인이다. 기타 비뇨기계 감염, 부비동염, 정맥관 감염, 심부정맥 혈전증과 같은 내과적 합병증을 경험한다.

화학적 폐렴의 치료방법은 기도흡입, 산소공급, 기계적 환기로 기도유지와 분비물 제거이다. 환자가 적절한 산소화를 유지할 수 없으면 초기에 호기말양압환기(PEEP)로 적용하고, 정맥수액을 공급한다. 스테로이드 사용은 금기이다.

입원환자의 구강과 후두의 흡인으로 가장 흔한 원인균인 장내세균, 녹농균

(pseudomona aeruginosa), 황색포도구균(staphylococcus aureus)에 적합한 항생제를 선택하여 치료한다. 의식수준이 저하된 환자에게 가장 흔한 감염은 methicillin-sensitive S.aureus(MSSA)에 의한 폐렴이다. 그러나 기계적 환기장치 7일 후 환기기계 관련 폐렴과 가장 흔히 관련된 원인균은 녹농균이다. 병원에서 발생하는 흡인성 폐렴의 항생제 처방은 *piperacillin/tazobactam, meropenem*과 *vancomycin*을 정맥으로 주입한다. 기타 *cefepime, metronidazole, ciprofloxacin*을 사용하고, 페니실린 또는 *cephalosporin* 알러지 환자들은 *clindamycin*을 같이 사용한다.

객담배양 후 균에 따라서 항생제를 선택하고 기도 흡인을 하며, 기도 흡인은 기관지경으로 카테터를 보호한 상태에서 적용한다. 항생제는 폐렴의 중증도, 환자의 위험요인, 중재 관련 요인(이전에 사용한 항생제, 스테로이드, 면역억제제, 기관내관), 입원 기간에 따라 선택한다.

2세대 *cephalosporin*이나 비 녹농성 3세대 *cephalosporin*과 *clindamycin, aztreonam, fluoroquinolones*을 같이 사용하는 것이 대부분이다. 그러나 기계적 환기를 시작한 후 발생한 중증 폐렴에서는 녹농균, 아씨네토박터(acinetobacter), MSSA와 같은 저항균의 가능성이 증가되므로 광범위 항생제(예: *ciprofloxacin, quinolones, aminoglycoside, antipseudomonal penicillin, ceftazidime, imipenem, vancomycin*)를 적극적으로 사용한다.

박테리아성 폐렴에는 주로 *amoxicillin*과 *clavulanate (Augmentin), metronidazole (Flagyl)*을 사용하지만 *metronidazole*만을 사용하면 실패율이 높기 때문에 권장하지 않는다.

(5) 간호중재

환자에게 부적절한 동맥가스분압이 나타나거나 무반응상태라면 기도상태를 평가하고 기관내 삽관을 한다. 경추손상이 있는지 사정하고 x-ray 촬영이나 CT로 확인하기 전까지는 중립적인 자세를 취해준다. 동맥혈가스분압 결과가 확인되지 않았을 경우에는 경증의 과환기 상태를 유지한다(CO_2 25-30mmHg). 지속적인 과환기는 중증 뇌혈관 수축과 허혈이 유발될 수 있으므로 환자상태를 모니터 하면서 적절하게 조절한다.

환자 호흡 상태의 세부적인 변화와 관련하여 일차적인 경고증상을 보이는 정맥내 산소농도(SvO_2)를 측정하고, 지속적으로 관찰하여 산소전달 및 소모와 관련된 정보를 제공한다.

산소화와 환기상태를 지속적으로 관찰하기 위해 자주 폐를 청진하고 호흡종말 이산화탄소(end tidal CO_2)와 맥박산소측정법으로 평가한다. 가능하다면 PEEP은 흉강내압을 올리고, 정맥귀환을 감소시켜서 두개내압을 증가시키므로 피하는 것이 좋다. 흡인, 무기폐, 폐렴과 같은 호흡기 합병증을 예방하기 위해 신중한 호흡기계 중재를 제공한다.

신경계 중환자실에서 삽관을 제거한 후에 흡인의 위험이 높아지며 연하반사의 변화가 48시간 동안 지속될 수 있다. 따라서 보통 삽관 제거 6시간 전후에는 위관영양을 하지 않는다. 또한 흡인성 폐렴의 진단이 특히 어려운 상황은 기관절개술 후이다. 기관절개술은 신경계 손상 후 연하곤란이 있는 환자의 기도를 보호하는 방법이지만 연하변화로 인하여 기도 삽관을 한 환자에게 흡인이 발생될 수 있다. 기도의 분비물을 확인하는 방법은 파란색 염료로 된 식이를 주면 파란색 변색이 되었는지를 관찰할 수 있으나, 이 방법보다

glucose oxidase strips을 사용하는 것을 권장한다.

7) 정맥혈전증

정맥혈전증(venous thrombosis)은 심부정맥 혈전증(deep vein thrombosis, DVT)과 폐색전증(pulmonary embolism)으로 분류된다. 중환자실 환자들은 정맥혈전증 발생의 고위험군이므로 항상 적절한 예방적 중재가 제공되어야 한다. 일반적으로 중환자실 환자들에게 적용하는 방법은 대퇴까지 오는 탄력스타킹, 간헐적 공기 압력장치, *low-dose unfractionated heparin* (LUDH) 또는 *low molecular weight heparin* (LMWH)이다.

(1) 위험요인

① 수술 후 환자

신경계 수술 환자들은 심부정맥혈전증과 폐색전증의 위험이 증가된다. 심부정맥혈전증을 증가시키는 위험요인은 뇌내 수술, 악성종양, 장시간의 수술, 하지약화, 연령증가와 관련이 있다. 하지의 심부정맥혈전증은 개두술 또는 척수수술을 한 환자에게 많이 발생한다. 두개내 또는 척추 출혈의 위험을 고려하여 헤파린 이외의 방법으로 물리적 예방법을 적용하며, 간헐적 공기압박 장치가 효과적이다. 탄력스타킹만을 적용하는 것은 효과적이지 않으며 탄력스타킹과 저분자 헤파린을 같이 사용하는 것이 효과가 있다. 저용량 비분할 헤파린(LUDH)은 특히 수술후 24~48시간에 출혈의 위험이 증가되지 않기 때문에 신경계 수술환자에게 사용한다. 따라서 간헐적 공기압박 장치와 탄력스타킹이 예방법으로 권장되며, LDUH와 기계적 예방을 같이 사용하는 것도 각각 한가지씩만 사용하는 것보다 효과적이다.

② 급성 허혈성 뇌졸중

뇌졸중 환자는 사지의 마비 또는 반신마비로 인해 심부정맥 혈전증이 되기 쉽다. 매일 2회씩 LUDH 5000U를 주사하였을때 심부정맥 혈전증이 71% 감소되었고, LMWH는 급성 허혈성 뇌졸중 환자의 정맥혈전증을 감소시킨다. 그러나 이 약물들은 두개외 출혈의 위험이 있으며 경우에 따라 사망하거나 뇌내출혈이 될 수 있다.

(2) 유형

① 심부정맥 혈전증

신경계 중환자실 환자의 심부정맥 혈전증은 현재의 신경계 결함으로 인해 병력과 신체검진으로 진단하는 것이 어렵다. 급성 질환에서 회복되는 환자들은 종아리 통증 또는 압통과 같은 증상을 놓치거나 정맥혈전증과는 다른 병리적 문제로 잘못 해석하게 된다.

신경계 중환자실 환자들은 심부정맥 혈전증을 배제하기 위한 적절한 선별검사가 필요하다. Duplex ultrasonography는 88~100%의 민감성이 있으며 근위부 혈전증 증상이 있는 환자에게 도움이 된다. 중환자실 환자들은 정맥관을 가지고 있으므로 상지의 심부정맥혈전증이 더 흔하게 나타난다. 카테터 관련 심부정맥 혈전증은 삽입 후 1일에 바로 나타나며 보통은 증상이 없다. 대퇴동맥관을 이용하면 장골대퇴심부정맥혈전증의 위험이 증가된다.

② 폐색전증

폐색전증은 신경계 수술환자에서 유병율과 사망율의 주된 원인이 되며, 발생율은 적지만 정확하게 진단하기가 어렵다. 폐색전의 2/3는 발생 후 30분 이내에 사망하므로 진단방법과 효율적인 치료가 거의 없다.

(3) 병태생리

혈전의 원인인 혈류정체, 응고변화, 광범위한 혈관벽 손상 중에서 혈관벽 내피손상은 미세한 내피손상이라해도 정맥에 큰 혈전을 만들기 때문에 가장 중요한 요인이라고 볼 수 있다.

손상부위의 혈전형성은 진피상처의 정상적인 반흔 형성과 같다. 응고증가 또는 항응고과정에 결함이 있는 환자의 경우 혈전 형성이 과도하게 일어나며 과도 증식된 반흔 형성과 비슷하다. 섬유소 용해가 억제되면 혈전은 원래 발생한 혈관손상부위에서 확대되며 정상 내피세포로 파고들어 켈로이드 형성과 비슷해진다. 지혈, 응고, 항응고 또는 섬유소용해의 문제는 반복적인 심부정맥 혈전증과 폐색전증, 동맥경화 증상 또는 심근경색증을 유발하는 다양한 임상상황에서 발생한다.

① 지혈

정맥혈전의 초기 시작은 혈소판 유착에서 시작되는데 미세 혈관내피 손상이 혈소판 유착과 혈전형성을 유발하는 계기가 된다. 초기 혈소판 유착과 응집은 내피세포 손상이 있을때 유리되는 amorphous electron-dense substance에 의해 자극되며, 이 물질이 유리되면 내적 응고의 활성이 증진되고 혈소판 항응집 물질, 혈전용해제, 항응고제에 의해 억제된다.

혈소판 활성화는 platelet proaggregants thromboxane A$_2$과 serotonin를 유리하여 지혈전(plug)을 형성하기 위해 순환하는 혈소판을 더 많이 모으려고 한다. Thromboxane A$_2$ 와 serotonin은 국소적인 혈관수축 작용을 한다. 노출된 혈소판막 지질은 응고인자 X의 활성화와 국소적인 혈전 형성을 촉진한다. 트롬빈 매개 혈소판 응집은 아스피린과 비스테로이드성 항염증제의 영향을 받지 않지만 혈소판에서 유도된 thromboxane A$_2$에 의한 응집은 혈소판 cyclooxygenase (arachidonic acid에서 프로스타글란딘과 thromboxanes을 생산하고 프로스타글란딘의 생합성에 관여하는 효소로 아스피린에 의해 차단된다)에 따라 좌우되며, 비스테로이드성 항염증제에 의해 가역적으로 억제되고 아스피린에 의해 비가역적으로 억제된다.

② 응고

지혈전이 형성된 후 응고경로가 활성화되고 트롬빈이 만들어진다. 섬유소 교차결합은 처음에 혈액구성요소가 느슨하게 응집하는 실제 혈전을 만든다. 이러한 현상에 대한 저항이 없으면 작은 혈관내피 손상이라도 정맥계 전반에 혈전이 확대된다. 조절되지 않는 확산을 예방하고 지연시키는 요인은 혈류의 희석, 자연적 항응고 작용, 자연적인 혈전분해이다. 혈류가 감소되면 활성화된 응고요인들이 전달되지 않고 축적된다. 이러한 현상이 일어나거나 자연적인 항응고 또는 혈전용해 기능에 손상이 있으면 혈전형성이 더 활발하게 발생된다. 따라서 환자는 반복적인 정맥혈전증과 폐색전이 나타난다.

③ 항응고 작용

Protein C, protein S, antithrombin III은 순환하는 자연 항응고제를 가장 잘 이해할 수 있는 물질이다. 트롬빈과 같은 serine proteases의 작용을 방해하는 antithrombin III는 내적 경로의 억제인자이다. Protein C & protein S는 응고경로의 주요 구성요소인 응고인자 5번과 8번을 억제한다. 응고인자 5 전구물질의 기능적 결핍이 있으면 활성 단백질 C의 항응고효과에 대한 저항이 증가된다. 임상적으로 정맥혈전증이 있는 환자의 50%에서 이러한 결핍을 볼 수 있다. 혈장단백질인 heparin cofactor II의 결핍으로 반복적인 정맥혈전증이 발생하며, 정맥정체 또는 혈관손상으로 인한 혈전의 가능성이 증가된다. 그 외 혈장단백질들(α_2-macroglobulin, α_1-antitrypsin, and C1 inhibitor)은 작은 내피손상이 있어도 혈관내 응고가 일어나지 않도록 해준다.

④ 섬유소 용해

섬유소 용해는 혈전형성에 대한 신체방어기전이다. 섬유소 용해는 조직 활성제와 비활성 플라즈미노겐 전구물질을 활성 섬유소용해제인 플라즈민으로 전환시키는 순환하는 활성 물질에 의해 시작된다. 플라즈민은 섬유소에 작용하여 분해하고, 섬유소원도 분해한다. 손상된 내피세포는 혈소판과 결합하고 응고과정을 시작하는 동시에 조직형 플라스미노겐 활성인자를 유리한다. 이러한 균형 과정은 정상적인 상태에서 일어나며 혈전형성은 손상된 부분에 국한되어 남아있게 된다. 이 균형에 어떤 방해요인이 생기면 출혈이 증가되거나 혈전이 빠르게 증가된다. 주요 생리적 plasminogen activators는 urokinase-type plasminogen activator와 tissue-type plasminogen activator (tPA)이다. tPA는 정맥벽의 내피세포에서 볼 수 있고, 정맥정체, 혈관벽 손상, 운동, 트롬빈과 같은 생리적 자극에 반응하여 유리된다. 대부분의 tPA 작용은 혈전의 표면에 작용하며 플라즈민은 plasminogen과 tPA가 섬유소와 결합한 후에 형성된다. 그러나 순환하는 tPA는 순환하는 섬유소원이 소모되는 전신적인 용해상태를 만든다. 섬유소 용해활동이 손상되면 혈전이 확산되고 정맥혈전증의 가능성이 증가된다. 환자들은 섬유소 용해 억제인자 수치가 높거나 plasminogen activator 수치가 낮다.

(4) 진단

심부정맥 혈전증의 진단은 어렵고 불확실하다. 전형적인 증상과 징후는 통증, 압통, 일측 다리의 부종과 같은 정맥순환의 폐쇄와 관련이 있다. 기타 비특이적인 증상들은 온감, 홍반, 정맥이 만져지거나 발의 수동적인 족배굴곡(dorsiflexion)시 통증, Homan's sign 양성반응 등이다. 이 증상이 있는 환자들은 정맥혈전증의 진단을 내리지만 임상적 증상만으로 치료하는 환자는 거의 없다. 심부정맥 혈전증의 대부분은 전형적인 증상이나 징후가 없으므로, 증상과 징후가 없는 경우에도 심부정맥 혈전증의 가능성을 간과해서는 안 된다. 신이식 수술 후 7%의 환자만이 심부정맥 혈전증의 증상을 보이지만 자세한 검사를 하면 20%정도 진단을 내릴 수 있다. 임상증상만으로 진단을 내릴 수 없으므로 검사를 수행한다.

혈전이 주로 장골 분지, 골반정맥, 하대정맥에 있으면 부종이 있고, 일측성 보다는 양측성으로 나타난다.

- PT, aPTT, 지연을 보이는 항응고 상태의 환자에게도 혈전 또는 반복적인 색전이 진

행되기 때문에 새로운 혈전증의 위험을 낮추는데 적용하지는 않는다. 대부분의 경우 응고기능검사는 정상이다.

- 헤모글로빈 또는 헤마토크리트 수치의 변화는 나타나지 않을 수도 있지만 다혈구증의 진단을 위한 검사방법이다. 적혈구 침강속도는 대부분 정상이다.

- 입원 환자의 혈소판 감소증은 혈전 색전증의 시작을 알리는 경고징후이지만 혈소판수는 정상인 경우가 많다. 헤파린을 투여하고 있는 환자에게 혈소판 감소증이 시작된 환자는 헤파린 유도 혈전색전증, 치료에 불응하는 전격성 색전증이 될 가능성이 있으며 간혹 사망하기도 한다. 혈소판 증가증은 혈전 효과보다는 출혈성 합병증과 관련이 있다.

- Monoclonal antibody radioimmunoassay는 cross-linked fibrin의 plasmin-mediated proteolysis에 의해 생산되는 독특한 분해산물인 D-dimer를 확인하고 수량화하기 위한 방법이다. 표준 D-dimer 검사기준은 500ng/mL 이상일때 음성이다. D-dimer 검사는 정맥혈전증 또는 정맥혈전증의 기준표준 검사가 아니며, 검사의 양성예측치도 알려져 있지 않다. 폐색전으로 진단된 많은 환자들에게 D-dimer 검사결과가 정상으로 나오는 경우가 있으므로 진단에 신중을 기한다.

- 동맥혈 가스분석 검사는 작은 정맥혈전증 진단에 민감성이나 특이성이 떨어지며, 대부분의 환자가 처음에는 증상이 없고, 산소분압도 정상이다. 폐색전이 의심되는 경우에도 산소분압은 예측치로 유용하지 않다. 산소분압은 분당 환기량에 민감하여 분당 1~2회의 호흡을 더 하면 폐 가스교환이 손상되었다해도 산소분압은 정상이 된다. 그러나 폐포동맥간 산소분압차(alveolar-arterial oxygen gradient, A-a gradient)가 손상된 가스교환을 측정하는 더 민감한 검사이다. 이 방법은 분당 용량이 세포호흡에서 증가되지 않으면 올라가지 않기 때문에 산소분압보다 더 민감하며, 산소분압이 증가하지만 이산화탄소분압은 비례적으로 떨어지고, A-a gradient는 이 요인에 적응된다. 이 수치는 폐 가스교환이 완전하지 않으므로 0이 되는 경우는 없으며, 가스교환의 손상이 없으면 정상치는 젊은 연령인 경우 10mmHg 이하, 노인은 20mmHg 이하여야 한다. A-a gradient가 산소분압보다 가스교환을 잘 측정하는 방법이지만 정맥혈전증을 발견하는데 제한이 있으며, 작은 혈전이 있는 경우에 수치는 정상으로 나타난다.

- Pulse oximetry는 즉각적으로 산소공급이 필요한지를 확인하고 산소농도를 모니터하기 위해서 폐색전증 환자에게 이용된다.

- 초음파 검사는 정맥조영술에 비해 민감성과 특이성이 없으며, 초음파는 비폐색성 정맥혈전을 발견하지 못하는 경우가 있지만 이중초음파 검사(duplex ultrasonography)는 초기 진단방법으로 이용한다.

- 자기공명정맥조영술(magnetic resonance venography)는 하지와 골반의 심부 및 표재성 정맥질환의 검사에 가장 민감하고 특이적인 방법이다. 이 검사는 특히 다리의 통증과 부종에 대한 비혈관성 원인으로 인해 유용한 방법이며, 임상적 증상이 정맥부전증 또는 정맥폐색을 잘못 알려줄때에도 자기공명 스캔으로 볼 수 있다.

- 정맥조영술은 침습적인 방법으로 심부정맥 혈전증을 적절하게 진단하지 못하는 경우가 있고, 조영제로 인해 내피손상을 유발하거나 피부손상, 아나필락시스를 일

으킬수있다. 최근에는 이 방법보다 이중 초음파 검사를 이용한다.

- 방사선동위원소 폐환기-폐관류 주사법스캔(nuclear scintigraphic ventilation-perfusion scanning)은 폐색전이 의심되는 대부분의 환자에게 초기 검사로 이용한다. 환기-관류 스캔은 일단 폐색전이 진단되면 바로 수행하는데 이는 표면물질의 상실과 이차적인 공기 공간의 비정상을 초래하는 관류저하로 인해 관류양상을 진단하지 못할 가능성이 시간에 따라 증가하기 때문이다. 환기-관류 스캔은 폐색전이 의심되는 환자와 폐색전의 증상없이 심부정맥 혈전증이 있는 환자에게 적용한다. 폐의 환기-관류 스캔 검사는 호흡부전으로 기계적 환기장치를 사용하는 환자에게는 문제가 있다. 호흡부전은 심장 또는 폐 손상으로 인해 폐색전과 관련된 갑작스러운 저산소증 후에 자주 발생한다.
- Spiral chest CT : 주요 엽과 분절의 폐동맥에 있는 혈전의 95% 이상의 민감성과 특이성을 보인다. 그러나 하위분절의 색전을 볼 수 없다. Spiral CT로 폐색전 진단이 안되고, 의심되는 부위가 있다면 폐동맥 조영술을 시행하지만 이는 침습적인 방법이므로 숙련된 의료진이 수행해야 한다.

(5) 치료

① 항응고요법

심부정맥 혈전증과 폐색전증은 항응고요법으로 치료한다. 항응고제를 투여하는 시간은 중요한데 처음 48시간이내에 항응고제를 투여하지 않은 환자는 혈전 진행과 색전재발의 위험이 15배 이상 높아진다. 헤파린으로 처음 항응고요법을 한 후 장기간의 항응고요법은 와파린으로 유지한다. 와파린의 작용 시작 기간은 5~7일 정도가 소요되므로 헤파린요법을 먼저 시작하지 않은 상태에서 와파린에만 의존하면 혈전형성이 악화될 수 있다. 와파린 치료의 목표는 PT나 INR을 유지하는 것이다.

LUDH는 최근 LMWH로 대체되고 있으며, LMWH는 용량계산이 쉽고 치료범위가 넓으며, 출혈의 합병증이 더 낮고, 빠르고 신뢰할 만한 결과를 얻을 수 있다.

항응고제는 새로운 혈전의 형성을 늦추거나 중단시키지만 이미 형성된 혈전을 제거하지는 못한다. 항응고요법으로 심부정맥 혈전이 완전히 개방되지 않고, 좁은 혈관에 남아있으면 정맥판막을 파괴하고 혈류를 방해하여 정맥역류와 정맥 고혈압을 초래한다.

② 섬유소 용해제요법

섬유소 용해제는 비정상적인 혈전을 제거하는 방법으로 혈관의 직경을 넓게 유지하는 장점외에 질병과정의 초기에 적절히 수행하면 정상적인 정맥 판막구조와 기능을 보존할 수 있다.

카테터로 인한 정맥혈전의 용해방법은 중심정맥관을 통하여 직접적으로 혈전에 주입하여 치료하기 때문에 정규적인 치료기준에 따라 수행한다.

뇌졸중의 빈도는 와파린만 투여한 경우 80%, 헤파린-와파린을 같이 투여한 경우 40%, 섬유소 용해제와 와파린을 투여한 경우 0%이다. 경우에 따라 차이가 있지만 섬유소 용해제를 투여하였을때 정맥내 혈전의 양이 감소되고 일찍 투여할수록 환자에게 더 유익하다고 볼 수 있다.

항응고요법은 폐색전의 유병율과 사망률을 10~30% 감소시키지만 헤파린 요법을 하는 환자 10명 중 1명은 폐색전으로 사망하며 생존한 경우에도 반복하여 발생하거나 70%는 폐에 있는 색전을 제거할 수 없으므로 만성 폐고혈압으로 발전한다. 60% 정도에서 섬유소 용해제는 폐혈관의 색전을 제거하여 혈류를 개선시키지만 혈관에 섬유소 덩어리가 남아있어 혈관을 단단하게 만들어 탄력성이 저하되므로 정상적인 용량을 유지할 수 없다. 헤파린 요법을 한 경우에 폐 모세혈관량은 정상의 60%이며, 섬유소 용해제를 사용한 경우 정상의 98%를 유지하는 것으로 나타났다.

(6) 간호중재

장기간 부동상태에 있는 환자는 색전이동을 예방하기 위해서 활동을 제한하고, 다리의 관절범위 운동을 시킨다. 깨어있는 동안에는 심호흡과 기침을 하게 하고, 다리를 교차하지 않은 상태에서 체위변경시킨다.

하지는 심장부위보다 높게 상승시키고 부종감소를 위해 매일 따뜻하고 습한 찜질을 한다. 심부정맥 혈전증을 예방하는 방법을 교육하고, 폐색전증의 합병증을 사정한다. 흡연과 구강피임약 사용을 금지하고, 필요하면 헤파린, 와파린을 투여한다. 매일 아침 종아리의 둘레를 측정하고 양측다리의 굵기를 비교한다.

5. 신경계 환자의 혈압조절

뇌 순환은 혈압의 변화에 쉽게 영향을 받으며 뇌경색과 뇌출혈의 위험요인이 된다. 대뇌 문제가 있는 상태에서 급격하게 혈압이 상승되어 나타나는 유해한 효과는 뇌관류압의 생리적 조절과 뇌순환의 감소 위험에 대비하여 균형이 이루어져야 한다. 본 장에서는 뇌 손상후의 급성 고혈압의 원인과 뇌혈관에 대한 고혈압의 효과, 신경계 질환에서 혈압상승의 관리에 대해 알아보기로 한다.

1) 병태생리

뇌혈류(CBF)는 뇌관류압(CPP)과 뇌혈관저항(CVR)에 의해 조절된다(CBF=CPP/CVR). 뇌관류압은 평균동맥압과 두개내 용적(정맥혈, 뇌척수액, 뇌조직), 즉 두개내압에 의한 후방압력간의 차이이다. 정상적인 상태에서 두개내압은 문제가 없으며, 동맥압은 뇌관류압을 결정한다. 뇌혈류는 뇌조직 100g당 50mL/분을 유지하고, 수축기압이나 두개내압이 변화되어도 자동조절이 되므로 뇌혈류에는 거의 영향이 없다. 이러한 개념은 혈압변화에 대한 반응에서 혈관직경의 변화에 대한 뇌내 저항혈관의 능력을 의미하며 뇌관류압이 변화해도 뇌혈류가 일관성있게 유지되기 위한 것이다. 정상압을 가진 성인의 뇌 자동조절 기능에서 평균동맥압은 60~150mmHg를 유지한다(그림 5-14). 평균동맥압이 하한선(약 25% 감소) 이하로 감소되면 혈관확장이 일어나지만 결과적으로 뇌관류압은 뇌허혈을 유발할 정도로 감소되어 뇌혈류와 뇌혈량을 유지하기에 불충분해진다. 지속적인 혈관확장으로 고탄산혈증 또는 특정 약물작용에 의한 혈관저항이 일어나고, 산소소모에 대한 뇌대사율을 유지하기 위해 혈액에서 산소요구가 증가된다. 평균동맥압이 증가되면 뇌혈류 증가를 위해 혈관수축이 일어난다. 뇌의 자동조절 커브의 상한선이 초과되면 증가된 관강내 압력으로 세동맥이 확장되고 혈액뇌장벽(BBB)에 손상을 주어 결과적으로 뇌부종과 고혈압성 뇌병증(hypertensive encephalopathy)이 발생된다.

만성 고혈압에서 자동조절 커브의 상한선과 하한선이 오른쪽으로 치우치면 혈압이 더 올라간다. 구조적으로 저항혈관이 더 작을수록 혈관의 중간층과 내층이 두꺼워져 섬유화 형성이 되는 퇴행성 변화가 되고, 혈관근육세포의 고르지 못한 퇴행으로 관이 좁아져 혈관내 저항이 증가된다.

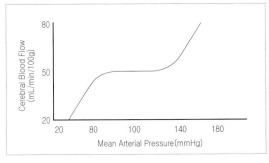

그림 5-14. 뇌의 자동조절

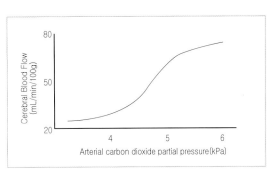

그림 5-15. 혈액가스에 대한 뇌반응

2) 혈압조절이 요구되는 신경계 질환

(1) 급성 뇌손상으로 인한 고혈압

중환자실에서 신경계 손상으로 인하여 전신적인 고혈압이 조절되지 않는 일이 흔하다. 거미막밑출혈이나 뇌내출혈로 인한 두개내압의 변화로 일시적으로 평균동맥압이 상승되고, 뇌관류압은 0으로 떨어져 의식소실이 발생된다. 수축기 혈압의 상승으로 자동조절 현상이 일어나고 두개내압이 지속적으로 상승하면 쿠싱 반응이 나타나 서맥과 불규칙적인 호흡이 된다. 뇌관류압의 감소로 뇌허혈 상태를 유발하여 뇌손상이 악화되므로 혈압을 빠르게 교정하는 것이 해로운 수 있다. 수축기 혈압은 뇌종양, 뇌경색, 외상성 뇌손상 등 중증 뇌손상을 보호하는 역할을 하고, 혈압이 낮은 경우에는 재출혈의 위험을 감소시킨다. 따라서 만성고혈압 유무, 뇌내고혈압이 의심되거나 출혈의 원인, 뇌손상 발생시간 등 여러 요인에 따라 적절하게 혈압을 유지하는 것이 중요하다.

(2) 고혈압성 뇌병증

고혈압성 뇌병증은 혈압상승이 뇌혈류 자동조절의 상한선을 초과할 때 일어나며 일반적인 뇌기능부전(두통, 정신상태 감소, 시력장애, 발작)의 증상과 두개내압 상승(시각신경 유두부종)을 유발한다. 급성 기질적 뇌증후군은 고혈압성 뇌혈관 내피기능부전과 연관이 있으며 혈액뇌장벽 손상과 투과성 증가는 뇌부종과 미세출혈을 초래한다. 후방 백질 뇌병증(leukoencephalopathy)의 특성은 MRI상 주로 두정엽-후두 백질에서 볼 수 있는 질환이며, 세포독성 부종보다는 혈관성 부종이다. 부적절하게 고혈압성 뇌병증을 치료하면 뇌내출혈, 혼수, 사망으로 진전된다. 따라서 다른 신경학적 손상과 달리 항고혈압제

로 치료한다. 자동조절 작용으로 혈압수치가 다양하게 변하므로 혈압수치에 근거하여
장기 손상의 여부에 따라 개별적으로 치료한다. 치료는 처음 1~2시간 동안 20~25% 이상
넘지 않도록 평균동맥압을 낮추거나 이완기 혈압을 100~110mmHg로 감소시킨다. 너무
지나친 고혈압요법으로 장기 손상이 악화되고 신경상태 손상 또는 뇌졸중이 발생할 수
있다. 평균동맥압을 감소시키는 약물은 *nitroprusside, labetolol, calcium channel
antagonist (nicardipine), hydralazine* 등이다. 고혈압 위기에 적용하는 방법은 저혈량이
있는 환자에게 저혈압과 신기능 향상을 위해 적절한 수분공급을 한다. 좌심실부전과 폐
부종이 없으면 이뇨제를 사용하지 않는다. 안지오텐신전환효소억제제는 저혈량증 환자
와 신동맥 협착 환자에게 혈압 저하의 원인이 될 수있으므로 주의하여 사용한다.

(3) 뇌내출혈

뇌내출혈은 주요 혈관과 작은 관통혈관의 연결부위에 미세동맥류가 형성되어 나타나는
고혈압이 원인이다. 전신성 고혈압은 뇌내출혈 후에 흔히 나타나 며칠 동안 지속되며, 입
원시와 처음 24시간 동안의 고혈압은 사망률 증가와 관련이 있다. 적극적 고혈압 치료는
혈압 증가가 일차 출혈 후 24시간 이내에 발생하는 조기 재출혈인지 여부에 따라 결정한
다. 그러나 동맥압을 감소시키면 뇌혈류가 감소되어 뇌허혈 상태가 되는지는 아직 확실
하지 않다.

혈압을 치료하는 근거는 혈종으로 인해 두개내압이 상승되고, 뇌부종이 되는 것을 예
방하는 것이다. 혈압이 조절되지 않는 경우 점진적인 출혈의 위험은 혈압에만 문제가 있
다고 보기는 어렵다. 혈압상승에 대한 적극적인 조절로 부적절한 뇌관류압이 될 위험과
높은 수축기 혈압과 관련된 재출혈에 대해 미국 심장협회 지침은 고혈압이 있는 환자의
경우 평균동맥압은 130mmHg 이상, 두개내압 모니터를 하고 있는 환자의 뇌관류압은
70mmHg 이상을 유지하도록 권장한다. 수술후 혈압은 평균동맥압을 110mmHg 이하로
유지하고, 수축기 혈압은 90mmHg 이하이면 혈압상승제를 투여한다.

(4) 거미막밑출혈

자발성 거미막밑출혈은 뇌동맥류 파열 또는 동정맥 기형으로 발생한다. 파열되면 반응
성 보상반응으로 급성 동맥고혈압이 일어나고 두개내압의 일시적인 상승이 나타난다.
두개내압이 상승되면 수두증으로 진전되고, 수축기 혈압은 쿠싱반사(Cushing reflex)로
인해 상승된다. 그러나 지나친 카테콜아민 유리로 인한 고 아드레날린 상태 또는 두통과
목의 통증이 있는 두개내압증가 징후가 없는 상태에서 고혈압이 발생한다. 거미막밑출
혈 환자의 고혈압은 항고혈압제 약물이외의 요법으로 관리한다. 조기 수두증은 뇌실내
카테터를 설치하고, 통증은 *fentanyl* 또는 *propofol*로 치료하여 두개내압과 뇌혈류에 미
치는 영향을 줄인다. 거미막밑출혈 후반에는 혈관연축으로 인한 혈압의 변화를 고려하
고, 고혈압을 유도하는 것이 치료의 목적이 될 수도 있다.

① 급성 거미막밑출혈(수술 전/혈관연축 이전)

동맥압에 대한 뇌관류의 관계가 중요하다. 특정부위에 자동조절이 손상되면 평균동맥압
이 감소되어 허혈상태가 된다. 동맥류 클립을 하기 전에 혈압의 변화를 치료하지 않으면
재출혈의 위험이 증가된다. 고혈압은 거미막밑출혈의 중증도를 반영한다. 거미막밑출혈

환자의 고혈압 관리에서 심한 고혈압이거나 뇌병증, 망막증, 심부전, 단백뇨, 핍뇨, 좌심부전과 같은 장기 손상이 없으면 항고혈압 요법은 피하는 것이 바람직하다. 수축기 혈압은 150mmHg 이상으로 유지시키고, 두개내압이 상승되어 있으면 뇌관류압은 70mmHg 이상으로 유지시킨다.

② 후기 거미막밑출혈(수술 후/혈관연축)

동맥류 클립이나 코일 수술 후 혈압관리는 혈관연축(vasospasm)에 대비해 뇌혈류를 적절하게 유지하기 위함이며, 저혈량, 고혈압, 혈액희석 방법을 주로 사용하고 있다. 고혈량성 고혈압 상태를 유지하면 폐부종, 심근경색증, 동맥류 재출혈, 뇌부종, 뇌경색 부위의 출혈 변성 등의 위험이 있다. 동맥류가 안전하지 않은 상태에서는 혈관연축으로 인한 뇌허혈의 위험이 있으므로 파열의 위험을 주의깊게 사정한다. 고혈압이 재출혈의 원인이라고 단정지을수 는 없지만 동맥압 증가가 잠재적인 스트레스가 되므로 혈관연축으로 인한 신경학적 결손이 확실하지 않는 한 혈압조절에 주의를 기울인다.

(5) 허혈성 뇌졸중

일시적 고혈압은 급성 허혈성 뇌졸중 후에 흔히 나타나며 불안, 통증, 알코올, 뇌졸중 부위, 또는 뇌 저산소증이나 두개내압 증가에 대한 보상반응 등이 복합적으로 작용한 결과이다. 그러므로 스트레스 반응, 통증, 오심, 구토, 방광팽만 및 불안의 원인을 관리하는 것이 중요하다. 혈압이 급격하게 상승하면 뇌졸중 후 조기 사망률을 증가시킨다. 조기 혈압 상승은 간혹 처음 몇분에서 몇시간동안 자발적으로 감소되고 약물치료가 필요하지 않다. 그러나 급성 고혈압으로 손상된 허혈성 뇌부위에 부적절한 관류가 일어난다. 허혈성 뇌손상부위에 뇌의 자동조절이 손상되므로 뇌관류는 압력에 따라 변화하며, 점차 감소되면 허혈성 반음영(penumbra)부위를 비가역적으로 손상시키고, 일회박출량을 증가시킨다. 치료는 *phenylephrine*과 같은 약물을 이용하여 평균동맥압을 10~15% 증가시키고, 24~48시간 동안 호전되는 양상을 관찰한다. 신경학적 증상이 호전된 환자는 장기간 혈압을 상승시키는 약물을 사용한다. 그러나 혈압유도 방법은 뇌부종과 경색부위에 출혈성 경향을 줄 수 있다. 따라서 급성 뇌졸중 환자의 항고혈압 요법은 개인에 따라 조절해서 투여한다. 혈압증가에 대해 급성 치료를 고려해야 할 환자는 혈전용해제 사용 환자, 심한 고혈압 환자, 급성 심근경색증, 대동맥 박리, 고혈압성 뇌병증, 중증 좌심부전 환자이다. 일반적으로 허혈성 뇌졸중 환자에게 tPA를 적용하였을때 수축기 혈압 190mmHg, 이완기 혈압 100mmHg 이상일 때 출혈성 경향을 보인다.

3) 신경계 환자의 고혈압 약물

신경계 손상 환자의 혈압은 적절한 뇌관류를 유지하기 위한 교감신경계의 현상으로서 고혈압을 조절하는 동시에 저혈압 및 뇌관류 저하를 조절하기 위해 많은 노력이 필요하다. 혈압이 높으면 출혈이나 뇌부종이 있을때 두개내압이 상승하고, 혈압이 낮으면 손상된 뇌의 관류를 저하시키므로 신경계 손상 환자를 위하여 뇌 자동조절 기전과 항고혈압제재의 역할을 알고 간호하는 것이 중요하다. 항고혈압제는 뇌의 자동조절과 두개내압에 영향을 주는 전신적 및 뇌혈관 특성이 있어 중요하다. 혈압약물은 혈액뇌장벽을 통과하지 않는 뇌외의 효과가 있는 것과 여러 기전으로 뇌혈관에 직접 약물작용을 하는 것으로 분류된다. 고혈압의 급성관리에 사용되는 약물은 혈관확장제, 신경절 차단제, 알파 및 베타 아드레날린 수용체 차단제, 칼슘통로차단제, 안지오텐신전환효소 억제제, 진정제 등이다.

혈액뇌장벽을 통과할 수 있고 뇌확장제로 작용하는 혈관확장제는 *sodium nitroprusside*, 칼슘통로차단제, *hydralazine, nitroglycerin, adenosine, diazoxide*이며, *diazoxide*를 제외한 다른 약물은 뇌혈류와 두개내압을 상승시킨다.

(1) 혈압관리 목적

신경계 환자의 혈압관리에는 고혈압 약물이외의 여러 가지 사항들이 포함된다. 고혈압 관리의 목적은 적절한 뇌관류를 유지하는 것이다. 간호사는 혈압이 안정된 수준으로 내려갔는지, 뇌관류압이 과도하게 낮아지지 않았는지, 신경학적 결손을 관찰하는 등 투여한 약물의 효과를 모니터하는 역할을 한다. 주요목적은 혈압조절과 세포성 뇌부종 및 혈관성 뇌부종으로 발전되지 않도록 하는 것이다.

고혈압 약물은 환자가 고혈압 응급상태인지 또는 긴급상태 인지에 따라 적절하게 선택한다. 고혈압 응급상황인 환자는 중환자실에서 지속적으로 모니터하고 신속한 반응을 보이는 항고혈압제를 정맥주입한다. 평균동맥압과 관련된 환자의 신경계 상태를 사정하는 것이 적절한 뇌관류를 유지하기 위해 중요하다.

(2) 고혈압 약물

① *Diazoxide*

Benzothiadiazine 유도체는 *thiazide* 이뇨제와 관련이 있으며 평활근세포 과다분극을 초래하여 adenosine triphosphate 민감성 칼륨통로를 활성화시킴으로서 혈관확장이 된다. 정맥으로 5mg/kg을 한번에 주사하면 평균동맥압이 자동조절의 하한선 이하로 감소됨으로 혈압이 약 50% 떨어지고 뇌혈류가 30% 감소된다. 뇌혈류도 비슷하게 떨어지므로 신경학적으로 응급상태에서는 사용하지 않도록 한다. 부작용은 심근 허혈, 중증 고혈당, 염분 및 수분축적이다.

② *Hydralazine*

Phthalazine 유도체는 혈관 평활근 칼슘전달을 억제시키고, 산화질소를 만들어내어 직접 작용하는 평활근 이완제이다. 부작용은 반사 빈맥, 심근자극(일회박출량과 심박출량 증가), 염분과 수분축적이다. *Hydralazine*과 β차단제를 복합적으로 사용하는 것은 교감신경 효과를 낮추는 효과가 있다. 혈압을 빠르게 감소시키기 위하여 정맥으로 2.5~10mg을 20~30분마다 반복 주사한다.

③ *Sodium nitroprusside*

*Nitroprusside*는 동맥과 정맥 혈관 평활근이완에 직접 작용하는 비선택적 말초혈관확장제이다. *Nitroprusside*는 저탄산혈증에 대한 생리적 혈관수축을 억제시키고 뇌내 고혈압을 악화시킨다. 5분 간격으로 *nitroprusside*를 투여하는 동안 저탄산혈증과 고산소혈증이 나타날수있으나 빠르게 투여하여 발생되는 두개내압의 증가를 예방한다. 부작용은 빈

맥, 심근수축, 심장혈류전환, 산소분압 감소이며, 주입율이 $3\mu g/kg/$분 이상일때 혈소판 응집이 손상된다. 적절한 주입율로 주사해도 약물의 항고혈압 효과에 저항 반응을 보이는 환자에게 Cyanide 독성을 고려해야한다. 대사성 산증과 정맥 산소분압의 증가로 알수 있다. 따라서 주입율을 높일때 동맥의 pH를 관찰해야 한다. Cyanide 독성의 치료는 *nitroprusside*를 즉각적으로 중단하고 정맥으로 *sodium thiosulfate* 150mg/kg을 주사한다. *Nitroprusside*의 대사물질인 *Thiocyanate*는 신장에서 서서히 청소되고, 장기간의 주입시 축적되어 신부전을 초래한다.

④ 베타차단제

베타 아드레날린 수용체 차단제는 β_1 수용체 또는 β_2 수용체에 선택적(예: *metoprolol, atenolol, esmolol*) 또는 비선택적(예: *propanolol*)제재로 분류된다. 베타 아드레날린 차단제는 심장과 기도 및 혈관의 평활근에 카테콜아민과 교감신경작용제의 효과를 제거한다. *Labetolol*, 선택적 α_1 차단제와 비선택적 β_1 & β_2 차단제는 혈관확장에 의한 반사성 빈맥을 베타 차단하는 외에 알파 차단을 통하여 전신성 혈관저항을 감소시킨다. *Labetolol*은 주로 중정도의 혈압상승에 이용되며 뇌혈류에 역효과를 주지는 않는다. *Esmolol*은 작용시작이 빠르고 단기간의 선택적 β_1 수용체 차단제이며 혈압 감소 효과가 심박동율에 대한 효과보다 강하지 않다. *Metoprolol*은 선택적 β_1 차단제로 심박동에 더 강력한 효과가 있다. 베타차단제로 인해 두개내압증가와 관련된 쿠싱반응으로 서맥이 악화되고 전신혈압을 낮춤으로서 중단해야할 증상이 나타날 수 있다. 다른 부작용은 심박동과 심근수축력 감소로 심부전, 말초 혈관수축, 기관지경련, 저혈당증, 혈중 칼륨수치 증가 등이다.

⑤ 칼슘통로차단제

칼슘통로차단제(calcium channel blocker)는 칼슘이 혈관 평활근세포로 유입되는 것을 방해하고, 혈관확장, 심박동 감소, 심근수축력 감소, 방실결절(A-V node)을 통한 심장전도 감소에 효과가 있다. 칼슘통로차단제는 뇌혈관을 확장시켜 외상성 뇌손상 환자의 두개내압을 증가시킨다. *Nicardipine*은 고혈압 위기의 치료에 이용된다. *Nitroprusside*와 비교할 때 말초혈관 확장제 이외의 다른 장점은 항고혈압 효과의 조절이 쉬우며 장기간 사용할 수 있다. 작용 시작시간은 1~5분이며 작용기간은 3~6시간이다.

*Nifedipine*과 같은 칼슘통로차단제를 설하로 투여하면 빠른 흡수로 인해 급격하게 혈압이 하강될 수 있으므로 피한다. 부작용은 저혈압, 두통, 오심 및 구토가 있고, 독성이 나타나면 심근억제, 울혈성 심부전, 서맥, 심방심실 차단, 심장마비 등이 나타난다.

⑥ 안지오텐신전환효소억제제

안지오텐신 I 전환효소의 억제는 안지오텐신 I이 강력한 혈관수축제인 안지오텐신 II로 전환되는 것을 차단하여 말초저항을 감소시키고, 안지오텐신 II의 국소적인 혈관효과를 감소시키며, 알도스테론 농도와 염분축적을 감소시키고, 혈관확장제인 bradykinin의 농도를 증가시킨다. 안지오텐신 전환효소 억제제는 특히 만성 고혈압과 울혈성 심부전에 유용하며, 급성기에는 단기작용제인 *captopril*과 정맥주사용인 *enalapril*을 주로 사용한다. 안지오텐신 전환효소 억제제는 심박동율, 심박출량, 폐동맥 폐쇄압력에 효과가 있다. 더우기 뇌혈류에 대한 반작용이 적어서 안전하다. 부작용은 피부발진, 드물게 혈관부종,

고칼륨혈증, 단백뇨, 기침 등이 있다.

⑦ *Clonidine*

중추작용성 α_2 아드레날린 작용제는 연수의 혈관운동 센터에 있는 억제 신경원에 작용하여 혈관이완이 된다. 심박동과 심박출량은 혈압과 같이 감소된다. 이 항고혈압제는 뇌혈관수축을 시키고, 기본 뇌혈류를 감소시켜서 두개내압을 감소시키지만 뇌 산소소모는 변화되지 않는다. 중요한 부작용은 진정작용이며, 갑자기 약물을 중단하면 8~36시간 후에 반동성 고혈압이 나타난다. *Clonidine*은 알코올 또는 약물 금단증상으로 일시적인 수축기 혈압의 변화가 있는 환자 또는 시상하부의 손상으로 인해 교감신경 과다활동이 있는 뇌 손상 환자에게 유용하다.

⑧ *Phentolamine*

자주 이용하지 않는 약물이지만 imidazole 유도체는 α_1, α_2 수용체 차단제의 특성과 동일하며, 혈관 평활근을 직접적으로 이완시켜 급성 고혈압 관리에 유용하다. α_1 차단 효과는 *labetolol*만큼 5~10배의 강력한 효과가 있다. 뇌혈류와 두개내압에 대한 효과는 알려져 있지 않으나 뇌관류압이 감소되면 뇌혈류는 감소될 수 있다. 부작용은 빈맥, 심부정맥, 협심증이다.

⑨ *Barbiturate*

Barbiturate는 주로 항간질약 또는 전신마취 유도를 위해 사용하지만 특히 뇌내 고혈압과 공간점유병소가 있을때 전신성 고혈압 조절에 중요한 역할을 한다. *Barbiturate*는 항경련 효과를 설명하는 시냅스 활동에 대해 억제 효과와 뇌대사의 억압을 전달하는 염화물 통로의 개방시간을 연장하여 γ-aminoutyric acid(GABA) 수용체의 활성화를 통하여 작용한다. 뇌대사에 대한 효과는 뇌혈류와 두개내압을 감소시킨다. 뇌산소 대사가 감소되므로 이차적인 허혈성 뇌손상의 위험이 감소된다. 자동조절에는 영향을 주지 않는다. 말초정맥확장과 혈액 정체로 동맥 혈압에 대한 효과가 있다.

*Pentobarbital*과 *thiopental*은 평균동맥압과 두개내압을 동시에 조절하고 기도가 확보되었을때 평균동맥압과 두개내압조절에 이용된다. 두 약물 모두 호흡억압 증상이 나타나므로 장기간 투여할때 기관내 삽관과 기계적 환기장치가 필요하다. *Thiopental*은 작용 시작 시간이 빠르다. 장기 작용제인 *oxybarbiturate pentobarbital*는 반동성 두개내압 상승이나 간질중첩발작을 조절하는 것이 아니라면 고혈압의 응급관리로 투여하지 않는다. 적정 용량을 위해 두개내압 모니터 또는 지속적인 뇌파검사를 적용한다. 저혈압이 나타날 수 있으므로 수분공급이나 혈압상승제를 투여한다. 부작용은 저혈압과 호흡억압 외에 보상성 빈맥, 심근억제, 위장운동 저하, 정맥혈전증이다.

⑩ *Fenoldopam*

*Fenoldopam*은 빠르게 작용하는 전신성 혈관확장제이다. 카테콜아민 도파민(DA)의 Benzapine 유도체이며, DA-1에 높은 친화력과 α_2 수용체에 대한 중등도의 친화력이 있다. *Fenoldopam*은 장관, 신장, 뇌, 관상혈관 평활근의 혈관확장을 관장하며, 혈액뇌장벽을 통과하지 않지만 크고 작은 뇌혈관에서 발견되는 α_2 아드레날린 수용체를 거쳐 뇌순환에 영향을 미친다. 정상 혈압인 성인에게 *fenoldopam*을 투여한 후 positron emission tomography(PET)로 측정한 결과 피질, 미상핵, 시상의 뇌혈류가 감소되어 전신성 혈압을 16% 감소시킨 것으로 나타났다. 이는 이 부위의 대뇌 α_2 아드레날린 수용체로 인한 혈관수축이 있음을 의미한다. 그러나 뇌혈류와 두개내압조절이 우선순위인 환자에게 사용하는 것은 주의를 기울여야 한다.

Fenoldopam은 고혈압성 응급상황에 단기간 투여하는 것을 권장한다. 수술전과 수술 중 고혈압의 치료시에 nitroprusside 대신에 사용하도록 권장한다. 반감기가 짧고(10분), 혈압이 낮을때에도 신기능을 유지하거나 향상시키며, 독성 대사가 없고 약물 상호작용이 아주 적어 안전한 것이 장점이다. Fenoldopam은 용량에 따라 빈맥과 서맥이 나타난다. 부작용은 나트륨뇨 배설항진, 두통, 홍조, 오심, 저칼륨혈증이다.

⑪ 신경절 차단제

Trimethaphan camsylate는 교감신경 및 부교감신경의 자율신경절을 차단하고 직접적으로 저장혈관을 이완시키는 정맥용 말초혈관 확장제이다. 전신성 혈관저항 감소와 심박출량 감소로 혈압이 떨어진다. 혈액뇌장벽의 통과에 제한이 있는 사차 암모니아(quaternary ammonium) 구조로 인해 중추신경계 효과는 거의 없다. 뇌의 순응도가 감소된 상황에서 빠르게 주입할 때 발생하는 저혈압으로 일시적인 두개내압 상승이 있으나 뇌혈류와 두개내압에 거의 영향을 미치지 않는다. Trimethaphan은 작용 시작시간과 지속기간이 짧아서 지속적으로 정맥 투여한다. 빠른 내성이 나타나면 사용을 제한한다. Nitroprusside와 같이 사용하는 것을 권장한다. 부작용은 동공산대, 마비성 장폐색, 요정체, 심근수축력 감소, 체온조절성 발한, 히스타민 유도 기관경련 등이다.

⑫ Adenosine

Adenosine은 심장 및 다른 장기에 산소전달과 산소요구간의 균형을 유지시키는 혈관확장 작용을 가진 내인성 nucleotide이다. Adenosine은 저혈압 조절에 사용하며 특히 수술실에서 빠른 시작, 안전한 유지력, 반동성 고혈압 없이 중단해도 즉각적으로 회복되는 장점이 있다. 뇌손상 환자의 경우 두개내압이 증가될 수 있으므로 주의한다. 그러나 평균동맥압을 30mmHg으로 감소시키면 대뇌피질의 혈류와 산소분압을 손상시키지 않는다. 혈압조절을 위해서 정맥주입율은 200 μg/kg/min 이상을 유지한다. 부작용은 안면홍조, 오심, 두통, 흉부압박감, 어지러움증이 있다. 이 증상들은 저혈압 또는 뇌혈관 확장으로 나타난다.

⑬ Nitroglycerin

Nitroglycerin은 급성 뇌손상 환자에게는 사용하지 않는다. 그러나 뇌수술을 하는 동안 저혈압조절에 사용할 수 있으나 뇌 혈관연축을 유발시킬 수 있다. Nitroglycerin은 뇌혈관확장제로 작용하므로 두개내압을 증가시킨다.

신경계 간호사는 항고혈압제를 투여한 후 환자의 반응을 관찰하고, 비정상 반응이 나타나면 의료진에게 보고한다. 항고혈압제의 효과와 혈압 감소의 속도 및 정도는 환자의 연령, 이완기압 수치, 과거 고혈압 유병 여부, 장기손상 정도 등 많은 요인들에 따라 달라진다. 고혈압 관리의 주요 목적은 저혈압과 저관류를 예방함으로서 적절한 뇌관류를 유지하기 위한 것임을 알고 있어야 한다.

6. 영양 및 식이 관리

과거 연구 결과를 보면, 내외과계 입원 환자는 입원 당시 이미 영양결핍인 경우가 많고 입원 기간이 경과함에 따라 영양 결핍 상태가 훨씬 더 증가한 것으로 알려져 있다. 이는 질병 자체의 중증도가 영향을 줄 수 있고, 또한 여러 가지 검사로 인한 금식이나 병원 급식이 입맛에 맞지 않는 등의 환경적 요인도 작용할 수 있는데, 특히 신경계 질환을 가진 환자의 경우에는 의식장애나 마비, 삼킴 장애 등의 증상으로 영양 결핍이 훨씬 증가하기 마련이다.

이러한 영양결핍은 감염이나 기타 다른 합병증의 발생을 증가시키고, 상처 치유를 지연시키는 등의 단기적인 환자 성과 뿐 아니라, 장기적인 환자 성과에도 중대한 영향을 미치는 요인으로 밝혀지고 있어 간과하여서는 안 되는 문제이다.

따라서 입원 시 환자의 영양 상태를 평가하고 적절한 영양을 공급하는 것은 환자의 치료 및 간호에 필수적인 사항이라 할 수 있다.

1) 영양상태 평가

(1) 병력 청취

면담을 통해 아래와 같은 항목을 자세히 조사한다.

- 연령
- 평소 식습관, 섭취량, 최근 몸무게의 변화 등 사정

> 영양부족: 체중지수가 80% 이하이거나 최근 3개월 동안의 몸무게가 10%
>   이상 감소한 경우
> 체중지수 = 실제 몸무게 / 기준몸무게 × 100
> 기준 몸무게
> - 남자 = 0.80 × 키(cm) - 62.0
> - 여자 = 0.65 × 키(cm) - 40.4

- 사회경제적인 상태
- 정신심리적인 상태
- 음식 섭취에 영향을 주는 질환 및 상태; 암, 방사선 치료, 의식장애, 치매, 알코올 중독, 위장관 질환, 신체적 불능 등
- 만성 질환(심장, 간, 신장 또는 폐 질환 등) 유무
- 복용중인 약물; 아스피린, 제산제, 항암제, 혈압강하제, 이뇨제, 항우울제, 완화제 등

(2) 신체 사정

신체 사정을 통해 신체 분위별로 영양상태를 평가한다(표 5-11).

표 5 - 11. 신체 부위에 따른 영양 상태 평가

신체부위	정상	비정상
전반적 모습	명료한 반응	기력없고 무반응
머리카락	윤기있고, 단단함, 건강한 두피	건조하고 쉽게 부서지거나 빠짐
얼굴	붓기가 없이 생기있는 모습	부종, 창백한 피부색, 건조함
눈	맑고 촉촉함, 핑크빛 점막	창백한 점막, 건안
입술	핑크빛, 촉촉함	입가의 균열 혹은 부종
치아	통증이나 치아변색 없음	치통, 치아변색, 치열의 불균등
잇몸	부종없이 단단함, 핑크빛	쉽게 출혈됨, 붉음, 부종됨
손톱	단단함, 핑크빛	숟가락 모양, 창백, 융기
근골격계	잘 발달되고 단단함	축 늘어진 근긴장도, 보행장애, 불안정한 자세
위장관계	복부에 만져지는 덩어리 없음	간, 비장 비대, 복부 팽만
신경계	정상적인 반사작용, 정신적 안정	의식저하, 우울증, 운동 및 감각장애, 연하곤란, 정신적 불안정
심혈관계	규칙적인 심박동, 정상 혈압	심비대, 빈맥, 혈압 상승

(3) 생화학적 평가

표 5-12에서 보여주는 생화학적 지표는 임상에서 쉽게 측정할 수 있는 것으로써, 중등도 이상의 영양 장애인 경우 추가적인 영양 요법이 요구된다.

표 5-12. 생화학적 지표에 따른 영양 장애 분류

분류	항목	정상	영양장애(Undernutrition)		
			경도	중등도	중증
면역기능 (Immunocompetence)	Total lymphocyte count (cell/mm^3)	$\geq 2,000$	$1,500 \leq$ $< 2,000$	$1,000 \leq$ $< 1,500$	$< 1,000$
내장단백 (Visceral protein competence)	Serum albumin (g/dL)	≥ 3.5	$3.0 \leq \, <3.5$	$2.5 \leq \, < 3.0$	< 2.5
	Prealbumin (mg/dL)	≥ 15	$10 \leq \, < 15$	$5 \leq \, < 10$	< 5
	Transferrin (mg/dL)	≥ 200	$150 \leq \, < 200$	$100 \leq \, < 150$	< 100
질소평형 (Nitrogen balance)	24hr urine nitrogen balance	양성	음성		

※ Total lymphocyte count (TLC) = (% 림프구(lymphocytes) × 백혈구수(WBC)) / 100
※ Urine nitrogen balance = Nitrogen input - Nitrogen output
　1g nitrogen = 6.25g protein
　Nitrogen input = (protein / 6.25)
　Nitrogen output = 24hr urine + 4g/day(소변이외의 소실분)

2) 영양 요구량 산정

일반적으로 임상에서는 환자의 몸무게에 25~30kcal/kg를 곱한 값을 하루 필요한 영양 요구량으로 산정하고, 여기에 환자의 영양장애가 심한 경우 칼로리 및 단백질 함량을 더 추가할 수 있다.

또 다른 방법은 다음과 같은 공식에 의해 환자에게 필요한 일일 영양 요구량을 산정할 수 있다.

입원 시 산정된 영양 요구량에 의해 영양을 공급하고, 환자 상태의 변화 즉, 흡인성 폐렴, 욕창 등의 합병증이 발생하거나 활동 정도의 변화가 있는 경우 재평가하여 적절한 영양 요구량이 주입되도록 해야 한다.

표 5-13. 총 에너지 대사량 산정방법

총 에너지 대사량

= 기초에너지 대사량 × 활동 인자 × 손상 인자

기초에너지 대사량 : Harris-Benedict Equation
  남자= 66.47 + (13.75 × 몸무게) + (5.00 × 키) - (6.76 × 연령)
  여자= 65.10 + (9.56 × 몸무게) + (1.85 × 키) - (4.68 × 연령)

활동 인자
  침상생활 = 1.2
  일상생활 = 1.3

손상 인자

수술(surgery)	감염(infection)	외상(trauma)	화상(burn)
Minor surgery (1.1)	Mild (1.2)	Skeletal (1.35)	40% (1.5)
Major surgery (1.2)	Moderate (1.4)	Head (1.6)	100% (1.95)
	Severe (1.8)	With steroid Tx	

3) 연하 평가 방법

신경학적 장애가 있는 환자에서는 의식장애, 운동장애, 감각장애, 연하곤란 등이 주로 나타나므로 흡인성 폐렴의 위험이 매우 높고, 노인 환자의 경우에는 무증상흡인(silent aspiration)이 일어나기 쉬우므로 정확한 연하 평가가 필요함을 인식하고 있어야 한다.

환자가 입원하면 연하 전문가에게 의뢰하여 빠르고 쉽게 사정할 수 있는 병상 선별검사를 시행하고, 필요 시 비디오 투시조영 검사를 통해 무증상흡인을 비롯한 정확한 연하 평가가 이뤄져야 한다. 뿐만 아니라 간호사는 환자의 음식에 대한 선호도, 평소 사래가 잘 걸리는지 등에 관한 식습관, 틀니 착용 유무와 같은 물리적인 장애가 있는지 등을 사정하여 환자에게 적절한 식이를 제공할 수 있어야 한다.

(1) 선별 검사

표 5-14와 같은 삼킴장애를 선별하기 위한 체크리스트를 이용하여 확인할 수 있다. 선별 검사는 빠르고(15분 이하), 쉽고, 비용이 적게 들어야 한다.

표 5-14. 삼킴 장애 선별검사를 위한 체크 리스트

각 항목에 대해 네모 안에 적절히 표시하시오.		
예	아니오	
☐	☐	1. 재발되는 폐렴의 병력이 있음
		2. 진단명
☐	☐	• 부분후두절제술(partial laryngectomy)
☐	☐	• 구강절제술
☐	☐	• 두경부의 방사선치료(전과정)
☐	☐	• 산소결핍증(anoxia)
☐	☐	• 파킨슨병(Parkinson's disease)
☐	☐	• 운동신경질환(예: 베르드니히호프만병)
☐	☐	• 중증근무력증(myasthenia gravis)
☐	☐	• 연수 회색질척수염(bulbar polio)
☐	☐	• 앞쪽 경부척추고정술(cervical spine fusion)
☐	☐	• 뇌간 뇌졸중(brainstem stroke)
☐	☐	• 길랭-바레 증후군(Guillian-Barre syndrome)
☐	☐	• 후두 외상(laryngeal trauma)
☐	☐	3. 삽관(intubation) 또는 응급 기관절개술(tracheostomy)의 외상 혹은 장기간 착용
☐	☐	4. 심한 호흡기 문제
☐	☐	5. 그르렁거리는 소리
☐	☐	6. 삼킴 전/도중/후의 기침
☐	☐	7. 분비물에 대한 인식 및 조절 저하
☐	☐	8. 자주 삼키지 않음 (5분 동안 1회 혹은 그 이하의 삼킴)
☐	☐	9. 지속적인 다량의 흉폐 분비물
		10. 환자가 식사 중인 경우, 식사하는 것을 관찰한다. 그렇지 않다면 침을 삼키는 것을 관찰한다. 아래의 항목에 대해, 특히 식사 도중이나 직후에 변화를 보이는지 살펴본다.
☐	☐	• 호흡곤란
☐	☐	• 분비물의 증가
☐	☐	• 음성 변화(그르렁거리는 소리)
☐	☐	• 매번 여러 번에 걸쳐 삼킴
☐	☐	• 목 가다듬기
☐	☐	• 기침
☐	☐	• 심한 피로감

주의 : 1~4번까지 항목은 챠트 검토를 통해 알 수 있음. 5~10번까지 항목은 환자에 대한 간단한 관찰을 통해 알 수 있음
(Lonemann, JA. 권미선, 김종성 옮김. 삼킴장애의 평가와 치료, 2007년 1월. p.180)

(2) 비디오 투시조영검사 - 수정된 바륨삼킴 검사

수정된 바륨삼킴 검사의 목적은 환자의 증상을 초래한 해부·생리학적인 이상을 밝히는 것과, 환자가 안전하고 효과적으로 먹을 수 있는 치료 기법을 찾아내고 평가하기 위한 것이다. 즉 환자가 흡인을 보이는지 여부뿐 아니라 그 원인이 무엇인지 평가하고, 그에 적합하고 효과적인 치료를 할 수 있다.

4) 영양 방법

(1) 구강 섭취

연하 평가에 따라 정상적인 식이를 섭취할 수 있는지, 아니면 음식 크기나 점도를 변화시킨 연하 보조식을 섭취해야 하는지를 결정한다.

① 연하 보조식 환자 간호

- 연하 전문가의 조언에 따라 음식의 점도를 결정
- 식사 전 목에 가래가 있는 경우 미리 가래를 제거하고 식사 할 수 있도록 한다.
- 환자에게 똑바로 앉은 자세와 고개를 약간 숙인 상태를 유지하도록 하여 흡인의 위험을 예방한다.
- 식사 시 환자가 편안하고 조용한 환경에서 식사에 집중할 수 있도록 환경을 조성해 준다.

(2) 비구강 섭취

선별검사 혹은 비디오 투시 조영검사를 통해 구강섭취가 어려울 경우 비위관을 통한 경장영양을 먼저 고려하고 경장영양(enteral nutrition)이 어려울 경우 정맥주입법 혹은 비경장 영양(parenteral Nutrition)을 하도록 한다.

① 경장 영양

A. 적응증

- 의식 저하 혹은 무의식 환자
- 심한 연하곤란
- 심한 영양실조
- 악골 골절
- 입, 입술, 목 수술을 받은 환자
- 기관내삽관

B. 방법

경장 영양은 환자의 위장관 상태 및 흡인 여부에 따라 튜브의 위치가 달라지는데, 코를 통하여 위장관 내로 튜브를 주입하는 비위관(nasogastric tube, NG tube) 영양과 경피적내시경 위조루술(percutaneous endoscopic gastrostomy, PEG)로 위에 직접 튜브를 주입하는 위루관 영양으로 나눌 수 있다. 비위관 영양은 2~4주 이하의 단기간 동안 경장 영양이 필요한 경우에 고려하고, 그 이상의 장기적인 경장 영양이 필요하거나 비위관 영양에 부적응을 보인 경우, 식도 장애가 있는 경우에는 위루술을 고려하는 것이 좋다.

C. 비위관 영양 주입 방법

신경계 환자의 경우 위장관계 동반된 문제가 없는 한 흔하게 간헐적 주입법을 이용한다. 간헐적 주입법이란 1일 3~4회 나누어서 영양을 주입하는 방법으로 50~200cc/hr의 주입 속도로 약 2~3시간에 걸쳐 주입하는 방법이다. 이는 지속적 주입법 보다 정상적인 pH를 유지할 수 있어 흡인성 폐렴의 위험을 줄일 수 있고 환자의 ADL을 향상시킬 수 있다. 그러나 식사를 주입하는 동안 환자가 오심, 구토가 있거나 위 잔유량이 지속적으로 100cc 이상 남을 경우, 지속적으로 설사를 하는 등의 부적응 증상이 있을 때는 지속적 주입법으로 주입펌프를 이용하여 50cc/hr로 주입하도록 한다.

D. 비위관 영양 환자 간호

비위관의 크기는 작은 것일수록 흡인의 위험을 낮출 수 있지만 약물을 함께 투여해야 하는 경우 막힐 우려가 있으므로 성인의 경우 보통 14~16Fr를 삽입하는 것이 좋다.

환자 및 보호자에게 비위관 영양의 필요성 및 절차를 설명하고, 비위관 영양이 영구적이지 않음을 설명하여 불안을 줄이도록 한다.

복부 청진 및 촉진을 통해 장음과 복부 팽만감 유무를 확인한다.

환자의 자세는 가능한 반좌위(semi-Fowler's position) 혹은 좌위를 취하도록 하여 흡인의 위험을 낮추도록 한다.

영양 주입 전 위관의 길이를 확인한다. 성인의 경우 보통 50~70cm 정도가 삽입되도록 하므로 밖으로 나와 있는 길이를 확인하고, 청진을 통해 위 내로 튜브가 잘 삽입되어 있는지, 입안에 꼬여 있지는 않은지 등을 확인한다.

50cc 주사기를 이용하여 위 잔유량을 확인한다. 100cc 이상 체크될 경우 환자를 오른쪽으로 눕게 하여 소화를 용이하게 하고 1시간 후에 다시 체크한다. 지속적으로 위 잔유량이 많이 남을 경우 주치의와 상의하여 위장관 운동 개선제 투여 여부를 상의하도록 한다.

주입 시 환자에게 오심, 구토, 설사, 복부 통증 등의 부적응 증상이 있는지 관찰하고 기록한다. 비위관 영양을 하는 환자에게 적어도 2~3회/일 구강간호를 실시한다.

② 비경장 영양

A. 적응증
- 경장영양에 부적응 환자
- 5일 이상 금식이 필요한 환자
- 심한 영양 장애 환자
- 5일 이상 위장관 폐색 또는 장 마비(ileus)가 있는 환자
- 중등도 또는 심한 급성 췌장염환자
- 심한 외상 또는 수술로 위장관 섭취가 부적절한 경우
- 염증성 장 질환
- 7~10일 미만의 오심 및 구토가 지속된 환자 등

B. 완전비경구영양법 주입

ⓐ **정맥영양법(TPN)을 시작할 때의 프로토콜 (2-in-1의 경우)**

- 제 1일 :
  - 10% DW 1,000mL IV for 8hrs
  - 15% DW 1,000mL IV for 8hrs
  - TPN 용액 14gtt/min와 Hartman's solution(H/S) 10gtt/min IV 동시 투여
    (하루 필요 총 수액량이 2,400mL/d인 경우)
- 제 2일부터 :
  매일 TPN 용액 투여량을 100-200mL/d씩 증량하여 3~5일 사이에 목표량에 도달
  하도록 하며, 하루 필요 총 수분량 중 모자라는 양은 H/S 등으로 보충함
- IV lipid : 주 2~3회 투여
  병당 heparin 500-1,000IU 배합하며, 처음은 8시간 동안 주입하나 차츰 투여시간
  을 단축할 수 있음(최고 2시간까지)
- 재조정 :
  투여 1~2주 후 감시 검색 수치 변화에 따라 총 투여량을 변경 조정함

ⓑ **TPN 투여 중 감시용 혈액검사 항목**

- 효과 판정용 :
  albumin, transferrin, CPK, nitrogen balance, TLC
- 부작용 판정용 :
  OT/PT, Cholesterol/TG, Na/K/Cl/Ca/Mg/P, BUN/Cr, FBS, s-Osm
  초기에는 주 2회, 안정기 이후에는 주 1회 시행한다.

ⓒ **중단하기**

시작할 때와 같이 중단할 때에도 삼투압 변화와 함께 저혈당증 발생을 우려하여 점
차적인 감량(일반적으로 4시간 간격으로 1/2 속도로 줄임)과 함께 TPN을 중단하면
서 10% glucose을 연결하는 것을 원칙으로 한다.

7. 혼수 및 뇌사

1) 혼수와 관련된 상태

(1) 의식 정의

의식이 있다는 것은 자기자신과 주위 환경에 대하여 인식할 수 있는 상태를 말한다. 의식이란 대뇌 피질의 총체적 활동을 말한다. 의식을 관장하는 구조로 상행성 각성계(ascending arousal system)는 교뇌, 중뇌, 시상, 시상하부에 걸쳐 위치한다. 상행로는 뇌간과 시상하부의 모노아민성(monoaminergic) 세포 그룹과 pedunculopontine, laterodorsal tegmental 그리고 parabrachial nuclei의 부교감 신경세포 그룹들로부터 나와서 시상과 대뇌 피질로 뻗어나가 깨어있는 상태와 불면 상태를 증가시킨다. 의식 불명은 양쪽 대뇌반구의 손상이나 이들 구조물이 손상된 것이 원인이다. 뇌간의 교뇌 이하 부분은 거의 의식에 영향을 미치지 않는다.

(2) 의식 반응이 감소된 상태들

① 개요

의식수준은 의미 있는 반응을 유도하는 자극의 강도에 따라 나타난다. 따라서 의식 수준 변화는 연속적으로 일어나며 정상 상태에서 무반응까지의 범위가 있다. 혼수는 깨어나지 못하고 반응도 없이 눈을 감고 누워있는 상태로 정의되며, 내·외부적 자극에도 목적을 가진 반응이 없다. 혼미는 자려는 경향을 보이며 고통스런 자극에 깨어나기도 하는 상태이다. 자극이 사라지면 환자는 다시 잠 속으로 빠져든다. 기면(lethargy)과 둔함(obtundation)은 의식 수준이 경하게 또는 중등 정도로 감소된 환자에게 각각 사용하는 단어이다. 주관적이며 단순히 추가적인 분류로 사용되기도 한다.

② 식물인간 상태

혼수 상태는 대략 2~4주 정도이다. 원인에 따라 어떤 환자들은 결과가 치명적일 수 있으며 또 어떤 환자들은 다시 의식을 회복한다. 약 1/3은 수면-각성 주기는 회복되나, 명백한 인지 기능 장애는 남아있기도 한다. 이러한 상태를 식물인간상태(vegetative state)라고 한다. 혼수 상태인 환자의 14%가 식물인간이 된다. 이들 환자에 대한 끊임없는 윤리적, 법적 논쟁이 일어나곤 한다. 그래서 1991년 Multi-Society Task Force에서 예후를 결정할 알고리즘형 식물인간 진단 기준을 만들었다(표 5-15).

식물인간 상태는 신경병리학적으로 뇌 외상 환자인 경우 미만성 축삭손상(diffuse axonal injury, DAI)과 상관관계가 있고, 비손상성 환자인 경우에는 피질층의 괴사와 상관관계가 있다. 외상 혹은 비외상 모두 뇌간의 구조물은 문제가 없다. 구조적인 병변이 있는 지속성 식물인간상태(persistent vegetative state)의 경우 원인에 상관없이 피질하부의 대뇌 백질이나 시상의 광범위한 손상이 있음을 의미한다.

표 5-15. 식물 인간상태 진단 기준(Multi-Society Task Force,1991년)

식물인간상태

1. 자신과 환경에 대해 의식하는 근거가 없고, 다른 사람과 상호작용을 할 수 없다.
2. 시각, 청각, 촉각이나 강한 자극에 대해서 지속적이고, 생산적이고, 목적을 가지고, 수의적인 반응을 하는 근거가 없다.
3. 언어를 이해하거나 표현하는 근거가 없다.
4. 수면 - 각성 주기가 있어 간헐적으로 깨어 있다.
5. 뇌간과 시상하부의 자율 기능들이 남아있다.
6. 장과 방광의 실금을 보인다.
7. 척수 반사와 뇌간반사 기능이 다양하게 나타난다.

지속적인 식물인간상태

1개월 이상 경과하였을 때

영구적 식물인간상태

비상해성 손상 후 3개월 이상, 뇌 외상 후 12개월 이상 경과하였을 때

③ 최소의 의식상태

이것은 비록 심한 의식 불명을 보이기는 하나 식물인간으로 분류되지 않는다. 최근의 정의를 따르면 심각한 의식변화가 있으나 아주 조금이나마 그러나 분명하게 자신과 환경을 지각하는 행동을 한 증거가 있는 상태를 말한다. 인식하여 행동하는 것이 일정하지는 않으나 반복해서 나타나는 것이다. 이러한 용어를 사용하는 것에 의견의 차이가 있다.

④ 근마비성 실어증

이런 증후를 가진 환자들은 움직일 수 없고 대개는 눈을 감고 누워있을 것이다. 강한 자극에 대한 운동성 반응이 없거나 매우 약하다. 이는 하행운동경로의 손상으로 인한 증상들(강직이나 경련이 없음)을 보인다. 초기 단계에는 식물 인간과의 구별이 어려울 수 있다.

⑤ 감금증후군

감금증후군(locked-in syndrome)은 사지마비, 구음마비, 수평적 안구운동 마비를 보이는 증후군이다. 수직적 안구 운동은 느릴 수 있으며 미약하지만 남아있고 눈을 깜박일 수도 있다. 환자는 주위 환경에 대해서 완전하게 인지하며 깨어 있다. 가장 흔한 원인은 배측 교뇌(ventral pons)의 파괴이다. 대개의 경우 경색이 원인이지만 교뇌 출혈, 중뇌 경색, 중심성 교뇌 탈수초증(central pontine myelinolysis), 뇌간 종양, 다발성 경화증, 뇌염 등이 원인일 수 있다. 길랭 - 바레 증후군과 중증근무력증에서도 비슷한 임상 양상을 보일 수 있다.

(3) 혼수

① 초기 단계

혼수 상태인 환자를 평가할 때 기도(airway), 호흡(breathing), 순환(circulation)의 순으로 시작해야 한다. 즉각적인 소생 여부를 평가한 후, 일반적이고 신경학적인 사정이 수행되어야 한다.

혈관이 확보되면 혈액을 채취하여 혈중 전해질 농도, 신기능 지표들, 암모니아와 혈액 응고를 포함한 간 기능 검사, 동맥혈가스분석 검사 등을 시행한다. 혈청과 소변의 약물 반응 검사와 항간질약의 혈중 농도, 심장효소, 락테이트, 갑상선 및 부신 호르몬, 탄산화 헤모글로빈(carboxyhemoglobin), 혈액배양 검사 등을 하는 것이 적절하다. 경련은 즉각적으로 치료한다. 만일 혼수의 원인을 정확히 알 수 없다면 50% 포도당 50cc를 정맥 주입하고 티아민 100mg을 정맥 주입하여 알코올중독이나 영양부족 환자에서 보이는 Wernicke성 뇌증(encephalopathy)으로 진행되는 것을 막아야 한다. 만일 마약 과용이 의심된다면 즉시 *naloxone*을 투여한다. *Benzodiazepine*의 과량 투약이 의심된다면 *flumazenil* 0.2mg을 줄 수 있다. *Flumazenil*은 삼환계 항우울제가 투여되던 환자에게는 경련을 조장할 수 있으므로 금기이다.

12 lead 심전도와 흉부 방사선 촬영은 거의 모든 환자에게 수행되는 정규 검사이다. 두부 CT는 가능한 빨리 촬영하는 것이 좋다. MRI는 현재 환자 상태에서 의심되는 병변이 있으면 촬영할 수도 있겠으나 대개는 CT만으로 충분하다. 뇌파검사는 사실상 모든 무의식 환자들에게 시행되어야 하며 특히 입원 후 경련이 있었거나 입원 전에도 경련이 발생한 적이 있었다면 시행해야 한다. 만일 허혈성 뇌졸중이 있다면 혈전용해제 사용의 필요성을 사정해야 한다. 감염이 의심되는 경우 항생제 치료가 즉시 행해져야 하고, 요추 천자도 시행해야 한다. 요추 천자는 거미막밑출혈 여부를 CT와 함께 확인하는 목적으로 행해질 수도 있고, 두개내압을 사정하기 위해 시행할 수도 있다. 두개내압이 상승하여 조직 이탈이 있는 경우 초기에 즉각적인 감시가 이루어져야만 나쁜 결과를 피할 수 있다. 확실한 병변(예: 경막외출혈이나 다량의 소뇌출혈의 경우)이 있다면 응급 수술이 필요한 상황이므로 가능한 빨리 신경외과에 의뢰해야 한다. 중추신경계 감염이나 간질지속증(status epilepticus)의 경우도 치료가 늦어지면 현저하게 예후가 나빠진다.

② 전반적 검진

환자의 전반적 양상을 살펴보는 것으로 중요한 단서를 찾을 수 있다. 구토의 흔적이 있다면 두개내압 상승이나 약물 중독의 증상일 수 있다. 실금은 경련발작 후에 자주 있다. 체온은 감염이나 뇌졸중, 갑상선 위기, 약물 독성, 신경성 고체온 등일 때 상승한다. 저체온증은 추위에 노출되어 이차적으로 발생할 수 있는데, 피질과 뇌간의 활동에 손상을 줄 수 있으므로 주의깊게 살펴야 한다. 심박동과 혈압의 이상은 내분비, 대사성 혹은 심장 이상이 원인이다. 고혈압, 서맥, 불규칙적인 호흡이 지속되는 쿠커-쿠싱 반사는 두개내압 상승 및 조직 이탈과 연관있다. 경부경직(neck stiffness)은 감염이나 뇌수막염 또는 거미막밑출혈이나 뇌탈출의 지표이다. 안저 부위의 검진은 유리체 하부 출혈(거미막밑출혈과 연관), 시신경유두부종(두개내압 상승과 연관), 또는 Hollenhorst plaque 형태의 색전성 이물질(경동맥 질환과 연관) 등을 발견할 수 있다.

③ 신경학적 검진

혼수상태를 확진 하기 위해서 목적을 가진 여러가지 반응의 여부를 반드시 점검해야 한다. 다음의 사정 내용들은 구조적 병변인지 독성 - 대사성 침범인지 구분하는데 도움을 주며, 구조적 손상이 있었다면 그 위치를 알아내는데 도움이 될 것이다.

A. 호흡양상의 평가

환자의 호흡양상을 관찰하는 것은 잠정적으로 병변의 위치를 유추하는데 유용한 단서가 될 수 있다(표 3-17 참조).

B. 의식수준과 운동반응사정

환자가 스스로 움직이는가를 먼저 사정한다. Myoclonic jerk과 같은 비정상적인 움직임이 있고 자연스런 자세가 가능하지만 목적을 가진 움직임은 없을 것이다. 그 다음 말로 하거나 가볍게 흔드는 자극을 준다. 만약 반응이 없다면, 안와 상부나 측두하악 관절을 누르거나, 흉골을 마찰시키거나, 손톱에 압력을 가하는 등 강한 자극을 준다. 상부 경추 손상을 입은 환자라면 흉골 마찰이나 손톱 누르기 등의 자극에는 반응하지 않을 것이고 안구 윗쪽을 압박하면 얼굴을 찌푸릴 것이다. 비 대칭적으로 찡그린다면 안면신경이 손상 되었거나 감각경로가 자극되었기 때문일 것이다. 통증에 대한 회피는 혼수상태를 진단하는데 적절하지 않다. 비대칭적인 결함은 운동이나 감각 경로 한쪽이 손상된 것을 의미한다. 만일 바빈스키 징후가 한 쪽만 있거나 반응 정도가 다르다면 하행성 피질 척수신경로(descending corticospnal pathway)의 어떤 부위가 손상되었음을 의미한다.

일부 환자는 고통스런 자극에 대하여 자세로 반응한다. 다리는 뻗고 발바닥은 아래로 구부리고 안쪽으로 발이 돌아가는 제피질경직이나 제뇌경직을 보일 수 있다(그림 3-10). 제피질경직은 적핵(red neuclei) 윗 쪽 중뇌 상부의 병변, 제뇌경직은 중뇌 하부나 교뇌 상부가 손상된 것을 의미한다. 이러한 자세는 변화가 많고 자연스럽게 나올 수도 있으므로, 근래에는 이러한 용어보다는 환자의 반응을 그대로 기술하는 것을 권고한다.

C. 눈의 검진

동공은 대칭성, 반응 정도, 크기 및 형태 등을 관찰해야 한다. 환자의 눈은 안정된 자세에서 검진 초기에 관찰해야 한다. 자연스러운 움직임이 있는가를 주목해야 한다. 그 이후에 대광반사를 검진한다(그림 5-16 참조).

D. 뇌간 기능 검진

각막 반사는 가벼운 면봉으로 각막을 건드려서 검사하거나 양눈에 멸균수를 몇 방울 점적하여 그 변화를 관찰한다. 각막의 감각 신경 분포는 삼차 신경의 첫 번째 분지로 이루어져 있다. 7번 뇌신경(안면신경)의 반응으로 눈을 깜빡이는 것이 정상이다. 안면신경이 손상되면 강한 자극을 주어도 비대칭적인 반사를 보인다. 구역반사는 입천장(palatal arch)의 안쪽부분을 혀 끝이나 면봉으로 자극하여 유발하는 것으로, 9번 뇌신경(설인신경)과 10번 뇌신경(미주신경)을 검진하는 것이다. 기관내삽관 환자에서 미주신경의 감각 기능은 흡인 카테터를 사용하여 기침을 유도하는 것으로 평가한다.

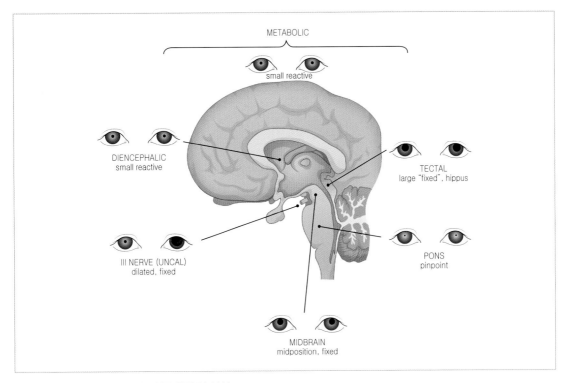

그림 5-16. 병변의 위치에 따른 동공의 이상

④ **추후 관리**

혼수 환자의 추후 관리는 근본적인 원인을 해결하면서 영양과 물리 치료 등을 충분히 지원하여야 한다. 또한 합병증을 예방하기 위하여 감시 한다. 침상 옆에서 뇌혈류검사(경두개 도플러, transcranial doppler), 지속적 두개내압 감시 그리고 간헐적으로 뇌파를 감시하는 것이 좋다.

오래된 환자들은 경피적 위관 삽입을 고려해야 한다. 심부 정맥 혈전증을 예방하기 위해 약물을 사용해야 하며, 위장관 보호 약물도 사용해야 한다. 특수 침상을 이용하여 욕창을 예방하여야 한다.

⑤ **비외상성혼수의 결과평가**

비외상성혼수(nontraumatic coma) 환자의 예후는 원인 질환, 중증도, 기간 등 세가지 요인에 의해 결정된다. 약물이나 대사성 혼수는 가장 예후가 좋아서 47% 정도는 정상으로 회복한다. 저산소증이나 허혈에 의한 혼수는 대개의 경우 지속적인 식물인간이 된다(사망률 58%). 저산소성 혼수는 뇌간 반사여부가 예후와 상관관계를 보인다. 완전한 회복 가능성은 거미막밑출혈이나 뇌졸중 환자의 5%에서부터 감염 또는 대사성 혼수환자는 25%까지 다양하다.

⑥ **외상성 혼수의 결과평가**

외상성 혼수(traumatic coma)를 보이는 환자는 일반적으로 더 좋은 예후를 보인다. 70% 정도는 일반적인 사회생활을 할 수 있는 정도로 좋아진다. 예후와 연관된 결과 연구에 따르면, ① 나이가 젊을수록 잘 회복되고, ② 병변이 내측에 위치할수록 결과가 나쁘며, ③

수술을 받은 환자의 결과가 나쁘다. 다른 후속 연구에서도 환자의 결과를 결정짓는 가장 중요한 변수는 나이였다. 사실상 사망률과 이환율은 나이와 상관이 있다. 경막내 혈종, 뇌출혈, 거미막밑출혈 등은 나이가 많을수록 더 빈번하게 발생한다. 뇌간반사의 부재, 낮은 점수의 GCS, 입원 후 24시간 동안 저산소증이나 저혈압 발생 등은 향후 매우 중요한 예후 인자들이다.

2) 뇌사

(1) 죽음의 개념

사망은 늘 심폐기능의 정지로 여겨왔다. 근래에는 뇌 기능이 소실된 환자가 인공호흡기 치료와 심장 기능을 강화했음에도 불구하고 심폐기능이 정지된 경우를 말한다. 죽음이란 뇌간의 기능이 정지되고 자발 호흡이 없고, 혈압상승제나 여러 가지 치료를 했음에도 심맥관계 허탈이 온 상태라고 정의하는 경우도 있다. 그러한 환자들에게서 "환자의 영혼은 어디로 갔는가?" 라는 의문 때문에 죽음에 대한 신경학적인 분류가 필요하다는 새로운 관점이 생기기도 한다.

미국에서는 뇌사(brain death)로 사망을 선언할 수 있다. 뇌사란, 뇌간을 포함한 뇌의 비가역적인 기능 상실을 뜻한다.

(2) 뇌사의 원인과 빈도

성인에서 뇌사의 가장 흔한 원인은 외상성 뇌 손상과 거미막밑출혈이고, 저산소성 뇌 손상과 전격성 간 부전(fulminant hepatic failure) 등이 그 다음 원인이다. 어린이의 경우 가장 흔한 뇌사의 원인은 약물 중독이며, 오토바이 사고나 질식이 그 다음 원인이다.

(3) 뇌사 판정

다음은 뇌사 판정을 하기위해 현재 통용되는 실무이다.

① 초기 단계

뇌사 판정 기간에 해야 할 전제 조건

- 임상적으로 뇌사임을 증명할 수 있는 급성 중추신경계 파괴에 대한 임상적 혹은 영상학적 증거가 있어야만 한다. 대부분의 경우에 뇌 CT로 가능하다. 조직 이탈과 정중선 변위를 보이는 덩어리나, 전반적인 뇌부종과 같은 결과를 보일 것이다. 그러나 임상 증상과 CT가 일치하지 않을 수 있다. 그러한 경우 CT를 다시 촬영하는 것이 좋다. 요추천자는 전격적인 염증이 의심되는 경우에 도움이 된다. 만일 뇌척수액을 검사하고 CT를 다시 검사했음에도 어떠한 이상도 발견하지 못한다면 뇌사 판정을 재고해야 한다. 원인이 불확실한 혼수 환자는 관찰 기간을 연장하거나 뇌혈류의 부재를 증명해주는 부가적인 확정적 검사가 필요하다.
- 전해질이나 산염기불균형 또는 내분비계 장애 등 내과적인 합병증으로 사정을 정확하게 할 수 없는 경우는 배제해야 한다.
- 약물중독, 독극물이나 근이완제 사용 등에 대한 증거가 없어야 한다
- 체온이 32℃ 이상이어야 한다.

- 심각한 저혈압(수축기 혈압이 90mmHg 이하, 평균동맥압이 60mmHg 이하)이 없어야 한다.

② 임상 검사

혼수 상태, 뇌간 반사 소실, 무호흡 상태 등 세가지 결과가 있어야 명백한 뇌사이다. 6시간 후 반복해서 검진을 한번 더 시행하여 확정한다.

A. 혼수의 확진

촉진을 해도 눈을 뜨지 못하고 모든 사지의 운동 반응이 없어야 한다. 가능한 자극은 손톱을 누르거나 안와 상부를 누르거나 측두하악관절을 누르는 것이다. 또한 흉골 압박도 자주 이용된다. 바빈스키반사, 심부건반사 등은 발한, 홍조, 빈맥 등과 마찬가지로 뇌사 상태에서도 존재할 수 있을 뿐만 아니라, 뇌사 상태라도 강한 자극에 팔의 미세한 움직임이나 손가락 신전 그리고 팔을 구부릴 수도 있다. 또한, 제뇌 또는 제피 자세는 척수 수준에서도 발생할 수 있다. 어깨가 움직이거나 늑간이 움직이는 등 호흡과 유사한 움직임은 인공호흡기의 일회 호흡량이 많지 않더라도 나타날 수 있다. 뇌사의 확정을 위해서는 뇌파 검사나 뇌혈류 검사를 하는 것이 좋다.

B. 뇌간반사 검진

대광반사, 각막반사, 구역반사 등의 뇌간반사가 없어야 한다(표 3-9, 그림 3-3~4 참조). 동공의 크기는 4~9mm 정도이며, 동공의 모양은 난원형의 불규칙한 반응을 모두 보일 수 있다. 턱 반사도 없다. 손톱을 누르거나 안와 상부를 누르거나 측두하악관절을 눌러도 얼굴의 변화가 없다. 인두를 자극해도 구개 반사가 없다. 기관지 흡인을 해도 기침을 하지 않는다. 안구두부반사를 시행할때는 고개를 돌려야 하므로 척추손상 환자에서는 시행하면 안된다.

C. 무호흡 검사

무호흡성 산소포화도 방법은 인공호흡기의 도움 없이 확인해야 한다. 무호흡 검사는 세가지의 조건을 확인한 다음 수행해야 한다; ① 체온 36.5℃ 이상 ② 수축기 혈압 90mmHg 이상 ③ 과거 6시간 동안 수분공급량이 배설량보다 많은 수액균형 유지.

10분동안 100% 산소를 공급하고 호흡수를 10회 정도로 유지하고 산소분압이 200mmHg 이상으로 유지되고 가능한 저탄산증이 교정된 상태를 유지한다. 검사를 시작하기 전에 ABGA 기준치를 먼저 확인해 둔다. 가능하다면 이산화탄소 분압은 35~45mmHg의 정상 범위를 유지하게 한다. 인공기도로부터 흡인 카테터와 인공호흡기를 제거하고 6L/분의 산소를 공급한다. 맥박산소계측기로 산소포화도를 계속 감시한다. 흉곽의 움직임과 복부의 움직임이 있는지 관찰한다. 8~10분 정도 후에 두 번째 동맥혈가스분석을 시행하고 인공호흡기를 다시 연결한다. 가능한 두 번째 동맥혈가스분석 결과가 나올 때까지 무호흡 검사를 지속하고 결과가 "POSITIVE"가 아니라면 세 번째 동맥혈가스분석을 해야 한다.

무호흡 검사 결과가 "POSITIVE"(두 번째 동맥혈가스분석 결과가 이산화탄소 분압이 60mmHg 이상이거나, 기준치 보다 20mmHg 이상 증가)라면 뇌사 판정의 근거가 된다.

만일 어떠한 호흡의 움직임도 없었는데 결과가 "NEGATIVE"라면 검사 진행을 방해 받은 것이다; ① 수축기 혈압이 70~90mmHg 이하로 떨어짐 ② 환자가 저산소증 상태 ③ 부정맥 발생. 이러한 경우에는 뇌파 검사나 뇌혈류 검사와 같은 확정적 검사를 수행해야 한다.

③ 뇌사 판정의 함정

다음과 같은 경우에는 확정적 검사를 시행하는 것이 좋다.

- 심한 안면 외상
- 동공이 비정상이었던 경우
- 진정제나 아미노글리코시드, 삼환계우울제, 항전간제, 화학요법제, 신경근마비제 등이 치사량 수준으로 투여된 경우
- 수면 무호흡이나 심각한 만성적 고탄산증을 보이는 폐질환의 경우

④ 뇌사 확정 검사

성인에서 뇌사 확정 검사는 위에 언급하였던 것처럼 임상 사정을 완전하게 시행한 후에 수행되어야 한다.

A. 뇌혈관조영술

경동맥분지나 윌리스환(circle of willis) 수준에서 충전이 관찰되지 않으면 뇌사 판정을 할 수 있다. 외경동맥 순환이 가능하다면 충전은 superior longitudinal sinus로 지연될 것이다.

B. 뇌파 검사

뇌사 판정이 목적이라면 뇌파검사는 최소 30분 이상 기록해야 하는데, 민감도(sensitivity) $2\mu V/min$, filter setting 0.1~0.3초와 70Hz로 맞추어야 한다. 뇌사상태의 뇌파는 뇌전기 활동이 매우 낮은 평탄파를 보인다.

C. 경두개 도플러

경두개 도플러(transcranial doppler, TCD)는 침상 옆에서 수행할 수 있는 민감도와 특이도가 높은 검사이다. 두개내압이 오르게 되면 도플러 상의 혈류가 변화하다가 결국 없어지게 된다. 이러한 혈류양상의 변화는 두개내압 상승이 전제되기 때문에 큰 범위로 개두술을 시행하였거나 뇌실 배액을 갖고 있는 환자의 뇌사 판정에는 사용될 수 없다.

검사 시 한쪽 동맥만 검사할 것이 아니라 반드시 양쪽 동맥의 혈류를 사정하여야 한다. 두개강 내·외 모두 검사해야 하며 30분의 간격을 두고 시행한다. 두개강 외 검사에는 경 동맥과 척추 동맥이 포함된다.

뇌사를 판정할 수 있는 혈류 양상은 다음과 같다: 반향 혈류(reverberating flow)를 보이거나, 이완기 혈류 없이 수축기 초기에 낮은 증폭(< 50cm/s)과 단순한 스파이크 파형(< 200ms)을 보인다.

D. 단일광자방출단층촬영

단일광자방출단층촬영(single photon emission computed tomography, SPECT)은 뇌 실질로 동위원소의 흡수가 없다면 전형적인 뇌사 상태라고 할 수 있다.

E. 체성감각 유발전위

체성감각 유발전위(somatosensory evoked potential, SEP)에서는 뇌사 상태라면 정중 신경 자극에 대한 N20~P22의 반응이 양쪽 모두 없다.

(4) 장기 기증

윤리적으로 장기 획득은 선행의 개념이다. 뇌사자의 장기는 수혜자의 건강 상태를 개선시킬 수 있다. 의사들은 장기적출 가능성에 대하여 가족으로부터 요청받거나 정식 동의서를 받아야 할 윤리적 의무가 있다. 대부분의 가족들은 고통스럽고 좋지 않은 상황 속에서도 다른 사람의 생명을 구할 수 있다는 사실에 마음이 놓일 수 있다. 미국에서는 인공호흡기를 제거하기 전에 지역 장기기증위원회에 뇌사 환자를 보고하도록 규정되어 있다. 가족들이 장기 기증에 동의했다면 장기가 적출될 때까지 심맥관계 기능과 인공호흡기 도움을 지속한다. 가족들이 장기 기증을 반대한다면 혹은 환자가 적당한 장기 기증자를 찾지 못한다면 의사는 기관지 삽관을 제거한다. 미국에서 대부분의 경우 환자가 자신이 죽을 때 장기를 기증하겠다고 동의한 운전면허증을 갖고 있어도 가족들이 장기 기증에 동의하지 않을 때는 수행할 수 없다.

의료진은 일반 대중들이 뇌사라는 개념을 이해하거나 수용하는데 어려움이 있다는 것을 분명하게 알고 있는 것이 중요하다. 뇌사라는 말은 비가역적인 실제 사망이 아니라 뭔가 다른 상황을 의미하는 듯한 느낌을 주는 거의 부적절한 단어이기 때문이다. 가족들에게 그들이 사랑하는 사람이 사망한 것이고 기계로 환자의 장기들이 유지되고 있다고 의사를 전달하는 것이 장기 이식의 목적을 이루기 위한 방법으로는 더 적당하다.

8. 수술 후 관리

1) 개론

신경외과 수술 후 환자 간호는 수술 후 해야 하는 정규적 업무 뿐만 아니라 중추신경계의 기능에 관한 특별한 지식이 요구되기도 한다.

수술적 중재가 필요한 중추신경계의 병리는 다양하다. 그리고 뇌 손상에 대한 수술적 치료가 다른 기관에는 해로울 수 있다. 이러한 차이점을 이해하고 적절한 치료를 시작하는 것이 기본이다. 신경외과 중환자실에서 근무하는 의료진들은 환자들이 중추 신경계 뿐만 아니라 다른 신체기관에 문제가 생길 수 있다는 것을 항상 염두에 두어야 한다.

수술 전 환자의 내과적 상태는 종종 수술 후 관리를 더욱 복잡하게 할 수 있다. 중환자실 환자에게 효과적인 간호를 제공하려면 신경학적 중재가 신체 항상성에 미치는 효과와 신체 항상성이 신경학적 중재에 미치는 효과를 이해하는 것이 중요하다.

2) 수술 후 일반적 고려 사항

(1) 일반적 사항

신경계 중환자실의 핵심은 신경학적 악화를 즉시 감지하여 진단하고 수술 후 합병증을 관리하는 것이다. 신경계 질환의 많은 합병증은 뇌허혈 이나 두개내압 상승에 의해 초래된다. 원인에 따라 이러한 진행은 회복될 수 있으나, 적절한 시기에 관리가 되었을 때에만 가능하다. 치료 과정 중 문제발견이 늦어져 신경계의 영구적인 손상을 가져올 수 있다.

환자 평가를 여러 시간 미루거나, 주요 영상 검사를 지연시키는 것은 적절하지 않다. 뇌탈출(herniation)과 뇌간 손상이 수 분 이상 진행되거나 동공이 확장 되었을 때 이미 환자는 비가역적인 손상을 입게 된다. 그러므로 환자의 신경계 상태에 관한 사정이 침상에서 의료진에 의해 즉시, 그리고 완벽하게 평가되어야 할 필요가 있다.

(2) 수술 직후 환자의 평가

신경계 중환자 간호의 가장 중요한 첫 단계는 환자가 중환자실에 입실한 즉시 완벽하게 평가를 하는 것이다. 수술 전 검사가 완벽하게 이루어져야 이상적이지만, 때로는 이것이 불가능할 수 있으므로 수술 후 가능한 빨리, 완전한 기초 검사를 수행하는 것이 매우 중요하다. 의사의 경과기록지에 기록되어 있는 수술 전 신경학적 검사가 유용한 자료가 될 수도 있다. 신경계 검사상 어떠한 변화라도 수술 후 즉시 평가되어야 한다.

수술적 중재로 인해 약간의 결함이 나타날 수 있다. 그러므로 신경계 해부학을 완벽하게 터득하여야 하고, 입실한 환자들의 외과적 수술 절차를 파악하고 있어야 한다. 예를 들어 후두엽 신경교종를 제거 한 환자는 시야가 완전히 소실될 수 있다. 대광반사가 느리거나 천천히 깨어나는 것은 마취제나 진정제 투여 1시간 후에 나타날 수 있다. 따라서 어떤 신경학적 결손이 발생한 경우, 수술적 중재 후에 오는 정상적인 결과로 여겨 소홀히 취급해서는 않된다. 기면, 무반응, 편마비나 실어증 같은 부분적 결손은 수술 후 종괴 효과(mass effect)나 두개내압 상승의 단서가 되기도 한다. 수술 후 6시간 이내에 두개내출혈이 발생한 경우 이러한 현상이 나타날 수 있다. 그러므로 수술 직후 이러한 합병증을 신속하게 발견하기 위해서 신경계 검진과 관찰이 중요하다. 신경계 검진은 세부적으로 진행해야 하며 의식 수준, 뇌신경, 말하는 것, 운동 반응, 그리고 시각 검사를 포함하여야 한다.

수술 후 평가는 또한 심장과 호흡기계 관련 요인을 포함한다. 환자가 중환자실에 입실한 직후, 간호사는 심장 및 호흡 감시를 연결하여 지속적으로 관찰해야 한다. 심전도, 산소포화도, 동맥압이 일반적인 감시 장치이다. 종종 뇌실배액관, 두개내압 감시, 중심정맥관, Swan-Ganz 카테터 등이 추가될 수 있다. 수술 직후 인공호흡기를 적용하는 환자들이 있을 수 있으므로 이러한 측정 계수는 환자를 평가하는데 유용하게 활용된다. 또한, 심장 관련 과거력 이나 수술 중 부정맥 발생 또는 혈압이 불안정 했던 환자들은 신경외과 중환자실에 도착하면 12 유도 심전도 검사를 시행해야 한다. 대부분의 신경외과 환자의 경우 헤마토크리트, 전해질, 혈액 응고 인자, 항간질약 수준, 동맥혈가스분석 등의 임상 검사가 시행된다.

(3) 심맥관계

환자들이 직면하게 되는 심혈관계 문제는 다른 외과 환자들이 겪게 되는 것들과 다를 바 없다. 출혈, 저혈량증, 심근경색증, 심부전 등은 환자가 어떤 중환자실에 있든 해결해야 할 문제이다.

① 엄격한 혈압관리

혈압은 필요에 따라 엄격하게 관찰 되어야 하고 교정 되어야 한다. 거의 모든 개두술 (craniotomy) 환자들은 침습적인 혈압 뿐만 아니라 비침습적인 혈압의 감시가 이루어져야 한다. 대부분의 경우에 환자의 기초 수축기 혈압과 유사한 범위의 정상 혈압 상태를 유지한다.

출혈 위험을 줄이기 위해 고혈압은 피하는 것이 중요하다. 반대로 뇌 주위 부종이 있는 경우, 낮은 관류압으로 인한 허혈을 막기 위해 저혈압은 피해야 한다. 때때로 수술 후에는 혈압을 약간 높게 유지하는 경향이 있다.

적절한 통증조절을 해주고 필요하다면 항고혈압제를 사용한다. 대부분의 환자들은 베타차단제(β-blocker)의 간헐적 투여로 혈압이 잘 관리된다. 때로는 안전한 범위 내에서 수축기 혈압을 유지하기 위해 *Nitroprusside* 의 지속적 주입이 필요하다. 그러나 이것은 thiocyanate 독성의 위험 때문에 24시간 이상 지속주입 되어서는 안 된다. 뇌동맥류 결찰술, 혈관재건술 등의 경우 어느 정도의 고혈압을 유지하는 것이 뇌혈관연축과 저관류의 위험을 줄일 수 있다.

② 혈량 보충

신경외과 수술 환자에 있어서 적절한 조직관류를 유지하는 것과 뇌부종을 최소화하는 것 사이에서 최상의 균형을 적절하게 맞추기 위한 정맥내 혈량보충과 수액관리는 논란의 여지가 많다. 일반적으로 복강 내 또는 흉강수술에서는 보여지지 않는 제 3의 공간과 체액의 이동 때문에 대부분의 환자들은 저혈량의 문제가 없다. 만일 혈량보충이 요구된다면 필요에 따라 정상적인 혈량을 유지하기 위해 적극적으로 혈량을 보충해야 한다. 등장성 수액이 대부분의 환자에게 적절한 선택이다. 대부분의 정맥내 혈량보충을 위해 생리식염수를 사용한다. 저장성 수액이나 링거 수액은 동물 실험에서 뇌 수분과 두개내압을 올리는 것으로 알려졌기 때문에, 일반적으로 신경계 환자들에게는 사용되지 않는다.

허혈성 뇌 손상 이후 수액 제한이 뇌 부종을 효과적으로 줄여준다는 증거는 없다. 고장성 생리식염수 혹은 *Dextran*의 사용은 혈관 내 신속한 저장 능력과 뇌 수분을 감소시키는 효과 때문에 권장된다. 그러나 *Dextran*은 잠정적으로 뇌부종을 더 악화시킬 수 있다. 뇌부종은 대부분의 신경외과 수술 후 환자에게서 어느 정도 발생할 수 있다. 따라서 정상 혈량과 정상 혈장 삼투압 유지를 위한 수액요법이 이루어져야 한다.

③ 부정맥

과거력과 신체 검진을 통해 부정맥을 포함한 심장문제가 있는지 확인하고, 과거력과 입원 시 심전도에 근거하여 신경계 질환과 무관하게 적절한 치료가 실시되어야 한다. 심근효소는 급성 심근경색증이 의심되는 모든 환자들에게 확인해야 할 사항이다. 심근경색증은 적절한 심장 기능과 조직관류를 유지하기 위해 엄격하게 다루어져야 할 필요가 있다. 거미막밑출혈 환자들은 때때로 특징적인 심전도 변화와 갑작스런 부정맥을 보인다. 보통 이러한 변화는 초기 출혈 후에 잠깐 발생할 수 있고 심실빈맥, 심실세동, 토사데퐁 (torsade de points) 등을 보일 수 있다. 동맥류 파열 후 갑작스런 환자의 사망 원인 중 내과적인 문제는 부정맥이 대부분이다. 심전도의 변화는 거미막밑출혈 환자의 50%에서 일시적으로 보일 수 있는데, T-파의 역위와 ST 분절의 비정상 또는 Q-T 지연 등이 동반된다.

(4) 호흡기계

신경외과 환자는 종종 의식 변화와 움직임의 감소로 호흡곤란이 쉽게 올 수 있다. 이러한 환자를 돌보는 의료진은 기관내삽관과 인공호흡기 치료에 능숙해야 한다. 폐렴은 신경외과 중환자실에서 매우 흔하기 때문에, 이러한 합병증에 늘 주의를 기울여야 한다. 대부분 폐렴은 흡인이나 객담배출 능력이 떨어져 발생하며 뇌 손상을 받은 환자들은 아주 쉽게 폐렴에 걸린다. 고위 척수 손상 환자들은 강하게 기침하거나 심호흡 하는 것이 불가능할 수 있다. 폐렴 예방에 있어서 환자의 기도 확보가 가장 우선된다. 의식이 있는 환자는 가능한 빨리 움직일 수 있도록 한다. 움직일 수 없는 환자는 잦은 체위 변경과 흉부물리요법 및 흡인이 필요하다. 만일 열이 나고, 흉부 사진 상 침윤, 백혈구 증가, 객담 증가, 객담 배양 검사상 양성 등과 같은 임상적 폐렴의 징후가 있다면 광범위 항생제 치료가 시행되어야 한다.

① 기관절개술

뇌 손상 혹은 신경외과 수술 후 환자는 수 주 또는 몇 달 동안 적극적인 호흡 치료가 필요할 수 있고 인공호흡기 이탈이 어려운 환자가 많다. 기관절개술 시행 시기의 결정은 신경학적 예후 뿐만 아니라 환자의 폐 상태에 대한 주의깊은 평가에 따른다. 성공적인 발관 가능성은 시간이 지남에 따라 감소한다. 천막하부 병변을 가진 환자 중 생존자의 5.8%만이 기관 삽관 8일 후 성공적으로 발관되었다는 연구가 있다. 기관 삽관된 심각한 신경학적 결손을 가진 환자는 인공 호흡기 치료 7~10일 후 기관절개술을 계획하는 것이 적절하다.

② 신경성폐부종

신경성폐부종은 매우 드문 합병증이지만, 보통 두부 손상이나 거미막밑출혈 등과 연관되어 있다. 신경학적 손상 이후에 오는 갑작스럽고 심각한 폐 부종의 기전은 정확하지 않다. 필요에 따라 양압 환기와 이뇨제가 치료에 도움이 된다.

③ 호기말양압

호기말양압(PEEP)는 급성호흡곤란증후군(ARDS) 환자와 같이 폐포 허탈의 위험성이 높은 폐탄성 저하 환자에게 유용하다. 폐정맥압이 높으면 체액이 뇌혈관계로 이동한다는 이론 상의 이유 때문에 잠정적으로 두개내압이 상승될 수 있는 환자는 신중하게 PEEP을 적용해야 한다. 그러나 10cmH$_2$O까지의 PEEP는 임상적으로 두개내압을 의미있게 증가시키지 않으므로 안전하게 사용될 수 있다.

(5) 감염성 합병증

수술 후 환자는 감염과 관련된 합병증이 흔히 있을 수 있다. 앞에서 언급한 폐렴의 가능성과 부동이 그 원인에 속한다. 그리고 침습적 장치를 오래 갖고 있는 것은 신경외과 환자의 감염 위험율을 더 높인다. 도뇨관은 정규적으로 바꾸어야 하고 중심정맥관이나 동맥관, 거미막밑 압력 모니터, 뇌실조루술(ventriculostomy)의 경우 규칙적으로 감염 여부를 평가하고 필요하다면 교체해야 한다.

① 항생제의 예방적 사용

대부분의 수술 후 감염은 일명 포도상구균(staphylococcus)과 연쇄상구균(streptococcus)으로 알려진 피부 상주균에 의한 오염의 결과일 수 있다. 다양한 항생제들이 수술 전 예방 차원에서 투여된다. 그러나 신경외과적 수술 절차는 감염 위험율이 거의 낮아서 일반적으로 항생제의 예방적 사용 원칙을 따른다.

*Cefazolin*은 정맥주입 후 뇌조직에서 치료적 수준을 갖는 것으로 증명되었고 수술 후 가장 흔한 감염균에 강력하게 대응한다. 수술 직전과, 절개 후 24시간 후에 주는 것이 감염의 위험을 줄일 수 있으며 부작용도 줄여준다. 비록 항생제의 예방적 사용을 지지해줄 만한 연구는 없지만, 뇌실 내 배액관, 중심정맥관, 두개내압 모니터, 동맥관과 같은 침습적인 카테터 삽입 시, 대부분 여러 종류의 항생제를 사용하는 것을 권장한다. 이러한 카테터의 보유기간은 감염율과 높은 상관관계가 있다. 항생제가 주입되지 않아도 뇌실 내 배액관이 5일 이상 유지되면 뇌척수액 감염의 발생 가능성은 4배 이상 높다.

② **수술 후 감염**

개두술 환자는 뇌수막염(meningitis), 대뇌염(cerebritis), 뇌농양(brain abscess)을 포함한 감염 합병증에 대한 위험이 있다. 그 밖의 감염 위험이 있는 환자는 이식 후 면역이 억제된 환자 또는 저체온 상태에서 수술이 지연된 환자이다. 환자들에게 고열, 백혈구 증가, 두통의 증가, 수막자극증상, 의식 감소 혹은 부분적인 신경학적 결손이 나타날 수 있다. 만일 뇌 조직내의 감염 가능성이 있다면 환자는 확실한 뇌척수액 정체 여부와, 큰 종괴(mass)를 판별 하기 위해 조영제를 주입한 영상 검사가 먼저 시행되어야 한다. 만일 영상에서 큰 종괴가 판명 되었다면 항생제 투여 전에 요추천자를 통한 뇌척수액 배양검사가 선행되어야 한다. 보통 박테리아성 뇌수막염을 가진 환자들의 요추천자 결과는 호중구증(neutrophilia), 단백질 증가, 혈당 감소를 보이고 그람 염색상 양성으로 나타날 수 있다. 뇌척수액 배양 후 보통 *cephalosporin, vancomycin, gentamycin* 등 광범위 항생제가 병행 투여된다. 항생제 선택은 균주가 규명되는 즉시 좁혀진다. 뇌 조직 내 감염을 치료하지 않으면 신경 기능 손실 또는 사망할 수도 있으므로 최종 배양결과를 기다리지 말고 즉시 치료가 시작되어야 한다. 수술 후 뇌수막염은 보통 그 진행이 느리고 포도상구균이 대부분의 원인이며, 박테리아성 뇌수막염은 전염되지 않으므로 특별한 격리가 필요 없다. 수술 후 뇌수막염은 균주 및 치료 반응에 따라 7~10일 동안 항생제 치료가 이루어진다. 만일 농양이나 경막하 기종(subdural emphysema)이 있다면 외과적 탐색 수술로 종괴나 뼈 판 등의 제거나 배액이 시행되어야 한다. 샘플이 획득되면 즉시 다시 광범위 항생제 투여를 시작하고 균배양 검사 결과에 따라 적절한 약물을 결정한다. 수술을 하였거나 그렇지 않은 경우에도 농양은 적어도 6주간 항생제 치료가 시행되어야 한다.

③ **척추 경막외 농양**

수술 후 드물게 발생하는 합병증이지만, 거의 대부분은 자연적으로 발생하며 디스크 공간의 직접적인 감염이나 다른 곳으로부터 전이되어 발생한다. 당뇨병이 있거나 정맥내 삽입 장치를 가진 사람들이 특히 취약하다. 만일 수술 후 심한 요통, 압통, 열, 백혈구 증가를 보이는 환자가 있다면 경막외 농양을 확인하기 위해 조영제를 사용하지 않은 MRI와 조영제를 사용한 MRI를 응급으로 시행하여야 한다. 이러한 상황은 신경학적 악화를 급속하게 가져올 수 있고, 발생 즉시 비가역적인 변화를 가져올 수 있다. 단순한 척수 압박보다는 기능 회복이 어려운 정맥혈전과 경색을 초래한다. 적극적인 항생제 투여 외에 외과적 배액이 응급으로 시행되어야 한다.

④ **무균성 뇌수막염**

실제 감염이 아니라 화학적 뇌수막 자극에 의해 초래된다. 가장 흔한 원인은 표피성 종양에 반응하는 화학요법을 병행한 수술이다. 증상은 박테리아성 뇌수막염의 증상(발열, 두통, 뇌막증후)과 유사하다. 무균성 뇌수막염은 진단을 내리기 전에 박테리아성 뇌수막염을 먼저 배제해야 한다. 환자의 요추천자에서는 림프구증(lymphocytosis), 단백질 증가, 정상 혈당치, 그리고 세균배양검사의 음성반응 결과를 보인다. 치료는 스테로이드이고, 보통 정맥내 *dexamethasone*으로 약 2주간 투여하며 퇴원 후 지속적으로 감량한다.

(6) 내분비계

① 항이뇨호르몬부적절분비증후군

항이뇨호르몬부적절분비증후군(SIADH)은 보통 뇌수막염과 같은 두개내 감염, 손상에 의해 초래된다. 임상 양상의 특징은 저나트륨혈증(hyponatremia; <134mEq/L), 혈청삼투압 저하(<280mOsm/L), 소변내 혈청삼투압 비율 증가(보통 >1.5:1) 이다. 확진을 위해서 다량의 수분소실을 보이는 환자에게 시행하는 수분 부하 검사(water load test)를 실시해서 실제 소변량을 모니터 해야 한다. 그러나 신경외과에서는 저나트륨혈증의 악화 가능성 때문에 실제로 타당성 있는 검사는 아니다. 보통 임상 진단만으로 충분하다. 보통 환자들은 혼돈, 기면을 보이고 저나트륨혈증이 심각한 경우(<125mEq/L), 경련이나 혼수상태로 진행된다. SIADH의 치료는 보통 대부분의 성인에서 800cc/day 이하로 수분을 제한하는 것이다. 이때 절대로 수분을 주어서는 안 된다. 증상이 심각한 경우에는 적절히 판단하여 고장성식염수를 투여할 수 있다. 성인의 경우 심각한 저나트륨혈증을 교정하기 위해 3% 식염수를 25~50cc/hr로 투여한다. 교정속도는 1.3meq/L/hr를 넘지 않도록 하고 혈청나트륨을 자주 모니터 하는 것이 중요하다.

심각한 저나트륨혈증의 교정을 서서히 하는 이유는 급작스런 교정으로 인한 중심성 교뇌 탈수초증(CPM)의 발생 위험 때문이다. CPM이란 교뇌 백질의 수초가 탈락되어 사지 마비(quadriparesis) 와 뇌신경 손상을 초래하는 질환으로, 보통 영양결핍이나 알콜리즘 환자에게서 볼 수 있다. CPM은 심각한 합병증이므로 저나트륨혈증 교정에 고장성 식염수 사용은 피하도록 하며, 전해질 교정을 주의 깊게 살핀다.

② 요붕증

요붕증은 SIADH와 반대로 생각해 볼 수 있다. 중추성요붕증에서는 환자의 항이뇨호르몬(ADH)이 충분히 분비되지 않는다. 신장이 ADH에 반응하지 않는 말초성요붕증은 드물다. 중추성요붕증은 심각한 뇌 손상이나 시상하부-뇌하수체 경로(hypothalamic-pituitary axis) 장애, 혈청내 고나트륨 혈증, 희석된 뇨가 다량 분비되는 환자에게서 볼 수 있다. 성인에서는 250cc/hr 이상, 소아에서 30cc/hr 이상으로 일정한 소변이 배출되면 즉시 요붕증에 대한 치료 계획이 세워져야 한다. 요붕증에서 소변의 삼투압은 보통 150mosm/L이고, 요비중은 1.005 이하이다. 혈청나트륨과 삼투압은 처음엔 정상이나 지속적인 수분 제한으로 상승된다. 의식 있는 환자는 극심한 갈증을 호소하고 소실된 소변에 대한 보상으로 다음증(polydipsia)을 호소한다. 진단은 보통 이러한 임상증상과 검사 결과에 기초한다. 요붕증의 확진을 위해서 수분억제검사가 시행될 수 있으나, 고나트륨혈증을 악화시킬 수 있다. 만일 환자가 만니톨 같은 삼투성 이뇨제를 쓰고 있다면 소변의 삼투압은 진단을 내리는데 도움이 되지 않으며 혈청나트륨이 더 확실한 진단적 근거가 된다. 무의식 환자들은 혈청나트륨과 삼투성을 정상으로 유지하기 위해 스스로 충분한 물을 섭취할 수 없기 때문에 생명이 위험할 수 있다. 신경외과 중환자실에 있는 환자들은 수분제한에 대한 수액 보충을 하여 정상 혈량(euvolemia) 상태로 만들기 위해 주의 깊은 소변량 측정이 필요하다. 대부분 요붕증은 신경외과적 수술 후 12~36시간이 지나면 저절로 없어진다. 뇌하수체 선종(pituitary adenoma)을 제거한 환자는 대부분 뇌하수체 줄기(pituitary stalk)의 견인으로 인한 손상이 종종 발생하기 때문에 요붕증의 위험이 있을 수 있다. 일시적인 경우 물을 먹게 하고 혈청나트륨을 체크하는 것이 치료의 대부분이다. 소변으로 수분이 소실된 만큼 보충하기 어렵거나 수분 손실이 지연되는 경우 소변 배출을 줄이기 위해 외인성 *vasopressin*을 투여할 필요가 있다. 비강내 *desmopressin*의 투여는 의식이 있는 환자에게 사용할 수 있다. 기관 삽관 되어 있거나 의식이 떨어진 환자의 경우에는 정맥 또는 피하로 필요한 제제를 사용할 수 있다.

*Pitressin*은 뇌사자에게 흔히 사용된다. 뇌사자에게는 이차적으로 시상하부에 의해 항이뇨호르몬이 차단되어 심한 수분소실을 가져오는 심각한 요붕증을 보인다. 만일 환자가 장기 적출 대상자라면 탈수를 막기 위해 *pitressin*으로 심각한 요붕증 조절해야 한다. 이런 경우에는 고나트륨 혈증이 교정될 때까지 소변 양에 맞춰 저장성 수액(D5W 또는 0.45% saline) 1L에 *pitressin* 1U가 섞인 수액을 주입한다.

③ 대뇌염분소모증후군

거미막밑출혈 후 가장 흔히 나타나는 증상이며, 소변을 통해 염분이 소실되는 것으로 저나트륨혈증과 함께 탈수 증상을 보인다. 대뇌염분소모증후군과 SIADH의 구별이 어려울 수 있다. SIADH 환자는 정상적인 혈장용량을 보이고, 대뇌염분소모를 가진 환자는 저혈량을 보이는 차이 때문에 중심정맥압 측정을 통해 혈관 내 용량을 직접 평가할 필요가 있다. 치료는 생리적식염수의 주입을 통해 염분과 수분을 보충해주는 것이다. SIADH로 오진하였을 경우 저나트륨증의 급속한 악화를 가져올 수 있다. 때때로 생리식염수에 반응을 보이지 않는 경우, *fludrocortisone acetate*가 신세뇨관에서의 나트륨 정체를 위해 투여될 수 있다.

(7) 혈액 질환

① 심부정맥혈전증

신경외과 환자들과 밀접하고 자주 발생하는 합병증이다. 압박 스타킹의 사용은 심부정맥혈전증(DVT)의 빈도를 줄여주는데, 이것은 마취 도입 직전에 적용해야 하고 환자가 보행이 가능할 때까지 수술 후에도 유지한다. DVT와 폐색전증의 빈도를 줄이기 위해 수술 후 첫날 신경외과 환자에게 heparin 5000U를 투여하는 것이 안전하다는 연구도 있다. 개두술을 받은 환자들에게 항응고제 치료를 하는 시기가 의사들이 흔히 직면하는 문제이다. 심방세동, DVT, 인공 심판막을 가진 환자, 말초 혈관 질환 또는 경동맥 협착에 따른 이차적 뇌졸중 환자들에서 출혈 위험성 대 혈전성 색전 합병증(thromboembolic complication) 발생 위험률이 고찰되어야 한다. 일반적으로 만일 혈전성 색전 합병증의 위험이 낮다면 개두술 7~14일 후 heparin이나 항응고제를 다시 시작할 수 있다. 그러나 만일 혈전성 색전 합병증이 발생할 수 있는 고 위험 환자라면 개두술 초기 3~5일 내에 항응고제를 시작해야 한다. 출혈위험률이 높은 환자는 적어도 수술 후 24~48시간 동안은 항응고제 치료가 시작되어서는 안된다.

② 응고장애

심각한 뇌손상을 입은 환자는 혈소판감소증(thrombocytopenia), 지연된 PT, aPTT 그리고 FDP 상승을 보이는 파종성 혈관 내 응고장애(DIC)가 나타날 수 있다. 이런 환자들은 가능한 한 정상 응고 계수를 유지 하기 위해 필요에 따라 신선동결혈장(FFP)과 혈소판제제를 주입해야 한다. 그러나 이것만으로는 치료가 힘들고, 상태가 좋아질 때까지 반복적으로 주입되어야 한다.

혈소판 감소증은 종종 *ranitidine, heparin, phenytoin*과 같은 약물에 대한 반응으로 나타날 수 있으며, 이러한 약물들은 혈소판 감소의 다른 원인을 찾을 수 없는 환자의 경우 투여를 중단해야 한다.

(8) 위장관계

심한 두부 손상을 비롯한 신경계 중환자와 스테로이드 치료 기간이 길어진 환자들에게 스트레스성 위궤양의 발생률이 높다. 이들 환자들은 반드시 예방적 투약을 해야 한다. 대부분 *ranitidine*과 같은 위산을 줄여주는 제제가 사용되며 이것은 위궤양에 이어서 발생하는 이차적 출혈의 위험성을 줄여준다. 그러나 위액의 산도도 줄이기 때문에 위의 균 서식이 발생할 수 있고 흡인성 폐렴의 발생 위험을 더 악화시킨다. 스트레스성 위궤양의 위험을 줄이는데 효과적인 *sucralfate*는 위의 산도를 크게 변화시키지 않으므로 대부분의 신경외과 환자에게 안전하게 사용될 수 있다.

(9) 통증 조절과 진정

환자의 안위를 위한 진정제 사용이 실제적인 신경학적 검진을 어렵게 할 수도 있다. *Narcotics*의 과다 투여를 피하면서 환자가 받아들일 만한 안위수준을 유지하기 위해서 통증관리가 필요하다. 대부분의 신경외과 환자들은 다른 수술 환자에 비해 수술 후 통증이 덜하며, 저 용량의 *morphine*이나 *acetaminophen, codein* 등이 통증 조절에 적절하다. 무의식 혹은 실어증을 가진 환자들에게서 혈압상승이나 흥분은 통증이 있음을 의미하는 것일 수 있다.

(10) 수술 직후 합병증

대부분의 수술 후 합병증은 개두술 이후 첫 6시간 이내에 발생하며 재수술이 필요하다. 수술 후 경막하(subdural), 경막외(epidural) 또는 실질 조직(intraparenchymal)의 혈종 등이 그것이다. 그러므로 개두술 후 환자를 중환자실에서 주의 깊게 관찰하는 것은 중요하다. 개두술 후 중환자실에서의 집중적인 신경학적 감시는 신경외과적 시술 유병률과 사망률의 감소와 상관관계가 있다.

① 두개내고혈압

두개내압(ICP) 상승은 중환자실에서 보여지는 흔한 합병증이며, 다양한 병리에 의해 야기될 수 있다. 두통, 구토, 오심을 보이는 두개내압 상승 환자는 의식이 감소되며 때로는 6번뇌신경(외전신경)의 마비 및 편마비와 같은 증상을 보인다. 고혈압, 불규칙적인 호흡, 서맥을 보이는 "쿠싱 반응(Cushing response)"이 두개내압 상승 환자들의 전형적인 모습이다. 정상 두개내압은 안정 시 보통 5~25mmHg로 중심 정맥압과 비슷하다.

신경외과 수술 후 환자의 경우 두개내압 상승의 가장 큰 원인은 수두증, 뇌부종, 종양이나 혈종에 의한 종괴 효과 등이다. 적절한 치료를 시행하기 위해 두개내압 상승의 기저 원인을 재빨리 판단하는 것이 중요하다.

두개내압 상승이 의심되면 뇌 CT를 바로 시행한다. 만약 뇌간 압박 증상이 이미 보이기 시작했다면 정확한 영상을 얻기 전부터 응급 치료가 먼저 시작되어야 한다. 즉시 기도 삽관을 하여 PaCO$_2$를 30~35mmHg 유지하기 위해서 과환기(hyperventilation)를 시행 한다. 두개내압을 악화시킬 수 있는 기침을 억제하기 위해 기도 삽관 전 마비를 유도하거나 진정시키는 것이 안전하다. 과환기는 단기간 동안만 시행하고, 초기 24시간이 지나면 안 된다. Mannitol(0.5~1g/kg)과 같은 삼투성 이뇨제는 뇌 전체 수분량을 줄일 수 있기 때문에 신속하게 주입하면 두개내압을 즉각적으로 줄일 수 있다. 환자의 머리는 심장보다 높게 올린다.

두개내압 상승의 원인에 따른 치료가 이루어지게 되는데, 급성 수두증은 뇌실배액술로 치료될 수 있다. 종괴효과를 보이는 외상성 혹은 수술 후 혈종은 두개내압 조절을 위해 대개 응급 수술로 제거해야 한다. 종종 뇌종양 주변 부위 부종은 고용량 스테로이드에 반응한다. 만일 그것으로 충분치 않다면 가능하면 수술적 종양 제거가 필요하다. 두부 외상 후 부종이 의식을 떨어뜨릴 정도라면 경막하 두개내압감시장치(subdural ICP monitor)를 시작할 필요가 있다. 치료 목표는 뇌 관류압(CPP)을 60~70mmHg로 유지시키는 것이다. 혈청삼투압은 300~310mEq/L로 유지하기 위해 mannitol로 치료해야 하고 두개내압과 뇌 관류압을 유지하기 위해 필요에 따라 가능한 한도 내에서 진정제와 신경근마비제 치료를 시행해야 한다. Mannitol은 혈청삼투압이 310mEq/L 이상이면 두개내압을 줄이는데 도움이 되지 않고 환자의 신부전 위험만 증가시킨다.

② 발작과 간질지속증

발작(seizure) 관리는 신경계 중환자실에서 행해지는 기본 행위 중 하나이다. 대부분의 발작은 단순한 관찰만 필요하나, 1분 이상 지속되는 전신 발작은 적극적으로 치료되어야 한다. 이전에 발작의 과거력이 없는 환자에서 발작은 영상 뿐만 아니라 전해질 불균형도 감시되어야 한다. 수술 후 환자에게서 발작이 나타나면 먼저 수술 후 혈종을 의심해야 한다. 발작 활동이 멈추면 즉시 두부 전산화 단층 촬영이 시행되어야 한다. 수술 후 환자에서 발작의 다른 원인은 농양이나 뇌수막염과 같은 감염으로, 만일 이런 가능성이 발견되면 치료해야 한다.

전신 발작과 간질지속증(status epilepticus)은 응급치료가 필요하다(세부사항은 8장 참조). 발작에 대한 예방적 투약은 신경외과 수술 후 환자에게 필요하다. 대부분의 개두술 환자는 예방차원에서 phenytoin이 투여되며, 혈청치를 10~20mcg/dL로 유지한다. 천막 상부 수술이나 거미막밑출혈 혹은 뇌 실질내 출혈의 경우 보통 예방적으로 항 경련제가 투여된다. 두부 손상을 입은 환자는 뇌 손상 후 단기간 phenytoin을 투여하면 손상 후 발작(posttraumatic seizure)의 위험을 낮출 수 있다. 그러나 이전에 발작이 없었던 환자에게 초기 뇌 외상 후 1~2주까지 연장해서 투여하는 것은 권장하지 않는다. 천막하 병변으로 수술 한 개두술 환자는 발작 위험이 낮으므로 예방차원의 항간질약 투여가 필요 없다.

③ 혈관연축

혈관연축(vasospasm)은 거미막밑출혈이 있는 거의 대부분의 환자들에게 나타나는 합병증이고 뇌혈관의 직경이 감소되어 혈류의 흐름이 방해되는 현상을 말한다. 혈관연축은 잠재적으로 뇌경색을 초래할 수 있는 위험한 문제이다. 혈관연축의 징후는 거미막밑출혈 환자의 70%에서 보여진다. 혈관연축은 보통 출혈 첫 3일 이내에 시작되며, 거미막밑출혈 후 21일 후에도 나타나기는 하지만, 대개의 경우 출혈 후 첫 7~10일 이내에 가장 흔하다. 혈관연축 위험은 환자 입원 시 환자의 Fisher 등급과 상관관계가 있다. 혈관연축은 초기 거미막밑출혈의 결과이며, 동맥류를 제거하는 어떤 외과적 또는 혈관 내 중재 시술과는 관련이 없다.

거미막밑출혈이 있는 모든 환자는 칼슘 차단제인 *nimodipine*을 투여해야 한다. 혈관연축 효과는 뇌 혈류를 증가시키기 위해 "Triple H therapy" 즉 혈액희석(hemodilution), 고혈압, 고혈량 상태를 유지하는 처치를 비롯한 일련의 치료들이 제공되어야 합병증을 줄일 수 있다. 동맥류가 안전하게 처치되면 보통 두 배의 용량을 유지하는 고용량 수액 치료 뿐만 아니라 중심정맥압 10~12mmHg 또는 폐동맥쐐기압 18~20mmHg 유지를 목표로, 간헐적으로 수액을 추가 주입한다. 이것은 고혈량 상태를 유지하는데 도움을 주며 환자의 헤마토크리트를 어느 정도 줄여준다. 이들 두 중재는 모두 잠재적으로 좁아진 혈관의 혈류가 증가되는 것을 돕는다. Swan-Ganz 카테터는 울혈성 심부전에 대한 합병증을 관리하기 위해 대개 심장질환 과거력을 가진 환자에게 삽입한다. 그 밖의 다른 환자에게는 중심정맥관이 혈량 상태를 평가하는데 이용된다. 혈관연축의 징후가 나타나지 않은 환자에서도 거미막밑출혈 후 7~10일 이내에 수액 양의 증가는 유용한 치료이다.

혈관연축의 임상 양상을 지닌 환자의 좁아진 혈관을 혈액이 힘있게 지나가도록 돕기 위해 고혈압을 유도한다. 보통 수축기 혈압을 환자의 기본 혈압보다 15~20% 이상 또는 140~160mmHg 사이로 유지하기 위해 *phenylephrin*이나 *norepinephrine*이 사용 된다. *dopamin*은 다른 두 가지 승압제 만큼 효과가 있지는 않으며, *natriuresis*와 소변량을 증가시켜 잠재적으로 문제를 가져올 수 있으며, 고혈장용량을 유지하려는 것에 방해가 될 수 있다.

"Triple H therapy" 치료기간은 다양하다. 혈관연축의 어떠한 증상도 보이지 않는 환자에게는 보통 출혈 후 7~10일에 중단하고 퇴원 1~2일간은 환자를 더 지켜봐야 한다. 혈관연축의 징후를 보인 환자는 증상이 사라지거나 혹은 혈관 조영 검사상 더 이상의 어떠한 혈관연축 징후가 없어야 회복한 것으로 볼 수 있다.

치료과정에 도움이 되는 경두개 도플러검사(TCD)를 하기도 한다. 혈관연축 기간 동안 좁아진 혈관의 점도는 정상보다 2~3배까지 증가되는 것으로 알려져 있다. 그러한 경향이 정상으로 돌아오면 혈관연축 시기가 끝났다고 볼 수 있고 Triple H therapy 를 종결해도 안전하다. Hyperdynamic therapy에 대하여 주의해야 할 것은 파열된 동맥류가 안전한 경우에 시행되어야 한다는 것이다.

거미막밑출혈이 있는 환자에게 어떠한 신경학적 악화라도 두부 CT가 재빨리 시행되어야 한다. 만일 그 CT에서 재출혈이나 수두증이 없더라도 혈관연축을 그 원인으로 생각해 볼 수 있다. 두부 CT를 확인한 후, 혈관연축을 확인 할 뿐만 아니라 혈관 내 중재 가능성을 판단하기 위하여 뇌혈관조영술이 응급으로 시행되어야 한다. 좁아진 혈관의 풍선혈관성형술(balloon angioplasty)이나 화학적 혈관성형술(chemical angioplasty, papaverin이나 nicardipine)은 혈관연축의 정도를 완화시키고 혈류를 증가시키는데 도움이 된다. 물론 CT scan상 큰 범위의 경색이 보인다면 출혈 위험성 때문에 금기이다. 환자가 혈관연축의 임상 증상을 보이는 즉시 14일간 또는 증상이 해결될 때까지 그리고 혈관 조영 검사상 더 이상 어떠한 혈관연축 징후가 없을 때까지 Triple H therapy가 시행되어야 한다.

④ 동정맥기형

동정맥기형(arteriovenous malformation, AVM)은 기형 병소와 뇌 실질 주변에 뇌 혈역학 (cerebral hemodynamics)이 변하게 된다. 뇌혈류 자동 조절 기전이 비정상화 되며, AVM 주변 조직에 만성적으로 저관류 상태를 보인다. 이 질환의 혈류 흐름은 table xenon-enhanced CT 혹은 단일광자방출단층촬영(SPECT)으로 수술 전과 후에 모두 평가되어야 한다. AVM 절제 수술 후 주변 조직에 혈류의 흐름이 증가하여 뇌 부종과 출혈의 위험이 증가한다. "정상관류항진(normal perfusion breakthrough)"라 일컬어지는 이러한 현상은 AVM 주변의 혈류 자동조절 장애로 인한 것으로 추정된다. 크고 혈류가 증가되어 있는 AVM은 정상관류항진가능성이 매우 높다.

신경외과 중환자실에서는 출혈을 감소시키기 위해 수술 후 적어도 24~48시간 동안 엄격하게 정상 혈압을 유지하는 것이 중요하다. 출혈이 정상관류항진에 의해 발생하기도 하지만, 수술 후 출혈의 가장 흔한 원인은 실제로 AVM의 불완전한 절제에 의한 것이다. 수술 후 혈관 조영은 수술 부위에 남겨진 비정상 혈관들을 평가하기 위해 정규적으로 시행된다.

⑤ 뇌척수액 누출

신경외과 환자에게 뇌척수액 누출은 흔한 합병증이다. 그러나 수막염이나 뇌 농양과 같은 더 심각한 합병증을 유발할 수 있으므로 조기에 발견해내는 것이 중요하며, 기저골절 (basal skull fracture)이나 경접형동접근술 시 발생할 가능성이 높다.

측두골이나 체판(cribriform plate) 골절 환자는 뇌척수액 이루(CSF otorrhea)나 뇌척수액 비루(CSF rhinorrhea)의 위험이 있다. 이런 환자들은 귀나 코로 뇌척수액 같은 액체가 흐르거나, 짭짤하고 달콤한 맛이 느껴짐을 호소한다.

뇌척수액 비루는 환자가 윗몸을 일으키거나 무릎 사이로 머리를 숙일 때 흔히 나타난다. 만일 의심이 된다면 액체를 모아 혈당 검사를 해볼 수 있다. 뇌척수액은 혈청 포도당 농도의 약 60% 정도를 보이지만 정상적인 콧물은 일정 농도의 포도당을 함유하고 있지 않다. 두개 골절로 뇌척수액 비루나 이루를 보이는 환자는 대개의 경우 예후가 좋다. 이런 환자들은 절대 안정을 요하며 0~30도 정도만 두부상승을 유지한다. 90% 정도 대부분의 환자에서 특별한 추가적인 처치 없이 5~7일만에 누출은 없어진다. 항생제의 예방적 사용은 수막염(meningitis)을 줄여주지 못할 뿐 아니라 내성을 증가시키는 결과를 초래하므로 추천되지 않는다. 5~7일이 지난 후에도 지속적인 뇌척수액 누출을 보이면 요추천자를 통해 거미막밑 배액관을 삽입하여 시간당 5~15cc의 속도로 배액 해야 한다. 뇌척수액이 흐르기 쉬운 낮은 압력을 유지함으로써 누공 부위의 뇌척수액 누출을 줄여서, 누공 부위를 막게 한다. 만일 요추 배액(lumbar drainage)을 시행한 지 5~7일이 경과한 후에도 뇌척수액의 누공이 보인다면 경막 결손 부위의 재건술이 필요하다.

안장(sella turcica)이나 후두와 개두술(posterior fossa craniotomy), 경접형동접근술 (transphenoidal approach) 후에 발생한 뇌척수액 누공을 가진 환자들은 보다 어려운 경과를 보인다. 당뇨, 장기적인 스테로이드의 사용, 뇌수막의 동종이식 등의 경우에는 수술 후의 치유를 더디게 하거나 뇌척수액 누공이 생길 가능성이 높다.

안장의 경접형동접근술 후 발생한 뇌척수액 누공은 치료하기가 매우 어렵다.

만일 안장과 접형동의 시험적 수술이나 재 봉합(repacking)을 다시 시행하여도 문제가 해결되지 않으면 재건술을 위해 개두술을 시행해야 한다. 일부 환자에서는 후두와에서 경막 결손 부위를 봉합하기 위해 사용된 소의 심막때문에 감염이 될 수도 있다. 이런 화학적 수막염은 두개내압을 상승시키고 뇌수막 봉합부위를 통한 뇌척수액 누공을 더 악화시킨다.

후두와 수술 후 가성수막탈출증(psuedomeningoceles)은 잘 발생하지 않지만, 만일 양이 많거나 절개부위를 통한 누출이 있다면 적극적인 치료를 시작해야 한다.

수술 후 뇌척수액 누공이 발생한 환자들은 대개 자연적으로 치유되지 않기 때문에 일반적으로 즉각적인 요추 배액이 필요하다. 배액관이 삽입되면 뇌척수액의 감염 여부를 관찰해야 하며, 감염되었다면 치료해야 한다.

만일 화학적 수막염 양상을 보이면 감염 반응을 줄이기 위해 스테로이드 치료를 시작해야 한다. 요추 배액 5~7일 후에도 뇌척수액의 누출이 지속되며 수술 창상의 치유가 지연되거나 감염 증상을 보이면 재수술이 필요하다.

⑥ 두부 손상

외상성 뇌손상(traumatic brain injury, TBI)은 대개의 경우 신경외과중환자실의 입원이 필요하다. 어떤 환자들은 GCS나 간단한 신경학적 사정도구를 통해 응급실에서 빨리 신경학적 상태를 평가해야 한다.

만일 TBI의 병력이 있거나 신경학적 평가상 완전하지 않다면 초기 상태 평가와 혈역학적 안정이 이루어지면 바로 두부 CT를 시행해야 한다. 경막하 혹은 경막외 혈종 같은 병변은 즉시 수술로 적출을 해야 한다. 개방성 두개 골절이나 관통상 또한 그 중증도에 따라 수술적인 중재가 필요할 수 있다. 비개방성 뇌손상에는 많은 유형이 있으며 모두가 수술적 중재를 필요로 하지는 않지만 중환자실에서의 집중적 감시와 지원이 필요하다.

뇌좌상(contusion), 외상성 거미막밑출혈, 미만성 축삭 손상(DAI)은 모두 두부 손상 후에 나타날 수 있다. 신경계 중환자 전문의에게 가장 중요한 것은 환자들의 신경학적 평가를 감시하는 것이다. 만일 입원 시 CT상 뚜렷한 병변을 가지지 않은 환자의 GCS가 8점보다 적다면, 두개내압 측정을 위해서 필요에 따라 거미막밑 두개내압감시 장치를 삽입해야 한다.

신경학적 사정에서 첫 24~48시간에 뇌 좌상이 나타날 수 있으며 때때로 수술적 감압이 필요할 정도로 커질 수 있기 때문에 CT를 주기적으로 시행해야 한다.

진정제와 진통제는 환자의 안정을 위해 필요에 따라 사용될 수 있다. 1~2시간마다 정확한 신경학적 평가를 위해 진정제는 반감기가 짧은 약물을 사용해야 한다. 수술적 중재가 성공적이었다면 환자는 신경학적 평가상 안정적일 것이고 그 이후에는 지지간호가 필요하다. 물리 치료 뿐만 아니라, 인공호흡기 치료와 영양적 지원이 필요할 수도 있다. 예후는 초기 손상의 정도에 따라 다양하다. 입원 시 CT 결과와 그에 따른 GCS점수는 장기적 예후를 가장 잘 예측할 수 있는 지표이다.

⑦ 뇌사

대뇌 기능 정지로 죽음을 선언하는 것은 신경계 중환자 전문의에게 가장 어려운 일 중의 하나이다. 대부분의 나라들은 뇌사(brain death)를 심폐 정지로 인한 죽음과 법적으로 동일시하며 뇌사 진단을 위한 특정한 기준을 갖고 있다. 보통 두 번의 뇌사 판정 평가가 최소 6시간 전에 시행되어야 한다. 그러나 혈역학적으로 불안정하거나 무호흡 검사를 견딜 수 없는 환자의 경우는 다른 검사가 이루어져야 한다. 뇌 혈류가 중단되었음을 증명할 수 있는 경두개 도플러검사, 뇌혈관조영술이나 핵 동위원소를 이용한 뇌관류 검사를 한다. 뇌파검사는 대뇌의 전기적 활동의 소실을 설명해 준다(윤리적 측면은 1장 뇌사 참조).

장기 기증이 결정되면 정상적인 혈압과 혈량을 유지하기 위해 최대한 집중적으로 지원 해야 한다. 심장, 간, 신장의 관류를 유지하기 위해 혈압 상승제가 필요할 수도 있고 *vasopressin*의 투여를 필요로 하는 요붕증이 생길 수도 있다. 장기 기증은 일반적으로 10~16시간 정도 걸리며, 이 시간 동안에 조직 관류를 유지하기 위해 지속적이고 적극적인 치료가 필요하다.

9. 신경계 중환자간호의 성과 평가

보건 의료에서의 성과란 어떠한 중재나 행동에 대한 대상자의 변화나 결과를 의미한다. 여기에서 대상은 환자, 가족, 학생, 다른 치료자들, 구성원 등이 될 수 있고, 중재 대상을 총괄적으로 의미할 때는 기관 자체를 의미하기도 한다.

상급간호실무에서 성과 측정은 간호계의 이슈이며 전문간호사 업무수행 결과에 대한 연구는 필수적이다. 전문간호사 수행의 결과를 측정하는 과정은 매우 복합적이다. 전문 간호사 효과성 연구에서 주로 사용되는 성과지표는 간호 관련, 환자 관련, 수행관련 지표로 나누어 볼 수 있다(Ruth M. Kleinpell, 2001)(표 5-16).

의료 성과 연구는 일상업무 수행의 효율과 유용성을 결정하고자 하는 보건의료 제공자들의 연구 활동에 의해 얻어진다. 신경계 중환자 간호의 성과는 임상적 신경학계와 간호계에서 제기되는 흥미 분야이다. 성과 연구와 신경계 중환자 간호는 모두 발전되고 있는 새로운 분야이다. 여기에서는 전문간호사 업무 분야 중 신경계 중환자간호의 성과에 국한하여 소개하고자 한다.

1) 신경계 중환자간호

광의의 신경계 중환자간호는 병력 청취에서 간호, 소생술시 참여를 포함한다. 신경계 중환자 간호는 신경과와 신경외과적 질병과 같은 분야에 초점이 맞추어진 임상적 신경학 분야의 특수 분야로 원발적인 신경학적 질병 또는 2차적인 신경학적 질병, 그리고 중추 또는 말초 신경계에 영향을 받을 수 있다. 이것은 신경계병동과 중환자실 환자의 신경계 특수 취약점 또는 다른 응급 상황에서의 질병에 대한 이해를 포함한다. 또한 이러한 상황에서 빈번히 일어나는 질병의 이해와 진단의 방법, 사정, 치료, 예방과 관리를 요구한다. 신경계 중환자 간호는 응급 신경학, 신경 외과학, 응급 의학, 수술, 간호와 사회 사업가 등

표 5-16. 전문간호사 효과성 연구에서 사용되는 성과 지표

간호 관련	환자관련
비용 재원일수 입원 중 사망률 (어떠한 질병의) 사망률 (어느 한 지방의) 질병률, 환자율 재입원률 약물 부작용 발생률 처치 성공률/합병증 외래 대기시간 환자와 함께한 시간 환자 당 방문횟수 입원 횟수 검사 건수 약 처방률 보편적 의료문제 관리 상담 횟수 유아 예방주사 진단적 검사 처방 긴급 가정 방문 수 수혈 횟수 정맥주사액 량 TPN 사용 산전/산후 방문 저체중아분만율 제왕절개 분만률 유도분만 건수 Fetal monitoring 사용 겸자 분만 Apgar 점수 유아 성장과 발달	환자 만족도 환자간호 접근성 환자 순응도 환자 불만 건강 유지 직장복귀 스트레스정도 지식 혈압조절 식이와 체중조절 혈당치 외래대기시간 응급실 대기시간 약물 부작용 알코올 소비량
	수행관련
	간호의 질 대인관계 기술 술기의 질 기록의 완성도 역할별 배당시간 전문간호사 직무만족도 임상역량 수행순위 협동 처치 합병증률 의사 채용 및 유지 의사(MD)들의 절약된 시간 의사 업무과다에 미치는 효과 좋은 실무지침의 이행 보편적 의료문제 관리에 대한 지표점수

의 의료 전문가와의 연계를 포함한다. 중환자 간호와 응급 신경학의 발달은 신경학적 기능 장애와 신경계 질병을 가진 환자군의 특수한 건강 요구와 이 분야에서 학문 간의 연계가 요구됨을 인식하게 된다.

2) 성과

삶의 궁극적 결과는 죽음이고, 죽음은 종종 중환자 간호의 성과지표가 된다. 중환자실의 임상 연구에서 조기 사망이나 예상치 않은 사망을 정상사망과 구분하는 것과 같이 사망을 구체적으로 분석하여야 한다. 그러나 우선적으로 생존하는 중환자 질병의 결과 측정은 기능으로 측정된다. 기능을 측정하는 도구 중 하나 인 Barthel Index(표 5-17)는 신경근육 또는 근골격계 질환을 사정하기위해 일상 생활 수행 능력를 측정하고자 1965년에 개발되었다. 이 수행 지표는 수행 능력의 관찰에 의한 것으로 왜 그것이 안되는 것인지에 대한 내용이 없는 것이 한계이다.

표 5-17. 바델 일상생활수행능력척도(Barthel activities of daily living index)   최고점: 100점

항목	점수			
	0	5	10	15
1. 식사하기	혼자 불가능	도움필요	혼자서 가능	
2. 침대에서 의자로 이동하기	전적인 도움 필요, 앉지도 못함	도움 필요, 앉을 수 있음	약간의 도움	혼자서 가능
3. 세수/머리빗기/양치질/면도	도움 필요	혼자서 가능		
4. 화장실 사용	도움 필요	약간의 도움	혼자서 가능	
5. 목욕하기	혼자 불가능	혼자서 가능		
6. 보행	보행 불가능	휠체어 타고, 혼자 이동 가능	약간의 도움으로 보행 가능	보행 가능 (지팡이 사용 포함)
7. 계단오르내리기	불가능	약간의 도움으로 가능	혼자서 가능	
8. 옷입기	전적인 도움 필요	약간의 도움 필요	혼자서 가능	
9. 소변가리기	거의 못함 (또는 요도관 사용)	가끔 실수	정상	
10. 대변가리기	거의 못함 (또는 관장 필요)	가끔 실수	정상	

신경 의학과 재활의학 분야가 발달하면서 그 분야 전문가들에 의해 새로운 척도가 개발되었으며 중환자실에서 재활이 시작된 이래로, 환자 간호에 이러한 척도들이 사용되고 있다. 이 중 가장 폭넓게 사용되는 척도는 FIM (functional independent measure)으로 표 5-18에 18개 항목으로 구성되었으며, 많은 재활 기관에서 사용되고 있다.

신경계질환과 이로인한 합병증은 중증도에 따라 즉각적으로 대상자의 생명을 위협할 수 있으므로 임상실무에서 대상자의 중증도에 대한 정확한 평가를 할 수 있는 지표들이 사용되고 있다. 많은 중환자실에서 Acute Physiology, Age, Chronic Health, Age, Chromis Health Evaluation (APACHE)(표 5-19), Simplified Acute Physiology Score (SAPS), Mortality Probability Model (MPM) 등을 이용하여 환자가 중환자실에 입실한 첫 날에 전반적인 상태를 평가하여 중증도를 확인하고 사망률을 예측한다. 이러한 지표들은 여러차례 개정을 거쳐 임상에서 활용되고 있다.

많은 연구에서 신경계 질병의 특정 진단이 아닌, 건강의 정서적인 면과 사회적인 부분과 같은 비신체적 요소도 중요시 하면서 삶의 질을 평가하고 있다. 보편적으로 사용되고 있는 도구로는 The Short Form 36 Health Survey (SF-36), 뇌졸중 삶의 질(Stroke Specific Quality of Life, SS-QoL) 등이 있다.

비용은 그 중요성이 강조되고 있지만 측정하기 어려운 결과중 하나이다. 치료 및 간호의 실제 비용이 요구되어지지만, 실제 치료 및 간호의 비용과 다를 수 있다. 따라서 환자 진료 비용 조사에서 치료의 직접적인 비용과 함께 다른 간호 제공자나 고용인들에게 드는 간접 비용을 포함해야 한다.

3) 신경계 중환자간호의 성과

최근 신경계 중환자 간호의 결과 연구의 동향은 일반 기능 척도와 종합적인 건강 상태 척도, 특정 진단의 척도를 포함한 척도들을 조합하여 사용하고 있는 것이다.

(1) 두부 손상

두부 손상 환자들의 상태 및 결과 평가에는 GCS와 글래스고성과척도(glasgow outcome scale, GOS)가 유용하다(표 5-20). 두부 손상평가와 비록 다른 질병의 진행에 필요치는 않더라도 이 두 척도는 혼수의 측정을 위해 사용되어 왔다. 두부 손상 환자에서 이런 초기 의식수준의 측정은 가장 일반적이고 중요하다. 그러나, 이런 개개의 항목들을 지지하기 위해 다른 결함의 측정을 위한 도구개발이 조심스럽게 시도되고 있다.

표 5-18. Functional Independent Measure(FIM)

자가 간호

먹기
구르기
목욕하기
상의 입기
하의 입기
회음부 간호

괄약근 조절

방광 관리
장 관리

움직임

침대, 의자, 휠체어로의 이동
화장실로의 이동
목욕탕으로의 이동

이동

걷기
휠체어
계단

의사 소통

이해
표현

사회적 인지 능력

협력
문제 해결

표 5-19. Acute Physiology, Age, Chronic Health Evaluation(APACHE)

1. 급성 생리적 변화

체온	혈장 크리아티닌
표준 동맥압	혈장 요산 질소
심박동수	소변량
호흡수	헤마토크릿
산소 포화도	백혈구수
동맥혈 pH	빌리루빈
혈장 나트륨	알부민
혈장 칼륨	GCS

2. 연령

3. 만성 건강상태

표 5-20. Glasgow Outcome Scale

5 좋은 회복
4 중증의 기능 장애
3 심각한 기능 장애
2 일시적 식물 인간 상태
1 죽음

표 5-21. Modified Rankin Scale (mRS)

단계	내용
0	무증상
1	증상은 있더라도 뚜렷한 장애는 없고 일상의 업무나 활동은 모두 수행할 수 있음
2	경증정도의 장애 : 이전의 활동을 모두 수행할 수는 없더라도 자신을 돌보는 일상 활동을 독립적으로 수행할 수 있음
3	중등도의 장애 : 일상생활에 타인의 도움을 필요로 하나 독립적으로 혼자 걸을 수는 있음
4	중상정도의 장애 : 타인의 도움 없이는 걸을 수도, 신체적 욕구를 충족할 수도 없음
5	심한 장애 : 누워서 지내고 실금이 있으며 계속적인 간호가 필요함
6	사망

(2) 뇌졸중

뇌졸중 연구 분야에서 혈전 용해와 신경계 예방적 치료는 결함의 중증도를 측정하기 위해 새로운 척도들을 개발하여 왔다. 이것들은 Scandinavian Stroke Scale (SSS), National Institute of Health Stroke Scale (NIHSS), Canadian Neurological Scale, European Stroke Scale과 다른 다양한 척도들이 있다. 이러한 척도들은 모두 표준 신경계 검진의 다른 구성을 보였으며 대부분의 자극의 척도들이 종종 사용되어 왔다. 보통 뇌졸중에서의 기능 수행 척도로는 신체 기능을 평가할 수 있는 modified Rankin scale (mRS)(표 5-21)이 사용된다. 그리고 최근에는 Stroke Impact Scale (SIS)과 같은 질병과 관련된 건강 상태를 평가하는 지표를 개발하기 위해 노력하고 있다. SIS는 신체적, 정서적, 의사 소통 그리고 사회 참여의 영역을 포함한다.

4) 신경계 중환자간호 성과 연구의 발전 방향

최근 연구들은 신경계 중환자 간호 환자들에게 적용한 새로운 이론의 효용성에 초점 맞추어져 있다. 그러나 앞으로 심층적 연구를 위한 모델 또는 연구의 근거로 이용될 수 있는 신경계 중환자 간호와 관련된 소수의 연구들이 있다.

그 예로 처치과정 중심간호(procedure-oriented care)에서의 연구이다. 어려운 치료 과정에서는 '더 많이 수행해 볼수록, 수행 능력이 더 나아진다' 와 같이 대상 환자의 수와 향상된 결과가 관련이 있다는 연구가 있다. 이 연구 결과는 같은 환자군의 중환자 치료 및 간호에는 적용할 수 있으나, 의료진의 기술이 어느 정도 공헌하는 지에 대한 연구는 없다.

이런 이슈들은 외상성 두개 손상 병동에서도 시행되고 있다. 가장 좋은 연구는 외상 센터와 일반 병원의 효용성에 대한 비교 연구였다. 심한 손상을 가진 환자에서의 사망률이 일반 병원보다 외상 센터에서 감소를 보였다(Solomon, 1996).

뇌졸중 분야에서 뇌졸중 센터와 환자 경과의 향상에 대한 효용성이 두드러지는 연구가 있다. 뇌졸중 센터에서의 치료가 일반 병동에서의 치료보다 장기적 이득을 주었다. 내과적 치료에는 차이가 없이 오직 초기 특수화된 뇌졸중 센터에서의 치료만이 차이를 두었다.

5) 결론

신경계 중환자 간호 분야는 아직 초기 단계로 세분화된 성과연구는 미진하다. 이런 분야의 발달로, 신경계 중환자실에서의 업무에 연구를 기반으로 하는 많은 변화가 만들어질 수 있는 좀 더 진전된 연구를 시도해야 한다. 중환자 간호의 성과를 측정하기 위해서는 대상자의 기능, 신체와 정신의 건강, 비용과 과정의 변화, 그리고 삶의 질을 측정할 수 있는 편리하고 신뢰도 높은 도구들이 필요하게 될 것이다.

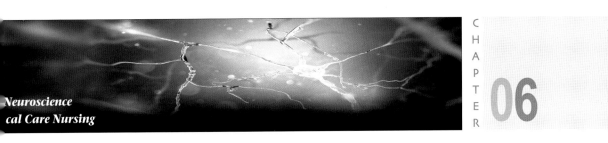

뇌혈관 질환

세계보건기구(World Health Organization, WHO)에서는 1970년대 '갑자기 생긴 혈관성 기원의 신경학적 증상으로 24시간 이상 지속되거나, 24시간 이내 사망에 이르게 되는 것을 뇌혈관질환(cerebrovascular accident, CVA)이라 정의하고, 흔히 뇌졸중(stroke)이라 부른다. 24시간이라는 시간 제한을 두어 24시간 이내 혈관성 기원의 신경학적 증상이 완전 회복되는 것을 일과성허혈발작(transient ischemic attack, TIA)이라 달리 구분하였지만, 크게 뇌졸중에 포함시키고 있다. 그러나 최근 MRI의 발달로 임상적으로는 일과성허혈발작을 보이지만 이 중 48%에서는 증상을 설명할만한 병변이 발견되는 경우도 있다. 최근에는 증상의 지속 시간에 관계 없이 영상에서 증상을 설명할만한 병변이 있을 시 이를 뇌경색에 포함시키자는 주장도 대두되고 있다.

뇌졸중은 크게 허혈성 뇌졸중(ischemic stroke)과 출혈성 뇌졸중(hemorrhagic stroke)으로 분류할 수 있다. 허혈성 뇌졸중은 흔히 뇌경색(cerebral infarction), 출혈성 뇌졸중은 뇌출혈(hemorrhage)이라고 부른다. 뇌경색과 뇌출혈의 유병비율은 미국의 경우 90% 대 10%이며, 우리나라는 과거에는 50% 대 50%로 비슷한 비율을 보였으나 최근에는 85% 대 15% 정도로 뇌경색의 발생율이 현저히 증가하고 있다. WHO에 따르면 뇌졸중은 전 세계적으로 두 번째로 중요한 사망원인이고, 우리나라의 경우 단일 질환으로 사망원인 1위, 장애 발생 1위를 차지하는 질환이다. 또한 인구의 노령화로 이런 추세는 가속화될 것으로 보이고, 이에 따른 사회경제적 부담 또한 매우 증가될 것으로 생각된다. 따라서 뇌졸중을 잘 알아서 빠르고 적절한 치료를 받게 함은 물론, 일차 예방 및 이차 예방을 위해 관심을 기울여야 한다.

1. 허혈성 뇌졸중

1) 정의와 병태생리

(1) 정의

어떤 원인에 의해 뇌혈관이 갑자기 막혀 뇌혈류가 점차 줄어들거나 차단됨으로써 뇌 조직에 손상을 주고, 이로 인해 나타나는 증상을 허혈성 뇌졸중이라 한다. 일과성허혈발작

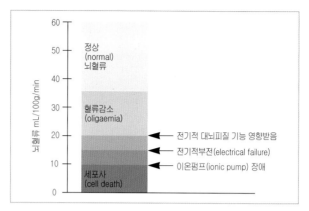

그림 6-1. 뇌혈류에 따른 뇌신경세포의 손상정도

은 일시적인 신경학적 증상이 나타났다 수분 혹은 수시간 이내 완전 회복되며, 이로 인한 뇌 조직의 손상은 없을 수 있다. 하지만 일과성허혈발작을 보인 환자의 경우 24~48시간 이내 약 50%에서 뇌경색이 재발될 위험이 높으므로 뇌경색과 똑같이 치료하고 원인 규명이 되어야 한다.

(2) 뇌혈류 변화와 조직 손상

뇌혈류량(cerebral blood flow, CBF)은 정상적으로 약 50mL/100g/min의 혈류가 뇌에 공급된다. 뇌는 혈류량의 변화에 따른 자동조절기능(autoregulation)을 가지며 국소뇌관류압(regional cerebral perfusion pressure, rCPP)이 감소하게 되면 혈관 확장에 의한 국소뇌혈액량(regional cerebral blood volum, rCBV)이 증가하게 된다.

그러나 어떤 원인에 의해서든 뇌혈류의 감소가 일어나게 되면 그 정도에 따라 뇌조직의 생화학적, 생리학적 변화가 순차적으로 일어나게 된다. 즉, 혈류량이 감소되면 산소 공급이 줄어들지만 자동조절능력에 의해 뇌세포 대사에 미치는 영향을 줄일 수 있다. 하지만 지속적으로 혈류량이 감소되면 혐기성 대사가 증가하고 전기적 활동에 장애가 일어나 뇌파나 유발전위 등의 검사상에서 이상소견이 관찰된다. 뇌혈류가 12~15mL/100g/min 이하로 감소하면 비가역적인 뇌 손상을 초래하고 뇌신경세포는 괴사에 빠지게 된다(그림 6-1).

2) 뇌경색의 발생 기전에 따른 분류

(1) 죽상경화성 뇌경색

죽상경화증(atherosclerosis)이란 동맥혈관벽에 콜레스테롤 등이 침착하여 혈관내경이 좁아져서 혈류 장애를 초래하는 질환을 의미한다. 죽상경화의 진행 경과는 먼저 혈관내막이 비후되면 대식세포 혹은 거품세포가 활성화되고, 지방이 축적되어 내막비후가 좀더 진행하게 되면서 지방핵을 가지게 된다. 지방핵은 섬유화로 둘러싸이게 되고 이것이 파열되면서 색전을 유발시키기도 한다.

죽상경화증은 큰 동맥 혹은 중간 동맥에 주로 생기고, 혈관이 갈라지거나 구부러지는 부위에 잘 발생한다(그림 6-2). 뇌혈관의 경우 경동맥갈림(carotid bifurcation), 경동맥사이폰(carotid siphon), 전대뇌동맥(anterior cerebral artery, ACA), 중대뇌동맥(middle cerebral artery, MCA) 후대뇌동맥(posterior cerebral artery, PCA)의 기시부, 척추동맥(vertebral artery)의 기시부 등이다. 통상 혈관 내경이 50% 이상 좁아지면 혈역학적인 문제를 일으키는 경우가 많으며 임상적으로 70% 이상 좁아진 경우 수술이나 방사선을 이용한 중재술을 고려하게 된다.

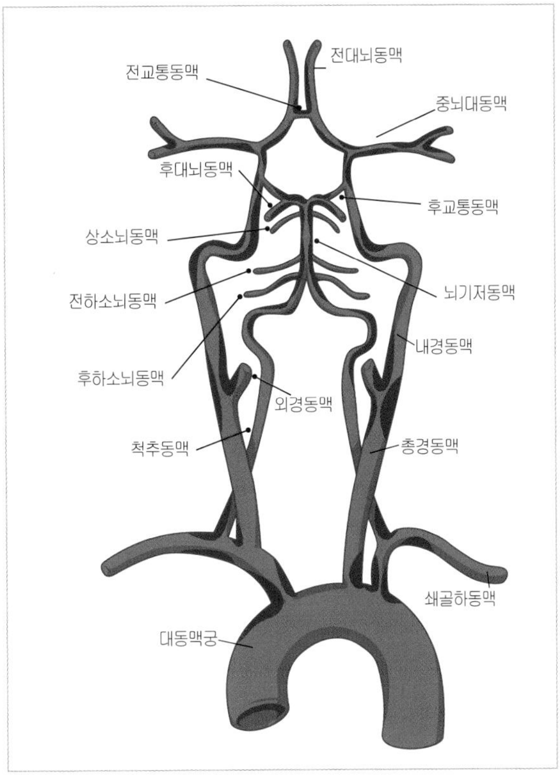

(2) 열공성 뇌경색

일반적으로 작은 관통동맥(penetrating artery) 영역의 1.5cm 이하 뇌경색을 열공성 뇌경색(lacunar infarction)이라 정의한다. 열공성 뇌경색의 병리 변화는 미세죽종(microatheroma), 미세색전(microemboli), 지방유리질증(lipohyalinosis), 섬유소성 괴사(fibrinoid necrosis) 등이고, 가장 흔한 원인은 고혈압으로 약 80~90%를 차지하는 것으로 알려져 있다.

(3) 색전증

그림 6-2. 죽상경화증이 호발하는 위치

색전증(embolism)에 의한 뇌경색은 크게 심인성(cardiogenic), 혈관원성(artery-to-artery), 원인불명의 색전증 3가지로 구분할 수 있다. TOAST 분류에 따르면 심인성 색전증의 고위험인자로 분류되어 있는 대표적인 심장 질환은 심방세동, 기계적 인공판막, 심방 세동을 동반한 승모판 협착증(mitral stenosis), 좌심방 혹은 좌심실 혈전증, 최근 4주 이내 발생한 심근경색증, 확장성 심근병증, 심방 점액종(atrial myxoma), 세균성 심내막염 등이 있다. 그 외 승모판 탈출증, 승모판륜 석회화(mitral annulus calcification), 심방세동을 동반하지 않은 승모판 협착증, 좌심방내 혈액 난류, 심방조동, 심방중격 동맥류(atrial septal aneurysm), 생체 인공판막(bioprosthetic valve), 난원공 개존증(patent foramen ovale), 비세균성 혈전성 심내막염(nonbacterial thrombotic endocarditis), 선천성 심질환 등이 중등도 혹은 저위험 인자로 분류되어 있다.

(4) 기타

뇌경색을 일으킬 수 있는 기타 원인에는 동맥 박리(arterial dissection), 타카야수 동맥염(Takayasu's arteritis)이나 전신성홍반성낭창(systemic lupus erythromatosus), 베체씨병(Bechcet's disease)과 같은 전신성혈관염(systemic vasculitis), 모야모야병(moyamoya disease), 혈액응고병과 호모시스테인혈증(homocysteinemia)이나 피질하 경색을 동반한 대뇌 염색체지배 동맥병증과 백색질뇌증은 같은 유전 질환 등이 있다.

3) 뇌졸중 증상

허혈성 뇌졸중 증상은 허혈로 인해 손상된 뇌 부위, 크기 등에 따라 다르게 나타나고, 같은 혈관이 막혔다 하더라도 측부 순환의 정도, 과거 뇌졸중 병력, 환자의 전반적인 건강 상태 등에 따라 증상의 심각성이 달라질 수 있다. 대표적인 뇌졸중의 증상은 마비, 감각 장애, 언어장애, 구음장애, 시야나 시력 장애, 인지장애, 실조증, 의식장애 등이 있으며 뇌 영역에 따라 나타날 수 있는 증상은 아래와 같다.

(1) 전대뇌동맥 뇌경색

전대뇌동맥 뇌경색은 전체 뇌경색 중 0.6~3.0%를 차지하고, 주로 전두엽, 두정엽의 내측, 뇌량의 앞쪽 등을 침범한다. 일반적으로 반대측에 팔다리 마비가 함께 오거나 다리 마비만 나타날 수 있고, 반대측 감각 장애가 올 수 있다. 전두엽 손상으로 요실금, 의지상실(abulia), 무운동함구증(akinetic mutism) 등이 나타날 수 있고, 반대측 움켜잡기반사, 입 내밀기 반사(snout reflex) 등 반사 작용이 나타난다. 뇌량의 앞부분에 손상이 있는 경우 좌우의 연결이 차단되므로 양손이 서로 협조하지 못하고 남의 손처럼 여기는 통제불능 손 현상(alien-hand phenomenon)이 나타날 수 있다.

(2) 중대뇌동맥 뇌경색

중대뇌동맥 뇌경색은 전체 뇌경색 중 약 반을 차지할 만큼 많다. 중대뇌동맥은 뇌의 피질에 혈액을 공급하는 피질동맥(cortical artery)과 뇌의 중심부에 혈액을 공급하는 관통동맥(penetrating artery)으로 나눌 수 있다. 흔히 반대측 팔다리 마비가 나타나고, 전대뇌동맥과 달리 다리보다 팔의 마비가 더 심하다. 또한 반대측의 얼굴마비, 감각장애, 구음장애(dysarthria)가 나타날 수도 있다. 인간의 우성반구(dominant hemisphere)는 대부분이 좌측 뇌로 좌측 두정엽 병변인 경우 실어증(aphasia)이 나타날 수 있다. 좌측 두정엽 앞쪽의 운동언어중추 손상은 운동성 실어증을, 좌측 두정엽 뒤쪽의 감각언어중추 손상은 감각성 실어증 혹은 수용성 실어증이 나타난다. 좌측 두정엽 뒤아래쪽의 손상은 게르스트만증후군(Gerstmann syndrome)이 나타날 수 있는데, 이는 읽기장애(dyslexia), 쓰기장애(dysgraphia), 계산장애(dyscalculia), 손가락 실인증(finger agnosia), 좌우혼동(right-left disorientation)을 말한다. 우측 두정엽 병변인 경우 병변의 반대측을 인지하지 못하는 무시(neglect) 증상이 나타날 수 있다. 무시는 자신의 신체를 인지하지 못하는 신체인식장애(asomatognosia), 자신이 마비 온 것을 모르는 등 질병에 대해 인지하지 못하는 질병인식불능증(anosognosia), 좌우 팔에 동시 자극을 주었을 때 병변의 반대쪽인 좌측의 자극을 인지하지 못하는 감각 소거(sensory extinction) 등이 있다. 또한 중대뇌동맥 뇌경색에서는 병변의 반대쪽에 시야장애(반맹증, hemianopsia)가 있을 수 있다.

(3) 후대뇌동맥 뇌경색

후대뇌동맥(posterior cerebral artery, PCA)은 후두엽, 측두엽의 안쪽, 시상, 중뇌 등에 혈액을 공급한다. 후대뇌동맥 뇌경색은 반대측 동측반맹(contralateral homonymous hemianopsia) 또는 피질 실명(cortical blindness), 환시, 얼굴인식불능증(prosopagnosia), 읽기언어상실증(alexia) 등이 나타날 수 있다. 시상에 병변이 있는 경우 의식저하, 기억상실, 지남력장애 등이 올 수 있다.

(4) 중뇌경색

중뇌의 혈액 공급은 후대뇌동맥, 상소뇌동맥(superior cerebellar artery, SCA)의 분지, 뇌
기저동맥 분지가 담당한다. 중뇌에서는 동안신경(occulomotor nerve)이 기시하는 곳으
로 병변과 같은 쪽에 동안신경 마비가 올 수 있다. 그 외 반대측 편마비, 실조증(ataxia)
등도 나타날 수 있다. 뇌기저동맥의 위쪽 부위의 폐쇄가 있을 경우 외측 중뇌, 시상, 후두
엽 및 내측두엽 등에 경색 병변이 발생될 수 있고, 임상적으로 주시 장애(gaze limitation),
혼돈, 환각, 기억 상실, 편측무도증(hemi ballism) 등이 초래된다.

(5) 교뇌경색

교뇌(pons)에 경색이 있는 경우 병변의 반대측 편마비, 감각장애, 실조성 반신불완전마
비(ataxic hemiparesis), 구음장애-서툰손증후군(dysarthria-clumsy hand syndrome)이 나
타날 수 있다. 교뇌의 뒤쪽에 경색이 있는 경우 핵간안근마비(internuclear ophtha-
moplegia, INO), 제6 뇌신경 마비, 제7 뇌신경 마비가 나타날 수 있다. 양측성 교뇌 병변
인 경우 사지마비, 의식 장애, 수평적 주시장애 등이 나타날 수 있는데, 이를 감금증후군
(locked-in syndrome)이라 부른다.

(6) 외측연수경색

외측연수경색(lateral medullary infarction)은 발렌베르크증후군(Wallenberg syndrome)
이라고도 부른다. 가장 흔한 증상은 하행삼차신경감각로의 손상으로 병변과 동측 쪽의 얼
굴 감각장애가 나타나고, 척수시상로(spinothalamic tract)의 손상으로 병변과 반대측 몸통
의 감각장애를 나타낸다. 일반적으로는 위와 같은 패턴의 감각 장애를 나타내지만 병변의
크기, 위치에 따라 감각 장애의 패턴은 다르게 나타날 수도 있다. 그 외 현기증(vertigo), 보
행 실조증(gait ataxia), 연하곤란(dysphagia), 쉰소리, 딸꾹질이 있을 수 있고, 교감로
(sympathetic tract)가 손상될 경우 동공수축(miosis), 눈꺼풀처짐(ptosis), 얼굴에 땀이 안
나는 증상(anhidrosis)이 특징인 호르너증후군(Horner's syndrome)이 나타날 수 있다.

(7) 내측연수경색

내측연수경색(medial medullary infarction)은 병변의 반대쪽에 편마비, 감각장애가 나타
나고, 같은 쪽으로 혀 편위(ipsilateral tongue deviation)가 나타난다.

(8) 소뇌경색

소뇌는 상소뇌동맥(superior cerebellar artery, SCA), 전하소뇌동맥(anterior inferior
cerebellar artery, AICA), 후하소뇌동맥(posterior inferior cerebellar artery, PICA)의 3개의 혈
관에 의해 혈액 공급을 받는다. 소뇌는 주로 평형과 수의적 운동조정(coordination)에 관여
하고, 소뇌경색인 경우 보행장애, 실조증, 현기증, 두통, 안구진탕 등이 나타날 수 있다.

4) 진단적 검사

(1) MRI

① 확산강조 MRI

확산강조 MRI(diffusion weighted MRI)는 세포내 물분자의 확산정도를 측정하는 것으로 급성 뇌허혈 영역에서는 물분자의 운동이 느려 확산강조 영상에서 밝게 보일 것이다. 따라서 증상 발생 후 급성기에 해부학적 병변을 확인하는데 유용하다(그림 6-3).

② 관류강조 MRI

관류강조 MRI(perfusion weighted MRI)는 조영제에 의한 자기공명 신호강도의 소실이 단위 조직내 조영제의 농도에 비례하는 원리를 이용하여 평균 통과시간, 조영제가 최고점에 도달하는 시간, 상대적 뇌혈용적, 뇌혈류량 등을 알 수 있어 뇌 조직의 혈류역학적 정보를 얻을 수 있다(그림 6-4).

③ 기울기에코 MRI

기울기에코 MRI(gradient echo MRI)는 뇌출혈 진단 뿐 아니라 직경 5mm 이하의 무증상 미세출혈을 쉽게 발견할 수 있다(그림 6-5).

④ 자기공명혈관조영술

자기공명혈관조영술(magnetic resonance angiography, MRA)은 뇌혈관의 협착이나 폐쇄

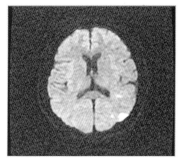
그림 6-3. 확산강조 MRI

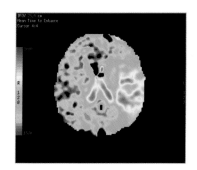
그림 6-4. 관류강조 MRI

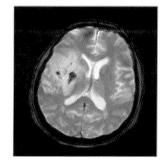
그림 6-5. 기울기에코 MRI

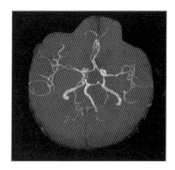
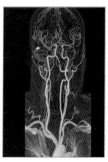
그림 6-6. 자기공명혈관조영술

여부를 알 수 있다(그림 6-6). 촬영 방법상 도피시간(time of flight, TOF)과 조영증강(contrast enhanced, CE) 으로 나눌 수 있다.

두 방법 모두 혈류 움직임에 따른 신호를 보는 것인데, 혈관이 있어도 혈류가 흐르지 않으면 영상에 나타나지 않는다.

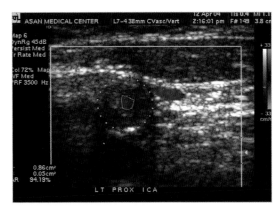

그림 6-7. 경동맥초음파

(2) 기타 검사

① 경두개도플러

경두개도플러(TCD)는 펄스 도플러 초음파를 두개공 중 얇은 부분인 음향창(acoustic window)을 통해 뇌 기저부 혈관에 투사하여 혈관내를 흐르는 적혈구의 유속을 측정하는 초음파 진단법이다. 주로 두개내 혈관의 혈류 속도 및 방향을 측정함으로써 혈관의 협착 및 폐색을 진단하거나 추적 관찰하기 위해 사용된다. 그 외 미세 소 색전이나 혈관연축의 모니터링, 실신(syncope)의 평가, 심장내 좌우의 단락 유무 평가, 혈류 예비능 평가 등을 위해 사용하고 있다. 경두개도플러는 값이 저렴하고 비침습적이어서 지속적인 모니터링 혹은 반복 모니터링이 가능하고, 검사 기구 자체를 이동 할 수 있는 장점이 있다.

② 경동맥초음파

경동맥초음파(carotid ultrasonography)는 경동맥의 협착 정도와 플라크(plaque) 양상 등에 대한 정보를 알 수 있다(그림 6-7). 따라서 경동맥에 죽상경화증이 심하여 수술이나 시술 여부를 결정할 때 MRA와 함께 검사하여 추가적인 정보를 얻을 수 있고, 이후 추적관찰하기에 용이하다. 또한 평소 고혈압이나 당뇨 등의 뇌졸중의 위험인자를 가지고 있는 일반인에서도 비교적 저렴하고 간단히 뇌혈관 상태를 평가하기 위해 시행해 볼 수 있다.

③ 심인성 색전증을 위한 검사

심방세동, 심근경색증, 심판막질환, 관상동맥질환, 울혈성 심부전증, 좌심실 비대 등 심장 질환 유무에 따라 뇌졸중 원인과 위험도를 평가할 수 있다.

A. 심장초음파

심실 박출력(ejection fraction), 심실 및 심방의 활동성, 심장 벽의 비후, 난원공개존증(persistence of foramen ovale, PFO), 대동맥궁의 동맥경화 정도 등 심장의 기능을 평가할 수 있다.

B. 심장관류 SPECT

심근경색증 등이 의심될 때 심장핵의학검사인 심장관류 SPECT(thallium SPECT)를 시행할 수 있다.

C. 24시간 심전도

24시간 심전도(holter monitoring)는 심전도상 정상 소견을 보여도 24시간 동안 심전도를 측정함으로 간헐적 심방세동 등의 부정맥을 진단하는 데 용이하다.

D. 뇌혈관조영술

뇌혈관조영술(transfemoral cerebral angiography, TFCA)은 혈관성형술, 경동맥 내막 결찰술, 우회동맥 문합술 등 시술과 수술을 위해 정확한 혈관 상태를 파악할 필요가 있을 때 시행할 수 있다. 뇌혈관을 가장 정확하게 파악할 수 있는 검사이지만 서혜부 대퇴동맥을 통해 시행하는 침습적 검사로써 이로 인한 혈종, 감염뿐 아니라, 드물게는 검사와 관련하여 뇌경색이 발생할 위험도 가지고 있어 뇌혈관조영술이 꼭 필요한 환자에서 시행되는 것이 바람직하다.

5) 치료

허혈성 뇌졸중의 치료는 크게 약물적 치료와 비약물적 치료로 나눌 수 있다.

(1) 약물적 치료

① 혈전 용해술

A. 작용

혈전용해술(thrombolysis)은 혈전으로 인해 혈관이 막힌 경우 아직 뇌조직이 괴사되지 않고 뇌혈류량이 적은 상태로 유지되고 있는 주변부인 반음영역(penumbra area)을 재관류 시킴으로써 허혈 부분을 줄이는 것을 목표로 하고 있다(그림 6-8). 이는 피브린과 결합되어 있는 플라즈미노젠에만 선택적으로 작용하여 플라즈미노젠을 플라즈민으로 바꾸고 이는 피브리노젠을 피브린으로 용해시키는 작용을 한다.

증상 발생 3시간 이내에 정맥으로 tissue plasminogen activators(tPA)를 사용할 수 있되, 영상검사에서 뇌출혈이 배제되어야 한다. 증상발생 3~4.5시간 사이도 정맥내 tPA투여를 할 수 있다. 단, 80세 이상, 심한 신경학적 장애[NIHSS] 25점, 표 6-1 참조], 과거 뇌졸중과 당뇨병의 병력이 함께 있는 환자, 경구 항응고제 복용 환자에서는 투여할 근거가 부족하다. 또한 큰 동맥의 폐색이 있으나 3시간이 지난 환자에서는 정맥으로의 혈전용해술은 할 수 없으나 선택적인 환자에서 대퇴동맥을 통해 폐색된 동맥에 *urokinase*를 투여하고 있고 여러 연구에서 그 효과를 검증하고 있다.

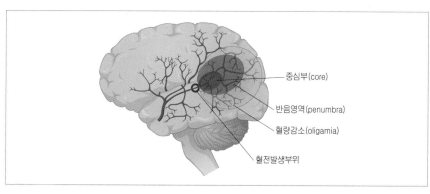

중심부(core)

반음영역(penumbra)

혈량감소(oligamia)

혈전발생부위

그림 6-8. 혈전으로 인한 뇌허혈 도식

B. 정맥내 혈전용해술 적응증

- 신경학적 장애가 동반되고 경미하지 않은 허혈성 뇌졸중
- 신경학적 장애가 자발적으로 신속히 호전되지 않아야 함
- 신경학적 장애가 심한 환자는 치료시 주의해야 함
- 거미막하출혈로 인한 증상이 아니어야 함
- 최근 3개월 이내에 두부외상(head trauma) 및 뇌졸중이 없어야함
- 최근 3개월 이내에 심근경색이 없어야 함
- 최근 21일 이내에 소화기 및 비뇨기계 출혈이 없어야 함
- 최근 14일 이내에 주요수술을 시행하지 않았어야 함
- 최근 7일 이내 압박 불가능한 동맥천자(arterial puncture)를 시행하지 않았어야 함
- 두개내출혈(intracranial hemorrhage)의 과거력이 없어야 함
- 혈압은 수축기혈압 185mmHg 및 확장기혈압 110mmHg 이내로 조절되어야 함
- 신체검진 당시, 출혈 및 외상(골절포함)이 발견되지 않아야 함
- 경구 항응고제를 복용하고 있다면 INR 1.7 이하여야 함
- 과거 48시간 이내 헤파린을 투여 받았다면, aPTT가 정상범위 이내로 조절되어야 함
- 혈소판 수치는 100,000 mm^3 이상 이어야 함
- 혈당수치는 50mg/dL (2.7 mmol/L) 이상이어야 함
- 경련(seizure) 후 발생한 신경학적 장애가 아니어야 함
- CT에서 저음영병변이 뇌반구의 1/3 이상인 다엽경색(multilobar infarction)이 아니어야 함
- 환자 또는 보호자가 치료에 따르는 위험과 이득에 대해 이해하고 있어야 함

C. rtPA 정맥 주입 방법 및 간호

환자는 증상 발생 후 최대한 빨리 병원에 도착해야 신경학적 검진 및 CT, MRI 등을 통해 혈전용해술 여부를 결정할 수 있다. rtPA 정맥주입 시 환자 상태를 주의 기페 모니터링 해야 하므로 중환자실이나 뇌졸중 전문치료실(stroke unit)에 입원한다. rtPA 용량은 0.9mg/kg으로 최대 90mg까지 시용할 수 있고, 용량의 10%는 1분 동안 일시정맥(bolus IV) 주입하고 나머지는 60분 동안 주입펌프를 이용하여 지속적으로 주입한다. 만약 환자가 심한 두통을 호소하거나 갑작스러운 혈압 상승, 오심, 구토 등의 증상이 발생했을 경우, 출혈 가능성이 있으므로 rtPA 투여를 즉시 중단하고 응급 CT를 시행한다.

혈전용해제 투여 중에는 신경학적 검진을 매 15분 간격으로, 다음 6시간 동안은 매 30분 간격으로, 다음 16시간 동안은 매 1시간 간격으로 측정해야 한다. rtPA 주입 후 출혈 위험성 때문에 통상 혈압을 높지 않게 유지하지만, 혈압을 너무 낮게 유지하면 오히려 증상을 악화시킬 수 있으므로 뇌경색의 크기 또는 혈관 상태에 따라 적절히 혈압을 유지해야 한다. 2015년 뇌졸중 진료지침에 따른 혈압 조절지침은 다음과 같다.

1) 수축기혈압이 180mmHg 이상 또는 확장기혈압이 105mmHg 이상인 경우
   - *Labetalol* 10mg 정맥투여한다. (1-2분동안) 조절이 안되면 10-20분 간격으로 반복 투여 할 수 있다. (최대300mg 까지 투여 가능)
   - 또는 *Labetalol* 10mg 정맥투여 뒤 분당 2-8mg 주입한다.
2) 수축기혈압이230mmHg 이상 또는 확장기혈압이140mmHg 이상인 경우
   - *Labetalol* 10mg 정맥투여한다. (1-2분동안) 조절이 안되면 10-20분 간격으로 최대 300mg까지 반복 투여할 수 있다.
   - 또는 *Labetalol* 10mg 정맥투여 뒤 분당 2-8mg 주입한다.
   - 또는 *nicardipine* 시간당 5mg 정맥투여 한다. 5분마다 시간당 2.5mg 증량하여 최대 15mg까지 투여 가능하다.

D. 동맥내 혈전용해술

동맥내 혈전용해술은 6시간 이내에 발생한 중대뇌동맥이나 내경동맥폐색 환자 중 정맥내 혈전용해술 치료의 적응증이 되지 않거나 최근 수술 등으로 금기인 환자를 대상으로 고려할수있다. 기저동맥(basilar artery) 폐색과 같은 후순환계 뇌졸중 환자에서 동맥내 혈전용해술을 기관내 기준에 따라 치료방법으로 사용할 수 있다.

정맥내 혈전용해술이 가능하면 우선 시행하고, 반응이 없는 경우 추가적으로 동맥내 혈전용해술을 시도할 수 있다. 물리적 혈전용해술은 8시간 이내에 발생한 주요 동맥폐색 허혈성 뇌졸중 환자에게 시행할 수 있다. 기구 선택은 stent retriever 계열을 우선 고려할 수 있으며, 환자의 상태에 따라 시행자가 결정할 수 있다.

② 항응고요법

과거에는 일과성허혈발작(TIA)이나 진행허혈성 뇌경색 환자에게 조기 헤파린투여를 널리 사용해왔다. 그러나 급성 허혈성 뇌졸중 환자에서 헤파린 투여의 유용성에 관한 과학적 근거는 없으며 아스피린(aspirin) 투여와 비교하여 출혈의 합병증을 증가시킬 수 있다. 따라서 근래에 들어서는 허혈성 뇌졸중 조기치료로 헤파린 사용 빈도는 점차 줄어드는 추세이다.

뇌졸중 환자에서 항응고 치료지침은 **빠르게 변화하고 있다.** 심방세동 환자는 동리듬을 가진 성인에 비해 뇌졸중 위험도가 5배 이상 증가하기 때문에, 심방세동 환자에서 뇌졸중 예방을 위해서 항응고요법이 권유되고 있다. 그러나 심방세동 환자들의 뇌졸중 위험도가 모두 같지는 않다. 환자의 임상적 상황 등을 고려한 뇌졸중 위험도 예측에 가장 많이 사용되는 척도는 CHA_2DS_2-VASc 점수 체계이다(표 6-2). 심방세동 환자에서 CHA_2DS_2-VASc 점수가 2점 이상이면 항응고 치료가 반드시 권고된다.

뇌졸중 예방을 위해 항응고제를 처방할 경우 반드시 환자의 출혈 위험을 함께 고려해야 한다. 출혈 합병증은 뇌출혈과 같이 생명에 위협이 되는 심각한 경우부터 일시적으로 가볍게 지나가는 경우까지 환자별로 매우 다양한 임상을 보인다. 따라서 항응고 치료를 시작할 때 환자의 출혈 위험도를 평가하고 시작한다.

표 6-2. Modified-National Institute of Health Stroke Scale(mNIHSS)

1a 의식 상태	0 = 명료함 1 = 기면 상태 혹은 졸음(명료하지 않으나, 약한 자극에 깨어남) 2 = 혼돈(여러번 자극을 주거나 강한 자극에 깨어남) 3 = 무의식
1b 의식상태 질문 (○○월, 나이)	0 = 둘 다 바르게 대답함 1 = 한 가지만 바르게 대답함 2 = 둘 다 바르게 대답하지 못함 ** 이해를 못한 실어증(aphasia)이나 혼미(stupor)는 성인 환자에서는 2점 실어증 이외 언어장애 혹은 기관내 삽관 등의 다른 문제 = 1점
1c 의식상태: 명령 (눈을 감았다가 뜨시오, 주먹을 쥐시오)	0 = 둘 다 바르게 대답함 1 = 한 가지만 바르게 대답함 2 = 둘 다 바르게 대답하지 못함
2. 외안근 움직임 (단지 수평적 눈 움직임만 평가)	0 = 정상 1 = 부분적 주시 마비 2 = 완전 마비 혹은 심한 편향(deviation)
3. 시야	0 = 정상 1 = 부분 반맹(사분맹) 2 = 완전 반맹 3 = 양측 반맹(피질 실맹에 의한 실맹 포함)
4. 얼굴마비	0 = 정상(대칭적 움직임) 1 = 경미한 마비(웃을 때 비대칭적) 2 = 부분 마비(얼굴 하부의 완전 혹은 거의 완전한 마비) 3 = 완전 마비(얼굴 상하부의 완전 마비)
5, 6. 상하지 마비 5a 왼쪽 팔 5b 오른쪽 팔 6a 왼쪽 다리 6b 오른쪽 다리	(양측 팔은 10초, 양측 다리는 5초 동안 들게 한다) 0 = 정상 1 = 약간 아래로 처짐 2 = 중력에 저항함 3 = 중력에 저항하지 못함 4 = 전혀 움직이지 못함
7. 사지 운동실조	0 = 정상 1 = 한쪽 상지 혹은 한쪽 하지에서만 나타남 2 = 두개의 상지 혹은 하지에서 나타남
8. 감각 (핀으로 찌르는 것에 대한 통각 사정)	0 = 정상 1 = 경도 혹은 중증도의 감각소실 2 = 심하거나 완전 감각소실
9. 언어능력	0 = 정상 1 = 경도 혹은 중등도의 언어장애 2 = 심한 언어장애 3 = 무언증, 전실어증
10. 발음	0 = 정상 1 = 경도 혹은 중증도의 구음장애 2 = 심한 구음장애(거의 알아듣기 힘듬)
11. 무시	0 = 정상 1 = 부분 무시(시각, 촉각, 청각, 공간 혹은 사람 무시) 2 = 심한 반측 무시(질병인식불능증, 신체인식장애 등)

표 6-2. CHA₂DS₂-VASc 점수 체계

위험인자	점수
심부전: 심부전에 의한 증상/징후가 있거나 또는 좌심실 구출률이 저하된 객관적인 증거가 있는 경우	+1
고혈압: 안정 시 적어도 2회 이상 측정한 혈압이 140/90 mmgHg를 초과하거나 또는 현재 항고혈압 약제를 복용 중인 경우	+1
연령 75세 이상	+2
당뇨병: 공복혈당이 125 mg/dL (7 mmol/L)를 초과하거나 또는 경구 혈당강하제나 인슐린 제제로 치료 받고 있는 경우	+1
뇌졸중, 일과성 뇌허혈 발작(TIA), 혹은 전신 혈전색전증의 과거력	+2
혈관질환: 심근경색, 말초동맥질환 또는 대동맥 죽상판(plaque)의 과거력	+1
연령 65세 이상 74세 이하	+1
여성	+1
총점	**9점**

와파린(*warfarin*)은 심방세동 환자의 뇌졸중 예방을 위해 오래동안 사용되었던 항응고제이나, 환자마다 치료농도 유지를 위한 약제 용량이 다르고, 치료 농도를 벗어날 경우 뇌졸중 예방효과가 없거나 심각한 출혈을 야기할 수 있어 주기적으로 prothrombin time (PT)을 체크하여 INR(international normalized ratio)를 확인해야 한다. 이러한 불편함 때문에 적절한 치료를 받지 못하는 환자의 비율이 상당히 높았다. 최근 비비타민경구용항응고제(non-vitamin K oral anticoagulant, NOAC)이 도입되면서, 와파린은 NOAC을 사용할 수 없는 경우나 환자의 선호도에 의해서만 처방되고 있는 추세이다.

NOAC은 트롬빈을 직접 억제하는 *dabigatran* 및 혈액응고인제 Xa를 억제하는 *apixaban, rivaroxaban, edoxaban* 4가지 종류가 있다. 이 약제들은 모두 뇌졸중 예방 및 출혈 합병증에 있어 와파린과 비교하여 동등하거나 우율한 임상결과가 보고되고 있다. 국내에서 2015년에 수정된 급여기준은 다음과 같다(표6-3).

표 6-3. 국내 NOAC 급여 기준(2015년 7월 1일 개정)

비판막성 심방세동 환자에서 뇌졸중 및 전신색전증의 위험 감소 목적으로 비판막성 심방세동 환자 중 다음의 고위험군에 투여 시 인정
※ 고위험군의 기준
- 혈전색전증(뇌졸중, 일과성 허혈 발작, 전신성 색전증)의 과거력이 있는 환자
- 65세 이상 또는 5가지(심부전, 고혈압, 당뇨병, LVEF <35% 또는 fractional shortening <25%) 중 2가지 이상의 조건을 가지고 있는 환자

③ 항혈소판제

항혈소판제(antiplatelet drug)는 혈관 내막에서 일어나는 혈소판이 활성화되는 경로의 특별한 과정들을 차단하는 작용을 한다. 흔히 사용되는 항혈소판제로는 *aspirin, triflusal, clopidogrel, ticlopidine, cilostazol* 등이 있다.

A. *Aspirin*

Aspirin (acetylsalicylic acid)은 혈소판막과 결합하여 cyclooxygenase (COX)를 비가역적으로 억제하여 thromboxan A2 형성을 억제함으로써 혈소판 응집을 차단하는 효과를 나타낸다. 최고혈장 농도 도달시간은 30~40분으로 약물 투여 후 1시간이면 혈소판

기능을 억제시키는 작용을 할 수 있으나, *enteric coated aspirin*인 경우 3~4시간 후에 그 작용이 나타날 수 있다. *Aspirin*은 일일 100mg 정도의 저용량을 복용할 경우에도 항혈전 효과가 있으며, 약의 가격도 저렴하여 비용적인 측면에서도 우수하다. 부작용으로는 위장관 출혈(혈변 관찰), 혈구 감소증, 피부발진, 위장 장애, 간, 신기능 장애가 나타날 수 있으므로 일정한 간격으로 혈액검사가 필요하다.

B. *Triflusal (disgren$^®$)*

*Triflusal*은 뇌졸중 예방 효과가 *aspirin*과 비슷하면서 출혈 부작용은 더 낮은 것으로 되어 있다. 일일 300mg, 2회 복용하는 것을 권장한다.

C. *Clopidogrel (plavix$^®$)*

*Clopidogrel*은 ADP 수용체 길항제로 혈소판벽에 있는 ADP 수용체에 ADP 대신 결합하여 혈소판이 응집되는 작용을 억제한다. *aspirin*과 효과를 비교하는 연구에서 *clopidogrel* 75mg이 *aspirin* 325mg 보다 심근경색증 및 뇌경색, 사망률이 더 감소하는 것으로 보고되어 *clopidogrel*은 *aspirin*을 대체하는 단독요법으로 권장되고 있다. 특히 당뇨나 심근경색증 등 뇌졸중 위험인자가 많은 경우 그 효과가 *aspirin* 보다 나은 것으로 보인다. *Aspirin*과의 병용 요법의 경우 급성 심장동맥질환에서는 더 효과적이었으나 뇌경색 환자에서는 출혈 위험성이 높아지므로 신중히 고려되어야 한다.

D. *Ticlopidine (ticlid$^®$)*

*Ticlopidine*은 *clopidogrel*과 작용 기전이 비슷하고, 효과도 비슷하지만 위장장애, 중성구 결핍증, 혈소판 감소증, 피부발진, 재생불량성 빈혈, 간기능 장애(SGOT/SGPT 상승) 등의 치명적인 부작용이 있을 수 있어 먼저 고려되지는 않는다.

E. *Cilostazol (pletaal$^®$)*

*Cilostazol*은 혈소판 응집을 억제하고, 혈관내피세포, 평활근세포, 대식세포에 작용하여 평활근세포 증식을 유도하는 성장인자의 분비를 억제함으로써 혈관 협착으로 인한 혈류장애를 개선시키는데 도움을 준다. *Aspirin* 단독보다 *cilostazol*을 병용 투여한 경우 두개내뇌혈관의 폐색을 억제하는데 더 효과적인 것으로 나타났다. 일일 100mg을 2회 복용하는 것을 권장하고 있으며, 부작용으로는 두통이 드물지 않게 있을 수 있으나 심하지 않은 경우 수 일 내에 호전될 수 있다.

미국심장학회(American Heart Association, AHA) 권장 사항

뇌졸중의 이차예방을 위한 항혈소판제 치료

- 일차 선택 약제: *aspirin* (50~325mg/일), *aggrenox$^®$* (*aspirin* 25mg + *dipiridamol* 200mg, bid), 또는 *clopidogrel* (75mg/일)
- *Ticlopidine*은 부작용 때문에 *clopidogrel*을 더 우선적으로 고려한다.
- *Aspirin/dipiridamol*의 혼합제제인 *aggrenox*는 *aspirin* 단독 투여보다는 더 효과적이고 *clopidogrel* 보다 부작용은 비슷하면서 더 효과적일 것으로 생각한다.

---

④ 기타 뇌경색 환자 치료

A. 혈압 관리

급성 뇌경색 시 초기에는 수축기 혈압 200mmHg 이상 또는 이완기혈압 110mmHg 이상인 경우에만 혈압을 조절한다. 이후 아급성기(증상 발생 1주 정도 지난 후)에는 혈관 상태 혹은 뇌경색의 발생 기전에 따라 혈압을 조절하도록 한다.

대뇌 자동조절기능(cerebral autoregulation)이 파괴된 경우 혈압이 낮아지면 상대적으로 뇌혈류가 감소할 위험이 있으므로, 임상적으로는 발병 후 초기 72시간 이내에는 항고혈압제는 투여하지 않은 것을 원칙으로 하나 정확한 근거나 지침이 부족하다.

B. 맥박

맥박은 불규칙하거나 빈맥 혹은 서맥 등이 관찰될 때 심인성 색전증을 의심할 수 있다.

C. 발열

뇌졸중 원인질환(심내막염 등) 또는 뇌졸중의 합병증인 폐렴 또는 요로계 감염으로 인해 발생할 수 있으며, 발열이 있는 경우 허혈성 병변 악화 또는 두개내압 상승 등을 유발할 수 있으므로 원인을 규명하고 이를 치료하는 것이 중요하다.

D. 혈당

뇌졸중 후 급성 스트레스 반응의 일부 혹은 알지 못했던 당뇨병으로 고혈당증을 유발할 수 있다. 뇌졸중 시 고혈당증은 뇌세포가 저산소증의 상태에서 혐기성대사를 하게 함으로서 국소적인 젖산산증(lactic acidosis)을 유발할 수 있는데 이는 허혈성 반음영(ischemic penumbra)에 나쁜 영향을 미치므로 가능한 혈당을 150mg/dL 이하로 조절하는 것이 좋다.

E. 뇌부종 치료 및 두개내압(5장 두개내압 상승 치료 참조)

- 고장성 용액(*mannitol, glycerol*)
- 이뇨제(*furosemide*)
- 스테로이드
- 과다환기(PaCO$_2$ 27~35mmHg)
- 저체온
- 뇌실외배액술
- 감압술(개두술, 엽절제술)
- 두개내압 상승 환자의 간호
  - 머리를 올려줌
  - 목이 구부러지지 않도록 함
  - 기침, 재채기, 구토, 경련, 통증 등 Valsalva's maneuver 를 막는 약물 투여
  - 정상 배설 기능 유지(I/O check)
  - 흡인 전 산소 요법 및 과호흡
  - 감염 예방 및 체온 조절

(2) 비약물적 치료

① 혈관성형술(angioplasty) 및 스텐트 삽입술

경동맥, 척추동맥, 기저동맥, 중뇌동맥 등 큰 동맥에 동맥경화로 인한 심한 협착(70% 이상)이 있는 경우 풍선카테터를 사용한 경피혈관성형술이나 스텐트 삽입술을 시행할 수 있다. 동맥경화 자체를 없애주지는 못하지만 좁아진 혈관을 넓혀주고 혈류를 개선시켜줌으로써 뇌졸중 재발을 예방하는데 도움이 된다(그림 6-9).

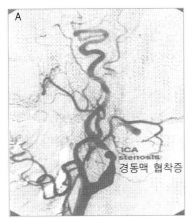 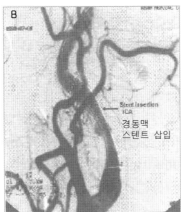

그림 6-9. 스텐트 삽입술 전(A)과 후(B)

② 경동맥내막절제술

경동맥내막절제술(carotid endarterectomy, CEA)은 경동맥 협착이 70% 이상 심하거나, 협착된 부위에 궤양이 있는 경우 시행할 수 있는 것으로 측부순환이 잘 발달되고, 심방세동과 같은 색전을 유발시킬 심장질환이 없는 경우 수술할 수 있다.

③ 우회로 수술

경동맥 혹은 대뇌동맥의 심한 협착이나 폐색 후 측부순환이 충분하지 못하여 뇌혈류량이 부족한 경우 높으므로 우회로 수술(bypass surgery)을 시행할 수 있다. 이는 건강한 혈관을 통해 재관류를 시켜줌으로써 일과성허혈발작 혹은 뇌경색의 위험을 줄이는 것을 목표로 한다.

6) 위험인자 관리

(1) 교정 불가능한 위험 인자

교정이 불가능한 뇌졸중의 위험인자로는 나이, 성별, 가족력, 인종 등이 있다. 가장 대표적인 것은 나이로써 나이가 증가함에 따라 뇌졸중의 발생률이 증가하는데, 일반적으로 55세 이후부터는 10년마다 뇌졸중 발생률이 약 2배씩 증가하는 것으로 되어 있다.

성별의 경우 남성이 여성보다 약 1.3배 정도 더 자주 뇌졸중이 발생하나, 35~44세 정도의 젊은 여성에서는 피임약의 복용이나 임신 등과 관련하여 남성보다 더 많이 뇌졸중이 발병하는 것으로 알려져 있다.

부모나 형제 중에서 뇌졸중이 있는 경우 뇌졸중 발생률이 더 높으며, 특히 아버지가 뇌졸중인 경우 2.4배, 어머니가 뇌졸중인 경우 1.4배 증가하는 것으로 알려져 있다. 그 기전으로는 유전적인 소인이 관여하였을 수도 있으나 뇌졸중의 일반적인 위험인자, 즉 고혈압, 당뇨 등과 같은 요인을 물려받거나, 기질적인 요인, 식습관 등의 환경적인 요인 등이 관여하였을 것으로 생각된다.

뇌졸중의 발생률이나 사망률에 대해서는 인종간 차이가 있는데 백인보다 흑인, 라틴아메리카인, 아시아인에서 더 높은 것으로 알려져 있다.

(2) 교정 가능한 위험 인자

교정 가능한 뇌졸중의 위험 인자로는 고혈압, 당뇨, 심방세동과 같은 심장질환, 고지혈증, 흡연, 과도한 음주 등이 있다.

① 고혈압

고혈압 환자는 정상인보다 뇌졸중에 걸릴 상대적 위험도는 약 4~5배로 혈압이 약 10mmHg 상승 시 뇌졸중 위험도는 30% 증가하는 것으로 되어 있다. 고혈압은 안정시 혈압이 140/90mmHg으로 2번 이상 측정될 때 고혈압으로 진단한다(정상 혈압; 120/80mmHg 미만). 고혈압인 경우 약물요법, 식이요법, 운동요법 등을 통해 정상 혈압으로 잘 관리하는 것이 뇌졸중 예방에 중요하다.

② 당뇨병

당뇨병 환자는 정상인보다 2~3배 정도 뇌졸중에 걸릴 위험이 높다. 당뇨병은 동맥경화를 촉진하고 당뇨병이 없는 뇌졸중 환자에 비해 사망률이 높고, 증상의 회복이 느리며 재발도 더 잘 하는 것으로 알려져 있다.

③ 심장질환

심장질환이 있으면 심장에 혈전이 생기기 쉬우며, 특히 심방세동이 단독으로 있는 경우 뇌졸중 발생 위험이 정상인보다 5배 높고, 류마치스성 판막질환도 함께 있다면 그 위험도는 18배나 높아지는 것으로 알려져 있다.

④ 고지혈증

총 콜레스테롤, 저밀도지단백(LDL)콜레스테롤이 높거나 고밀도지단백(HDL)콜레스테롤이 낮은 경우 뇌졸중이나 관상동맥질환의 위험도 증가한다.

고지혈증이란 혈중 총 콜레스테롤 수치가 200mg/dL 이상이거나, LDL콜레스테롤 수치가 130mg/dL 이상인 경우로 진단하고, 뇌졸중이 한번 발생한 환자에서는 LDL콜레스테롤을 100mg/dL 미만으로 유지하는 것을 목표로 한다. 고지혈증 치료에 흔히 사용되는 스타틴(statin)은 플라크(plaque)와 뇌혈관의 염증반응을 감소시키고, 플라크의 안정화, 항산화효과, 조직인자 발현의 감소 등에 기여하는 것으로 알려져 있다.

⑤ 흡연

흡연은 동맥경화를 촉진시키고, 혈액을 쉽게 응고시키며, 심장을 자극하여 불규칙한 심장 박동을 일으킴으로써 담배를 피우는 사람은 그렇지 않은 사람에 비해 1.5~3배 가량 뇌졸중에 걸릴 위험이 높다.

⑥ 과도한 음주

소주 2/3병 이상을 매일 마시면 술을 안 마시는 사람에 비해 뇌출혈에 걸릴 가능성이 10배나 높다. 따라서 술은 남자는 하루 2잔, 여자는 하루 1잔으로 제한하는 것이 좋다.

⑦ 기타

위에서 언급한 일반적인 위험인자 외에 최근에는 비만이나 대사증후군(metabolic syndrome), 운동 부족, 코골이 또는 수면무호흡증 등이 뇌졸중 발생과 관련 있는 것으로 보고되고 있다.

7) 뇌졸중 환자 간호

(1) 운동장애 환자 간호

① 뇌졸중 시기에 따른 운동 치료

뇌졸중의 급성기는 신경학적 변화가 있을 수 있는 시기로 적극적인 운동보다는 침상에서 시행해 볼 수 있는 운동이 필요하다. 이 시기에는 구축 예방을 위해 능동적 또는 수동적 ROM 운동을 시행하고 스스로 운동이 가능할 경우 건측을 이용하여 운동할 수 있도록 한다. 앉은 자세를 스스로 유지할 수 있도록 돕는 것도 중요하며, 욕창 예방을 위해서도 주의를 해야 한다.

급성기가 지난 후에는 마비된 쪽의 ROM을 유지·증대시키고, 기능을 회복하기 위한 훈련을 시행한다. 또한 건측의 상하지도 더욱 강화시킴으로써 전신의 기능을 개선시키기 위해 노력한다. 기본 동작 훈련에는 누워있다 앉기, 균형잡고 앉기, 선 자세 유지하기, 균형잡고 서기, 걷기/계단 오르내리기 등이 있다.

② 욕창 예방

의식장애가 심하거나 마비가 한측 혹은 양측으로 심한 경우 욕창 발생 우려가 높다. 따라서 욕창 호발 부위(그림 6-10)를 자주 사정하고, 2시간 간격으로 자세를 변경하여 한 부위에 지속적으로 압박을 받지 않도록 한다. 자세변경을 할 때는 끌거나 당김으로써 마찰력

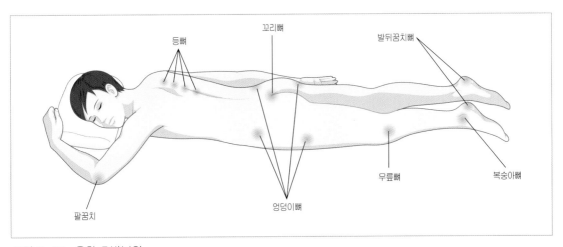

그림 6-10. 욕창 호발부위

이 발생하지 않도록 하고, 몸을 굴리거나 시트를 이용하여 들도록 하는 것이 좋다.

베개나 쿠션을 이용하여 환자를 편안하게 해주고, 욕창 발생 위험이 클 경우에는 물침대나 공기침대 등을 이용하여 압력 부위를 분산시키는 것도 중요하다. 침대는 구김이 지지 않게 항상 건조하고 깨끗하게 유지하고, 고무방포나 고무링 등은 혈액순환을 방해하므로 사용하지 않는 게 좋다.

피부변화(홍반, 창백, 열상, 벗겨짐)가 있는지 자주 관찰하고, 피부는 항상 건조하게 유지하되, 너무 건조한 피부에는 로숀이나 오일을 발라준다. 피부청결은 자극이 적은 비누를 이용하며, 물기를 말릴 때는 두드려서 말린다. 최소 4시간마다 관절운동을 하여 혈액순환을 도와주고, 충분한 단백질(고기, 콩, 우유 등)과 비타민 C(과일, 채소 등)를 섭취하여 영양 상태를 개선하는 것도 욕창 예방을 위해 중요하다.

욕창이 생겼을 때는 필요 시 매일 소독액으로 소독하고, 아직 염증이 생기지 않은 욕창부위는 햇빛과 공기에 노출시켜 건조한 상태를 유지하도록 함으로써 더 악화되지 않도록 한다.

③ 정맥혈전증 예방

정맥혈전증은 의식장애 혹은 마비가 심하여 오랜 침상생활을 한 환자에서 드물지 않게 발생할 수 있는 합병증이다. 하지마비로 스스로 자세 변경이나 운동이 어려운 경우 혈전 방지용 스타킹을 착용하여 혈액순환을 돕는다(표 6-4). 가능한 빨리 수동적 및 능동적 근 관절운동 등 재활을 시작하도록 하고, 필요 시 heparin 또는 저분자량 헤파린 5,000u을 하루 2회 피하주사로 사용할 수도 있다.

표 6-4. 혈전방지용 스타킹 사용시 주의사항

- 처음으로 스타킹을 착용할 때는 반드시 환자의 다리를 사정한다(다리색, 체온, 피부의 손상여부, 감염, 궤양, 맥박소실 등).
- 스타킹을 착용하기 전에는 피부를 깨끗이 닦아준다.
- 환자의 다리 크기에 알맞은 스타킹을 착용하도록 한다.
- 스타킹을 착용할 때는 주름이 없도록 한다. 주름은 피부 자극과 욕창을 일으킬 수 있다.
- 스타킹을 다시 착용하기 전에 말초 맥박과 혈액순환 상태를 사정하도록 한다.
  스타킹은 세탁 후 잘 말려서 다시 사용하도록 한다.
- 발꿈치 궤양은 당뇨병, 말초혈관 질환, 말초 신경증, 그리고 심한 동맥경화증과 같은 혈관질환을 가진 일부에서 나타날 수 있으므로 주의 해야 한다.

④ 견관절 탈골 예방

마비된 팔의 탈골 혹은 인대의 손상을 막기 위해 근력이 grade III 이하인 환자에서는 팔걸이(arm sling)를 착용하도록 한다.

(2) 감각장애 환자 간호

뇌졸중 환자의 감각장애는 초기에 무딘 느낌에서 얼마간의 시간이 지나면 작열감, 통증, 쥐어 짜는 느낌, 찌르는 느낌, 냉감, 잡아 찢는 느낌 등의 다양한 표현으로 변화된다.

발생 기전은 분명히 밝혀진 것은 없으나 감각경로의 손상에 의한 이차적인 과흥분

(hyperexcitation) 발생이나 중추성 억제 경로의 손상, 혹은 이 두 가지가 함께 작용했을 것으로 생각하고 있다. 일반적으로 추위나 더위, 정신적 스트레스, 피로 등에 의해 악화되기 쉽고, 근본적인 치료제는 없으나 아드레날린 계통의 항우울제(예: *amitriptyline*)나 항간질약(예: *carbamazepine, gabapentin, clonazepam*)을 사용한 경우 증상 완화에 도움이 되는 것으로 알려져 있다.

그 외 냉요법이나 마사지 등이 도움이 된다는 보고도 있으나 연구마다 상이한 결과를 주고 있어 실제 도움이 되는지는 불분명하다. 일단 환자에게는 증상을 악화시킬 수 있는 요인을 피하도록 교육하고, 심한 경우 약물의 도움을 받도록 한다.

(3) 언어장애 환자 간호

언어장애와 환자가 소통할 수 있는 기능을 사정한다. 제스처, 발성, 인사하기, 숫자세기, 이름 말하기 등 일상적인 대화에서 시작한다. 청각, 시각, 언어, 그림이나 글을 통한 표현의 훈련을 하고, TV 시청이나 라디오 자주 듣기, 그림책 혹은 신문 읽기 등을 통해 언어적 자극에 노출되도록 한다. 대화할 때 비교적 쉬운 단어나 단순한 문장을 사용하고, 평상적인 음성의 크기와 말의 속도는 천천히 하되 자연스럽게 함으로써 의사소통을 자주 할 수 있도록 격려한다.

(4) 편측 무시 환자 간호

편측 무시증후군(neglect syndrome)이 있는 경우 무시하는 쪽(마비된 쪽)에 대한 정보를 제공하고, 인식하도록 한다. 환자 스스로 마비된 쪽에 대한 관심이 없고, 심한 경우 마비된 것도 인식하지 못할 수 있으므로 손상 위험성이 크기 때문에 자주 손상 여부를 확인해야 한다. 마비된 쪽으로 눈과 고개를 돌리도록 자극하고, 시각이나 공간적인 힌트를 반복적으로 준다. 음식을 주거나 이야기 할 때 환자의 마비된 쪽에서 제공하는 것이 좋다. 마비가 심하지 않음에도 마비된 쪽을 잘 사용하지 않을 수 있으므로 옷 입기를 할 때 거울 앞에서 수행하도록 하거나, 양측 손을 이용하여 흥미 있는 활동을 할 수 있는 과제를 제시하도록 한다.

(5) 연하장애 환자 간호

연하장애란 음식물이 구강내에서 저작에 의해 구강, 인두, 식도의 3단계를 거쳐 위 속으로 이동되는 연하과정에 장애가 생긴 것을 말한다.

① 연하곤란 환자의 경고 증상

A. 구강
- 입 한쪽으로 음식물을 흘리거나 침을 많이 흘린다.
- 혀 동작이 너무 많거나 혀 동작의 조절이 어렵다.
- 구강 통과 시간이 느리다.
- 음식물을 삼키지 않고 입안에 물고 있다.
- 음식물을 자주 뱉는다.
- 입술을 제대로 다물지 못한다.
- 말이 어눌하고, 얼굴 마비가 있다.

B. 인후

- 음식물이 "목에 걸려있다" 고 불평한다.
- 먹은 음식이 코로 역류한다.
- 목에서 소리가 난다.

C. 식도

- 음식물을 삼키기 전후나 삼키는 도중 기침을 한다.
- 후두 상승의 지연 또는 결여
- 코로 음식물을 토한다.
- 연하반사의 결여

② 간호

뇌졸중 환자 입원 시 연하장애를 평가한다. 의사나 언어치료사가 일차 평가하고, 식이가 결정되면 침상 곁에서 환자 식사 상태를 확인한다. 구강으로 연하곤란식을 섭취해야 하는 경우 환자 상태에 맞게 식이를 조절하되, 섭취 시 문제가 있는 경우 주치의와 상의하여 식이 단계를 낮추도록 한다. 음식의 질 또는 종류에 관해서는 영양사와 상의한다. 식사 전 가래가 있는 경우 충분한 가래 배출을 시행한 후 천천히 식사 할 수 있도록 하고, 앉은 자세를 똑바로 유지하고 고개를 약간 숙인 상태에서 식사할 수 있도록 한다. 연하 평가에 따라 수분 섭취를 제한해야 하는 경우에는 상용화되고 있는 씨크너(thickner, 연하이지®)를 이용하여 액체의 점도를 되게 조절하여 섭취함으로써 흡인(aspiration)의 위험을 줄일 수 있다.

비위관 영양이 필요한 경우 매 식사 시마다 비위관의 위치 확인 및 위 잔유량 등을 확인하고, 45도 이상의 반좌위를 취하고 식사하도록 한다. 튜브의 크기는 가능한 작은 것으로 하되 튜브를 통해 약이 주입되는 경우 튜브 폐쇄가 있을 수 있으므로 이를 고려하여 성인에서는 약 14~16Fr 정도의 크기를 사용하는 것이 좋다. 하루 2~3회의 구강 간호를 통해 입안에 번식된 세균이 흡인됨으로써 발생할 수 있는 흡인성 폐렴의 위험을 줄일 수 있다. 환자와 보호자에게 비위관 영양이 영구적이 아님을 설명하여 불안해 하지 않도록 하고, 환자의 신경학적 증상 호전에 따라 연하평가를 재시행하여 비위관 제거 시기를 결정하도록 한다.

뇌졸중 환자는 의식장애나 연하장애 등 신경학적 증상만으로도 식이섭취의 어려움을 느끼므로 입원 중 쉽게 영양장애를 초래할 수 있다. 영양 장애가 있는 경우 합병증 발생은 물론 환자의 예후, 사망률에도 영향을 주는 것으로 알려져 있으므로 지속적으로 영양 상태를 평가하고 이에 따라 적절한 식이를 섭취할 수 있도록 중재하는 것이 중요하다.

2. 출혈성 뇌졸중

출혈성 뇌졸중은 뇌혈관 파열에 의한 뇌출혈로 뇌손상, 뇌기능 저하, 마비 등의 증상이 나타나는 경우를 말한다. 뇌출혈 증상은 출혈이 발생한 뇌의 부위에 따라 증상이 다르게 나타나며, 허혈성 뇌졸중인 뇌경색과 차이점은 증상이 급격히 발생하고, 이전에 전구증상이 없는 경우가 많으며, 흔히 두통이나 두개내압 상승에 따른 구토, 구역 등이 동반된다(표 6-5).

표 6-5. 뇌경색과 뇌출혈의 임상 증상의 차이

	뇌경색	뇌출혈	
		뇌내출혈	거미막밑출혈
전구증상	일과성뇌허혈발작 전구증상 자주 있다	없다	없다
발생시기	휴식 시 많이 발생	활동 시 많이 발생	돌발적
두통	가볍거나 없다	자주 있다	격렬하게 지속
발병시 구토	거의 없다	자주 있다	자주 있으며 격렬하다
혈압	정상~고혈압	고혈압	정상~고혈압
의식장애	없는 경우가 많다	흔하며 즉시 악화된다	일과성인 경우가 많다
목경직	없다	드물다	자주 있다
편마비	자주 있으며 악화되는 경우도 있다	자주 있다	발병 시에는 없다
실어증	때때로 있다	때때로 있다	극히 드물다

뇌출혈은 출혈이 발생한 해부학적 위치에 따라 뇌실질(brain parenchyma)내에 위치한 혈관이 터져서 생기는 뇌내출혈과, 뇌를 둘러싸고 있는 거미막밑공간에 위치한 혈관이 파열되는 거미막밑출혈이 있다. 뇌내출혈은 고혈압과 관련된 경우가 가장 흔하고, 동정맥기형, 혈관염, 종양, 혈액질환에 의해서도 생길 수 있다. 고혈압에 의한 뇌내출혈은 주로 뇌혈관에서 수직으로 분지되는 관통동맥에 압력이 가해져 터지는데, 관통동맥이 위치하는 부위는 기저핵(basal ganglia)이나 시상, 소뇌, 교뇌 등이다. 이러한 위치가 아닌 곳에서 뇌출혈이 발생하면서 고혈압도 없다면 동정맥기형, 혈관염, 종양, 혈액질환 등을 고려해야 한다. 거미막밑출혈은 70% 이상이 뇌동맥류 파열에 의해 발생하며, 그 외 동정맥기형, 출혈성 질환, 항응고제, 종양 등에서도 나타난다. 본 단원에서는 뇌출혈 발생 원인에 따른 증상, 진단적 검사 및 중재에 관한 세부적인 사항을 기술하고자 한다.

1) 뇌동맥류

(1) 정의

뇌동맥류(cerebral aneurysm)는 뇌동맥의 일부가 늘어나 풍선처럼 부풀은 것을 말하며, 그 속으로 혈류가 지속적으로 들어가 자극이 되면 결국 얇아진 뇌동맥류의 혈관벽이 터지면서 거미막밑출혈이 발생하게 된다. 자발성 거미막밑출혈의 가장 흔한 원인이 뇌동맥류 파열이다. 주로 윌리스환(circle of Willis)을 중심으로 동맥가지 부위에 많이 발생하는데 90%가 앞쪽 순환계에 생긴다(그림 6-11).

최근 검진 목적으로 촬영하는 MRA나 CT angiography를 통해 미파열된 뇌동맥류가 우연히 발견되는 경우가 늘고 있는 추세이다. 뇌동맥류 발생빈도는 잘 알려져 있지 않으나 부검상 약 1%에서 발견되어, 전체 인구의 1% 정도가 뇌동맥류가 있을 것으로 추정되고 있다. 뇌동맥류성 거미막밑출혈은 매년 인구 100,000명 당 10.3~10.5명의 빈도로 발생하고, 이는 전체 사망원인의 0.46~0.59%를 차지한다. 중년층 이상에서 호발하며 40~60세 연령에서 가장 많다. 3:2의 비율로 여자에서 많이 발생하는데, 내경동맥 동맥류는 여자에서, 40세 이전의 젊은 연령층과 전교통동맥 동맥류는 남자에서 많이 발생한다.

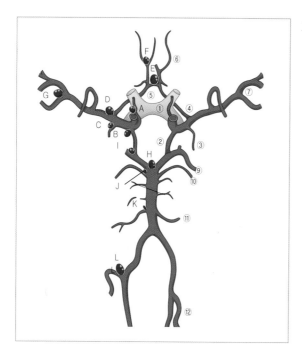

그림 6-11. 뇌동맥류의 호발 부위

1. 내경동맥 동맥류: 전체 뇌동맥류의 34%
   ① 안동맥(A: 안동맥 동맥류, ophthalmic artery aneurysm)
   ② 후교통동맥(B: 후교통동맥 동맥류, posterior communication artery aneurysm)
   ③ 전맥락동맥(C: 전맥락동맥 동맥류, anterior choroidal artery aneurysm)
   ④ 내경동맥 분기부(D: 내경동맥 분기부 동맥류, internal carotid artery bifucation aneurysm)
2. 전대뇌동맥 동맥류: 전체 뇌동맥류의 36%
   ⑤ 전교통동맥(E: 전교통동맥 동맥류)
   ⑥ 원위부 전대뇌동맥(혹은 뇌량주위동맥)(F: 원위부 전대뇌동맥 동맥류 혹은 뇌량주위동맥 동맥류)
3. 중대뇌동맥 동맥류: 전체 뇌동맥류의 19%
   ⑦ 중대뇌동맥 분기부(G: 중대뇌동맥 동맥류)
4. 후순환계 동맥류: 전체 뇌동맥류의 8%
   ⑧ 기저동맥(H: 기저동맥 분기부 동맥류)
   ⑨ 후대뇌동맥(I: 후대뇌동맥 동맥류)
   ⑩ 상소뇌동맥(J: 상소뇌동맥 동맥류)
   ⑪ 전하소뇌동맥(K: 전하소뇌동맥 동맥류)
   ⑫ 후하소뇌동맥(L: 후하소뇌동맥 동맥류)

(2) 병태생리

뇌동맥류 속으로 혈류가 지속적으로 들어가 자극을 하게 되는데 순간적으로 혈압이 올라가면 얇아진 뇌동맥류 혈관벽이 터지면서 거미막밑출혈이 발생하고, 혈병이 덮이면서 출혈이 멈추게 된다. 아주 심하게 터지면 또 다른 뇌출혈의 형태(뇌내출혈, 경막하출혈, 뇌실내출혈 등)로 나타날 수 있다. 뇌동맥류는 흡연, 고혈압 등 후천적 요인과 가족력을 가진 경우 더 자주 발생한다. 흡연 시 혈중 단백분해효소가 분비되어 혈관의 교원섬유와 탄력섬유를 파괴시켜 뇌동맥류 발생률을 높인다. 뇌동맥류 발생기전 및 병태생리는 명확하지는 않으나 다음과 같은 요인들이 있다.

    a. 동맥 분지부에 가해지는 혈역학적 부담으로 인한 내탄력층(internal elastic lamina)의 손상과 중막(media)의 결손(그림 6-12)

    b. 죽상경화성 변성(atherosclerotic degeneration)에 의한 내탄력층의 손상과 중막의 결손(그림 6-13)

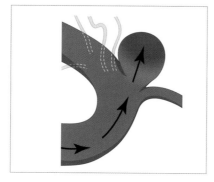

그림 6-12. 동맥 분지부에 가해지는 혈역학적 부담

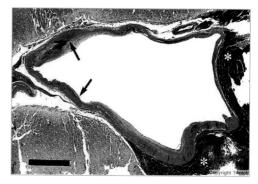

그림 6-13. 죽상경화성 변성에 의한 내탄력층 손상과 중막 결손

c. 기타 뇌동맥류 관련 질환: 다낭성 신 (polycystic kidney), 대동맥축착 (coarctation of the aorta), 결합조직질환 (connective tissue disease), 고혈압

뇌동맥류가 터지지 않았을 때는 크기가 커서 뇌를 압박하기 전에는 별 증상이 없다가 터지게 되면 증상이 나타난다. 동맥류 파열은 동맥류가 있는 사람들 중 매년 1~2%가 경험하게 되는데, 동맥류가 터지면 내원 전 15%가 사망하며, 입원 후 28%가 사망한다. 많은 환자에서 24시간 이내 재

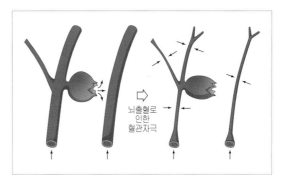

그림 6-14. 동맥류 파열과 혈관연축

출혈을 일으키며, 재출혈 시 사망률은 50%를 넘는다. 2주 이내 재파열될 가능성은 19% 가량이며, 특히 초기 파열 후 6시간 이내의 재파열 가능성이 매우 높다. 이 시기에 뇌혈관조영술을 실시할 경우 동맥류가 파열될 가능성이 다른 시기에 비하여 2배 가량 높다.

출혈이 많아지면서 거미막밑공간 외에도 뇌조직 속으로 출혈이 퍼지면서 뇌손상이 일어나 신경학적 증상이 나타난다. 또한 뇌척수액에 혈액이 섞여 순환하다가 뇌척수액의 순환을 막게 되면 급성 혹은 만성 수두증이 발생한다. 거미막밑출혈에 의해 야기된 뇌졸중은 뇌출혈이 발생한지 약 1~2주가 경과한 시점에서 나타나는 경우가 많다. 동맥류 파열로 혈액이 거미막밑공간으로 배출, 결과적으로 주변 동맥들에 발생하는 혈관연축이 일어나며, 뇌출혈로 인한 혈액이 뇌 표면에 있는 혈관을 자극하여 결국에는 혈관을 폐쇄시켜 혈관연축을 일으켜 뇌졸중이 발생한다(그림 6-14). 또한 동맥류 안쪽에 혈액응고가 생길 수 있는데, 이런 흔한 응혈이 혈류를 따라 동맥류로부터 나와 아래쪽으로 이동하다가 작은 동맥가지에 걸려 이 부분의 혈류를 막아버리면 뇌졸중이 유발된다.

(3) 분류

① 크기에 따른 분류

동맥류는 크기에 따라 소형(10mm 미만, small), 대형(10~24mm, large), 거대형(25mm이상, giant)으로 구분하며, 크기가 클수록 파열 위험성이 커진다. 동맥류의 크기는 항상 일정하지 않고 자랄 수 있으므로, 미파열 동맥류의 경우 정기적인 검사가 필요하다.

② 모양에 따른 분류

모양에 따라서 주머니모양(saccular) 및 방추형(fusiform)으로 구분되며, 가장 흔한 형태는 주머니모양이다(그림 6-15).

A. 주머니모양 동맥류

혈관분지부의 종막 결손부로 혈압이나 혈류의 부하가 가해져서 혈관벽의 일부가 국한성으로 확장, 한쪽 벽만 서서히 부풀어 올라 주머니 또는 풍선 모양이 형성된다.

B. 방추형 동맥류

혈관 벽의 동맥경화나 선천적인 중막 내탄성판의 발육 불량 등에 의해서 발생하며 동맥벽이 바깥쪽의 모든 방향으로 점차 부풀어 올라 동맥벽에 외부 낭을 가진다.

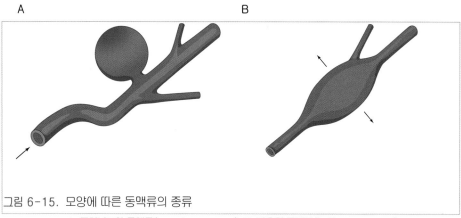

그림 6-15. 모양에 따른 동맥류의 종류

A: 주머니모양 동맥류(saccular aneurysm) B: 방추형 동맥류(fusiform aneurysm)

③ 기타

A. 박리성 동맥류

박리성 동맥류(dissecting aneurysm)는 혈관내막이 손상되어 혈관벽 속으로 혈류가 들어가며 생성되는 경우로 가성동맥류(pseudo aneurysm)로도 불린다(그림 6-16). 발생 원인은 불분명하나 매독, 편두통, 결절다발동맥염(polyarteritis nodosa), 혼합성 결합 조직병, 섬유근성 이형성증(fibromuscular dysplasia) 및 외상에 의해서 발생 할 수 있다. 대부분 20대 후반부터 40대 초반의 젊은 성인에서 발생하여 허혈성 뇌졸중을 일으키거나 일부에서는 거미막밑출혈을 야기한다. 병리학적 측면에서 볼 때 동맥벽의 내부 탄력층과 중막 사이에서 발생하거나 중막과 외막 사이에서 발생하는 박리성 동맥류로 나누며, 전자의 경우는 허혈성 병변을, 후자의 경우는 거미막밑출혈을 일으킨다고 알려져 있다.

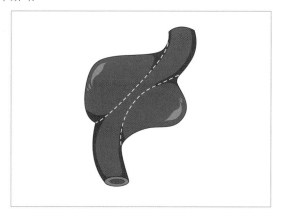

그림 6-16. 박리성 동맥류(dissecting aneurysm)

박리성 동맥류의 진단적 검사로 뇌혈관조영술이 가장 최선이나, 최근에는 자기공명 혈관조영술이 많이 이용되기도 한다. 혈관조영술상에서의 특징적인 소견은 이중 관강(double lumen), 진주 - 선상 징후(pearl and string sign), 선상 징후 그리고 방추상 확장 등이다. 추골뇌저동맥계에 위치한 큰 혈관의 박리성 동맥류 진단에는 유용하나, 작은 혈관에서 일부 혈전을 동반한 뇌동맥류와 박리성 뇌동맥류를 구분하는 데는 한

계점이 있다고 한다.

후대뇌동맥에서 발생한 박리성 동맥류의 호발부위는 P_1-P_2부위로 천막의 가장자리에 가까워 손상 받기 쉽기 때문인 것으로 보고 되고 있다. 후대뇌동맥에 발생한 박리성 동맥류의 자연경과에 대해서는 아직 잘 알려져 있지 않으나 척추뇌기저동맥계에서 발생한 박리성 동맥류에 비하여 양호한 경과를 취하는 것으로 보고되고 있다. 특히 방추상 확장모양의 박리성 동맥류의 경우 거미막밑출혈이 동반되었을지라도 특별한 수술 없이 자연적 치유된 예도 있다.

허혈성 증상이 있는 경우에는 항응고요법으로 치료하고, 거미막밑출혈이 있는 경우에는 수술적 치료를 고려한다.

B. 외상성 동맥류

외상(수술시 손상도 포함)에 의한 혈관벽 손상으로 발생한다. 혈관 구조물을 가지지 않는 외상이나 감염 혹은 분명하지 않은 원인에 기인된 가성 동맥류도 치료하는 경우가 있다. 이들은 주머니모양 동맥류와 비교하여 그 발생빈도가 높지 않다. 외상성 동맥류 중 혈관조직의 일부를 가지는 진성 동맥류도 드물게 존재하나 대부분은 손상된 혈관주위로 형성되었던 혈괴가 섬유화하고 용해되고 재 관통되어 형성되는 가성동맥류(pseudoaneurysm)이다. 이들을 파열 전에 진단하고 치료하면 그 결과가 비교적 양호하나 파열되면 사망률이 높다. 따라서 파열되기 전에 조기진단하고 치료하는 것이 중요하다.

C. 진균성 동맥류

세균성 심내막염과 같은 감염으로 인한 패혈색전(septic emboli)이 원인이 되어 동맥류를 형성하며, 진균성(mycotic) 동맥류는 진균(fungus)과 세균에 기인한 동맥류를 총칭하여 아직 사용되고 있으며, 세균에 의한 동맥류는 심장질환을 가진 환자에서 흔히 발생된다. 최근에는 항생제 남용과 면역기능이 감소한 환자들이 증가하면서 기회감염인 진균에 의한 감염 빈도도 증가하여 진성 진균성 동맥류도 발생하고 있다. 그러나 아직도 이러한 동맥류의 발생 빈도는 높지 않다. 그러므로 심장질환을 가진 환자나 뇌수술을 시행받은 환자에서 세균성 및 진균성 동맥류가 발견되었을 경우 그 치료방향이나 방법을 정하기는 쉽지 않다.

D. 다발성 동맥류

동맥류파열에 의한 거미막밑출혈 환자에서 뇌혈관조영술을 통해 파악되는 다발성 동맥류는 전체 뇌동맥류 환자 중 약 14~33% 정도로 다양하게 보고 되고 있으나, 최근에는 그 빈도가 점차 증가하고 있어 일부 보고에서는 45%의 높은 빈도로 보고 되기도 하였다.

다발성 동맥류의 빈도가 증가하는 이유는 디지털감산뇌혈관조영술의 발달 및 그 외 자기공명혈관조영술 및 전산화 단층촬영 뇌혈관조영술 등의 도입으로 크기가 작은 미세 동맥류를 발견할 확률이 훨씬 높아졌기 때문으로 생각된다. 다발성 동맥류는 고혈압 환자, 여자, 그리고 나이가 많을수록 빈도가 높아진다는 보고도 있으나, 나이가 다발성 동맥류와 별 상관관계가 없다는 보고도 있다. 그렇지만 동일 동맥에서 다발성 동맥류가 발견된 경우는 드물다.

표 6-6. 뇌동맥류 파열이 잘 발생하는 환경요인

- 기온이 찬 겨울이나 일교차가 심한 계절(3, 9월)
- TV보면서 웃다가, 하품, 기지개 펴다가
- 전화로 충격적인 얘기를 듣거나 말다툼하다가
- 흥분 시
- 식사하다가
- 가사 일하다(빨래, 식사준비 중)

- 화장실에서 용변 보면서 힘을 주다가
- 운동하다(헬쓰, 수영)
- 샤워나 머리 감다가
- 성교 시
- 가만히 있다가(앉아있거나 자다가 꿈 꿀 때)
- 직장에서 일하다(무거운 것 들다가)

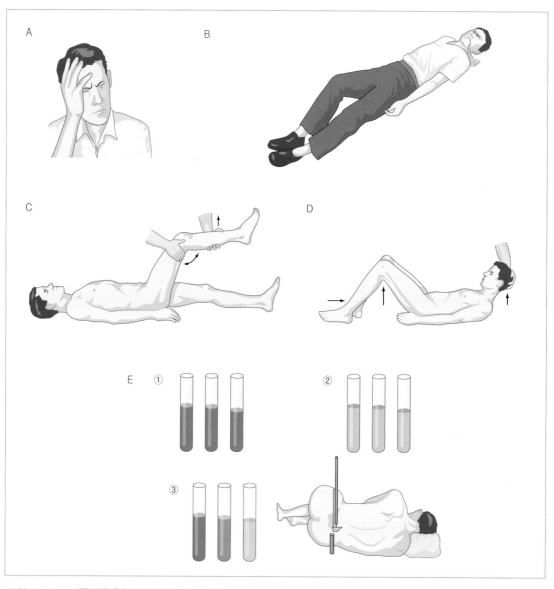

그림 6-17. 뇌동맥류출혈의 임상증상과 진단

뇌수막자극증상 A: 심한 두통, B: 구토, C: Kernig's sign, D: Brudzinski's sign,
E: 뇌척수액 검사 요추천차 후 뇌척수액을 연속적으로 시험관에 담아 뇌척수액의 색깔변화가 있는지 확인한다.
① 뇌출혈, ② 정상뇌척수액, ③ 외상성천자

(4) 증상과 징후

뇌동맥류는 90%에서 파열로 인한 거미막밑출혈에 의해 알게 되며, 7%는 주위 뇌신경이나 뇌조직을 압박하여 나타나는 증상이나 징후에 의해, 나머지3% 정도는 우연히 발견된다. 뇌동맥류의 파열은 격심한 육체적 활동 중 발생하기도 하나 출혈을 일으킬만한 촉진인자가 확실한 경우는 드물다(표 6-6). 출혈량이 많으면 급속히 의식이 없어지며 환자는 수 분 또는 수 시간 내에 사망하기도 한다. 거미막밑출혈이 일어나면 머리를 꽝 치는 듯한 느낌과 생애에서 가장 심한 두통을 경험한다. 머리에서 "꽝"한 느낌이 들며 머리가 터질 듯 아프거나 등줄기로 "지르르" 무엇인가 흐르는 느낌이 들며 식은 땀이 난다. 약 45%는 5~10분 정도 정신을 잃는데, 이는 뇌동맥류가 파열되면 갑자기 두개내압이 상승하여 일시적으로 뇌혈류가 중지되기 때문이다. 뇌동맥류 파열 시 약 15% 정도는 출혈이 심하여 회복하지 못하고 사망한다. 약 20%정도에서 심한 출혈이 발생하기 전 기분 나쁜 정도의 경고성 두통을 경험하는데 이는 동맥류로부터 거미막밑공간으로 미세한 출혈, 동맥류 벽 내로의 출혈, 동맥류의 갑작스러운 팽창 및 허혈 등에 기인하며, 진통제를 사용하는 경우 주의해야 한다. 의식이 돌아오면 오심과 구토를 보이고 뇌수막자극증상을 보여 목경직과 Kernig 징후 등을 보인다(그림 6-17).

안저검사에서 실핏줄이 터지는 초자체하 출혈을 볼 수 있으며 시력 감퇴를 보이는 경우가 있다. 파열된 동맥류의 위치에 따라 다른 증상을 보이는데, 전대뇌동맥 동맥류 파열은 갑작스런 양하지 무력감, 중대뇌동맥 동맥류 파열시 간질발작, 후교통동맥이나 상소뇌동맥 동맥류가 파열시 제3 뇌신경(동안신경) 마비를 보이기도 한다. 미파열 동맥류에 의한 증상 및 징후는 동맥류가 주위 뇌신경이나 뇌조직을 압박함으로써 나타나며, 해면정맥동내 동맥류(intracavernous aneurysm)는 동안신경, 활차신경, 외전신경, 삼차신경제 1분지를 압박하여 안구운동마비 및 안면 통증을, 안동맥 동맥류는 시신경을 압박하여 시력장애나 시야장애를, 후교통동맥 동맥류는 동안신경마비를, 전교통동맥 동맥류는 시신경교차(optic chiasm)와 뇌하수체 줄기를 압박하여 시야변화와 뇌하수체저하증(hypopituitarism)을 일으킨다.

(5) 진단적 검사

① CT 및 CT 혈관조영술

CT는 거미막밑출혈을 진단하는 데 가장 먼저 선택하는 진단방법으로 출혈 후 24시간 내에 시행하면 90%, 5일 후에는 85%, 1주일 후 50%, 2주일 후 30%정도의 진단 빈도를 보인다. 경미한 경우에는 거미막밑공간이 잘 구별되지 않을 수도 있으나, 거미막밑출혈시 동반될 수 있는 뇌내혈종, 뇌경색 및 수두증 같은 합병증도 잘 보여주며, 동맥류 내 혈전이나 동맥류 벽의 석회화 등을 보여주기도 한다(그림 6-18). 뇌내출혈은 중대뇌동맥류 파열 시 빈번하며, 뇌실내출혈은 전교통동맥 동맥류, 기저동맥 분기부 동맥류에 흔히 동반된다.

② 뇌혈관조영술과 디지털감산혈관조영술

뇌혈관조영술(TFCA)은 침습적인 방법으로 합병증 발생 가능성이 있다. 그러나 뇌혈관을 가장 정확하게 진단할 수 있는 방법이기 때문에, 혈관 순환상태를 확인하고, 뇌혈관 연속촬영으로 두개강 내 병소, 병소 내 혈류 상태를 파악하며, 두개강 내외 천막 상하부, 좌우

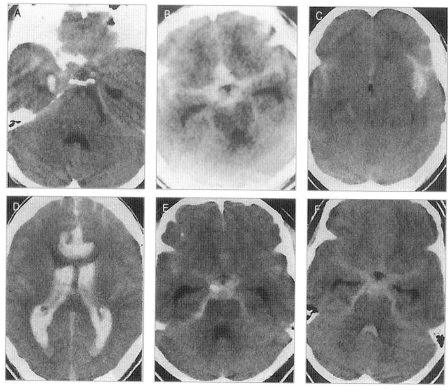

그림 6-18. 동맥류 파열 위치에 따른 CT 영상

A: 후교통 동맥류의 구상돌기 내 출혈, B: 전교통 동맥류의 반구간열 내 출혈,
C: 중대뇌 동맥류의 실비안구 내 출혈, D: 원위부 대뇌동맥 동맥류의 뇌량 내 출혈,
E: 기저동맥 분기부 동맥류의 각간조 내 출혈,
F: 후하소뇌동맥 동맥류의 제 4뇌실 혹은 소뇌교각부 내 출혈

측 대뇌반구의 측부 순환상태를 파악하고, 구체적 치료 방법을 결정하기 위해서 시행한
다(그림 6-19 A, B). 최근에는 이미지를 3차원적으로 만들어 혈관을 임의 방향으로 회전
할 수 있는 디지털감산혈관조영술(digital subtraction density angiography, DSA)을 통해
작은 동맥류도 진단이 가능해졌다. 혈관조영술 중 양측 경동맥, 양측 추골동맥 등 4개의
혈관의 영상을 모두 얻는 검사를 4 혈관검사(four vessel study)라고 하며, 다음과 같은 경
우 뇌혈관조영술을 시행한다.

- 신속 혈관조영술: CT촬영 후에도 뇌동맥류 진단이 불분명한 경우, 뇌내혈종과 뇌부종
  이 있어 즉시 수술을 요할 경우, 동정맥기형이나 진균성 동맥류가 의심될 때 시행한다.
- 반복 혈관조영술: 동맥류가 초기 혈관조영술에서 발견되지 않았을 때 진단을 확정하
  기 위해 혈관연축 발생 위험기간(4~14일)이 지난 동맥류 파열 후 2~3주에 반복 실시
  한다. 이전에 관찰되었던 혈관연축의 회복을 관찰하고, 작은 동맥류의 경우 혈관조
  영술에서 발견되지 않은 채 파열 후 저절로 없어지기도 하는데 이를 확인한다.
- 지연 혈관조영술: 동맥류에 의한 거미막밑출혈이 CT에 의해 확진되면 혈관조영술
  은 보통 수술이 결정되기 전까지 지연되며, 동맥류의 위치와 부분적 특징(모양과
  크기), 뇌혈관분포의 기형, 혈관연축(이 경우 보통 수술이 연기된다)의 유무를 확인
  한다.

뇌혈관조영술 합병증은 국소반응으로 천자부위의 혈종, 전신반응으로는 두통, 기억

상실, 오심, 구토, 알러지 반응이 일어날 수 있으며, 색전증으로 인한 실어증, 반신마비, 시야 장애, 정신이상 등이 나타날 수 있다.

③ 요추천자

거미막밑출혈이 의심되나 CT상 확인되지 않는 경우 요추천자로 뇌척수액검사를 시행한다. 요추천자는 뇌탈출을 막기 위해 신경학적 장애가 없고 두개내압 상승이 없는 경우에만 시행한다. 뇌척수액에서 혈액이 관찰되거나, 뇌척수액을 원심분리한 경우 황색변색증(xanthochromia)이 확인되면 뇌동맥류 파열에 기인한 거미막밑출혈로 진단할 수 있으며, 신선한 혈액이 섞여있을 경우 외상성 천자와 감별해야 한다(그림 6-17 E). 3개의 시험관에 연속적으로 뇌척수액을 받았을 때, 뇌척수액의 색깔이 점점 엷어지면서, 채취한 1mL의 뇌척수액에서 적혈구가 25만개를 넘어 응고될 때, 백혈구에 대한 적혈구 수의 비율이 혈액과 동일할 때는 외상성 천자에 의한 것으로 판단한다.

④ MRI 및 자기공명혈관조영술

거미막밑출혈 후 급성기에는 출혈이 뇌조직과 구별되지 않기 때문에 MRI로는 구별되지 않으나, 혈관연축 시 뇌경색 여부를 판별하는데 도움이 된다. 최근에는 자기공명혈관조영술(MRA)을 통해 90% 이상 미파열 뇌동맥류를 발견하고 있으며, 3차원으로 혈관을 구성함으로써 대퇴동맥을 통한 디지털감산혈관조영술 없이 수술을 시행하기도 한다(그림 6-19 C, D).

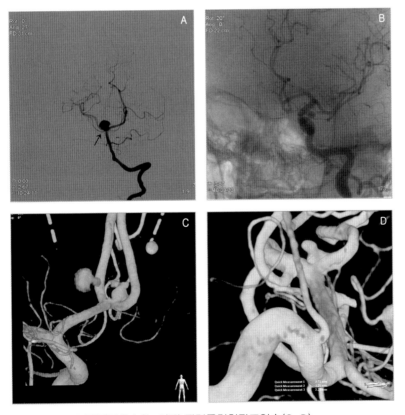

그림 6-19. 뇌혈관조영술(A, B)과 자기공명혈관조영술(C, D).

A: 기저동맥 분기부 동맥류 B: 후교통동맥류 C: 전교통동맥류 D: 중대뇌동맥류

(6) 치료 및 중재

파열된 뇌동맥류는 재파열로 인한 악화를 막기 위해 치료하며, 최근에는 가능한 조기 수술을 시행하고 있다. 치료방침은 동맥류의 위치나 크기, 환자의 신경학적 상태나 전신 상태를 고려해서 결정해야 한다. 주로 Hunt와 Hess의 임상등급분류를 참고해서 판단할 수 있으며, 등급이 좋을수록 치료결과도 양호하다(표 6-7).

표 6-7. Hunt와 Hess의 임상등급

Grade 1: 무증상 혹은 경한 두통, 경한 목경직

Grade 2: 중등도 이상의 두통과 목경직이 있으나, 뇌신경마비 이외에는 신경학적 장애가 없음

Grade 3: 의식이 기면 혹은 착란상태. 경한 국소 신경학적 결손

Grade 4: 의식이 혼미, 중등도 이상의 반신마비, 초기 제뇌경직

Grade 5: 깊은 혼수, 제뇌경직

① 내과적 치료

일반적 치료원칙은 적절한 순환유지를 위해 충분한 수액공급, 두개내압 상승을 막기 위해 절대안정, 배변완화제 투여, 두통 완화를 위한 진통제 투여, 혈압관리, 정맥혈전 예방, 출혈 후 발생하는 뇌혈관연축을 예방하기 위해 칼슘통로차단제(nimotop®)를 투여한다.

- nimotop 4.5cc/2hrs, 이후는 9cc/hr로 주입하며, 혈압이 너무 낮으면 조절한다.
- N/S, 5% D/W를 25~30gtt/hr 유지한다.
- 환자를 깨웠을 때 반응할 정도로만 진정시킨다.
- 혈압을 120~150mmHg로 유지하여 초기출혈과 뇌허혈을 예방한다.

② 수술적 중재

뇌동맥류에 대한 수술적 치료의 목적은 동맥류의 재파열을 막는데 있다. 수술은 환자의

표 6-8. 조기수술과 지연수술의 장단점

	조기수술	지연수술
장점	· 뇌동맥류의 재출혈을 감소시킴	· 뇌의 긴장이 호전되어 뇌 견인이 용이
	· 빠른 혈종 제거로 속발되는 혈관연축의 빈도를 감소시킴	· 수술결과 양호: 혈역동학적 상태가 호전되어 전신마취나 혈압변화에 안정적
	· 수술 후 뇌혈관연축 발생 시 유동성 고혈압이나 혈관 내 치료방법을 안전하게 사용할 수 있다.	· 뇌부종 감소로 수술 후 혈관연축 발생 가능성 낮음
	· 뇌동맥류 주위의 혈종이 아직 유연하여 박리, 제거하기 쉽다.	· 수술 시 박리가 용이해져 수술 후 사망률을 줄일 수 있다.
	· 수술 후 조기 운동 가능해져 장기간의 안정으로 인한 합병증 감소	
단점	· 뇌의 긴장(tightness)으로 수술시 뇌의 견인이 어렵다.	· 재출혈 발생 가능성 높음
	· 뇌동맥류 박리 시 조기파열이 많다.	· 적극적으로 혈관연축 치료를 못해 사망률 및 후유증 발생율이 높다

연령과 의식 및 전신상태, 수술의 난이도, 동맥류의 위치와 양상, 혈관연축 등을 고려해서 결정한다. Hunt와 Hess등급 4~5로 좋지 않은 경우, 활력증상이 불안정한 경우, 동맥류 조기 수술이 매우 어려운 후순환계동맥류 및 거대동맥류와 같이 수술이 힘든 경우는 우선 보존적 치료를 하고 상태를 관찰하면서 치료 여부 및 시기를 결정한다. 환자의 임상상태가 불량한 경우를 제외하고 대부분 조기수술을 시행한다. 조기수술과 지연수술의 장단점은 표 6-8과 같다.

동맥류의 경부가 넓은 경우에도 수술에 어려움이 있으며, 이러한 경우 경부를 조작하여 동맥류 클립을 넣을 수 있는 경부를 만들어 주거나 여러 개의 동맥류 클립을 사용하여 경부를 결찰한다. 동맥류 모양이 방추형인 경우 결찰이 불가능하여 이러한 경우에는 포착, 근위동맥 결찰, 포장 등을 실시한다.

뇌혈관연축의 정도는 거미막밑출혈 양과 상당한 관계가 있으며, 뇌동맥류의 치료결과에 영향을 미치는 요소이며 거미막밑출혈의 정도를 등급화한 것이 Fisher의 CT등급이다.

Fisher의 CT 등급

Grade 1: CT에서 거미막밑출혈 발견 안 됨

Grade 2: 1mm 두께 이하의 범발성 거미막밑출혈

Grade 3: 1mm 두께 이상의 국소화된 거미막밑출혈

Grade 4: 범발성 거미막밑출혈이 있거나 거미막밑출혈이 없으면서 뇌내 혹은 뇌실내 혈종을 동반한 경우

수술의 종류는 다음과 같다.

ⓐ **경부 직접결찰(direct neck clipping)**

가장 이상적인 방법으로 동맥류 경부를 동맥류 클립으로 결찰하여 정상적인 혈류를 유지하면서 동맥류를 체순환계로 완전 분리시킨다(그림 6-20).

ⓑ **포착(trapping)**

동맥류가 발생한 부위의 근위부와 원위부의 모동맥을 결찰하여 동맥류를 체순환계로부터 완전 차단시킨다(그림 6-21). 적응증은 경부가 넓은 동맥류나 거대동맥류에서 혈류 차단 시 혈액공급의 장애가 없는 경우이다.

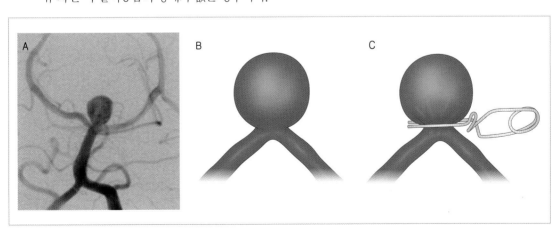

그림 6-20. 뇌기저동맥 분기부 동맥류의 경부 직접 결찰

A: 뇌혈관조영술, B: 수술 전, C: 수술 후

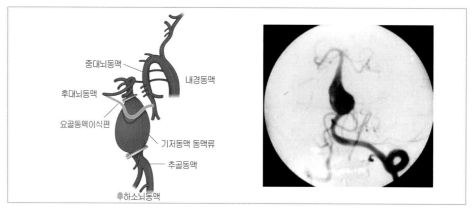

중대뇌동맥
내경동맥
후대뇌동맥
요골동맥이식편
기저동맥 동맥류
추골동맥
후하소뇌동맥

그림 6-21. 포착(trapping)

기저동맥에 위치한 거대동맥류의 근위부와 원위부를 결찰하여 체순환을 차단함. 포착 후 측부순환
이 이루어지기 위해서 요골동맥이식편(radial artery graft, RAG)으로 미리 혈관문합술을 시행함.

ⓒ 근위동맥 결찰(proximal clipping)

동맥류가 있는 부위 모동맥의 근위부만 결찰하여 동맥류에 가해지는 혈압을 낮추어
서 동맥류 파열의 가능성을 줄이고 궁극적으로 동맥류 내에 혈전형성을 유도한다. 적
응증은 거대동맥류, 후대뇌동맥 원위부의 동맥류, 추골동맥 동맥류에서 원위부 측부
순환이 충분한 경우이다.

ⓓ 포장(wrapping)

뇌동맥류의 경부 결찰이 불가능한 경우 혹은 경부 결찰 후 뇌동맥류의 일부분 잔존 시
동맥류를 거즈, 근육, 인조섬유 혹은 접착제 등으로 동맥류나 남은 동맥류 부위를 감
싸서 재출혈의 가능성을 줄인다.

③ 혈관내 시술

수술치료는 치료과정이 침습적이라 합병증이 발생할 가능성이 더 높으나 성공률이 높고
장기적 안정성이 높은 반면, 뇌혈관조영술을 통해 시행하는 혈관내 시술은 환자가 비교
적 견디기 쉽고 합병증은 적으나 약 10%에서 재발로 인해 재치료가 필요할 수 있다. 보
통 동맥류 목 부위가 좁은 경우나, 수술이 어려운 후순환동맥류의 경우 혈관내 시술을 더
선호한다.

혈관내 시술인 코일 색전술은 Guglielmi에 의해 고안된 여러 개의 나선형 백금코일
(Guglielmi Detachable Coil, GDC)을 뇌혈관조영술을 통해 동맥류 속에 채워나가는 시술
법이다(그림 6-22). 동맥류 속에 코일이 채워지게 되면 혈류 유입이 차단되고, 재출혈을
방지할 수 있다. 코일 색전술을 시술하기 위해서 풍선이나 스텐트를 보조적으로 함께 사
용할 수 있다. 시술 후 카테터를 제거하기 전에 혈관조영술을 통해 정상혈관의 개통 여부
를 확인한다.

A. 적응증

수술 접근부위가 어려운 부위(해면정맥동, 추체부위, 중기저동맥부)

- 수술공간 확보가 어려운 경우
- 동맥류 경부의 크기가 좁은 경우 - 경부와 기저부(1:2)

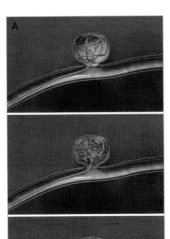 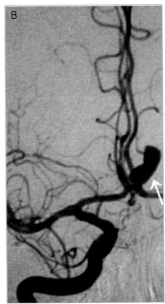 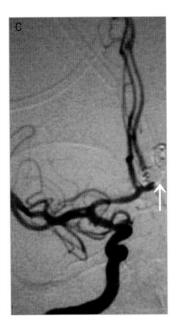

그림 6-22. 혈관내 시술- 코일 색전술
A. 백금코일로 동맥류를 채워 색전술을 하는 과정 B.전교통동맥 동맥류(↑)의 코일 색전술 전
C. 색전술 후 혈관조영술 이미지

- 넓은 석회화 거대대동맥류
- 고령(75세 이상)
- 전신상태 불량(심부전, 폐부전)
- 신경학적 상태가 나쁜 경우(Hunt와 Hess 등급 4~5)
- 수혈 받기 거부하는 환자
- 양측의 다발성 동맥류
- 우연이 발견된 미파열 동맥류
- 혈관연축의 증세가 동시에 있는 환자
- 뇌동맥류가 재발, 일부가 남은 경우

B. 효과

환자 상태, 뇌동맥류의 위치, 크기 모양, 뇌동맥류의 경부의 크기, 주변 혈관 배치 상
태, 시술 방법 및 시술 팀의 능력에 따라 다르며 혈관 내 치료의 주된 목표에 도달하는
데 방법간의 차이가 없다. 수술과 비교하여 뇌 견인과 뇌 및 정상혈관 손상이 거의 없
으며 혈관연축이 동반된 경우 이 치료를 동시에 할 수 있다.

C. 코일 색전술 합병증

- 뇌동맥류의 조기파열
- 시술 후 재출혈: 0.5~2%
- 혈관 폐쇄
- 혈전색전증
- 코일 위치 이동(coil migration)

- 동맥류 재성장(aneurysm regrowth)
- 사망 및 이환율: 2~8%로 보고 된다.

(7) 동맥류 파열로 인한 거미막밑출혈 후 합병증 및 중재

① 시간경과에 따른 합병증

- 0~3일: 뇌부종, 재출혈, 급성 수두증, 부정맥, 폐부종
- 4~14일: 혈관연축, 재출혈, 아급성 수두증, 저혈량증, 저나트륨혈증, 폐렴
- 15일: 만성 수두증, 혈관연축, 재출혈, 폐부종, 폐렴, 전해질 장애

② 두개강내 합병증

A. 재출혈

재출혈율은 31~78%이며 재출혈시 사망률은 70~90%에 이른다. 첫 번째 출혈 후 2주 이내에 가장 높다. 최초 24시간 내 4.1%로 가장 높은 빈도를 보이며, 그 이후에는 하루 평균 1.5%의 환자에서 재출혈이 발생한다. 14일에는 19%, 6개월 내에는 약 50%의 환자에서 재출혈이 발생한다. 조기의 재출혈은 임상등급이 나쁜 환자에서 더 빈번하다. 최초 24시간 이내의 재출혈은 사망원인이 된다. 오심과 구토, 심한 두통, 의식의 저하 또는 소실과 더불어 새로운 신경학적 결손이 나타난다. CT로 확진하며, 침상안정과 혈압조절, 조기수술로 치료한다.

B. 뇌혈관연축

뇌동맥류 파열 시 가장 높은 사망원인은 파열 당시의 직접적인 뇌손상이나, 생존 환자 의 치료 중 가장 문제가 되는 거미막밑출혈에 의한 혈관연축이다. 거미막밑출혈 후 뇌 동맥의 직경이 감소하는 것으로 피가 잘 안가서 뇌허혈 증상이 나타난다. 뇌혈관조영 술 소견상 거미막밑출혈 환자의 60%에서 혈관연축이 관찰되며, 약 30%에서 뇌혈류 감소로 인한 지연성 신경학적 결손 증상을 보이며, 이들 중 약 25%는 사망하고 생존자 의 약 10%에서 이로 인한 신경학적 결손이 발생한다. 혈관연축은 동맥류 파열 후 3-14 일 사이에 호발하며, 6~8일째에 최고조에 달하고, 대부분 12일 이후에는 개선이 되며 17일 이후에는 잘 발생하지 않는다. 노령인구 및 Hunt와 Hess 등급이 나쁜 환자에서 더 심하게 나타난다.

증상은 점차적인 의식저하, 열, 국소적 증상 및 징후를 보이며, 전대뇌동맥의 혈관 연축이 심하면 하지 쇠약과 요실금, 착란, 무동성 무언증 등을 보이고, 중대뇌동맥 혈 관연축이 심하면 반신마비, 우성반구이면 언어장애 등이 발생하며, 내경동맥의 경우 는 이들 두 혈관을 합친 증상 및 징후를 보인다. 혈액검사로 백혈구 증가 소견과 전해 질 이상 여부를 조사하며, 경두개도플러검사상 혈류속도가 200cm/sec 이상으로 증가 되거나 하루 사이에 50cm/sec 이상 속도가 증가되는 것을 확인하고, CT로 수두증을 포함한 두개강내 합병증의 발생여부를 조사한다.

혈관연축 치료의 주 목적은 예방 혹은 경감시키는 것으로 수술을 시행하여 거미막 밑혈종을 제거하거나 다음과 같은 치료를 시행한다.

ⓐ 칼슘통로차단제인 *nimodipine*은 미세측부 혈류를 증가시키거나 뇌세포를 보호하 여 뇌혈관연축에 기인한 뇌손상을 감소시킨다.

ⓑ 'Triple H' 치료로 인위적으로 혈압을 상승시켜 뇌관류압 상승과 연막측부 순환계 혈관 확장으로 뇌혈류를 개선시킨다.

- 고혈량증(hypervolemia)

  crystalloid, colloid를 투여하여 중심정맥압(CVP) 10mmHg, 폐모세혈관쐐기압 (PCWP)이 14~18mmHg 정도로 유지되도록 한다.

- 고혈압(hypertension)

  수축기 혈압은 160~200mmHg 정도 유지하며, 필요 시 *dopamine, vasopressor*를 사용한다.

- 혈액희석(hemodilution)

  적혈구용적율(hematocrit)을 30~35% 정도로 유지하여 미세순환을 개선시키며, 이를 위해 albumin, Pack RBC와 같은 혈량증량제를 사용한다.

  - 금기: 뇌부종, 신경인성폐부종

  - 혈관연축에 대한 일반적인 치료에 호전이 없는 경우 혈관내 치료를 시행한다.

ⓒ **화학적 혈관성형술(chemical angioplasty)**

혈관연축이 발생한 동맥에 미세도관을 삽입하여 혈관확장제인 *papaverine*을 생리식염수에 용해시켜 직접 주입하는 시술이다. 주입속도가 빠르면 결정체가 생겨 색전이 발생할 수 있으므로 200~300mg을 30분에서 한 시간에 걸쳐 주입한다. 근위부 동맥 뿐 아니라 말초 혈관까지 작용한다.

ⓓ **풍선혈관성형술(balloon angioplasty)**

혈관연축의 치료방법 중 가장 효과적인 치료법으로, 혈관확장 효과가 확인 가능하고 지속적이며 재발이 없다. 가능한 혈관은 M1, A1혈관으로, 직경이 1.5mm 이하의 혈관에서 시행한다.

C. 수두증

수두증은 뇌척수액 내에 있는 혈액이 거미막융모를 폐쇄해서 뇌척수액 재흡수를 방해하여 발생되거나, 뇌실 내의 혈괴(blood clot)에 의한 폐쇄로 인해 발생된다. 뇌 CT상 Fisher 등급이 불량한 환자에서 호발하는 경향이 있다.

ⓐ **급성 수두증**

출혈 후 24시간 내에 발생하며, 뇌실내출혈, 후두와(posterior fossa)의 뇌바닥수조 (basal cisterns) 내에 혈액이 많은 것과 관련된다. 갑작스런 의식저하나 혼수가 지속되며, 뇌실외배액을 시행 하되 감염의 위험성에 주의, 4일 이상 하지 않도록 한다. 그 이상 기간 뇌실외배액이 필요한 환자에게는 뇌실복강단락술(ventriculo-peritoneal shunt)을 시행한다(그림 7-6).

ⓑ **아급성 수두증**

출혈 후 몇 일내지 7일 사이에 발생하며 거미막밑출혈에 따르는 뇌척수액 내의 혈액과 관련이 있다. 점차적으로 기면상태가 나타나며, 뇌실외배액, 요추천자 및 뇌척수액 배액술을 시행한다.

ⓒ **만성 수두증**

출혈 후 10일 또는 그 이후에 발생하며, 거미막밑출혈에 따르는 뇌척수액 내의 혈액과 관련이 있다. 환자가 수술 후에 회복되고 있을 때 점진적으로 보행장애, 행동변화 등이 나타나며, 뇌실복강단락술을 시행한다.

D. **간질발작**

뇌동맥파열 환자 중 조기 발작은 10~20%, 지연발작은 약 8% 정도 발생한다. 신경학적 상태가 나쁜 경우, 중뇌동맥류 파열, 지연된 뇌경색, 고혈압, 수두증 단락술 수술 환자에게서 발생빈도가 높다. 간질발작의 위험이 높은 환자에게는 항간질약을 투여한다.

③ 두개강외 합병증

A. **호흡기계**

두개내압 상승으로 폐 모세혈관의 투과성 변화로 발생하며, 젊은 사람에서 많이 발생한다. 증상은 호흡곤란과 분홍색의 객담, PaO_2감소, 의식 혼수가 동반된다. 기도삽관 및 인공호흡기 치료시 호기말양압(PEEP)을 증가시키고, 이뇨제를 투여한다.

B. **심혈관계**

출혈 시 과도한 catecholamine의 분비로 심전도상 비정상 소견을 보이며, 부정맥이 가장 많다. 고령, 저칼륨증에서 발생하며, 심한 경우는 내과적 치료를 시행한다.

C. **내분비계 이상**

전교통동맥 동맥류, 임상상태가 나쁜 경우, 혈관연축이나 수두증에서 흔히 발생한다.

D. **전해질 이상**

전해질 이상은 요붕증(DI)이나 항이뇨호르몬 부적절분비증후군(SIADH)으로 인해 식욕부진, 오심, 구토, 불안정, 인격변화, 허약함, 의식저하 등을 보인다. 수액공급과 함께 염분의 공급이 필요하고, *hydrocortisone* 사용이 도움이 된다.

E. **혈액계: 빈혈, 출혈경향**

F. **기타: 위장출혈, 간부전, 간염, 신부전**

(8) 간호

① 간호진단

- 두개내압 상승과 관련된 조직관류 장애
- 의식저하와 관련된 기도흡인 위험성
- 질병과 관련된 사고과정장애
- 입원과 관련된 불안
- 낙상과 관련된 외상 위험성

② 간호

- 조용하고 어두운 환경에서 절대 침상안정을 취하게 한다.
- 활력증상을 확인하고 의식수준을 사정한다. 동공반사와 뇌신경마비를 확인한다. 일

과성 또는 지속성 의식상실, 의식장애 또는 혼수 등이 거미막밑출혈의 직접적인 영향
이나 동반된 뇌내출혈에 의한 종괴 효과에 의해 초래된다. 제3 뇌신경마비는 경천막
뇌탈출(transtentorial herniation)에 의해 발생될 수도 있으나 후대뇌동맥이나 기저동
맥에 위치한 동맥류가 직접 제3 뇌신경을 압박하여 마비가 초래되기도 한다.

- 신경학적 결손을 악화시키는 증상은 즉시 보고한다.
- 기도를 유지한다.
- 두통 양상을 관찰하고 두개내압 상승 증상을 관찰한다.
- 혈압을 유지한다.
- 재출혈을 예방하는 예방법의 중요성에 관해 교육하고, 방문객을 제한한다.
- 배변 시 힘주는 것을 피하게 하며, 처방에 따라 경한 완하제를 준다. 관장은 금한다.
- 대상자의 침대 머리 부분을 30도 정도 올려주어 두개내압을 감소시킨다.
- 진정제나 항간질약을 처방에 따라 투여하고, 혈액 내 약물 수치를 수시로 검사한다.
- 두통시에는 처방대로 경한 진통제를 투여한다.
- 감각 및 운동장애를 사정한다.
- 수분과 영양상태를 유지한다.
- 피부통합성을 유지한다.

2) 고혈압성 뇌출혈

(1) 정의

자발성 뇌내출혈(spontaneous intracerebral hemorrhage)이란 외부로부터 외상 없이 자
발적으로 뇌실질내에 출혈이 발생하는 것으로, 고혈압성 뇌출혈을 포함하여 뇌동맥류,
뇌동정맥기형, 모야모야병, 뇌종양 출혈이나, 출혈경향을 동반하는 전신 질환 등의 원인
으로 발생한다. 뇌내출혈은 뇌경색이나 거미막밑출혈에 비해 사망률이 높아 약 40%에
달하며, 심각한 장애를 남길 위험성도 높다.

고혈압성 뇌출혈은 전체 뇌졸중의 약 10%를 차지하며, 위험인자로는 나이, 인종, 고혈
압, 뇌경색의 병력, 관상동맥 질환, 당뇨병 등이 있다. 연령분포는 20대에서 80대까지이
나, 대부분은 50대와 60대 사이에서 많이 발생한다. 성별의 차는 거의 없으나, 남자에서
약간 더 호발한다. 혈압이 200/100mmHg의 범위에서 잘 발생되지만, 수축기압이
160mmHg 이하에서 발생되는 경우도 있다. 임상적 양상은 경한 신경학적 증상부터 혼수
내지는 급사까지 다양하며, 주로 혈종의 크기와 위치에 따라 결정된다.

(2) 병태생리

만성고혈압은 고혈압성 뇌출혈의 가장 많은 원인이며, 혈압 상승의 정도와 기간에 관련
이 있다. 고혈압에 오랜 기간 노출되면 큰 혈관에서 직각으로 분지되는 60~1500μm 직경
의 작은 관통동맥들이 영향을 받게 된다. 이런 혈관들은 직접적으로 혈압의 변동에 민감
하며, 혈관벽에 지질과 단백질성 물질들이 축적되어 지방유리질증(lipohyalinosis)이 발
생해서 섬유화가 일어나면서 혈관 탄력성이 떨어지게 되고, 국소적으로 혈관이 확장되어
1mm 이하의 미세동맥류(Charcot & Bouchard microaneurysm)가 생긴다.

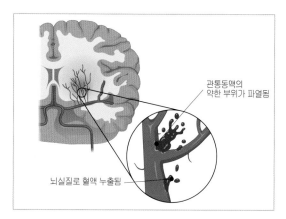

관통동맥의
약한 부위가 파열됨

뇌실질로 혈액 누출됨

그림 6-23. 관통동맥의 고혈압성 뇌출혈

고혈압성 뇌출혈이 일어나는 관통동맥들은 점진적으로 분지가 되지 않아 단계적인 압력의 감소가 일어나지 않으므로, 굵기에 비해 혈관 내압이 높은데다 혈관벽의 변화로 인해 말단부위의 폐쇄나 협착이 생겨서 근위부의 압력이 더 증가된다. 따라서 미세동맥류나 약한 부위의 혈관이 파열되어 뇌출혈이 발생한다는 학설이 널리 인정되고 있다(그림 6-23).

(3) 증상 및 징후

작은 관통동맥들이 위치하는 부위에서 출혈이 잘 생기며, 손상부위에 따라 다른 증상들을 보인다.

① 피각부출혈(그림 6-24A)

- 내포(internal capsule)의 후각의 기능장애
- 진행성 반신불완전마비나 반신마비가 감각소실과 함께 발생
- 시야결손
- 우성반구의 출혈 시 언어장애
- 안구는 보통 병소 쪽을 향하여 편위
- 대량의 혈종에서 혼수, 양측 바빈스키반사(+), 동공산대, 대광반사소실, 시신경유두부종, 제뇌경직

② 시상출혈(그림 6-24 B)

피각부출혈 (putaminal hemorrhage)	시상출혈 (thalamic hemorrhage)	피질하출혈 (subcortical hemorrhage)	교뇌부출혈 (pontine hemorrhage)	소뇌출혈 (cerebellar hemorrhage)
A	B	C	D	E

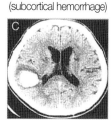
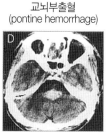
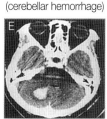

그림 6-24. 뇌내출혈 부위에 따른 CT소견

- 혈종의 직경 : 1cm 이하부터 3~4cm까지 다양
- 제 3 뇌실이나 측뇌실 내로 파급
- 내포를 압박하여 점진적인 반대측 반신불완전마비
- 저린감
- 수직방향의 주시 부전마비
- 정지시 안구의 동향편위(conjugate deviation)
- 사시(사팔뜨기)
- 축동
- 대광반사소실 또는 저하
- 출혈이 시상하부에 일어나면 동측반맹
- 기면, 혼미 등의 의식장애
- 제 3 뇌실의 폐쇄로 급성 수두증

③ 피질하출혈(그림 6-24 C)
- 초기에는 출혈 쪽으로 편위된 심한 두통을 호소하며, 측두엽, 두정엽, 후두엽내에 호발
- 뇌의 후반부에 병소가 있으면 편위된 시야결손, 지각결손
- 우성반구의 출혈 시 실어증, 읽기장애, 기억장애
- 비우성반구내의 출혈 시 구성실행증(constructional apraxia)과 실인증
- 전두엽부위 출혈시 반신불완전마비
- 우성반구의 측면 출혈 시 언어장애
- 부분발작
- 전두엽내측의 출혈 시 요실금, 흡인반사 및 의지결여
- 대량출혈이 뇌실내로 파급될 수 있으며 뇌간 압박을 일으켜 점진적인 기면과 혼미상태

④ 교뇌부출혈(그림 6-24 D)
- 양이 적더라도 다른 부위의 출혈보다 더 심할 수 있음
- 두통
- 환자의 2/3는 12시간 내 혼수상태, 48시간 내 호흡마비로 사망
- 초기에는 호흡이 빨라질 수도 있지만 사망 직전에는 느리고 불규칙함
- 눈이 약간 상방으로 고정되고 특정적인 안구진동(ocular bobbing)이 있으며 동공은 2.5mm 이하로 축소되고 강한 빛에 대광반사 남아 있음
- 50% 이상에서 사지의 이완성 마비가 양측 또는 편측으로 나타나고 교감신경기능의 소실로 발한이 멈추어지고 41초 시까지 체온 상승함
- 출혈이 광범위하지 않고 국한된 경우는 증세의 발현이 비교적 느리며, 전형적인 일측성 뇌신경마비, 반대측 반신불완전마비, 안구진탕, 핵사이 눈근육마비(internuclear opthalmoplegia)와 동반된 운동실조 및 구음장애 등이 나타남

⑤ 소뇌출혈(그림 6-24 E)

- 2/3 이상에서 심한 후두통 및 구토
- 심한 운동실조가 있어 서거나 걷기 힘들고, 환자는 병소측으로 넘어짐
- 구음장애
- 동공은 정상 또는 축소되며 수평안구진탕이 동측으로 나타나고 의식이 저하됨에 따라 말초성 안면신경마비와 각막반사 소실이 동측으로 나타남
- 기면-말기징후
- 호흡마비가 경고 없이 갑자기 발생: 교뇌 연수 인접부위를 압박하여 생김
- 갑작스런 의식변화

(4) 진단적 검사

고혈압성 뇌출혈은 환자의 특징적인 임상 증상과 징후를 토대로 임상적 진단을 내릴 수 있다. 임상 증상이 경미한 경우에는 허혈성 뇌졸중, 뇌종양, 만성 경막하혈종과 같은 질환과 감별하기 어려운 경우도 있다. 따라서 가족력이나 환자의 병력을 잘 청취한 후, 이학적 검사로서 고혈압성 뇌출혈이 의심되면, CT로 뇌출혈의 정도와 부위를 확진한다.

① CT

뇌혈관으로부터 뇌실질내로 나온 혈액은 약 3시간 정도면 고밀도로 보이게 된다. 또한 뇌내혈종이 뇌실 내로 파열된 경우나 원발성 뇌실출혈의 경우에는 피와 뇌척수액의 혼합 비율에 따라 고밀도 혹은 등밀도(isodensity)로 보인다. 출혈 직후에는 고밀도 출혈과 뇌의 경계가 뚜렷하게 보이다가, 시간경과에 따라서 혈종의 농도가 주변 부위에서부터 중심부 쪽으로 서서히 감소하게 된다. 출혈 후 3~4일 후부터는 고밀도 영역이 주위를 둘러싸서 종괴 효과를 나타낸다. 1개월 정도가 지나면 저밀도 영역으로 변하고, 뇌 위축에 의한 동측 뇌실계의 확장을 동반하기도 한다. 조영증강 CT에서 혈종 주변의 조영 증강은 출혈 직후에는 보이지 않았던 것이 1주에서 6주 사이에 걸쳐 혈종부위를 감싸며 출현하고, 2~6개월 후 소실되는데 이러한 조영증강은 혈종 주변의 혈관증식에 의하여 발생되는 것으로 추정된다.

② MRI

MRI에서 뇌내혈종은 각 시기별로 다른 신호 강도를 보이기 때문에, 각각의 병태생리학적 변화에 따른 영상의 변화를 보인다(그림 6-25). 뇌출혈 초기의 진단은 CT로 용이하게

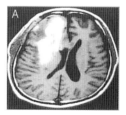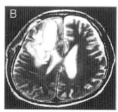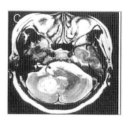

그림 6-25. 고혈압성 뇌출혈의 MRI 소견

A: 피질하출혈의 T_1 강조영상 B: 피질하출혈의 T_2 강조영상
C: 소뇌출혈의 T_1 강조영상

내릴 수 있으나, 혈관 내에 있는 피가 산소헤모글로빈 상태로 혈관 밖으로 나오면 초기에는 T₁ 또는 T₂강조 영상에서 주위조직과 비슷한 정도의 신호를 보이므로 뇌혈종과 주위 조직을 구분하기 어렵다. 따라서 급성기 뇌실질내 출혈을 진단하는 데 있어서 MRI 영상은 CT영상에 비해 진단적 가치가 적다. 그러나 3~4주가 지나면 혈종은 CT에서 등음영이나 저음영으로 보이므로 뇌혈종과 주위조직을 구분하기 어려운 반면에, MRI는 T₁ 강조영상에서 상자성 효과(paramagnetic effect)에 의한 고신호 강도를 보이게 되며, T₂ 강조영상에서 각각의 고유한 신호 강도를 보이므로, 주변 뇌 조직과 대조를 이루어서 혈종의 위치와 크기는 물론 주변 뇌 조직의 부종을 진단할 수 있다. 또한 신호소실(signal void)을 보이는 혈관 음영을 잘 보여줌으로써 고혈압 외의 자발성 뇌출혈의 원인이 되는 뇌혈관 질환을 진단할 수도 있다.

③ 뇌혈관조영술

고혈압성 뇌출혈 이외의 다른 혈관질환인 뇌동맥류, 동정맥기형, 모야모야병 등을 진단하는데 이용된다. 고식적인 뇌혈관조영술과 함께 MRA나 3차원 CT혈관조영술이 시행되고 있다.

고혈압에 의한 피각부출혈이 의심되는 성인의 경우는 뇌혈관조영술이 필요없지만, 청년층에서의 엽출혈(lobar hemorrhage)이나 실비우스열 근처 혈종의 경우 뇌동맥류나 동정맥기형 등의 원인을 찾기 위해서 혈관조영술이 필요하다.

(5) 치료 및 중재

① 보존적 치료
- 항고혈압제 투여
- 두개내압 상승과 뇌관류압의 조절
- 전해질과 영양분 투여
- 배설 기능의 유지
- 합병증 예방

② 수술적 치료의 목적과 적응증

A. 수술 목적
- 혈종이 커서 두개내압 상승을 초래하는 경우 혈종을 제거하여 감압
- 혈종을 조기에 제거함으로써 혈종 주위의 부종과 경색들을 방지하여 신경학적 결손을 개선한다. 수술은 환자의 일반상태, 혈종의 부위, 연령, 혈종의 양, 환자의 의식 상태, 임상 경과 등을 고려하여 결정하는데, 의식상태와 혈종의 부위가 중요한 인자가 된다. 환자의 의식저하나 신경학적 증상이 진행되는 다량의 피각부, 피질하 및 소뇌혈종이 수술 적응증이 된다. 특히, 소뇌혈종은 응급 후두하 두개골 절제술로써 구명시킬 수 있고 예후가 좋다.

③ 수술방법

A. 정위 수술(sterotaxic surgery)에 의한 혈종 제거 방법

- 장점: 국소마취하에서 가능하고, 뇌피질 손상이 적으며 정확한 혈종의 위치를 알 수 있다.
- 단점: 응고된 혈종을 효과적으로 배출시킬 수 없고, 혈종 제거 시 출혈이 일어나면 지혈할 수 없다.

뇌정위장치를 이용하여 혈종의 위치를 측정한 다음 도관을 혈종의 중앙에 위치시키고, 이 도관을 통해서 혈종을 제거하는 방법이다. 뇌정위장치를 설치한 후 내시경을 이용하여 혈종을 제거하는 방법이 이용되기도 한다.

B. 개두술에 의한 경피질 접근(transcortical approach), 실비우스(sylvian) 접근법

- 장점: 출혈부에 대하여 직접 지혈이 가능
- 단점: 정상 뇌조직을 손상할 가능성

대뇌 기저핵의 혈종 시 개두술을 시행하여 혈종에 근접한 뇌피질을 절개한 후 혈종을 제거하는 방법이다. 수술 현미경하에서 시술하면 시야가 좋을 뿐만 아니라, 이상한 조직이 보이면 생검을 하고, 뇌부종이 심하면 경막 이식을 한 후 두개골편을 제거하기도 한다. 가장 중요한 것은 완벽한 지혈을 하는 것이며, 수술을 마치기 전에는 환자의 수술 전 혈압을 유지한 상태에서 지혈이 되었나를 다시 한번 확인해야 한다.

C. 뇌실조루술

뇌실조루술(ventriculostomy)은 고혈압성 뇌출혈로 인하여 발생된 뇌실내출혈 환자에게 감압의 목적으로 이용된다. 측뇌실에 도관을 넣어서 뇌실 밖으로 뇌척수액을 배액함으로서 두개내압을 낮추고 뇌실 내의 혈종을 제거하는데 수술 목적이 있다.

(6) 간호

① 간호진단
- 두개내압 상승과 관련된 조직관류 장애
- 의식저하와 관련된 기도흡인 위험성
- 질병과 관련된 사고과정장애

② 간호
- 기도 개방을 확인하고 호흡정지가 예측되거나 심각한 경우 기관내 삽관과 기계적 환기를 해 준다.
- 침대머리 부분을 30° 상승시켜 두개내압을 감소시키고 정맥귀환을 촉진시킨다.
- 음식과 수분의 구강섭취는 흡인, 질식, 기침 유발, 구토의 위험이 있으므로 24~48시간 동안은 금식하도록 하고 48시간 이후에도 환자가 먹거나 마실 수 없다면 위관영양이나 정맥요법을 사용한다.
- 두개내압 상승을 감소시키기 위한 치료로 *mannitol*과 *dexamethasone*을 투여한다.
- 배변으로 인한 긴장과 과다한 기침, 구토 등 두개내압을 증가시키는 행위를 피하도록

하고, 경한 배변완화제를 제공한다.

- 진정제나 항간질약을 처방에 따라 투여한다.
- 억제대는 환자를 흥분시키고 두개내압을 상승시키므로 사용을 피하도록 한다.
- 재활을 위한 중재를 실시한다.

3) 뇌동정맥기형

(1) 정의

뇌동정맥기형은 선천성 질환으로 태생기 4~8주 사이에 모세혈관계의 발육부전으로 인해 동맥과 정맥 사이에 정상적인 모세혈관이 없이 비정상적으로 확장된 혈관들로 구성되어지는 질환이다. 이 비정상 혈관은 엄밀한 의미에서 동맥도 정맥도 아닌 이형성된 혈관(dysplastic vessels)들이며, 혈관벽이 비후되어 있으나 혈관의 내측 탄력막이 없다는 점 때문에 동맥화된 정맥이라고 불리기도 한다.

McCormick은 혈관기형을 정맥혈관종(venous angioma), 해면혈관종(cavernous hemangioma), 모세혈관확장증(telangiectasia), 동정맥기형(arteriovenous malformation, AVM)으로 분류하였으나 서로 다른 기형들 여러 개가 함께 있을 수도 있다. 드물게 영양동맥(feeding artery)과 유출정맥(draining vein) 사이에 핵이 없이 동정맥이 직접 서로 연결된 누공(fistula)형태도 있으며 이는 AVM의 일종으로 보는 것이 타당하다.

유병률은 인구의 0.14%라고 하며 뇌동맥류 발생빈도의 1/10~1/7정도인 것으로 알려져 있다. 남녀가 비슷하거나 남자가 더 많이 발생하며, 선천성 혈관기형이나 나이를 먹으면서 조금씩 커지기 때문에 20~40대 사이에 증상이 호발한다. 부위는 85%는 천막상부에, 15%는 천막하부에 발생한다.

(2) 병태생리

중추신경계 혈관의 발생과정은 다음과 같다.

- 1단계: 맥관형성세포(vasoformative cells)가 신경관 속으로 자라 들어가서 혈관총기(vascular plexus)를 형성하는 시기
- 2단계: 형성된 세포가 퇴화하거나 분화하여 동맥, 모세관 그리고 정맥으로 나뉘어지는 시기
- 3단계: 이 혈관들이 두피, 경막(dura) 그리고 연막(pia)의 3계통으로 각각 나누어지는 시기
- 4단계: 성인에서와 같은 패턴의 뇌동맥, 척수동맥, 모세관, 정맥 그리고 동(sinus)으로 분화되는 시기
- 5단계: 이렇게 분화된 혈관들에서 내막, 중막 그리고 외막이 생겨나는 시기의 5단계로 이루어진다.

뇌동정맥기형은 뇌혈관 기형 사이사이에 정상적인 기능을 하는 뇌 조직이 없고, 비정상적인 혈관이 복잡하게 얽혀있는 덩어리로, 영양동맥, 동정맥기형 핵(nidus)과 유출정맥으로 이루어져 있다. 태생초기 4주에 영양동맥과 유출동맥 사이의 모세혈관이 만들어지지 않는 기형으로, 정상 뇌조직에서는 모세혈관이 말초 저항을 증가시키고 혈류압력을 낮추지만, 뇌동정맥기형은 말초저항을 정상적으로 감소시키는 모세혈관 구조가 없어서

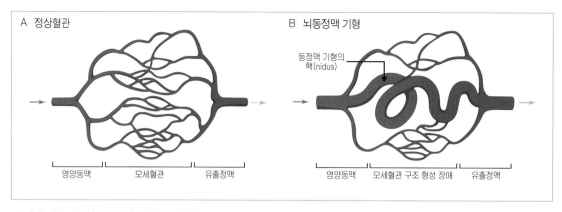

A 정상혈관

영양동맥 모세혈관 유출정맥

B 뇌동정맥 기형

동정맥 기형의 핵(nidus)

영양동맥 모세혈관 구조 형성 장애 유출정맥

그림 6-26. 정상혈관과 뇌동정맥기형(arteriovenous malformation, AVM)

동맥혈의 압력이 직접 정맥으로 전달되고 동시에 과도하게 혈류가 증가되어, 이차적으로 혈관이 확장되고 늘어나서 구불구불한 모양(tortuosity)을 갖는다(그림 6-26).

이러한 낮은 혈류 저항으로 인해 증가된 혈류량과 높은 압력으로 정맥압이 상승하고, 또한 유출정맥의 협착 등이 동반되어 유입혈류의 배출이 제한된다. 이를 해결하기 위하여 혈류의 우회 배출 통로가 생기게 된다. 이런 상태에서 우회 배출이 잘 되지 않거나 혈관 내벽의 변성이 심해지면 혈관이 파열되어 뇌출혈이 발생할 수 있다. 기형 주위의 정상 뇌조직은 오랜 기간의 혈류장애로 인해 자동조절기능이 손상되어 혈관들이 확장되어 있어서 병적인 상태에 있게 된다.

파열되지 않은 뇌동정맥기형이 출혈을 일으킬 확률은 매년 2~3% 정도이며, 1차 파열 후 1년간은 재출혈 확률이 6%로 증가한다. 아주 드물게 자연적으로 없어지거나 완전 제거 후에 재발하는 예도 있다.

정상관류압 파괴현상
뇌동정맥기형이 거대하여 혈류량이 많은 경우, 수술로 완전히 제거하더라도 수술로 인해 기형혈관이 갑작스런 차단되면 기존 뇌동정맥기형으로 가는 혈류가 주변 정상 뇌조직으로 유입되게 되고, 자동조절기능이 손상된 혈관은 증가된 혈류에 반응하지 못해 뇌조직의 부종 및 출혈이 발생하는 현상이다. 기형혈관 제거 후 환자 상태가 오히려 악화될 수 있다.

(3) 분류

① 두개내혈관기형의 분류

발생빈도로 보면 정맥기형이 가장 흔하지만 임상적으로는 동정맥기형이 가장 중요하다 (그림 6-27).

A. 동정맥기형(그림 6-27 A)

B. 해면혈관종

해면혈관종(cavernous haemangioma)은 조직학적으로 정상 신경조직의 간섭이 없는 오디(mulberry)모양의 확장된 혈관으로 구성되어 있다(그림 6-27 B). 대개 반복성 출혈을 일으키기는 하지만 증상을 일으키는 경우는 드물다. 임상 소견으로는 간질발작,

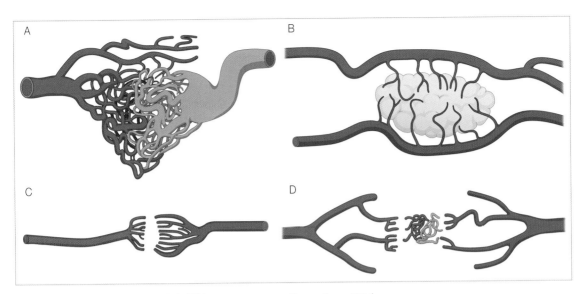

그림 6-27. 정상혈관과 뇌동정맥기형(arteriovenous malformation, AVM)

A: 동정맥기형 B: 해면상혈관종 C: 정맥기형 D: 모세혈관확장증

출혈, 진행성 신경학적 결손이 나타날 수 있으며 그 중 간질발작은 초기증상으로 가장 많이 나타나고 그 원인은 헤모시데린의 만성적 자극효과와 주변 뇌조직의 압박으로 인한 대뇌 미세순환의 국소장애 때문인 것으로 알려져 있다. 조직학적, 방사선학적으로 해면혈관종 주위의 많은 양의 헤모시데린 침착이 반복성 출혈을 입증한다. 종종 해면혈관종의 경우 급속한 병변확장으로 인한 간질발작이나 신경학적 결손이 주된 증상으로 발현된다.

C. 정맥기형(그림 6-27 C)

정맥기형(venous malformation)은 대부분의 경우 무증상이거나 두통, 현기증, 복시, 이명 등의 비특이적 증상을 나타내고, 조직학적으로는 중심부의 유출정맥으로 수렴되는 백질 내의 확장된 수질정맥으로 구성되어 있다. 이는 비정상적인 정맥성 혈류배액을 의미하는 것으로, 정확한 진단과 계획 없이 성급하게 수술적 방법으로 제거하는 경우 급작스러운 혈류배액의 폐색으로 인해 기존의 정맥울혈이나 정맥기형 주위의 뇌부종을 악화시켜 치명적인 상태까지 이를 수 있다. 실제로 많은 부검 연구 결과 대부분의 정맥기형 환자에서 조직학적으로 출혈양상은 상당히 미미하거나 존재하지 않는 것으로 알려져 있다. 간혹 정맥기형의 약 40% 정도에서 출혈이나 신경학적 증상을 나타낸다고 보고하기도 하였다. 점차 진단의 빈도가 증가하고 있고 환자의 증상과 관계 없는 부위에서 우연히 발견되는 경우가 많은 것으로 미루어 볼 때 실제로 정맥기형이 뇌출혈이나 뇌경색을 일으키는 경우는 많지 않다.

D. 모세혈관확장증(그림 6-27 D)

모세혈관확장증(telangiectasia)은 뇌조직 내에 있는 모세혈관들이 확장되는 것으로, 혈관조영에서 보이지 않는 잠재혈관기형이다. 주로 교뇌(pons)에 가장 흔히 발생하고 크기는 대개 2cm 미만이다.

표 6-9. Spetzler-Martin등급체계

등급 양상	점수
동정맥기형의 크기	
소형(<3cm)	1
중형(3~6cm)	2
대형(>6cm)	3
위치 또는 인접뇌의 기능	
중요 뇌부위* 침범하지 않는 비기능성	0
중요 뇌부위를 침범하는 기능성	1
유출정맥의 종류	
얕은 유출정맥만 존재	0
깊은 유출정맥에 존재	1

* 감각운동영역, 언어영역, 시각영역, 내포(internal capsule), 시상, 시상하부, 속섬유막, 뇌줄기, 소뇌각(cerebellar peduncle), 소뇌핵(cerebellar nuclei)

② 동정맥기형의 임상적 분류

- 뇌실질형(parenchymal or pial type)
- 경막형(dural type): 경막형은 원칙적으로 후천적으로 발생하므로 뇌혈관기형의 종류에 잘 포함시키지 않는 것이 일반적이다.

A. 위치에 따른 분류

ⓐ 대뇌반구형

대뇌 피질이나 주위 백질에 위치

ⓑ 심재형

기저핵이나 시상, 뇌간 및 뇌실에 위치

ⓒ 후두와형

후두와(posterior fossa)에 위치

B. Spetzler-Martin의 분류

동정맥기형의 크기, 위치 및 심부유출정맥의 유무에 따라 병변을 분류하였으며, 수술 후의 예후를 예측하기 위해 고안되었고 임상적으로 많이 사용한다. 등급이 높을수록 수술의 예후는 불량하다(표 6-9).

(4) 증상 및 징후

뇌동정맥기형은 선천성질환이나 어린 나이에는 증상이 드물고, 대부분 연령이 증가하면서 발현된다. 주요 4가지 증상은 다음과 같다.

① 뇌출혈에 의한 증상

약 50%에서 출혈 증상이 나타난다. 작은 동정맥기형에서 출혈이 잘 생기고 30대에 많으며, 심부나 천막하에 위치한 경우가 천막상보다 정맥수가 적고 폐색이 많아 유출부전발생 때문에 출혈이 높다. 거미막밑출혈보다 사망률이 낮고 경과는 양호한 편이다. 소아의 경우 초기증상으로서 출혈이 간질발작의 7배이다.

② 뇌 자극에 의한 간질발작

뇌동정맥기형의 두 번째로 많은 증상이다. 17~40%의 환자가 간질발작 증상을 보이며, 결국 46~70%의 뇌동정맥기형 환자가 일생동안 한번이라도 경험하게 된다. 기형이 클수록 간질발작의 빈도가 높고 소아의 경우 뇌혈관 촬영의 검사가 필요하다.

③ 두통

뇌동정맥기형에서 두통의 발생기전은 아직 확실하게 알려져 있지 않다. 두통의 양상도 비특이적인 경우에서부터 동정맥기형이 있는 부위근처에 발생하는 두통과 맥박성 두통, 경미한 경우에서부터 매우 심한 두통까지 다양하게 있을 수 있다.

④ 뇌혈류 뺏김현상(cerebral blood flow steal phenomenon)으로 인한 신경학적 증상

동정맥기형으로 혈류가 많이 빠져나가면서 주변 정상 뇌조직이 만성 허혈상태가 되어, 위치에 따라 편마비, 언어장애, 감각 이상 등이 나타날 수 있다. 이 외 신생아에서는 빠른 혈류의 단락(high flow shunt)으로 인한 심부전증이나 수두증이 나타나기도 한다.

갈렌(Galen)정맥기형을 동정맥기형에 포함시키기도 하는데 갈렌정맥기형의 3대 증상은 다음과 같다.

- 고박출성 심부전
- 수두증
- 머리에서 들리는 잡음(head bruit)

(5) 진단적 검사

출혈 여부를 알기 좋은 것은 CT검사이며, MRI는 해부학적 위치를 확인하데 좋다. 혈관형태를 확인하기 위해서는 뇌혈관조영술이 필요하다.

① CT

급성기에는 동정맥기형의 핵(nidus)과 출혈로 인한 혈종을 확인할 수 있다. 만성기에는 그 주변의 석회화 및 허혈성 변화에 따른 주변 뇌실질의 위축을 확인할 수 있다. 조영 사진에는 핵과 확장된 유출정맥이 조영된다.

② MRI와 MRA

오래된 출혈의 증거와 함께, 좀 더 자세한 해부학적 정보를 얻을 수 있다. MRI에서 핵은 유동신호소실(flow-void)이 빽빽하게 모여 있는 벌집모양으로 보인다(그림 6-28). 뇌동정맥기형의 위치, 크기, 주변조직과 혈종의 위치를 알아보는데 도움이 된다.

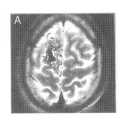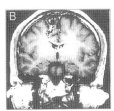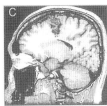

A: 뇌자기공명T$_2$강조영상 횡단면의 뇌동정맥기형소견 우측 전두엽에서 유동신호소실 관찰
B: C. T$_1$강조영상

그림 6-28. MRI상의 동정맥기형

③ 뇌혈관조영술

뇌혈관조영술은 영양동맥, 핵과 유출정맥의 정확한 해부학적 상호관계를 파악하기 위해 필요하다(그림 6-29). 영양동맥은 정상동맥보다 굵어져 있고, 유출정맥은 훨씬 더 확장되어 있다. 핵 내에 동맥류가 발견되기도 한다.

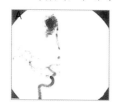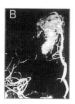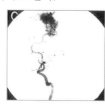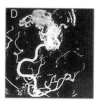

그림 6-29. 우측 내경동맥 뇌혈관조영술(A, C)과 MRA로 본 뇌동정맥기형(B, D)

(6) 치료 및 중재

치료 목적은 출혈을 방지하고 뇌동정맥기형으로 가는 혈류를 없애 정상 뇌 조직으로 혈류를 보내는 것이다. 간질발작에 대해서는 항간질약 투여가 어느 정도 도움이 되지만, 뇌출혈을 예방할 수 있는 보존적 치료는 없다.

미세 수술적 제거(microsurgical removal), 혈관내색전술, 감마나이프 방사선수술을 시행하며, 필요에 따라 서로 보완하거나 동시에 사용할 수 있으며, 환자의 임상적인 상태, 나이, 뇌동정맥기형의 위치, 크기, 영양동맥 및 유출정맥의 상태 등을 고려하여 치료법을 결정하게 된다.

① 수술

수술은 합병증 없이 조직손상을 최소화하면서 동정맥기형을 완전히 제거하는 것이 목적이다. 따라서 수술시 영양동맥을 모두 차단하기 전에 유출정맥이 차단되는 경우, 수술 중 대량 출혈 및 뇌부종이 발생하므로 영양동맥을 완전히 차단할 때 까지 유출정맥을 보존하는 것이 중요하다.

수술적 제거는 가장 확실하고 신속한 효과를 기대할 수 있는 치료 방법으로, 출혈 또는 재출혈의 가능성을 즉시 없앨 수 있다는 장점이 있다. 수술적 치료는 뇌동정맥기형의 크기, 위치 등에 따라서 제한을 받으며, 좋지 않은 조건일 경우는 수술 후 신경학적 손상의 발생 가능성이 높아지게 된다. 큰 동정맥기형은 완전 제거의 어려움과 기형혈관의 갑작스런 차단으로 인해 정상 동맥압이 높아져 발생되는 뇌부종 및 출혈이 문제가 되고, 심부형과 기능성 영역(eloquent area)에 위치한 경우 수술 후 예견되는 신경학적 결손 때문에 완전 제거가 힘들다. 이런 경우에는 단계적 수술, 혈관내색전술, 정위적 방사선수술 등을 시도할 수 있다.

② 혈관내색전술

영양동맥을 초정밀선택(superselection)으로 뇌동정맥기형으로만 가는 혈류의 일부를 막아 핵의 크기를 줄임으로써, 수술적 제거와 방사선수술을 용이하게 하는 보조적인 방법으로 이용되고 있다. 일부에서는 색전물질을 기형 핵에 주입하여 기형 혈관의 혈류를 완전히 폐색시킬 수도 있다. 수술보다 덜 침습적이나 제한이 있고 막힌 부위가 다시 뚫릴 수 있다.

③ 방사선수술

선형감속기를 통한 X선 이용과 감마나이프 시술을 시행하며, 수술적 접근이 곤란한 뇌동정맥기형에 대한 좋은 치료 대안이 될 수 있으나, 치료대상이 되는 병변의 크기에 제한이 있고, 치료효과가 나타나기까지 시간이 걸리는 제한이 있다.

핵의 크기가 직경 3cm 이하의 병변을 방사선수술로 치료하였을 때, 약 80% 가량에서 약 2년 후 뇌동정맥기형이 사라진다.

방사선수술에 의한 뇌동정맥기형의 폐쇄기전은 혈관 내피 세포의 증식과 혈관 벽의 섬유화(fibrosus) 및 유리질환(hyalinization)에 따른 혈관 폐쇄이다.

④ 예후

A. 예후에 영향을 주는 요소

- 뇌동정맥의 크기
- 심부유출정맥의 여부
- 출혈 유무

B. 출혈에 의한 사망률

- 첫 출혈 10%
- 두 번째 출혈 13%
- 세 번째 출혈 20%
- 재출혈의 위험은 매번 3.5~4%

(7) 간호

① 간호진단

- 두개내압 상승 및 뇌부종과 관련된 조직관류장애
- 신경학적 압박과 관련된 통증
- 신경학적 장애와 관련된 신체 기동장애
- 수술과 관련된 감염 위험성
- 삼투성 이뇨제 사용과 관련된 전해질 불균형
- 간질발작과 관련된 잠재적 손상

② 수술 전 간호

- 침상안정을 유지한다.
- 스트레스를 줄이기 위해 조용한 환경을 유지한다.
- 활력징후를 측정한다.
- 수축기 혈압을 110~130mmHg 이하로 유지한다.
- 두개내압 상승 증상을 사정한다. -의식저하, 두통, 구토, 발작, 고혈압, 동공의 변화
- 두개내압 상승을 예방한다 - 두부를 30°로 상승, 변비 예방
- 간질발작 유무를 사정한다 - 필요시 항간질약을 투여한다
- 통증을 사정한다.

③ 수술 후 간호

- 의식수준을 사정한다(글래스고혼수척도).
- 활력징후를 사정한다.
- 배액관 유무 확인 – 배액양상, 배액양, 배액관 주위의 감염 여부
- 수술부위의 감염여부를 확인 한다.
- 두개내압 상승을 예방한다.
- 체액 전해질 균형을 유지한다.
- 안위감을 증진시킨다.
- 재활 중재를 실시한다.

4) 모야모야병

(1) 정의

모야모야병(moyamoya disease)은 주로 내경동맥이나 대뇌 기저부 위치에서 양측으로 협착 또는 폐쇄되는 만성 진행성 뇌혈관 질환이다. "모야모야" 라는 말은 뇌혈관조영술에서 뇌기저부 측부순환 혈관의 모양을 연기가 말려 올라가는 모습으로 표현한 일본어이다(그림 6-30). 모야모야병의 진단기준은 다음 네 가지이며, 이들이 충족되어야 한다.

- 내경동맥 말단부 및 분지 부위의 협착
- 기저핵 부위에 비정상적인 모야모야 혈관의 형성
- 양측성
- 원인이 없음

모야모야병의 진단적 기준에서 양측이 아니고 일측일 때는 불확정적 모야모야병(probable moyamoya disease)이라고 정의한다. 혈관폐쇄를 일으킨 원인이 있거나 동반된 질환이 있을 때에는 모야모야 증후군이라고 정의한다.

모야모야병은 극동 아시아(한국, 일본) 사람들에게서 호발하며, 유럽과 미 대륙 사람들에게는 드물다. 남녀 성비는 1:1.6으로 여성에게 조금 더 많이 발생하며, 10세 미만의 소아와, 20~30대의 성인에게 호발한다. 1994년 일본 후생성 발표에 의하면 유병율과 발생율은 인구 10만명당 3.16과 0.25명으로 발생한다고 하였으며, 가족력이 있는 경우는 7~12%였다.

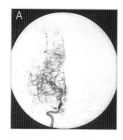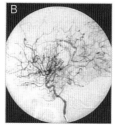

그림 6-30. 모야모야병의 뇌혈관조영술에서 내경동맥의 말단부와
전대뇌동맥 및 중대뇌동맥
A: 전후면 사진, B: 측면사진

(2) 병태생리

원인은 아직까지는 불명이나 최근 추정되는 병인으로써 선천성, 자가면역기전 이외에 혐기성 세균성 감염 또는 경구 피임약 복용 등이 원인이 될 수 있다는 보고들이 있다. 대부분의 경우 양측성으로 내경동맥의 말단 부위 부근에 혈관내막의 비후, 이로 인한 혈관의 협착이나 폐쇄 소견이 있고 때때로 퇴화를 나타내며, 윌리스환을 구성하는 전대뇌, 중대뇌 및 후대뇌 동맥들에서 내막섬유성 비후, 내탄력층의 넓혀짐 및 중막의 위축 등을 동반한 여러 정도의 협착이나 폐쇄 등이 나타난다. 윌리스환 주위에 많은 작은 혈관망형성이 보여지고, 연질막내에 작은 혈관들이 망상으로 연결된 것이 나타난다.

뇌출혈을 야기하는 중요한 병리학적 기전은

- 관통동맥들에 지속적으로 부가되는 확장으로 인한 파열
- 뇌기저핵 부위에 분포된 동맥벽의 섬유소양괴사로 인한 파열
- 측뇌실외부(특히 측뇌실의 상외벽 주위)에 발생된 미세 동맥류들의 파열이다.

(3) 증상 및 징후

모야모야병의 임상발현은 발병 시기에 따라 소아와 성인에서 큰 차이가 있다.

소아의 경우 주로 일과성허혈발작(TIA)의 형태로 나타나며, 이로인한 신경학적 증상으로 상하지의 일과성 마비가 대부분의 경우 나타나며, 두통, 언어장애, 의식장애, 감각장애 등도 나타난다. 이러한 증상들은 특히 환아가 라면이나 국과 같이 뜨겁거나 매운 음식을 먹을 때 많이 나타나며, 그 밖에 울거나 심하게 야단맞고 나서, 심한 운동을 하거나 또는 피리나 풍선을 불고 나서 많이 발생한다.

성인에서는 뇌출혈이 흔하며 대개 기저핵, 시상, 뇌실에 나타나고, 증상으로 두통, 의식장애와 출혈부위에 따른 국소적 신경장애가 초래될 수 있다.

요약하면 성인에서는 뇌출혈로 발현되는 경우가 대부분인데 비해, 소아에서는 뇌허혈(78%)이 주로 나타나며, 간질발작(14%)이 있을 수 있고, 뇌출혈은 성인에 비하여 상당히 적다(5%). 뇌출혈은 모야모야 혈관 자체의 파열이나, 모야모야병과 관련되어 발생된 미세 뇌동맥류의 파열에 의한 것으로 추정된다.

Matsushima 등은 임상증상을 토대로 6가지 형으로 분류하였다.

① Type I (일과성뇌허혈발작형)

일과성뇌허혈발작(TIA)이나 가역성 허혈성 신경학적 결손증상(RIND)이 한달에 2회 이하로 발생되고 CT상 이상소견이 없고 신경학적 검사 상에도 이상소견이 발견되지 않는 형

② Type II (빈번한 TIA형)

TIA 또는 RIND 증상이 한달에 2회 이상 발생되나 CT상 신경학적 진찰 소견 상에서 정상을 나타내는 형

③ Type III (TIA-뇌경색형)

빈번한 TIA 또는 RIND증상이 발생되고 CT상 뇌경색형 병변이 나타나며 신경학적 진찰소견 상 이상을 나타내는 형

④ Type IV (뇌경색-TIA형)

발생시 이미 신경학적이나 CT상 뇌경색의 증상 및 징후를 나타내고 발병 후에도 계속 반복적으로 TIA 또는 RIND의 이상을 나타내는 형

⑤ Type V (뇌경색형)

발병 시 뇌경색의 증상 및 징후를 나타내고 발병 후에도 계속 반복적으로 뇌경색 증상을 나타내는 형

⑥ Type VI (뇌출혈형 및 기타)

발병 시 뇌출혈을 발생하며 또한 상기 어느 형으로 분류할 수 없는 형

(4) 진단적 검사

모야모야병을 진단하는데 가장 중요한 것은 임상증상이므로 자세한 문진이 제일 중요하며, 그 외 필요한 진단적 검사는 다음과 같다.

① MRI와 MRA

뇌 기저부에서 양측 내경동맥 또는 전대뇌동맥, 중대뇌동맥의 굵기가 차이가 있거나, 폐쇄되어 있는 모습이 관찰될 수 있고, 주행이 끊겨 있는 모습도 관찰할 수 있다. 경우에 따라서는 대뇌 피질의 여러 부위에서 뇌경색이 많이 관찰되기도 하며, 뇌, 기저핵 부위에서 비정상적인 모야모야 혈관의 발달로 여러 개의 작은 구멍의 저신호 강도의 병변을 관찰할 수 있는 것이 특징적인 소견이다(그림 6-31).

② 뇌혈관조영술

모야모야병은 뇌혈관조영술을 통하여 확진한다. Suzuki는 뇌혈관조영술 소견에 따라 모야모야병의 진행정도를 6단계로 나누었는데, 이는 모야모야병의 자연경과를 이해하는데 도움이 된다.

③ 뇌혈류 검사

주로 핵의학 검사인 SPECT 또는 PET를 이용하여, 뇌혈류의 분포를 용이하게 측정할 수가 있다. 전형적인 뇌혈류 분포 소견으로 전두부와 측두부가 후두부에 비하여 현저하게 뇌혈

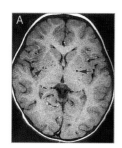
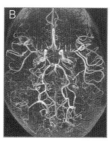

그림 6-31. 모야모야병의 MRI & MRA 소견

A: 모야모야병의 MRI 소견으로 T1강조영상에서 기저핵 부위에 모야모야 혈관에 의한 다량의 저신호 강도의 작은 구멍들이 관찰됨(화살표).
B: 모야모야병의 MRA 양측 내경동맥 말단부가 좁아져 있음(화살표).

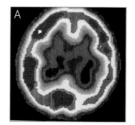
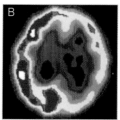

그림 6-32. 모야모야병의 SPECT(Diamox challenge test)

A: 조영제 삽입 전,
B: 조영제 삽입 후 좌측 대뇌반구의 혈관예비능이 현저히 감소되어 있음

류가 감소한다. acetazolamide challenge test를 해보면 *acetazolamide(Diamox®)*를 투여해도 뇌혈류의 증가가 이루어지지 않고, 오히려 뇌혈류의 심한 감소를 관찰할 수 있다. 이 검사를 통해 뇌혈관의 예비능력을 확인하여 치료방침 결정에 많은 도움이 된다(그림 6-32).

④ 뇌파검사

소아의 50%에서 이상소견이 나타난다.

(5) 치료 및 중재

① 보존적 약물 치료법

내과적 치료로 모야모야병을 근본적으로 치료할 방법은 없으나

- 단기간의 부신피질 호르몬 요법이 효과적이고,
- 아스피린이나 *ticlopidine* 같은 약제의 장기간 사용은 수술전후로 유효하며,
- 혈관확장제, 항섬유소 용해제, 섬유소 용해제 등을 이용할 수 있다.

② 외과적 치료

수술적 치료에 가장 중요한 목적은 첫째로 부가적인 측부혈행을 만들어 줌으로써 허혈발작의 횟수를 감소시키거나 멈추게 하고, 둘째는 모야모야 혈관의 수를 감소시켜 재출혈의 기회를 줄이는 것이다. 수술적 치료가 유일한 치료방법으로 크게 세 종류로 대별되며, 직접우회술(direct bypass), 간접우회술(indirect bypass) 그리고 복합우회술(combined bypass)이 있다(그림 6-33, 표 6-10).

직접우회술은 수술 후 허혈성뇌졸중 합병증은 적으나, 갑작스럽게 뇌혈류가 증가해 관류과다증후군이 유발될 수 있다. 간접우회술은 혈관이 풍부한 공여조직과 모야모야병이 있는 뇌의 표면사이에서 자발적으로 혈관이 형성될 수 있도록 하는 수술로 직접우회술에 비해 수술적 조작이 간단하고 환자에게 수술로 인한 부담이 적으며, 이에 따른 치료성적도 좋게 보고 되고 있다(그림 6-34). 그러나 혈관순환이 발달하는데 3~4개월 정도 시간이 걸리며, 허혈성뇌졸중 발생위험이 있다.

수술 후 소아 모야모야병의 경우 허혈성뇌졸중 증상 개선이 개선되고, 수술 전에 발생한

표 6-10. 모야모야병의 수술적 치료법

직접우회술	표재측두동맥-중대뇌동맥 연결(STA-MCA anastomosis)
	표재측두동맥-전대뇌동맥 연결(STA-ACA anastomosis)
	후두동맥-후대뇌동맥 연결(OA-PCA anastomosis)
간접우회술	뇌경막동맥간접문합술(encephaloduroarteriosynagiosis, EDAS)
	뇌근육혈관간접문합술(encephalomyosynangiosis, EMS)
	뇌경막동맥근간접문합술(encephaloduroarteriomyosynangiosis, EDAMS)
	다발두개천공술(multiple burr hole surgery)
	리본 뇌경막동맥간접문합술(ribbon EDAS)
복합우회술	직접우회술과 간접우회술을 결합한 형태

STA: superficial temporal artery, MCA: middle cerebral artery, ACA: anterior cerebral artery, OA: occipital artery, PCA :posterior cerebral artery

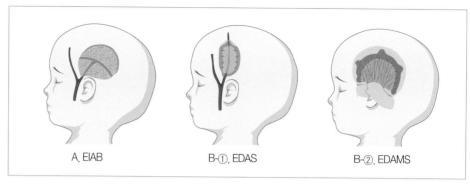

A. EIAB   B-①. EDAS   B-②. EDAMS

그림 6-33. 모야모야병의 수술적 치료법.

　　　A: 두개강내외동맥 문합술(Extra-Intracranial Arterial Bypass),
　　　B: 뇌혈류 증강술
　　　　① 뇌경막동맥간접문합술(encephaloduroarteriosynangiosis),
　　　　② 뇌경막동맥근접간접문합술(encephaloduroarteriomyosynangiosis)

영구적 손상이나 심한 인지지능장애의 악화도 예방된다. 성인의 경우에는 혈관문합술 후 출혈의 빈도가 줄어든다는 보고도 있으나, 아직 논란이 있다.

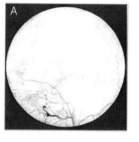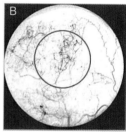

그림 6-34. 수술 전후의 혈관 조영술 사진

　　　A: 수술 전의 외경동맥 조영술 소견
　　　B: 수술(EDAS + ribbon EDAS) 후의 외경동맥 조영술 사진에서 측두엽 부위에 새로운 혈관이 들어가 있는 모습을 보이고 있음

(6) 간호

① 간호진단

- 두개내압 상승 및 뇌부종과 관련된 조직관류장애
- 신경학적 압박과 관련된 통증
- 신경학적 장애와 관련된 운동장애
- 수술과 관련된 감염 위험성
- 삼투성 이뇨제 사용과 관련된 전해질 불균형 위험성
- 간질발작과 관련된 신체손상위험성
- 질환과 관련된 자가간호결핍: 목욕하기, 옷입기, 식사하기, 화장실가기
- 신경학적 장애 및 장기적 부동과 관련된 신경인성 요실금
- 신경학적 장애 및 장기적 부동과 관련된 변비
- 감각 및 운동장애와 관련된 피부손상위험성

② 수술 전 간호

- 침상안정을 유지한다.
- 스트레스를 줄이기 위해 조용한 환경을 유지한다.
- 활력징후를 측정한다.
- 수축기혈압 110~130mmHg 이하로 유지한다.

- 두개내압 상승 증상을 사정한다. 의식저하, 두통, 구토, 경련, 고혈압, 서맥, 동공의 변화
- 두개내압 상승을 예방한다. 두부를 30° 상승, 변비 예방
- 간질발작 유무를 사정한다(필요시 항간질약 투여).
- 통증을 사정한다.

③ 수술 후 간호

- 의식수준을 사정한다. 정신상태, 동공반사, 운동기능, 글래스고혼수척도
- 활력징후를 사정한다.
- 배액관을 확인한다: 배액양상, 배액양, 배액관주위의 감염 여부
- 수술부위의 감염여부를 확인 한다.
- 두개내압 상승을 예방한다.
- 체액 전해질 균형을 유지한다.
- 안위감을 증진시킨다.
- 재활중재를 실시한다.

5) 경동맥 해면정맥동루

(1) 정의

경동맥 해면정맥동루(carotid cavernous fistula, CCF)는 경동맥과 해면정맥동간의 병적인 연결로 안구잡음(orbital bruit), 박동성 안구돌출, 안구결막부종 ,시력장애 등을 특징으로 하는 질환으로, 동정맥기형이나 동맥류에 의해 자발성으로 발생하는 경우도 있으나 대부분 두개안면부 외상에 의해 발생하는 경우가 많으며 발생률 자체는 0.2% 이하로 매우 낮다.

경동맥 해면정맥동루는 발병원인, 혈역학적 양상과 혈관 조영상의 혈관구조 등에 따라서 분류된다. Barrow는 혈관 조영상의 영양동맥 양상에 따라서 4가지(A, B, C, D)형으로 분류하였는데, A형은 내경동맥에서 직접 해면정맥동으로 혈류가 유입되는 직접형(direct CCF)이고, 나머지 B, C, D형은 모두 내경동맥의 분지나 외경동맥의 분지를 통해 해면정맥동으로 유입되는 경막형(dural CCF)이다(표 6-11). 유입혈류량에 따라 고혈류량과 저혈류량으로 구분하고, 외상의 유무에 따라 외상성과 자발성으로 나눈다. 고혈류량인 직접형은 외상이나 동맥류파열이 원인이고 저혈류량인 경막형은 대부분이 자발성이다.

(2) 분류

① 동맥

A. 해면정맥 내경동맥

두개 기저의 경동맥관(carotid canal)으로 올라온 내경동맥은 측경막환(lateral dural ring)을 지나 해면정맥동으로 들어간 후, 수직 부위, 내측고리(medial loop), 수평부위로 이어지는 "S"자 커브를 형성하며 앞쪽으로 진행하고, 근위경막환(proximal dural ring)과 원위 경막환(distal dural ring)을 뚫고 거미막밑공간으로 들어간다. 이 근위 및

표 6-11. 경동맥 해면정맥동루의 분포

형태	영양동맥	혈류량	유형	원인
A	해면정맥동내 내경동맥	고혈류량	직접형	외상, 동맥류 파열
B	내경동맥 경막 분지	저혈류량	경막형	자발성
C	외경동맥 경막 분지	저혈류량	경막형	자발성
D	내경 및 외경동맥 경막 분지	저혈류량	경막형	자발성

원위경막환 사이에 있는 내경동맥의 앞고리(anterior loop)는 두 경막환에 고정되어 있어, 외상에 의해서 손상을 받기 쉽다.

B. 해면정맥 내경동맥 분지

해면정맥동 내에 있는 내경동맥에서는 3개의 동맥 분지가 나온다. 내측고리 근처에서 제일 먼저 분지되는 수막 뇌하수체 동맥(meningohypophysial artery)은 항상 볼 수 있고, 가장 크며, 다시 천막(tentorial) 동맥, 하뇌하수체(inferior hypophysial) 동맥, 배내막(dorsal meningeal) 동맥 등으로 갈라진다. 이보다 조금 원위부인 내경동맥 수평 부위의 외측면에서는 하정맥동(inferior cavernous sinus) 동맥이 분지되는데, 이 동맥은 내상악동맥(internal maxillary artery) 분지인 부수막동맥(accessory meningeal artery)과 교통하고 있으며, 중요한 내경-외경동맥 부행혈로(collateral channel) 중의 하나이다. 이보다 더 원위부 내측면에서는 McConell's capsular artery가 분지된다.

C. 해면정맥동 경막 혈관

해면정맥동을 이루고 있는 경막에는 내경동맥의 분지뿐만 아니라 외경동맥에서도 많은 혈관이 분포하는데, 주로 내상악동맥과 상행인두동맥(ascending pharyngeal artery)의 분지들이 분포하고 있다.

② 정맥

해면정맥동은 하나의 큰 정맥이 아니고 소주(trabecula)에 의해서 여러 개의 작은 정맥총으로 나뉘어 있는 구조이며, 해면정맥동의 전후와 상하 방향에서 다른 정맥들과 서로 연결되어 있다. 전방 안와 방향으로는 상, 하안 정맥 및 중심 망막(central retinal) 정맥과 연결되고 후방으로는 상, 하추체정맥(petrosal vein)을 통해 각각 횡정맥동(transverse sinus)과 경정맥구(jugular bulb)와 연결되며 상방으로는 접형두정 정맥동(sphenopalatine sinus)을 통하여 대뇌 피질정맥과 하방으로는 익돌근정맥총(pterygoid plexus)과 연결되어 있다.

또 뇌하수체 전후와 사대(clivus)뒤에서 해면간정맥동(intercavernous sinus)를 통해서 좌우 해면정맥동이 서로 연결되어 있으며, 경막정맥도 유입되고 있다(그림 6-35).

(3) 증상 및 징후

임상증상의 양상은 동정맥루(AV fistula)의 혈류량과 해면정맥동 정맥혈의 유출로에 따라 결정된다(그림 6-36, 37). 혈류량이 많은 A형에서 증상이 심하고 진행도 빠른 반면, 경막형은 증상들이 직접형에 비해서 심하지 않고 진행도 더디며, 드물며 자연 소멸되기도

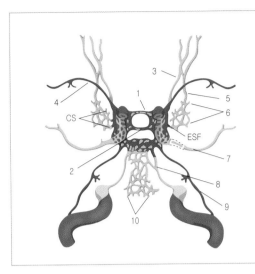

CS(해면정맥동, cavernous sinus)
ESF(정맥구멍, emissary sphenoidal foramen)
1. 전해면간정맥동(anterior intercavernous sinus)
2. 후해면간정맥동(posterior intercavernous sinus)
3. 상안정맥(superior ophthalmic vein)
4. 접형동(sphenoidal sinus)
5. 하안정맥(inferior ophthalmic vein)
6. 날개근정맥얼기(pterygoid plexus)
7. 중간뇌막정맥(middle meningeal vein)
8. 아래암석정맥동(inferior petrosal sinus)
9. 위암석정맥동(superior petrosal sinus)
10. 기저정맥얼기(basilar venous plexus)

그림 6-35. 해면정맥동의 정맥통로

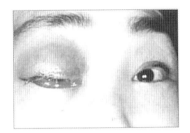

그림 6-36. A형 경동맥 해면정맥동루 환자에서 보이는 안구 돌출, 결막부종, 동안신경 마비 등 전형적인 안 증상

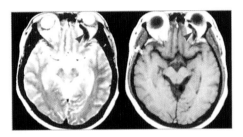

그림 6-37. 경동맥해면정맥동의 MRI 사진. 좌측에서 안구돌출과 안구 내 상안 정맥의 확장을 보이고 있다.

한다.

정맥 유출로가 상, 하안 정맥쪽이면 박동성 안구돌출, 결막부종 등의 안구증상을 일으키고, 후방의 상, 하 추대 정맥쪽이면 주로 잡음(bruit)과 간혹 소뇌나 뇌간 증상을, 상방의 대뇌 피질 정맥으로 역류하면 두통, 출혈 및 간질발작 등을 일으킬 수 있다.

증상의 빈도는 안구잡음, 박동성 안구돌출, 결막부종, 안구운동 장애, 두통 등의 순서로 많다. 안정맥압 상승과 안동맥의 혈액뺏김(steal) 등으로 망막의 허혈성 손상이 생기면 시력장애가 나타나는데, 이 때는 신속한 치료가 필요하다.

좌·우 해면정맥동이 서로 교통하고 있기 때문에, 좌·우 양측에 증상이 나타나기도 하며, 간혹 동정맥루가 있는 반대측에만 증상이 나타날 수도 있다. 이 외에 내경동맥에서 해면정맥동으로 동맥혈이 유출되기 때문에 부행혈로가 발달되어 있지 않은 경우 안동맥이나 뇌에 허혈성 증상이 생길 수 있고, 외상성에서 기저두개골절로 접형동내로 터지면 심한 비출혈을 일으켜서 사망에 이를 수 있다.

(4) 진단적 검사

① 신체검진

많은 예에서 임상증상만으로 진단할 수 있으며, 잡음, 박동성 안구돌출, 결막부종 등이 있으면 우선 경동맥 해면정맥동루를 의심해야 하고, 외상의 유무를 확인해야 한다.

② 두개골 단순촬영

외상성인 경우 두개골 단순촬영에서 접형동 골절을 볼 수 있다.

③ CT

CT에서는 기저 두개골 골절, 조영증강영상에서 확장된 안정맥과 해면정맥동의 팽창 등을 볼 수 있다.

④ MRI와 MRA

MRI와 MRA로는 확장된 정맥들을 더 정확히 볼 수 있을 뿐만 아니라, 영양동맥도 볼 수 있으며 또한 안와 및 후안구 종양이나 동정맥기형, 갑상선기능항진증, 해면정맥동 내 종양 또는 혈전증 등 다른 질환들과 감별하는데 도움이 된다(그림 6-37).

⑤ 뇌혈관조영술

경동맥 해면정맥동을 확진하고 치료 계획을 세우기 위해서는 뇌혈관조영검사가 항상 필요하다. 뇌혈관조영술은 동정맥루에 관하여는 영양동맥들의 확인, 루의 위치 및 혈류역동학적 변화와 부행혈로의 발달정도를 파악하기 위해서 좌우 내, 외경동맥과 척추동맥을 모두 검사해야 한다.

(5) 치료 및 중재

경동맥 해면정맥동루의 A형과 나머지 경막형(B, C, D형)간에는 치료의 적응증과 방법에 큰 차이가 있다. A형은 대부분 계속 진행해서 나중에는 안구 장애를 남기거나 뇌증상을 일으키기 때문에 진단하면 바로 치료를 하는 반면에(그림 6-38), 경막형은 혈전으로 자연 폐쇄되는 경우(16~60%)도 있기 때문에 증상이 발현한 후 바로 치료하지 않고 기다려 볼 수 있다. 이 때 혈전 형성을 촉진시키기 위하여 동정맥루가 있는 쪽의 경동맥과 경정맥을 간헐적으로 압박하는 방법을 사용하기도 한다. 그러나 증상이 6개월 이상 소실되지 않고 지속되거나, 도중에 시력악화나 뇌정맥압 상승 증상 등이 나타나면 치료가 필요하다.

중재적 혈관내시술이 일차적인 치료 방법이며, 개두술에 의한 직접 수술은 혈관 중재적 치료가 불가능한 경우에 사용한다.

① 중재적 혈관내시술

해면정맥동에 접근하는 방법으로 경동맥 방법과 경정맥 방법이 있으며, 색전에 사용하는 물질은 탈착식 풍선, 스텐트이다(그림 6-38).

② 수술

해면정맥동을 열고 근육편, 접착제(glue) 등을 사용하여 해면정맥동을 폐쇄시키거나 누

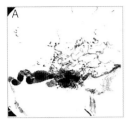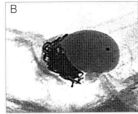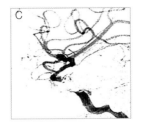

그림 6-38. 경동맥 해면정맥동루의 시술

A: A형 경동맥 해면정맥동루에서 내경동맥 혈류가 상안정맥과 피질정맥동으로 유출
되고 있다.

B: 탈착풍선과 코일을 이용하여 누공의 색전 시술

C: 시술 후 정상화된 내경동맥혈관 조영상을 보이고 있다.

공을 막는 수술방법이다. 해면정맥동 내의 뇌신경손상을 잘 유발시키기 때문에 중재적
혈관내 시술이 실패하였을 때 할 수 있다.

③ 방사선치료

방사선치료는 효과가 나타나는데 까지 오랜 잠복기가 필요하다. 아직 방사선에 의한 해
면정맥동내 뇌신경의 합병증에 대한 논란이 있기는 하지만, 중재적 혈관내 시술이 불가
능하거나 불완전색전으로 병소가 남아있을 때 방사선치료를 사용할 수 있다.

수두증

1. 정의

수두증(hydrocephalus)이란 뇌척수액(CSF) 생산과 흡수기전의 불균형이나 뇌척수액 순환 통로의 폐쇄로 인하여 뇌실내 또는 두개강 내에 뇌척수액이 과잉 축적된 상태를 말한다.

2. 뇌척수액 생성 및 흡수

1) 뇌척수액 생성

뇌척수액의 50~80%는 측뇌실 및 제3, 4 뇌실의 맥락막총(choroid plexus)에서 생성되며, 그 양은 1분당 0.35mL로써 시간당 20mL, 일평균 500mL이다. 그 외에 뇌실질이나 연수막 (leptomeninges)에서도 소량 생성된다.

2) 순환

뇌실내에서 생성된 뇌척수액은 몬로공(foramen of Monro)을 통해 제3 뇌실, 중뇌수도관 (aqueduct of Sylvius)을 거쳐 제4 뇌실로 내려오고 이중 일부는 Magendie공을 통해 대조 (cistern magna)로 나오며 일부는 Luschka공을 거쳐 뇌간부 주위의 거미막밑공간으로 이동한다. 이중 일부는 아래로 내려가 척수강내 거미막밑공간의 척수액과 섞이며 대부분은 뇌간 주위의 거미막하강과 뇌기저조(basal cistern)로 통하고 뇌기저조에서는 뇌표면의 거미막밑공간으로 흘러 올라가 상시상정맥동(superior sagittal sinus)의 거미막융모 (arachnoid villi)에서 흡수되어 정맥혈류 속으로 들어간다(그림 7-1).

3) 흡수기전

뇌척수액의 흡수장소는 시상정맥동이며 그 외 부비동, 경부림프선 등으로도 흡수된다. 흡수기전은 뇌척수액의 압력이 시상정맥동의 압력보다 높기 때문이며 그외 교질삼투압의 차이로도 이루어진다. 뇌척수액의 생성은 여러 병태생리적 환경에서 두개내압의 영향에 관계없이 일어나지만 흡수는 두개내압 상승에 비례하여 증가하게 된다. 따라서 두 개내압이 68mmH$_2$O(5 torr)보다 낮을 때 뇌척수액은 흡수되지 않는다. 항상 일정하게 생성되는 뇌척수액의 생성률과 68mmH$_2$O(5 torr)이상에서 일정하게 증가되는 흡수율이 교차되는 약 140 mmH$_2$O(10 torr)가 정상 두개내압으로 정의된다. 뇌척수액이 흡수되기 위해서는 뇌척수액과 시상정맥동 사이에서 적어도 5 torr정도의 압력차가 있어야 하는 데 이를 정맥동 밸브개방압이라하며, 이론상으로 수두증을 해결하기 위한 가장 자연스 러운 단락술은 밸브폐쇄압이 5torr 정도이거나 중간밸브를 사용한 뇌실-시상정맥동간 단락술이 될 것이다.

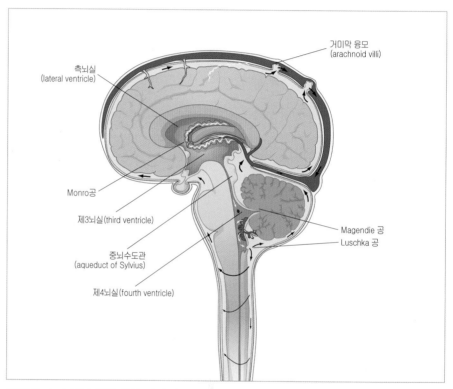

그림 7-1. 뇌척수액의 생성 및 순환

3. 분류

1) 뇌척수액 순환통로의 폐쇄 부위에 따른 분류

(1) 폐쇄성 수두증

뇌척수액 흐름의 장애가 뇌실계(ventricular system)내에서 막히는 경우이다.

(2) 교통성 수두증

뇌실 밖에서 폐쇄가 일어난 경우로 즉 뇌실계는 정상이나 뇌 거미막하 통로가 폐쇄된 경우로 주로 막히는 부위는 천막열공(tentorial hiatus) 또는 뇌기저조이다.

2) 뇌척수액의 과잉 축적 부위에 따른 분류

(1) 내수두증

내수두증(internal hydrocephalus)은 뇌실계가 확대되는 경우이다.

(2) 외수두증

외수두증(external hydrocephalus)은 대뇌반구 표면의 거미막밑공간이 확대되는 것으로 뇌경막하 수종(subdural hygroma)과 같은 상태이다.

3) 수두증의 발생시기에 따른 분류

(1) 선천성 수두증

선천성 수두증은 중뇌수도관의 폐쇄로 발생되는 것이 가장 많다. Arnold-Chiari 기형, Dandy-Walker 기형, 뇌종양, 거미막낭종과 뇌혈관 기형 등도 원인이 된다(그림 7-2).

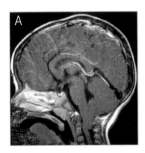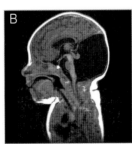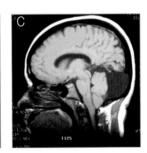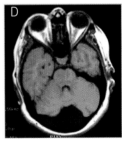

그림 7 - 2. 선천성 수두증

　　A: Arnold-Chiari 기형. 소뇌탈출을 초래하는 기형으로 인해 뇌척수액경로가 막힘
　　B: Dandy-Walker 기형. 제4뇌실의 낭종성 확장으로 소뇌 형성 부전이나 무형성을 보이는 기형
　　C & D: 거미막낭종. 후두와에 생긴 거미막낭종으로 소뇌편도탈출이 나타남

(2) 후천성 수두증

제4 뇌실의 원위 출구에 수막염이나 두개강내 출혈로 인한 연수막의 섬유조직 증식이나 거미막밑공간의 폐쇄 등이 원인이 될 수 있다.

4) 임상적 특징에 따른 분류

진행속도 및 임상적 특성에 따라 네가지로 분류한다. 급성, 만성, 뇌의 기능적 발달은 손상되지 않고 수두증 진행이 정지한 상태인 정지된 수두증, 뇌척수압이 생리적 범위 안에 있으면서 수두증이 일단 정지상태로 보일지라도 뇌실과 뇌실질 사이에 압력차이가 존재하며 뇌실은 서서히 커져가는 진행상태의 정상압 수두증(normal pressure hydrocephalus)으로 분류한다(그림 7-3).

5) 뇌실확장

뇌실질의 형성부전이나 위축성 변화로 인해서 수액강이 수동적으로 확장된 경우이다.

4. 병리적 영향

수두증의 원인은 첫번째 뇌척수액의 과잉생산, 두번째 뇌척수액 순환통로의 폐쇄, 세번째 뇌척수액의 흡수장애 등이다. 대부분 흡수 장애로 인한 경우이며 과잉생산으로 인한 경우는 드물다. 반면 뇌가 광범위하게 수축되면서 이차적으로 뇌실이 커지는 뇌실 팽창(hydrocehalus ex vacuo)은 수두증에서 제외된다.

뇌척수액의 과잉생산은 대부분 맥락막총 종양에 의해 뇌척수액 생성이 증가되어 나타나고 이로 인해 뇌실이 커지는데, 종양에 의한 뇌척수액 이동로의 압박, 종양출혈에 의한 뇌척수액 통로의 폐색, 거미막밑공간이나 거미막융모의 섬유화 등의 요인도 뇌실 증가를 일으킬 수 있다.

뇌척수액 이동의 장애는 대부분 수두증의 원인이며 이유로 첫째로는 실비우스 수도 협착이나 Arnolod-chiari 기형같은 뇌척수액 이동경로의 선천성 이상, 둘째로는 뇌실내 종양, 뇌실주위 종양, 혈종 등에 의한 내·외적 압박, 셋째로 감염이나 출혈에 의한 염증반응 또는 염증질환에서 발생한다.

뇌척수액의 흡수장애는 정맥동 압력의 증가로 인해 나타난다. 정맥동 압력의 증가는 뇌피질의 정맥압 상승으로 인한 두개강내 혈류량 증가와 정맥동의 높아진 압력에 반해 뇌척수액을 이동시키려는 두개내압 증가가 상호작용의 결과로 나타나는데 피질 정맥압 상승의 경우 두개골의 탄성

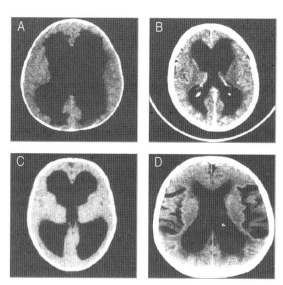

그림 7 - 3. 임상증상에 따른 분류
A: 고압 수두증(high-pressure HCP)
B: 정상압 수두증(normal pressure HCP)
C: 정지된 수두증(arrested HCP)
D: 위축성 수두증 또는 뇌위축(atrophic HCP or brain atrophy)

이 중요한 역할을 한다. 봉합선이 닫힌 경우 뇌실확장은 혈류량 증가에 반해서 진행되지 못하고 이런 경우 증가된 정맥압 상승은 가성뇌종양(pseudotumor cerebri)과 같은 임상 양상으로 나타난다. 반대로 두개골이 탄성적이면 두개내압 상승은 두개골을 확대시키고 뇌척수액은 증가하게 되고 그 결과 정맥동 압력이 증가하는데 이는 기질적인 요인(정맥동 혈전, 상대정맥 혈전, 종양의 정맥동 침범) 또는 동정맥 기형과 같은 기능적인 원인에 의해 나타날 수 있다.

> 1단계: 뇌척수액 흐름의 차단 또는 흡수장애가 발생된다.
>
> 2단계: 뇌실확장이 야기된다.
>
> 3단계: 뇌척수액이 상피세포(ependymal linning) 내층을 지나 뇌척수액 주위 백질 (periventricular white matter)로 투과된다.
>
> 4단계: 두개내압 상승이 나타난다. 뇌백질 손상 및 성상 상흔(gliotic scarring)이 나타나며 더 나아가 회백질이 손상된다. 그 외 뇌실주위 혈관에서 약간의 뇌척수액 흡수가 일어난다.

봉합선이 닫히기 이전의 영아에서는 뇌실이 심하게 확장되고 머리가 팽창되어 때로 대뇌피질이 얇은 테두리 형태로 남는 수가 있다. 치료가 되지 않으면 보통 사망에 이르게 되나, 많은 경우 수두증의 진행이 멈추게 된다. 비록 뇌실은 확장된 채로 남지만 두개내압은 정상화되며 이때 뇌척수액의 흡수와 생성이 균형을 이루게 된다. 수두증의 진행이 멈추게 되면 기존의 정신적 및 육체적 손상은 영구적인 장애로 남을지라도 정상적인 발달양상은 다시 회복된다. 이러한 환자들에서는 경미한 손상이나 감염으로도 다시 빠르게 두개내압 상승 증상이 초래되는 불안정한 뇌척수액 역동을 보일 수 있다.

5. 임상적 증상

1) 영아기

영아기에 있어서 비정상적으로 머리가 커지고, 두개가 안면보다 더 크며, 전두부의 천문 팽륜 및 타진시 깨진 냄비 두드리는 소리가 난다(Macewen's sign). 안구가 하방으로 전위되어 하안검으로 가려지는 "지는 해(setting sun)"의 안구모습이 관찰된다. 제6 뇌신경 (외전신경)의 마비로 인한 내사시가 나타나며, 봉합선이 벌어지거나 만져진다. 두피가 얇어지고 두개내압 상승으로 인하여 정맥동으로부터 뇌내혈류가 역류하여 이마의 정맥이 확장된다(그림 7-4). 뇌피질의 두께가 1cm 미만인 경우 투조법으로 손전등을 측두부에 대고 머리쪽에 비추어 확대된 뇌실의 상태를 확인할 수 있다.

2) 2세 이상의 소아

2세 이상의 소아에서는 머리둘레는 정상범위이나 두통, 구토, 시력장애, 의식수준 저하, 행동과 기억장애, 지능발육저하, 뇌신경마비가 나타난다. 주로 하지의 강직성마비로 심한 경우에는 보행 장애가 있다. 팽창된 제3 뇌실에 의해서 시상하부나 뇌하수체 줄기가 신연(distraction)됨으로써 왜소증, 비만증, 성조숙증이나 사춘기의 지연 등이 드물게 나타나기도 한다.

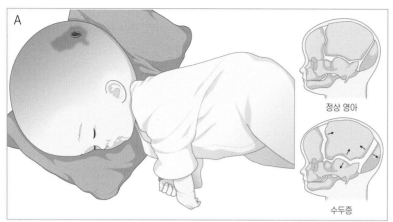
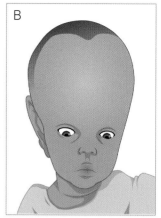

그림 7 - 4. 영아기 수두증

A: 봉합선이 벌어지면서 비정상적으로 커진 머리와 얇은 두피
B: 일몰징후(setting sun sign). 안구가 아래로 내려가 흰 공막이 보이는 상태

3) 청소년 및 성인

(1) 급성 발병

급성기에 오심, 구토가 두통과 동반되나 머리 움직임에 따라 악화되지는 않는다. 머리 높이가 낮아지는 수면 중에는 뇌척수액 배출이 덜 되므로 아침에 두통이 더 심하다. 시신경 유두부종(papilledema), 시력장애, 제6 뇌신경 약화로 복시, 상방주시(upward gaze) 장애, 의식수준 저하가 발생한다. 운동실조증은 체간성이며 수두증 자체나 소뇌 충부병변(vermis lesion)에 의해 나타난다.

(2) 점진적 발병

치매(dementia), 보행장애 및 실금 등 3대 증상이 나타나며, 정상압 수두증에서도 발현될 수 있으며 그 속도는 다양하다.

6. 진단

1) 두개 x-ray

두개의 확대, 대천문의 확대, 봉합선 이개(벌어진 상태), 뇌궁융부(cerebral convexity)가 얇아지고, 두개 기저부의 평탄화, 전두봉합개존(patent frontal suture)이나 이개 등의 소견이 나타나기도 한다. 만성수두증의 경우 뇌쇠모양(beaten brass appearance)이 보이거나 지압흔(digital impression)이 나타나고 측면 촬영상 터어키안의 침식증을 보이는 경우가 있다.

2) CT

뇌실의 확장, 국소 해부학, 뇌실질의 변화를 쉽게 알 수 있고 뇌실의 확대모양에 따라 뇌척수액 순환부위의 폐색부위를 알 수 있다. 뇌종양이나 뇌경막하 수종, 거미막 낭종과 같은 원인질환이나 합병기형을 발견할 수 있다. 뇌실확장 양상은 주로 측뇌실 및 제 3뇌실이 확장된 경우와 전반적인 뇌실확장으로 구분된다.

(1) 편측 Monro공 폐쇄시 동측 측뇌실이 확대된다.

(2) 양측 Monro공 혹은 제3 뇌실내 폐쇄시 양측 측뇌실이 확대된다.

(3) 중뇌수도관 협착시는 양측 측뇌실과 제3 뇌실이 확대된다.

(4) 제 4뇌실의 Magendie공 및 Luschka공의 폐쇄시 양측 측뇌실, 제3 뇌실 및 제4 뇌실이 확대된다.

(5) 뇌실외 거미막밑공간 폐쇄시는 전 뇌실계의 확대와 폐쇄부위에서의 거미막밑공간이 확대된다.

수두증이 진행함에 따라 뇌실로부터의 뇌척수액 침윤은 주로 측뇌실의 전두각(frontal horn)과 후두각(occipital horn) 부위에서 뇌실주위의 저음영이 나타나며, 이런 경우 단락술을 시행하면 효과적으로 수두증을 해결할 수 있다. 그리고 뇌종양이나 수두증의 원인질환이나 합병기형을 발견할 수 있다.

양쪽 측두각의 크기가 2mm 이상이고 실비우스 열(Sylvian fissure)과 대뇌반구간 열(interhemispheric fissure) 그리고 대뇌구(cerebral sulci)가 보이지 않을 경우나, 양쪽 측두각이 2mm 이상이면서 전두각의 최대 너비와 그 위치에서의 양측 두개골 내판사이의 거리의 비율이 40% 이하인 경우 정상, 40~50%인 경우 경계, 50% 이상인 경우 수두증을 의심할 수 있다.

3) MRI

MRI는 뇌실 크기나 원인 병변에 대해 CT보다 더 나은 형태학적 정확성을 제공한다. 뇌실 주변의 저음영 또는 뇌실계 패쇄를 야기시키는 종양 등이 더 뚜렷하게 나타난다. 고압 수두증(high pressure hydrocephalus)시 감소된 거미막밑 용적과 증가된 뇌실 용적이 관찰되고, 정상압 수두증 시 정상적인 거미막밑 용적과 뇌실 용적의 증가가 관찰된다.

4) 요추천자

요추천자는 수두증과 두개내압 상승 환자에서 소뇌편도탈출(cerebellar tonsil herniation)이나 대뇌의 정중 탈출(central herniation)을 일으킬 수 있어 주의해야 한다. 정상압 수두증의 경우 측와위에서 뇌척수액 압력이 보통 180mmH$_2$O 이하이며 요추천자로 뇌척수액을 빼낸 후 환자의 증상이 완화된다면 단락술을 시행할 수 있다.

5) 초음파검사

초음파검사는 영아기에 대천문을 통해 뇌실 확장을 볼 수 있는 간단하고 비침습적인 검사이며, 특히 자궁내 수두증의 진단과 치료에 유용하게 사용된다.

7. 치료

1) 치료원칙

약물요법으로 하루에 *acetazolamide*를 100mg/kg, *furosemide*를 1mg/kg을 병용사용하여 맥락막총의 뇌척수액 생성을 감소시킨다. 또한 뇌척수액 흡수 증가를 위해 *isosorbid*를 투여한다. 급격한 악화시에는 뇌실외배액술(extraventricular drainage, EVD)이나 요추천자를 시행하기도 한다. 점진적 악화시 뇌실복강단락술 또는 뇌실심방단락술을 시행하며, 후두의 종양, 송과체 부위 종양 등 수두증을 일으키는 원인이 있는 경우 종괴(mass)등을 제거하는 수술을 먼저 시행한다.

2) 뇌실외배액술

뇌실외배액술(EVD)은 측뇌실로부터 가느다란 관을 통해 체외로 뇌척수액을 지속적으로 배액하는 방법으로 급성 폐쇄성 수두증 발생시 수술 전 시행하며, 두개내압 측정, 척수강내 약제투여 등을 할 수 있으나 장기간 사용시 감염의 위험이 있다(그림 7-6 D).

3) 내시경적 제3 뇌실 조루술

내시경적 제3 뇌실 조루술(endoscopic third ventriculostomy)은 수도관 협착증 등 폐쇄성 수두증에서는 확장된 측뇌실을 통해 내시경을 삽입하고 몬로공을 통해 제 3뇌실 바닥을 지주막하강으로 뚫어주는 시술로 간편하고 안전한 방법이다(그림 7-6 E).

4) 단락술

단락술(shunt operation)은 수두증 치료에 가장 많이 쓰이는 방법으로 뇌실과 같은 뇌척수액강과 신체의 다른 배액강간의 통로를 만드는 것이다. 뇌척수액이 한쪽으로만 흐르게 만들어진 특수한 단락장치를 사용하는데, 근위튜브와 밸브 그리고 원위튜브로 이루어진다. 밸브는 압력을 조절하여 한 방향으로 열리게 하는 압력조절 밸브와 흐르는 액체의 양을 일정하게 조절 하는 유량조절 밸브가 있다.

(1) 단락술 종류

단락술에는 여러가지 방법이 있다.

① 뇌실복강단락술

뇌실복강단락술(ventriculoperitoneal shunt)은 가장 널리 사용되는 방법으로 측뇌실에 삽입된 튜브를 피하를 통해 복강내로 이끌어 뇌척수액을 배출하는 방법이다(그림 7-6 A).

② 뇌실심방단락술

뇌실심방단락술(ventriculoatrial shunt)은 뇌척수액이 경정맥, 상대정맥을 통해 우심방으로 배액 되는데 이는 방대한 복부수술을 받은 경우나 복막염 등과 같이 복강내 이상이 존재하는 경우 주로 이용한다(그림 7-6 B).

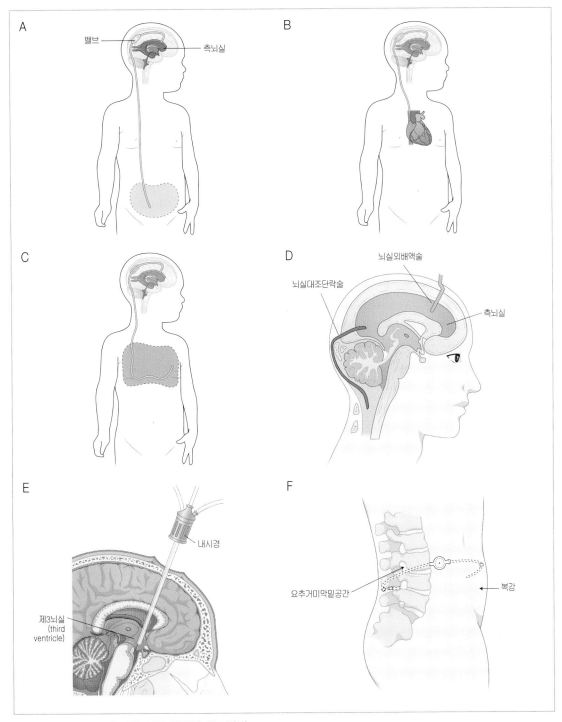

그림 7 - 6. 수두증에 대한 각종 외과적 치료방법

A: 뇌실복강단락술   B: 뇌실심방단락술   C: 뇌실흉강단락술
D: 뇌실대조단락술, 뇌실외배액술   E: 내시경적 제3뇌실조루술   F: 요추거미막밑복강단락술

③ 요추거미막밑복강단락술

요추거미막밑복강단락술(lumbar subarachnoid peritoneal shunt)은 요추의 거미막밑공간에서 복강으로 뇌척수액을 배액시키는 방법으로 교통성 수두증에서만 이용된다(그림 7-6 F).

④ 제 3뇌실 누공술

⑤ 뇌실대조단락술(ventriculocisternostomy, Torkildsen shunt)(그림 7-6 D)

⑥ 뇌실흉강단락술(ventriculopleural shunt)(그림 7-6 C)

(2) 단락술 후 합병증

① 감염

대부분의 감염은 수술 후 2개월 내에 나타나며 가장 흔한 원인균은 streptococcus로 40%가 표피 포도상구균(staphylococcus aureus)이며 주로 피부세포균이다. 감염에 의하여 수막염, 뇌실염, 복막염을 일으킬 수 있으며, 특히 뇌실심방단락술의 경우는 균혈증이나 패혈증을 일으킬 수 있으므로 감염시 단락장치를 제거해야 한다.

② 기계적 합병증

단락장치의 폐색으로 수술직후에 뇌척수액내의 조직파편이나 혈괴가 막음으로 발생된다. 그 외에 단락장치가 분리되거나 절단되는 경우 혹은 이동하는 경우에도 발생한다. 이 때는 곧바로 단락장치를 교정해야 한다.

③ 과배액 현상

뇌척수액이 복강내로 급속히 배액되는 과배액 현상은 자세의 변화나 환자의 키와 관계가 있으며 주로 고령 환자에서 많이 발생한다. 과배액시 두통, 오심과 같은 증세를 보이는 기립성 저혈압, 교정맥의 파열로 인한 경막하혈종이 나타날 수 있다.

④ 발작

⑤ 뇌내출혈

8. 수술 전·후 간호

1) 수술 전 간호

두개내압 상승 징후를 확인하며 충분한 영양공급을 시행한다. 영아의 경우 수유시 목이 긴장되지 않도록 한다.

2) 수술 후 간호

두개내압 상승 징후 및 신경학적 변화를 확인하고 체온, 맥박, 호흡, 혈압, 동공의 크기와 반응을 매 15분마다 측정한다. 측로를 통해 뇌척수액이 최적으로 배액되도록 한다. 뒤어

나온 밸브 부위에 직접적인 압력이 가지 않도록 한다. 뇌척수액이 배액되면서 뇌실이 갑작스럽게 감소되면 뇌피질이 경막으로부터 밀리게 되어 경막하혈종이 발생될 수 있으므로 뇌척수액의 빠른 배액을 예방하기 위해 앙와위를 유지한다. 두개내압 상승시 두부상승을 단계별로 서서히 시행한다. 단락술 유형에 따라 수술 직후 기능을 확인하고 유지한다. 뇌척수액 감염을 예방하고, 적절한 체온을 유지한다. 필요시 자극을 최소화하여 흡인한다. 음수량 측정을 하여 금식 동안 구강섭취 제한과 과도한 수액 주입이 되지 않도록 한다. 뇌실복강단락술을 시행한 경우 식사 전 장음을 확인한다. 상처와 피부관리를 위해 주기적인 자세변경을 하며 절개부위에 삼출액 유출시 당을 측정하여 뇌척수액 여부를 판단한다.

9. 예후

일반적으로 영아의 진행성 수두증을 치료하지 않았을 경우 1년 이내 50%, 10년 이내에 75%가 사망하며, 수술을 하는 경우에는 90%가 생존하고 생존자의 2/3가 정상 또는 정상에 가까운 지능을 가진다고 한다. 각각의 경우에서 지능 및 신경학적 예후는 수두증의 원인, 심한 정도, 동반된 기형 유무 등의 여러 조건에 의하여 달라진다.

간질

1. 개요

발작(seizure)이란 대뇌피질 신경세포의 비정상적 전기방출에 의해 나타나는 증상이며, 간질(epilepsy)은 이러한 발작이 만성적으로 반복 재발되는 상태를 말한다. 이렇듯 뇌의 전기적 장애로 일어나는 질환이라 최근에는 간질을 뇌전증으로 바꿔서 부르고 있다.

간질은 전 연령층에서 나타날 수 있으며 유병율은 약 0.7~1%이며, 해마다 새로이 발생하는 발생율은 인구 10만 명당 40~190명으로 나라마다 다소 차이를 보인다. 연령에 따른 발생율은 어느 연령에서나 발생하지만 10세 이전에 주로 많고, 이후 감소하다가 50세 이후 다시 증가한다(그림 8-1).

외상, 뇌혈관질환, 신경계 감염 등 뇌의 신경세포에 손상을 주거나 신경세포의 정상적인 기능을 방해하는 것은 모두 간질의 원인이 되고 이러한 원인이 있는 경우는 증상성

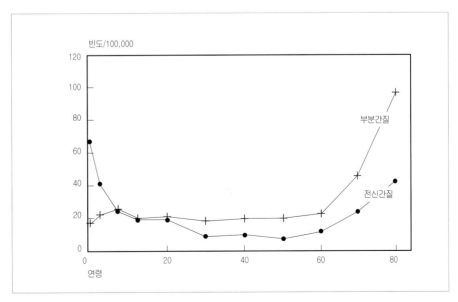

그림 8-1. 연령에 따른 간질의 발생율

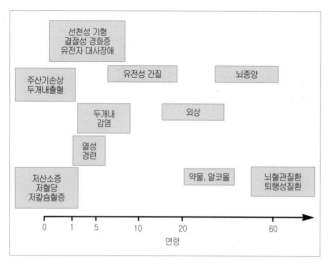

그림 8-2. 연령에 따른 간질의 원인

(symptomatic) 간질이라고 하지만, 그 원인을 잘 모르는 특발성(idiopathic)이나 원인이 있을 것으로 추정되는 잠재성(crypt ogenic)인 경우도 많다(그림 8-2, 3). 일부에서는 유전적 소인이나 가족력이 밝혀져 특정한 간질 증후군으로 분류하는 경우도 있으나, 대부분의 간질발작은 유전적 성향이 있는지가 분명하지 않다.

간질의 평균 유병기간은 10년이며, 환자의 50% 이상은 유병기간이 2년 미만이다. 보통 첫 번째 발작 후 두 번째 발작은 20~80%에서 3~5년 내에 나타난다. 6개월 내 재발하는 경우가 가장 많고, 시간이 지날수록 재발 가능성은 점차 감소한다. 약물 치료시 간질의 예후는 주로 장기간 완화(remission)로 평가하는데, 진단 후 5년 내 70% 정도가 완화에 들어가나 이 중 20%는 간질발작이 재발한다(그림 8-4). 완화율은 특발성 전신간질에서 82%로 예후가 가장 좋으며, 측두엽간질(temporal lobe epilepsy)은 약물치료에 반응이 낮은 편이다.

2. 병태생리

사람의 뇌는 흥분기전과 억제기전이 적절히 조절되어 균형을 이룬다. 이러한 흥분 또는 억제명령을 전달하기 위해서는 신경세포가 연결되는 시냅스에서 분비되는 신경전달물질과 이 전달물질 분비와 흡수를 조절하는 이온통로가 작용한다(그림 8-15). 중추신경계 흥분성 신경전달물질로는 glutamate가 있으며, 억제성 신경전달물질은 γ-aminobutyric acid(GABA)가 대표적이다. 신경세포의 활동에 관여하는 주요 이온 통로는 1) GABA수

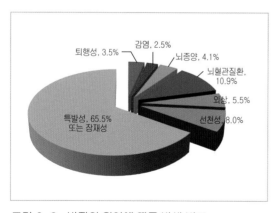

그림 8-3. 발작의 원인에 따른 발생 빈도.
Rochester (1935~1984)

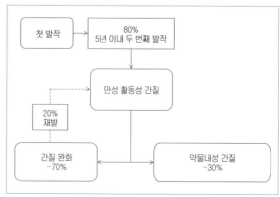

그림 8-4. 간질의 경과

용체와 연관된 Cl⁻ channel, 2) glutamate수용체와 연관된 ligand-gated Na⁺, Ca²⁺ channel, 3) voltage-sensitive Na⁺, Ca²⁺ channel 등이 있다. 신경세포의 흥분은 ① Na⁺와 Ca²⁺의 세포내 유입, Cl⁻의 세포외 유출과 같은 ion current의 변화와, ② 억제성 신경전달물질인 GABA의 작용감소 혹은 ③ 흥분성 신경전달물질인 glutamate의 작용항진 등에 의해 일어난다. 어떤 이유에 의해서든 흥분세포가 과도해지거나 흥분세포를 억제하지 못하게 되어 균형이 깨지면 비정상적인 전기적 방출이 일어나서 발작이 나타나게 된다. 그러나 간질은 왜 발생하는지, 처음 발작이 일어나고 나서 얼마나 많은 자극이 반복되어야 간질로 이행되는지 그 기전은 아직까지 명확하지 않다(그림 8-5).

3. 간질의 감별진단 및 분류

1) 간질성 발작과 비간질성 발작의 감별

간질로 진단하기 전에 발작의 다른 원인들이 있는지 꼭 생각해서 감별 진단을 해야 한다. 여러 가지 비간질성 발작이 의식장애를 동반하면서 운동, 감각, 심인적 증상으로 나타날 수 있으므로 반드시 간질성 발작과 감별해야 한다. 간질성 발작으로 잘 오인되는 가장 흔한 것이 실신(syncope)과 심인성 발작(psychogenic seizure)이다. 그 외에도 소아에만 보이는 행동장애도 발작과 감별이 필요하다. 우리나라 간질 환자들 중 약 10~15%가 진단이 잘못되었다고 주장하는 사람도 있다. 따라서 발작이 처음 발생했을 때 정확한 진단을 받는 것이 매우 중요하다(그림 8-6).

(1) 정신과적 문제

① 과호흡증후군

필요이상 빠르게 숨을 들이쉬어 과호흡을 하게 되면 체내 이산화탄소 농도가 줄어들어 뇌혈류가 감소되고, 이로 인해 어지러움, 두통, 허약감, 저린감을 호소하게 된다. 심하면 발작과 유사한 양상을 보이지만, 간질성 발작에 비해 지속시간이 수십 분으로 길고 대개는 경미한 주의력 장애 정도로 의식은 깨끗하다. 불안과 정서적 문제에 의해 유발될 수

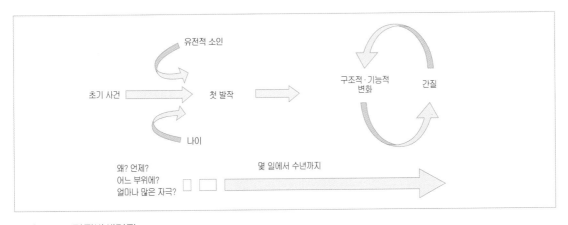

그림 8-5. 간질발생기전

있다.

② 심인성 발작

정신과적 문제에 의해 일어나는 비간질성 발작으로 난치성 간질발작의 20%를 차지한다고 보고하기도 한다. 약 10%에서는 간질발작과 동반되는 경우도 있고, 다양한 형태의 발작 양상을 보이므로 간질 발작인지 아닌지 정확한 감별진단이 필요하다. 심인성 발작의 경우 심리적 요인과 연관되어 나타나는 경우가 많고, 주로 깨어있는 상태에서 누군가 목격자가 있을 때(특히 가족과 함께 있을 때) 더 잘 나타난다. 보통 발작 양상은 일관성이 없고 발작 중 지속적으로 눈을 감고 있으며, 혈압, 맥박 등 자율신경 기능의 변화가 없고, 양팔을 얼굴 위에서 떨어뜨릴 때 피하거나, 발작 증상을 외부에서 변화시키거나 유발시

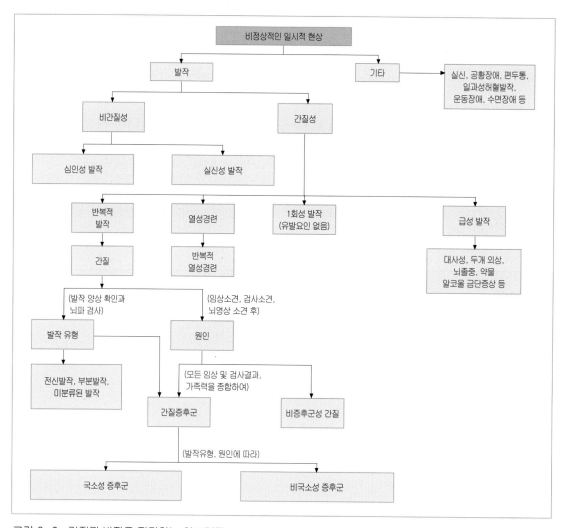

그림 8-6. 간질과 발작을 진단하는 알고리즘

킬 수 있으며, 5분 이상 발작이 지속되는 경우에는 심인성 발작일 가능성이 높다.

(2) 내과적 문제

① 실신

일반적으로 실신 시 경련성 발작이 50% 정도 동반된다고 한다. 실신의 원인으로는 혈관 미주신경실신(vasovagal syncope)이라고도 불리는 신경심장성 실신(neurocardiogenic syncope)과 심장성 실신(cardiogenic syncope)이 있다.

② 대사성 문제

저혈당, 고혈당, 저칼슘혈증, 갑상선 질환, 크롬친화세포종(pheochromocytoma), 저나트륨혈증에서도 의식 저하를 가져오며 발작을 동반하기도 하므로 감별이 필요하다.

(3) 신경과적 문제

① 뇌혈관 문제

일과성허혈발작에서 뇌혈류가 감소하면서 어지럽거나 의식을 잃고 쓰러질 수 있으며, 모야모야 질환(moyamoya disease)의 경우 과호흡시 허혈성 발작을 일으킨다.

② 수면장애

기면증(narcolepsy)의 경우 감정의 변화가 있을 때 갑자기 몸에 힘이 빠져 주저앉는 허탈발작(cataplexy)이나 졸음을 견디지 못해 잠에 빠져드는 수면발작(sleep attack)이 동반된다. 그 외 주기적 사지 운동증(periodic limb movement disorder), 몽유병(somnambulism) 등은 간질발작과 유사하다.

③ 운동장애

발작성 운동성 이상운동증(paroxysmal kinesogenic choreoathetosis, PKC)은 갑작스러운 움직임에 몸이 뒤틀리면서 경직되고 중심을 잃고 쓰러진다. 그 외 무도병(chorea), 틱장애(tic disorder), 떨림(tremor) 등 여러 운동장애가 있다.

④ 편두통

편두통(migraine)이 있는 경우 어지러움, 시야결손, 오심, 구토가 동반되거나 때로는 의식장애를 동반하여 간질발작과 구별이 필요하다. 간질발작과 달리 편두통에 동반되는 전조증세는 비교적 1시간 이상 지속되며, 주로 여자에게 많다.

2) 발작의 분류

간질은 다양한 원인과 발병 기전을 통해 발생하는 이질적인 질환들의 복합체이다. 따라서 간질발작의 분류가 발병 기전에 따른 분류가 되지 못하고, 발작 형태를 포함한 임상 양상 및 뇌파, 기타 검사 소견 등에 근거해서 분류하고 있으나 완전하지 못해, 간질을 좀 더 이해할 수 있는 분류방법을 지속적으로 연구하고 있다. 국제항간질연맹인 ILAE(International League Against Epilepsy)에서 1981년에 보고한 분류법이 아직까지 임상에서 기본적으로 사용되고 있다. 임상적인 발작의 모습과 뇌파상에서 발작이 시작하는 부위에 따른 분류로, 간질 발작은 크게 부분발작(partial seizure)과 전신발작(generalized seizure)이 있다(표 8-1).

(1) 부분발작

부분발작은 뇌의 일부에서 발작이 시작하는 것으로 발작이 시작되는 부위에 따라 다양하게 나타난다(그림 8-7). 예를 들어 운동중추가 있는 전두엽에서 발작이 시작되면 해당 부위의 신체에 국소적인 움직임이 있고, 시각을 담당하는 후두엽에서 발작이 나타나면 환각이 보이거나 시야가 찌그러져 보일 수 있다.

① 단순부분발작

의식장애 없이 간단한 자각증상이나 국소적인 발작이 있는 것인데, 자각증상에 연이어서 다른 형태의 발작이 뒤따라올 때 선행되는 단순부분발작을 "전조증상(전조, aura)" 이라고 한다.

② 복합부분발작

의식장애가 동반되는 부분발작을 말하는데, 단순부분발작이 선행되면서 발작이 시작할 때는 의식이 있다가 발작파가 주변으로 퍼지면서 나중에 의식장애가 나타난다(그림 8-9). 뇌의 어느 부위에서든 나타날 수 있어서 발작 시작부위에 따라 발작 형태가 다양하며 주로 측두엽에서 시작하는 발작이 많다. 움직임이 없는 멍한 형태의 발작(dialeptic seizure), 이리저리 왔다 갔다 하거나 입맛을 쩝쩝 다시거나 손으로 뭔가를 만지작거리는 등 이유 없이 같은 행동을 반복하는 자동증(automatism)을 보이는 자가운동 발작(automotor seizure), 움직임이 과도해지는 과다운동발작(hypermotor seizure) 등이 있

표 8-1. 간질성 발작의 국제적 분류 (ILAE, 1981)

I. 부분발작(partial seizure)
단순부분발작(simple partial seizure, SPS)
- 운동발작(motor seizure)
- 몸감각성(somatosensory) 또는 특수감각성(special sensory sign)
- 자율신경성(autonomic symptom)
- 정신성(psychic symptom)
복합부분발작(complex partial seizure, CPS)
이차적 전신발작(secondary generalized seizure)
II. 전신발작(generalized seizure)
소발작(absence seizure)
근간대발작(myoclonic seizure)
강직발작(tonic seizure)
간대발작(clonic seizure)
강직간대발작(tonic-clonic seizure, GTCS)
무긴장발작(atonic seizure)
III. 미분류 간질발작(unclassified epileptic seizure)

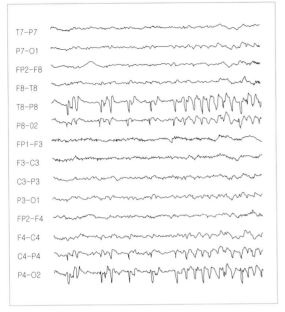

그림 8-7. 부분발작의 뇌파

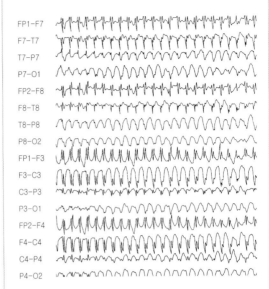

그림 8-8. 전신발작의 뇌파

다. 발작 시 의식장애가 있는지를 확인하기 위해 발작 시 단어나 물건을 제시하여 기억하
게 하고, 발작 후 제시했던 것을 기억하는지를 확인해야 한다.

③ 이차적 전신발작

부분발작이 끝나지 않고 전신발작으로 진행하는 경우 이차적 전신발작이라고 하며, 전신
강직간대발작의 형태로 나타난다.

(2) 전신발작

전신발작은 발작이 시작할 때 양쪽 뇌에서 동시에 발작파가 나타나는 형태로(그림 8-8),
의식소실이 동반되는 경우가 대부분이며 발작시 움직임이 대칭적으로 보인다. 전신발작
은 뇌파와 발작 양상에 따라 좀 더 세분화된다.

① 소발작

소발작(결신발작, absence seizure)은 5~15초 동안
의식을 잃기 때문에 자세히 보지 않으면 옆에서도
모를 수 있다. 대개 말을 하다가 또는 어떤 행동을
하다 잠깐 멈춘다. 이 상태에서 눈을 깜박거리거
나 눈동자가 살짝 위로 올라가기도 하나, 발작이
끝나면 금방 정상으로 돌아온다. 주로 보호자나
학교 선생님이 멍하게 있는 것을 발견하고 병원을
찾게 되며, 뇌파 검사시 과호흡을 시켜보면 증상
이 유발되는 경우가 많으며, 3Hz의 극서파복합
(spike-and-wave complex)이 뇌 전체에서 나타난
다(그림 8-8). 3~10세 사이의 어린이에서 잘 발생

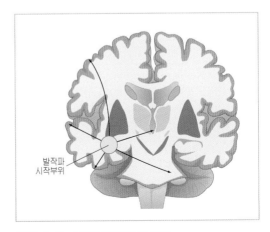

그림 8-9. 복합부분발작의 진행

317

하고, 보통 20세경에는 사라지나 일부에서는 전신강직간대발작으로 진행되는 경우도 있으므로 적절한 항간질약을 복용해야 한다.

② 근간대발작

근간대발작(myoclonic seizure)은 400msecond 미만의 매우 짧은 근육수축으로 인해 갑자기 팔다리가 튀는 근간대경련(myoclonus)을 보이는 형태로(그림 8-10), 식사 도중 수저를 떨어뜨리거나 칫솔질을 하다가 칫솔을 놓치는 등 일상생활에 지장을 준다. 이러한 근간대경련은 반복적으로 연거푸 보이거나 전신강직간대발작이 동반되기도 한다. 피로, 수면부족, 빛 자극 등으로 유발될 수 있다.

간질성 근간대발작이 자주 나타나면 근간대간질로 진단을 내리게 되는데, 근간대간질은 특발성, 유전성, 뇌병증 등 다양한 원인에 의해 나타날 수 있다. 양성인 경우도 있고 진행성인 경우도 있다. 진행성인 경우는 진행성 신경학적 결손이 나타나는 특징이 있으며, MELAS(mitochondrial encephalomyopathy, lactic acidosis and stroke)등과 같은 신경계 퇴행성 질환이 포함된다. 그 외에 크로이츠펠트야콥병(Creutzfeldt-Jakob disease) 등에서도 나타날 수 있다.

정상인에서는 간질 근간대경련이 아닌 생리적 근간대경련이 나타날 수 있는데, 흔한 것이 딸꾹질이나 수면 중 움찔거림이다.

③ 강직발작

강직발작(tonic seizure)은 몸의 근육에 갑작스런 강직성 수축이 지속되는 형태로 강직되면서 의식소실이 동반되어 발작시 쓰러지면서 수시로 다치게 된다. 주로 넘어질 때 머리를 부딪혀 이마나 뒤통수에 반복적인 상처를 얻게 되므로 강직발작이 있는 환자들은 외상 예방을 위해 헬멧을 착용하도록 한다. 지속시간은 5~20초 정도이다.

④ 간대발작

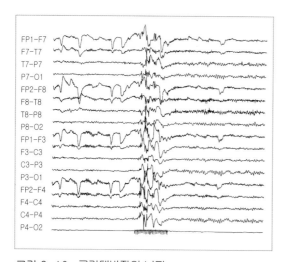

그림 8-10. 근간대발작의 뇌파

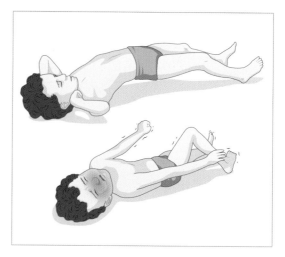

그림 8-11. 전신강직간대발작

간대발작(clonic seizure)은 팔과 다리, 전신의 근육이 반복적으로 수축과 이완되는 형태의 발작으로 선행되는 강직발작이 없는 경우를 말한다.

⑤ **전신강직간대발작**

경련성 발작으로 두 시기로 나뉜다. 첫 번째는 강직성 시기(tonic phase)로 환자는 의식을 잃고 쓰러지며 전신이 뻣뻣하게 힘이 들어간다. 이어서 두 번째의 간대성 시기(clonic phase)가 뒤따라오는데 팔과 다리를 씰룩거리며 경련을 한다(그림 8-11). 발작이 끝나면 한동안 잠을 자거나 혼수상태에 빠져 있다가 서서히 의식을 회복한다. 발작 도중에 혀를 깨물거나 오줌을 싸기도 하며, 발작 후 환자는 두통이나 온몸에 근육통을 느낀다.

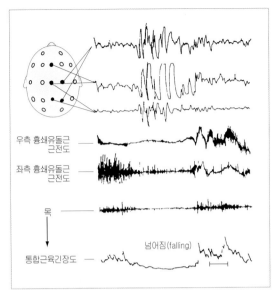

그림 8-12. 무긴장발작의 뇌파와 근전도

발작이 한쪽 팔이나 다리에서 국소적인 부분발작으로 시작해서 이차적인 전신발작으로 진행하는 경우는 원칙적으로 부분발작이다. 따라서 발작이 시작할 때 자세히 보지 않으면 부분발작과 전신발작을 구별하기 어렵다.

⑥ **무긴장발작**

무긴장발작(atonic seizure)은 몸의 자세를 유지하는 근육의 긴장이 갑작스럽게 없어져서 환자는 고개를 푹 떨구거나 쫘당하고 넘어진다(그림 8-12). 넘어지면서 머리를 땅에 부딪쳐서 심한 외상을 입을 수 있으므로 반드시 헬멧 같은 보호 장구를 착용해야 한다. 주로 레녹스-가스토 증후군(Lennox-Gastaut Syndrome) 같은 난치성 간질에서 나타난다.

(3) 미분류 간질발작

부적당하거나 불충분한 데이터로 인해 분류되어 질 수 없는 모든 간질발작이 포함된다.

3) 간질증후군

ILAE는 1989년에 발작의 원인, 발작 종류, 발병 연령, 신경학적 이상 유무, 유발 요인, 가족력, 약물 반응도, 뇌파 등 여러 가지를 종합하여 치료에 대한 반응으로 예후 등을 분류하고자 간질증후군(epileptic syndrome) 국제 분류를 제시하였다. 간질증후군으로 파악 되면 단지 발작의 종류를 아는 것에 비해 진단이 훨씬 정확해지고 예후도 추정할 수 있게 된다. 이 분류에서도 간질증후군을 부분성과 전신성으로 나누고, 다시 원인에 따라 특발성, 잠재성, 증상성으로 나눈다. 그러나 이러한 간질증후군의 분류는 고정된 것이 아니고, 1989년에 만든 분류법이 너무 세분화되어 유용성이 떨어져서 보다 임상적인 분류법이 필요하다고 제기되어 지속적인 개선을 하고 있다. 여기서는 2006년에 Engel에 의해 수정 보고된 간질증후군(표 8-2)을 소개하고, 흔히 보는 간질증후군 몇 가지를 살펴보겠다.

표 8-2. 발병 연령과 관련 조건에 따른 간질 증후군(2006)

분류	간질 증후군
신생아기	• 양성 가족성신생아발작(benign familial neonatal seizure) • 조기근간대경련뇌병증(early myoclonic encephalopathy) • 조기영아간질뇌병증(early infantile epileptic encephalopathy, Ohtahara 증후군)
영아기(infancy)	• 영아기 이주부분발작(migrating partial seizure of infancy) • West 증후군 • 영아기 근간대간질(myoclonic epilepsy in infancy) • 양성영아발작(benign infantile seizure) • Dravet 증후군(영아기 중증근간대간질)
아동기	• 조기발생 소아양성후두엽간질(Early onset benign childhood occipital epilepsy, Panayiotopoulos형) • 후기발생 소아후두엽간질(Late onset childhood occipital epilepsy, Gastaut형) • 근간대못섬간질(epilepsy with myoclonic astatic seizure) • 중심-관자극파를 동반한 양성소아간질(benign childhood epilepsy with centrotemporal spikes, BECT) • 근간대소발작간질(epilepsy with myoclonic absence) • 레녹스-가스토 증후군(Lennox-Gasaut syndrome, LGS) • Landau-Kleffner 증후군(LKS)
청소년기	• 청소년소발작간질(juvenile absence epilepsy, JAE) • 청소년근간대간질(juvenile myoclonic epilepsy, JME) • 진행근간대간질(progressive myoclonus epilepsy, PME)
나이와 관련 적은 증후군	• 상염색체 우성 야간 전두엽간질(autosomal-dominant nocturnal frontal lobe epilepsy) • 가족성 측두엽간질(familial temporal lobe epilepsy) • 열발작플러스를 동반한 전신간질(generalized epilepsy with febrile seizure plus, GEFS+) • 가족성 다초점간질(familial focal epilepsy with variable foci) • 해마경화증(hippocampal sclerosis)을 동반한 내측측두엽간질 • Rasmussen 증후군 • 시상하부 과오종으로 인한 웃음발작(gelastic seizure with hypothalamus hamartoma) • 반사간질(reflex epilepsy)
간질로 진단하지 않는 발작장애	• 열성경련(febrile seizure) • 신생아발작(neonatal seizure)

(1) West 증후군

West 증후군은 영아연축(infantile spasm)이라는 독특한 발작과 접두경련뇌파(hypsarrhythmia), 정신운동 발달의 중단이나 퇴행의 세가지 특성을 보이는 간질증후군이다.

영아연축은 근육이 갑작스럽게 수축하는 발작으로 보통 머리를 앞으로 끄덕이거나 팔, 다리가 끌어당겨지듯 굽혀지는 증상이 수회에서 수십회 반복적으로 있다. 하루에 수십회 이상 보이며 생후 4세까지 나타나나 1세 이후 발생율은 2% 미만으로 3~7개월에 가장 흔하다. 사망률이 20%에 달하며, 생존한 영아 중에서 75%가 정신지체를 동반하며, 50%에서는 발작이 평생 동안 지속된다. 조기에 치료할수록 예후가 좋아진다. 치료로는 ACTH 호르몬 치료나 약물 치료를 주로 하며 케톤생성 식이요법을 사용하기도 한다.

(2) 레녹스-가스토 증후군

레녹스-가스토 증후군(Lennox-Gastaut syndrome)은 아동기에 여러 가지 종류의 발작이 혼합되어 일어나는 난치성 간질이다. 점진적으로 정신지체가 진행되며 발작은 거의 매일 나타나며, 특히 무긴장발작이 동반되어 머리를 많이 다친다. 인지 장애, 행동 장애가 동반되며 약에 반응을 잘 하지 않아 예후가 좋지 않다.

(3) 청소년근간대간질

청소년근간대간질(juvenile myoclonic epilepsy, JME)은 사춘기에 시작하며 약 40%에서 가족력을 보인다. 아침에 잠에서 깨어나서 1~2시간 이내에 팔다리가 살짝 튀는 양상을 보여서 밥 먹다가 수저를 떨어뜨리거나 칫솔질을 하다가 칫솔이나 컵을 떨어뜨리기도 한다. 낮잠 자고 일어나서나 잠들고 한 시간 이내에 나타나기도 한다. 이러한 가벼운 근육 경련이 여러 번 있다가 전신강직간대발작으로 진행하기도 한다. 이 발작은 수면부족, 술, 빛에 의해 잘 유발되므로 유발요인을 피할 수 있도록 환자교육이 필요하다.

(4) 측두엽간질

측두엽간질(temporal lobe epilepsy)은 아동기에 나타나서 몇 년간 증상이 없다가 10대 또는 성인기 초기에 다시 나타난다. 어려서 열성경련이 있었던 경우가 많고, MRI에서 해마경화증(hippocampal sclerosis)을 보이기도 한다. 전조증상(aura)으로 어지러움, 두려움, 미시감(jamais vù), 기시경험(deja vù), 후각전조증상(olfactory aura)이나 미각전조증상(gustatory aura), 자동증(automatism)을 동반한다. 약에 반응을 잘 하지 않으며 내측측두엽경화증(mesial temporal sclerosis)이 있는 경우에는 간질 수술로 80% 이상 간질을 치료할 수 있다.

(5) 열성경련

열성경련(febrile seizure)은 생후 3개월에서 6세 사이에 중추신경계의 감염 없이 열이 나면서 나타나는 발작으로 이전에 비열성 발작(afebrile seizure)이 없어야 한다. 가족력이 있을 때 빈도가 증가한다. 다음 요소 중 2가지 이상이 있을 때 간질로 진행될 확률이 6~15%에 달한다.

- 발작 시간이 15분 이상 지속될 때
- 전신발작이 아닌 부분발작일 때
- 신경학적 장애가 있는 경우
- 발작이 있고 24시간 이내에 다시 발작을 보이는 경우
- 부모나 형제 중 간질 병력이 있는 경우

4. 진단적 검사

정확한 진단을 위해서 발작의 양상, 발작시작 전, 발작 중, 발작 후의 환자 상태, 발작 발생 시 주변 환경이나 심신 상태, 유발 요인, 임신할 당시부터의 과거력, 심장질환이나 수면장애 등 다른 질환이 있는지, 약물 복용 여부, 알코올 중독 여부, 가족의 건강 상태 등 모든 것을 알아야 한다. 자세한 병력과 발작에 관한 문진이 무엇보다 중요하며, 이를 통해 비간질성 발작이 아닌지 감별 진단하는 것이 꼭 필요하다. 신체검진 시 정확한 병력 조사와 함께 아래와 같은 검사를 함께 시행한다.

1) 대사성 검사

발견되지 않는 신경학적 장애가 있는지, 유전적 소인이 있는지 확인하기 위해 필요한 경우 대사 장애 검사를 해본다. 특히 소아에서는 다른 대사 장애로 인해 발작이 나타날 수 있다. 소아에서 흔한 장애로는 저칼슘혈증, 저혈당증, 과빌리루빈혈증, 질식(asphyxia), 수분중독, 선천성 대사이상 등이 있다.

2) 뇌파 검사

뇌파 검사를 통해 간질파가 발생하는지 확인하고 뇌의 어느 부위에서 발생하는지 확인한다. 그러나 간질파는 항상 발생하는 게 아니므로 뇌파검사가 정상으로 나올 수도 있다. 즉 간질 환자에게 시행된 첫 번째 뇌파검사에서 간질파가 관찰될 확률은 60~70%이므로 반복해서 검사를 시행해야 한다(4장 참조). 그러나 20% 정도는 반복 검사에서도 계속 정상 소견을 보일 수 있다. 따라서 뇌파검사가 정상이라고 간질이 전혀 아니라는 뜻은 아니다. 반대로 뇌파검사가 이상하다고 해서 모두 간질로 진단할 수 있는 것은 아니다. 발작 증상이 없는 정상인의 1~2%에서는 뇌파에서 간질파가 나온다.

3) 비디오 - 뇌파 검사

감시카메라로 환자의 상태를 녹화할 수 있는 검사실에서 뇌파 전극을 부착한 채 수일간 뇌파를 기록하는 검사이다. 검사 기간 동안 항간질약을 줄이거나 중단하여 간질발작을 유발한다. 환자가 발작을 할 때 녹화된 비디오와 뇌파 기록을 분석해서 간질발작의 형태를 진단하고, 간질발작이 발생하는 시작부위를 찾아낸다.

4) MRI

간질의 원인이 되는 대뇌피질 이형성증, 뇌손상, 해마경화증, 뇌종양, 뇌혈관기형 등을 진단하는데 필수적인 검사이다. 그러나 MRI에서 발견된 이상 부위가 반드시 간질의 원인은 아니며, MRI 결과가 정상인 경우도 많다. 따라서 뇌파검사에서 간질파가 나오는 부위가 MRI의 이상부위와 일치할 때에만 MRI의 이상 소견이 간질의 원인이라고 할 수 있다(그림 8-13).

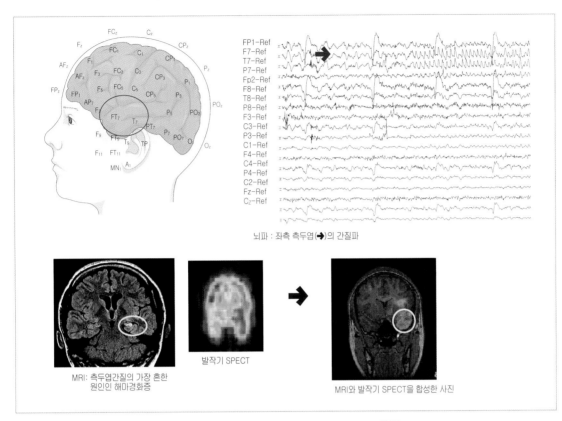

뇌파 : 좌측 측두엽(➡)의 간질파

MRI: 측두엽간질의 가장 흔한
원인인 해마경화증

발작기 SPECT

MRI와 발작기 SPECT을 합성한 사진

그림 8-13. 해마경화증이 동반된 좌측 측두엽간질의 뇌파 및 MRI, SPECT 영상

5) 단일광자방출전산화단층촬영

단일광자방출전산화단층촬영(single photon emission computed tomography, SPECT)은 뇌혈류의 이상을 찾는 기능적 검사로 사진 상에 색상이 진하게 나올수록 뇌혈류가 많은 곳이다. 간질의 원인 부위는 발작을 하지 않을 때는 뇌혈류가 떨어지는 경향이 있다. 그러나 발작을 할 때에는 반대로 뇌혈류가 증가하여 발작이 시작되자마자 정맥으로 조영제를 주입하면 혈류가 왕성한 뇌조직에 조영제가 수시간 동안 머물러 있게 된다. 감마카메라로 이 시기의 뇌를 촬영하여 영상을 얻는 방법을 발작기 스펙트(ictal SPECT)라 하는데, 정확도와 민감도가 높아 간질의 원인부위를 찾아내는데 도움이 된다(그림 8-13).

6) 양전자방출단층촬영

양전자방출단층촬영(positron emission tomography, PET)은 뇌에서 포도당 대사가 잘 이루어지고 있는지 보는 기능적 검사로, 간질의 원인 부위는 대개 포도당 대사가 떨어져 있다. PET검사는 MRI검사에 비해 사진의 정확도가 떨어지나 MRI에 포착되지 않는 미세한 뇌손상도 포도당 대사 저하를 보여 진단에 도움이 된다.

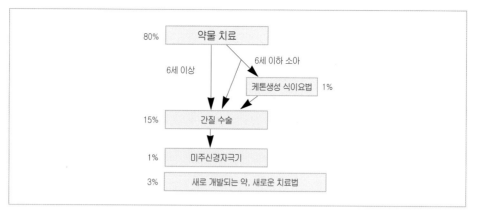

그림 8-14. 간질의 치료

5. 치료

간질 발작의 치료는 여러 측면을 고려해서 환자에게 맞는 적절한 치료 계획을 세우는 것이 필요하며, 아래 내용을 함께 관리해야 한다.

① 잠재적 원인을 치료

② 유발요인을 피하도록(약을 거를 때, 음주, 수면부족, 나이트 클럽이나 오락게임의 반짝이는 불빛, 고열이나 심한 스트레스, 한약이나 기타 항간질약 대사에 영향을 줄 수 있는 약물, 생리 등)

③ 약물치료나 수술 등으로 반복적인 발작을 억제

④ 발작으로 인해 야기되는 신체적, 사회적 문제를 관리

예를 들어 검사에서 뇌종양이 발견되었고 이로 인해 발작을 보인다면, 일차적인 치료는 뇌종양을 제거하는 것이다. 간질로 진단이 된 후에는 유발요소가 있는지 알아보고 가능한 그 상황을 피하도록 해야 한다. 치료는 약물요법과 수술, 기타 대안요법으로 케톤생성 식이요법, 미주신경 자극법, 뇌자극치료술 등이 있다(그림 8-14).

1) 약물 치료

약물치료의 목표는 약물을 통하여 발작이 없거나 일상생활에 불편함이 없는 정도로 줄어들게 하여 일상적인 생활이 가능하도록 하는데 있다. 약물치료 효과는 약 80%로 대부분의 환자가 항간질약에 잘 반응한다. 현재 사용 중인 항간질약의 작용 기전은 다음과 같다(그림 8-15).

• 뇌신경의 이온 채널에 작용하여 세포막을 안정시킴

예) *carbamazepine, phenytoin, valproic acid*

• 억제성 신경 전달물질인 GABA의 작용을 항진시킴

예) *phenobarbital, benzodiazepine*

• 흥분성 아미노산의 분비나 작용을 억제함

예) *lamotrigine*

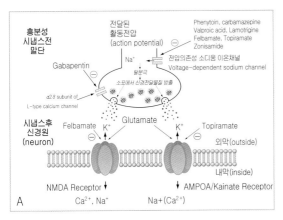
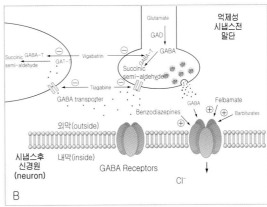

그림 8-15. 항간질약 작용기전

A: 흥분성 시냅스 ① 시냅스전 말단에서 이온채널(Na⁺, Ca²⁺)에 작용하여 흥분성 아미노산인 glutamate 분비를 억제시킴 ② 시냅스 후 신경원 말단에서 glutamate가 수용체(NMDA Receptor, Non-NMDA recepter)에 작용하는 것을 억제시킴

B: 억제성 시냅스 ① 시냅스전 말단에서 GABA가 재흡수되는 것을 억제시키고, GABA 대사를 억제(transaminase 억제)하여 시냅스에서 GABA농도를 증가시킴 B. 시냅스 후 말단에서 GABA 수용체와 결합하여 Cl⁻ 채널 활성화시킴

표 8-3. 발작 종류에 따른 항간질약의 선택

발작의 종류	향간질약
부분발작과 대부분의 전신발작	*Benzodiazepines, lamotrigine, levetiracetam, perampanel, phenobarbital, topiramate, valproate, zonisamide*
부분발작만 있는 경우	*Brivaracetam, carbamazepine, gabapentin, lacosamide, oxcarbazepine, phenytoin, pregabalin, tiagabine, vigabatrin* (영아연축에서도 사용됨)
소발작만 있는 경우	*Ethosuximide*
특정 뇌병증(encephalopathy)이 있는 경우	*Cannabidiol* (레녹스가스토 증후군과 Dravet증후군), *everolimus* (결절성경화증), *felbamate, rufinamide* (레녹스가스토 증후군)

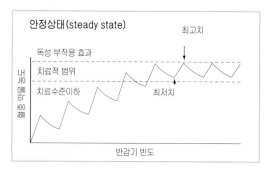

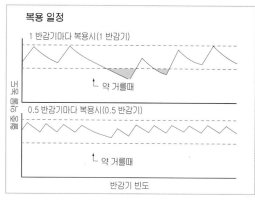

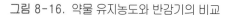

그림 8-16. 약물 유지농도와 반감기의 비교

여러 가지 약이 있으며 약물에 따라 그 작용 기전이 다르고, 작용기전이 하나 이상인 것도 있다. 항간질약의 선택은 발작의 형태, 다른 질병이나 신경학적 장애 유무, 성별, 나이, 약물 이행도에 따라서 다르게 선택되며, 적정 용량도 환자 각 개인마다 다르다(표 8-3). 치료는 한 가지 종류의 약물을 투여하는 것을 원칙으로 하며, 한가지로 조절되지 않는 경우 2~3가지를 병합하여 투여하기도 한다. 여러 가지 약을 투여할 때는 약의 작용 기전이 다른 약을 조합해야 발작을 보다 잘 조절할 수 있지만, 경우에 따라 약물 상호작용에 의해 기존에 사용하고 있는 약물의 농도를 올리거나 내릴 수도 있으므로 주의가 필요하다.

약을 복용 후 수 주일이 지나야 약물이 유지 농도에 도달하므로 지시에 따라 꾸준히 복용해야 한다(그림 8-16). 다른 약을 먹는 경우 항간질약과의 상호작용을 고려하여 반드시 의료진에게 알려야 한다.

항간질약을 복용 중에는 주기적으로 약물의 혈중농도와 혈액검사를 측정하게 되는데 이는 환자가 약을 제대로 복용하는지 확인하고(표 8-4), 적정한 약물 용량을 조정하기 위해서, 그리고 환자에게 나타나는 증상이 부작용인지를 확인하기 위함이다(표 8-5). 약마다 부작용이 다르므로 환자는 약의 순응도를 높이기 위해 약의 이름과 부작용을 알고 있어야 하고, 약 부작용이 심한 경우에는 다른 약으로 바꿔주어야 한다.

약물에 의해 발작이 완전히 조절될 경우 이 상태로 3~5년간 항간질약을 복용해야 한다. 이후 약을 서서히 중단하는 것을 고려해 보지만 다시 발작이 나타날 가능성이 있으므로 신중을 기해야 한다.

임상에서 흔히 사용하는 항간질약 몇 가지를 추가로 살펴보자.

표 8-4. 약물 불이행(noncompliance)의 이유

- 진단을 받아들이지 못함
- 경제적 어려움
- 약 복용법을 이해 못하거나 정보 부족
- 약 부작용(졸음, 소화장애, 기억력/집중력장애 등)
- 주기적 외래 방문 놓쳐 약 부족함
- 약에 의존된다고 생각해서 투약 거부함
- 가족 지지체계 미약
- 무력감
- 다른 사람들에게 노출 꺼림(사람들 앞에서 약을 먹지 못함)
- 건강에 대한 잘못된 신념

표 8-5. 항간질약의 종류와 부작용

약명	성인 용량 (mg/day)	치료효과 범위 (μg/mL)	부작용
Phenytoin	350	10~20	어지러움, 복시, 운동실조, 잇몸비대, 다모증, 피부발진
Carbamazepine	600~1600	5~12	어지러움, 복시, 피부발진, 드물게 골수억제, 두통, 변비
Valproic acid	1,500	50~100	오심/구토, 체중증가, 탈모, 손 떨림, 드물게 간독성, 생리불순
Phenobarbital	120	20~40	졸음, 집중력장애 (특히 소아), 학습장애, 금단증상 (갑자기 약 중단시 발작이 아주 심해짐)
Vigabatrin	2~4g/day	-	어지러움, 우울, 체중증가, 시야장애 (영구적 장애가 오므로 주기적 시야검사 필요)
Lamotrigine	300~400	-	졸음, 어지러움, 구토, 피부발진(약 용량 천천히 올려야 함), *valproic acid* 병용시 약물 상승작용 있으므로 감량 복용
Zonisamide	400~600	-	졸음, 메스꺼림, 식욕부진, 집중력장애, 어지러움
Topiramate	200~400	-	어지러움, 피로, 식욕부진, 집중장애, 팔다리 저린감, 드물게 신장결석
Oxcarbazepine	600~3000	-	carbamazepine과 유사하나 부작용은 더 적다.
Gabapentin	900~1800	-	어지러움, 운동실조, 졸음, 무력감
Clobazam	10~20	-	피로, 구갈, 변비, 어지러움, 우울
Clonazepam	2~6	-	졸음, 운동실조, 행동변화
Primidone	750~1000	3~8	정신장애, 시력장애, 졸음, 구토, 식욕부진, 복시

(1) *Phenytoin*

*Phenytoin*은 단순부분발작, 복합부분발작, 전신강직간대발작 등의 치료에 사용된다. 간질지속증이나 급성 반복성 발작 시 정맥주입 치료가 효과적이며, 신경외과 수술 후 발작을 예방하기 위한 목적으로도 사용한다.

약물의 반감기는 7~42시간이며, 소아와 성인의 치료적 혈중농도는 10~20 μg/mL이나, 실제 발작은 10 μg/mL 이하에서도 조절효과가 있다. 혈중농도가 20 μg/mL가 넘으면 독성효과를 보일 수 있다. *Phenytoin*의 90~95%는 혈중에서 혈장단백질과 결합하게 되는데, 단백질과 결합한 상태에서는 혈액뇌장벽(blood brain barrier)을 통과하지 못하기 때문에 결합되지 않은 자유형태만이 약리적 효과를 보인다. 약물의 혈중농도는 혈장단백질과 결합한 형태와 자유형태를 구분하지 않고 측정하는 것이라 실제 약물 농도가 치료적 범위 내에 있어도 독성 효과를 보이는 경우가 있을 수 있으므로 주의하도록 한다. *Phenytoin*은 단백결합률이 높고, 간에서 대사되는 약물이므로 간질환시 단백결합률이 떨어지면서 독성효과를 보이기 쉽다. 또한 간에서 대사되는 다른 약물을 함께 복용시 약물상호작용에 의해 *phenytoin*의 농도가 증가하거나 감소할 수 있다.

정맥투여시 초기 부하용량은 15~20mg/kg로 투여하며, 유지용량은 소아는 5~8mg/kg, 성인은 300mg/day 정도이다. 부하용량 주입시 정맥주입속도가 빠르면 심혈관계 합병증으로 저혈압, 심방과 심실전도장애, 심실세동 등이 나타날 수 있으므로 50mg/min 이하의 속도로 주입하되 반드시 심전도를 함께 모니터하면서 혈압을 확인한다. 생리식염수로 희석해서 정맥으로 주입하며 다른 약물과 상호작용이 일어날 수 있으므로 분리된 주입선을 사용하도록 한다. 희석하여 만든 용액의 주입이 30분 이상을 초과할 경우 침전이 생성될 수 있으므로 30분 이내에 투여가 완료되도록 한다. 국소반응으로 통증, 혈관염, 연조직염, 괴사 등이 있을 수 있으므로 약물이 피하로 들어가지 않도록 잘 살펴야 하며, 통증 호소시 경로를 교체해 주어야 한다.

가장 흔한 부작용은 어지러움, 졸음, 기분의 변화, 복시, 운동실조, 눈떨림(안구진탕) 등이다. 드물게 과민반응으로 피부발진, Stevens-Johnson 증후군 등이 나타날 수 있으므로 이러한 증상이 나타나는 경우 투여를 중지해야 한다. 장기간 사용시 잇몸비대, 다모증, 소뇌위축, 엽산 저하, 골밀도 저하 등이 나타날 수 있다.

(2) Phenobarbital (PB)

소발작을 제외한 전신발작과 부분발작의 치료에 사용된다. 그러나 인지기능과 행동관련 부작용이 많아 신생아나 예방이 필요한 열성경련을 제외하면 일차적 선택약물로는 잘 사용되지 않고, 이차 혹은 삼차약물로 선택한다. *Phenobarbital* (PB)는 *benzodiazepine*, *phenytoin*이 투여된 후에도 조절되지 않는 경련 간질지속증(convulsive status epilepticus)이 있을 때 주로 사용하나, 호흡억제와 지속적 진정작용이 동반된다.

반감기가 성인에서 3~5일, 소아에서는 1.5일 정도로 길어서 하루에 한번 투여를 기본으로 하며, 진정작용 때문에 저녁에 주로 투여한다. 간질지속증시 성인에서는 흔히 15~20mg/kg 정도로 사용하며, 40kg 이내 소아에서는 2mg/kg를 초과하지 않도록 한다. 규칙적으로 혈액검사를 하여 치료적 범위의 혈중 농도를 유지한다. 내성이 생길 수 있고, 갑작스러운 중단 시 발작을 초래할 수 있으므로(withdrawal seizure) 약을 중단할 때는 경우 천천히 줄여 나간다.

성인에서 진정작용과 졸음이 주된 부작용이나, 소아에서는 진정작용보다는 오히려 과다활동, 공격성과 같은 행동변화 양상으로 나타날 수 있다. 약 복용 초기에 진정작용이 보이다가 내성이 생기면 사라진다. 그러나 용량이 더 증가하면 발음곤란, 실조, 불균형 같은 신경독성 부작용이 나타날 수 있다. 피부발진과 같은 과민반응은 비교적 드물고, 비타민 D 대사를 촉진해서 골밀도 감소를 가져올 수 있다.

(3) Benzodiazepine

*Benzodiazepine*계 약물은 항불안제, 진정, 수면제로 주로 처방되는 약이다. *Diazepam* (*valium*®)이 개발되면서 항간질약으로 사용되기 시작했으며, *clobazam, clonazepam, lorazapam, midazolam*과 같은 많은 *benzodiazepine*이 개발되었다. *Diazepam, lorazepam, midazolam*은 주사제로 사용이 가능해서 간질지속증 및 급성기 발작을 조절하는데 유용하다. *Clonazepam, clobazam* 등은 경구용 항간질약으로 사용된다.

간질지속증 초기에 흔히 *diazepam*을 정맥주사로 사용한다. 발작이 발생하면

*diazepam*을 혈관으로 투여하며, 첫 용량은 5~10mg을 넘지 않도록 준다. 30mg에 도달할 때까지 이 용량을 10~15분 간격으로 반복하여 투여한다. 이 치료는 2~4시간마다 반복할 수 있다. 특히 *diazepam*은 항문으로 투여할 경우 정맥투여와 비슷한 효과가 있어 소아에서 유용하게 사용할 수 있으나 아직 우리나라에서는 승인이 되어있지 않아 사용할 수 없다. *Lorazepam*도 간질지속증 초기에 사용하며, *diazepam*에 비해 작용시간이 더 길다. *Midazolam*은 주로 *diazepam*, *lorazepam*으로도 간질지속증이 조절되지 않는 경우 이차적으로 선택하는 경우가 흔하며, 수용성이라 정맥경로 확보가 어려운 경우 근육주사나 구강점막으로 투여할 수도 한다.

진정작용과 내성이 있어 장기간 사용하는 것은 제약이 있다. 장기간 복용 시 졸음, 인지기능 둔화, 운동실조, 기억력 저하 등을 유발한다. 약에 대한 내성, 의존, 과용 등의 부작용이 있을 수 있으므로 적절한 사용이 필요하다. 간질환자가 아닌 경우, 약을 장기 복용하다가 갑자기 중단하면 발작, 떨림, 섬망이 나타날 수 있다.

(4) *Carbamazepine*

부분발작, 전신강직간대발작의 치료에 사용된다. 그러나 소발작과 근간대발작을 악화시키기도 한다. 그외 항이뇨호르몬(antidiuretic hormone) 분비를 자극하고 수분재흡수를 증진시키는 작용이 있으며 항우울 작용이 있다.

*Carbamazepine*은 주로 간 대사를 통해 제거되고, 대사산물로 인한 부작용이 많다. 또한 약 복용후 어느정도 지나면 약물의 대사속도가 빨라지는 자가유도(autoinduction)가 나타나 *carbamazepine* 외에도 병용약물의 반감기와 혈중농도를 낮추게 되어 같은 용량의 약을 복용 중에도 약물 농도가 낮아지거나 높아질 수 있다. 피부발진이나 항간질약 과민증후군은 초기 약물 증량속도가 빠를수록 더 흔히 나타나므로 초기에는 하루 100~200mg정도에서 투여를 시작해서, 부작용이 나타나지 않을 때까지 매주 100~200mg씩 서서히 증량한다. 1일 2회 투여로 충분하나, 발작이 잘 조절되지 않아 고용량이 필요한 경우는 1일 3회 투여하면 부작용을 줄일 수 있다.

과민반응으로 피부발진이 나타날 수 있으며, 심한 경우 Stevens-Johnson 증후군도 발생할 수 있다. 오심, 구토, 현기증, 복시, 실조, 백혈구감소증, 저나트륨혈증이 나타날 수 있다.

(5) *Valproic acid*

Valproic acid(*depakine^®*, *orfil^®*)은 약물기전이 다양하고 모든 형태의 발작을 조절하는 효과가 있어, 복합적인 발작을 가진 환자의 복합요법 약제로 흔히 사용된다. 또한 간질 및 간질에 뒤따르는 성격 및 행동 장애의 치료에도 사용된다.

단백질 결합 정도가 높고 간에서 CYP-450 효소계를 통해 대사되므로 이 효소의 억제제와 유도제 약물 모두에 영향을 미친다. *Wafarin*을 복용 중인 환자에서는 항응고효과를 증가시키며, *carbamazepine*, *lamotrigine*, *phenytoin*의 약물농도를 증가시켜 부작용을 더 심하게 느낄 수 있다.

부작용으로 오심, 구토, 소화불량이 흔하나 음식과 함께 복용하면 호전된다. 식욕증가로 체중증가, 탈모, 떨림이 동반되기도 하고, 여성에서 불규칙한 생리와 다낭난소증후군(polycystic ovarian syndrome)이 초래될 수 있다. 간기능장애도 흔한 부작용이며 고암모니아혈증(hyperammonemia)이 나타날 수 있으며, 드물게 뇌병증(encephalopathy)이 동반되기도 한다. 뇌병증은 고암모니아혈증에서 나타나나 암모니아 혈중 농도가 정상인 경우에도 나타날 수 있다. 증상은 식욕부진, 지남력 장애, 섬망 등이 보인다.

2) 간질 수술

적절하고 적극적인 약물요법을 실시했음에도 발작이 조절되지 않아 정상적인 생활을 하기 어려운 경우 간질 수술을 고려한다. 간질 수술이 가능한 대상자는 발작이 국소적으로 시작해야 하고, 수술할 부위가 심각한 신경학적 손상을 가져오지 않아야 하며 수술 금기사항이 될 내과적 문제가 없어야 한다. 수술로 진행하기 위해서는 많은 비용과 오랜 시간이 소요되므로 모든 과정을 잘 협조할 수 있는 정신 상태와 충분한 지지체계를 가지고 있어야 한다.

(1) 전측두엽절제술

전측두엽절제술(anterior temporal lobectomy)은 해마에 병변이 있는 내측측두엽간질(mesial temporal lobe epilepsy)인 난치성 간질 환자들로, 간질 수술 중 가장 쉽고 성공률이 높다(그림 8-18 A). 해마의 손상이 심하고, 동측 반구의 기억력이 많이 저하된 경우에는 조기에 간질 수술을 받는 것을 고려할 수 있다.

해마란 자기의 약지만한 크기의 뇌조직으로 양쪽 측두엽의 안쪽에 위치하고 있으며, 고급 기능을 수행하는 신경세포가 밀집되어 있는 곳이다. 기억력의 중추라 할 수 있으며 이곳의 신경세포는 저산소증에 아주 예민하여 잦은 열성경련, 뇌염, 연탄가스 중독, 일시적인 질식 상태 등에서 회복하여 외관상 별 이상이 없더라도 해마에 있는 신경세포들은 손상을 받을 수 있다.

측두엽간질 중에 해마가 원인이 아니고, 외측 측두엽(lateral temporal lobe)이 원인인 경우는 외측 측두엽간질이라 부르며, 이때는 다음의 측두엽외 절제술과 같은 방법으로 간질수술을 시행한다.

(2) 측두엽외 절제술

측두엽외 절제술(extratemporal resection)은 전두엽, 두정엽, 후두엽에서 발생하는 간질에서 시행하는 수술 방법으로 앞에 언급한 1차 간질 수술 전 검사 후에 간질의 원인으로 생각되는 뇌 부위에 두개강내 전극을 삽입하여 뇌 피질에서 직접 뇌파를 기록함으로써 간질이 발생하는 곳을 확인하고, 그곳의 뇌기능을 뇌 자극 검사를 통해 확인한 후 중요한 뇌기능이 있는 뇌 부위를 보호하면서 간질의 원인을 제거하는 수술법이다(그림 8-17).

(3) 뇌량절제술

전신발작이나 뇌의 여러 곳에 발생하는 다발성 부분간질로 약물요법에 난치성이면서 전신강직간대발작, 무긴장발작, 근간대성발작을 수시로 하게 되면 발작 중 넘어져서 머리나 얼굴 등을 자주 다치고, 이차적인 뇌손상의 우려가 있다. 이런 경우 양측 뇌 반구를 연결하는 뇌량(corpus callosum)을 잘라서 강직간대발작이나 무긴장발작을 막아주는 수술법인 뇌량절제술(corpus callosotomy)을 시행할 수 있다(그림 8-18 B). 이 수술은 뇌에서

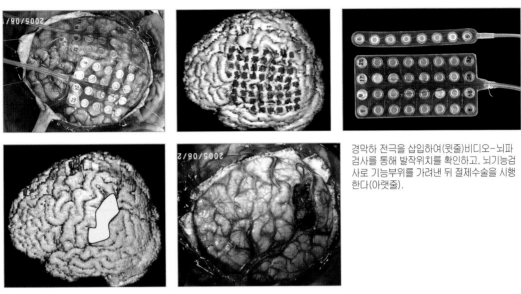

경막하 전극을 삽입하여(윗줄)비디오-뇌파
검사를 통해 발작위치를 확인하고, 뇌기능검
사로 기능부위를 가려낸 뒤 절제수술을 시행
한다(아랫줄).

그림 8-17. 두개내 전극 삽입을 통한 측두엽외 절제술

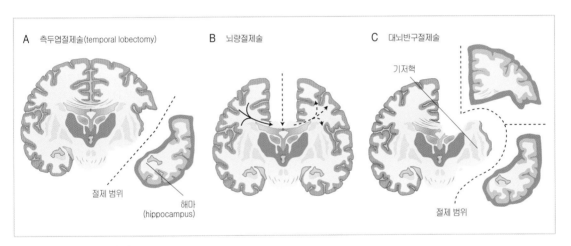

A 측두엽절제술(temporal lobectomy)   B 뇌량절제술   C 대뇌반구절제술

기저핵

절제 범위

해마
(hippocampus)

절제 범위

그림 8-18. 간질수술의 종류

부분적으로 발생하는 간질파를 없애지는 못하지만 간질파가 반대쪽 반구로 넘어가 뇌
전체로 퍼지는 것을 예방할 수 있다. 그러나 완치술이 아니며 효과가 낮기 때문에 일부
엄선된 환자에서만 시행해야 한다.

(4) 대뇌반구절제술

드물게 한쪽 대뇌 반구의 전체가 손상되어서 뇌기능을 거의 상실한 환자나 Rasmussen's
syndrome처럼 한쪽 뇌 반구가 계속적으로 망가지는 환자는 빈번한 발작으로 지능이 떨
어지고 반대편 정상 뇌까지 손상을 입게 되는데, 이때는 병든 쪽 대뇌 반구를 절제하는
대뇌반구절제술(hemispherectomy)을 시행할 수 있다(그림 8-18 C). 이 방법은 수술 자체
가 한쪽 대뇌 반구의 기능을 없애는 대단히 파괴적인 방법이므로 대상 환자를 엄선해서
시행해야 한다.

3) 케톤생성 식이요법

케톤생성 식이요법(ketogenic diet)은 탄수화물이 아닌 지방을 주 에너지원으로 사용하여(지방 : (탄수화물+단백질) = 4 : 1 비율로 섭취) 지방이 분해될 때 생성되는 케톤을 증가시키는 식이로, 이 케톤이 발작을 억제하는 효과가 있다. 그러나 정확한 기전은 밝혀져 있지 않다.

케톤생성 식이요법은 급성 부작용에 대처하기 위해 반드시 입원해서 치료를 시작한다. 입원 중 환자, 보호자 교육이 진행되어 집에서도 식이를 준비할 수 있도록 충분히 교육되어야 한다. 식이는 철저하게 지켜져야 하기 때문에 부모의 보살핌이 지속되는 시기인 5세 이전의 아동에서 많이 권유되고 있고, 일반적으로는 나이가 어릴수록 발작 조절 효과가 좋다. 성장기 소아에게 식이를 제한해야 하므로 성장에 문제가 있을 수 있으므로, 성장에 필요한 최소한의 단백질이 식이에 포함되어야 한다. 그래도 식이요법 중에는 성장저하를 보일 수 있으나 식이를 중단하였을 때 다시 정상적인 성장곡선을 보인다.

부작용으로는 식욕저하, 음식거부, 구토, 변비 및 설사가 흔하고, 요로결석, 혈중 요산 증가가 나타날 수 있다. 고지방식이로 인해 고지혈증이 보일 수 있고, 탈수, 저나트륨혈증, 간효소 수치 증가 등이 나타날 수 있다. 드물게 감염질환이 발생할 수도 있다.

4) 미주신경자극술

미주신경자극술(vagus nerve stimulation, VNS)은 왼쪽 목에 위치한 미주신경에 미세한 전기적 자극을 가하는 간질 치료법이다(그림 8-19). 미주신경의 감각신경섬유를 통해 상위 중추신경 전반에 전기자극이 도달하게 되는데, 그 중 사이뇌(diencephalon), 편도, 해마 등 발작을 일으키는 곳에도 영향을 주게 된다., 작용기전은 정확히 알려지지 않았지만 발작 역치를 올리고, 억제성 신경전달물질을 증가시키고, 흥분성 신경전달물질을 감소시켜 발작을 조절한다는 가설이 있다. 1988년 동물 실험 이후 1997년 FDA의 승인을 받은 후 현재까지 전 세계적으로 수천 명의 난치성 간질 환자들이 시술을 받고 있다.

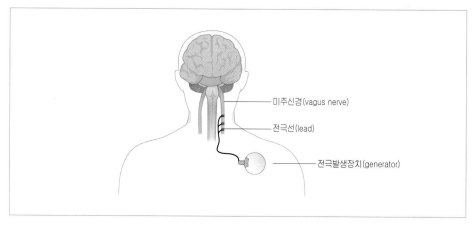

그림 8-19. 미주신경자극장치 위치

5) 뇌자극 치료

약물이나 수술로도 발작이 조절되지 않는 경우 뇌심부나 피질을 직접 자극하는 치료법을 시도하고 있으나 그 효과는 아직 많이 알려져 있지 않다.

- 뇌심부자극술(deep brain stimulation therapy, DBS): 수술이 적합하지 않은 환자에게 뇌 심부에 전극을 넣어 전기자극을 주는 치료법이다. 주로 자극을 주는 곳은 시상하핵 (subthalamic nucleus, STN), 앞시상핵(anterior thalamic nucleus, ATN) 등에 전극을 삽입한다.
- 뇌피질자극술(cortical stimulation therapy): 이상 뇌파의 감지에 반응해 뇌피질에 짧은 전기 자극이 들어가게 하는 것이다.
- 경두개자기자극술(transcranial magnetic stimulation therapy, TMS): 피질에 발작 초점이 있는 경우 두피에서 자기자극을 가한다.

6. 간호

1) 발작 시 간호

(1) 전신강직간대발작

일단 발작이 시작되면 다른 사람이 멈추게 할 수 없으므로 자연적으로 발작이 멎을 때까지 당황하지 말고 살핀다. 환자를 옆으로 눕게 하거나 머리를 한쪽으로 돌려 입에 고인 침이나 타액이 옆으로 흐르게 한다. 바닥에 쓰러진 경우에는 머리 밑에 쿠션이나 타월을 깔아준다. 침대의 머리 쪽이 올라가 있으면 아래로 내려 침대를 평평하게 해주고, 보조난간을 올려주고 난간 패드를 설치해서 손상을 예방하도록 한다.

안경을 벗겨주고, 환자 주위에 있는 딱딱하거나 날카로운 물건을 치운다. 옷을 느슨하게 해준다. 전신경련이 있는 중에는 억제대를 사용하거나 억지로 붙들려고 하면 심한 강직으로 인해 뼈가 부러지거나 멍이 들 수 있으므로 절대 금기이다.

발작 중에 절대로 환자의 입안에 어떤 것도 넣지 않도록 한다. 발작 초기인 강직성 시기에는 턱 근육이 경직되어 강제로 입을 벌리기가 힘들고, 무리하게 집어넣으려고 할 때 치아가 부러질 수도 있다. 산소와 흡인기구를 갖추고 있다면 산소를 공급해 준다. 환자가 반응을 하게 되면, 발작이 있었음을 차분하게 설명해주고 불안감을 줄여주도록 지지해준다.

발작 양상, 지속시간, 발작 중 보였던 움직임의 특성, 발작 후 환자의 반응, 의식보존 여부, 요실금이나 실변이 있었는지, 고개가 한쪽으로 돌아갔는지, 혀를 깨물었는지, 발작 전에 환자가 느끼는 전조증상이 있었는지, 신체의 어느 일부분에만 발작이 나타났는지, 자동증이 있는지 등을 상세하게 기록한다.

만약 10분 이상 전신발작이 지속되거나, 발작 중에 넘어지면서 다쳤을 위험이 있는 경우라면 속히 병원으로 옮겨서 치료를 받도록 한다.

(2) 복합부분발작

정신이 없이 두리번거리거나 왔다 갔다 하는 경우, 움직이지 못하게 하지 말고 주위에 날 카롭거나 뜨거운 물체를 치워서 환자가 다치지 않도록 한다. 환자가 움직이면 따라다니 면서 조용히 말한다. 발작이 끝나면 무슨 일이 있었는지 설명하고 잠시 쉬도록 한다.

2) 여성과 간질

(1) 생리주기와 발작

생리주기에 따라 여성호르몬인 에스트로겐과 프로게스테론 농도가 변하는데 에스트로 겐은 발작을 유발하는 효과가 있어서 에스트로겐 농도가 상승하는 배란기와 생리기간 전후에 발작이 증가하는 성향을 가지는 여성들이 있다. 이런 형태를 월경간질 (catamenial epilepsy)이라 한다. 월경간질이 의심이 되는 환자는 자신의 생리주기와 발 작 회수를 잘 기록해서 관련성이 있는지 보고, 필요시 호르몬 치료나 *acetazolamide* 같은 탄산탈수효소억제제(carbonic anhydrase inhibitor)를 처방하기도 한다.

(2) 임신과 수유

가임기 여성의 경우 임신에 대한 계획은 매우 중요하다. 일반적으로 항간질약을 복용하는 여성이 임신할 경우 발작이 증가할 가능성이 1/3, 감소하는 경우도 1/3 정도 된다. 이는 임 신으로 인한 호르몬의 변화나 수분, 염분의 변화, 체중과 체단백질 비율의 변화로 인한 항 간질약 농도의 변화, 심리적 스트레스로 인한 불안, 수면 불량이 영향을 줄 수 있다. 그러 나 가장 흔한 이유는 태아에게 영향을 줄까 우려해 임의로 약을 줄이거나 끊는 경우이다. 그 외 질출혈 10%, 작은 기형을 포함한 기형 4~6%, 신경관결손(neural tube defect)은 0.5~1% 정도이다.

임신에 전혀 영향을 미치지 않는 항간질약은 없다(그림 8-20). 그러나 임신계획단계부 터 엽산을 복용하고, 항간질약 개수와 농도를 최대한 낮추고, 신경관결손 위험이 있는 항 간질약특히, *valproic acid*를 다른 약제로 변경하고, 임신 18주와 20주 사이에 초음파 검 사를 통해 태아를 관찰하면 최소화시킬 수 있다. 출산 시 금식기간이 길어지는 경우에는 정주요법 을 통해 항간질약을 투여해서 발작을 예방하고 가 능한 빨리 경구요법으로 바꾸는 것이 좋다. 이렇게 항간질약을 복용하고 있어도 적당한 치료를 받으 면 90% 이상에서 성공적인 임신을 하여 건강한 아 기를 가질 수 있다.

출산 후 산모의 신체는 빠르게 산전 상태로 회 복되므로 이에 따른 적절한 약물 용량 조절이 필요 하다. 산모가 복용하는 항간질약이 모유를 통해 넘 어가는 것은 약에 따라 차이가 있지만 일반적으로 수유는 가능하다. 단, 모유 수유 시 태아가 지나치 게 흥분되거나 졸리워 하면 모유를 줄이고 분유를

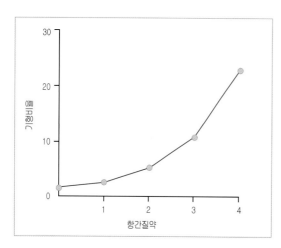

그림 8-20. 항간질약 복용수에 따른 기형아 비율

함께 먹여 갑작스러운 중단으로 인한 문제를 막는 게 좋다. 수유나 육아로 인해 산모가 수면이 부족하거나 피로가 누적되어 발작을 일으킬 수 있으므로 아이를 돌볼 때는 주변의 도움을 받는 것이 좋다.

3) 노인과 간질

노년기 간질의 유병율은 1.5%로 발생 빈도가 증가한다. 이는 뇌혈관질환이나 퇴행성 질환이 증가하는 것에 기인하다. 노화가 되면 체내 수분, 체단백질의 분포가 변하고, 다른 약물과의 상호작용, 약물의 청소율이 감소하게 되어 약물로 인한 독성반응이 생기기 쉽다. 항간질약을 처음 처방하는 경우 천천히 용량을 증량해야 하고, 환자에게 약의 부작용을 충분히 설명해서 이해할 수 있게 해야 한다. 인지기능이 떨어져서 약물 복용 이행도가 낮을 수도 있고 자신의 상태를 잘 표현하지 못할 수도 있으므로 주변 가족에게 환자 상태를 충분히 확인할 필요가 있다. 1회 복용 분량을 한꺼번에 포장하고, 약 포장지에 복용 날짜를 기입하는 등 복용 이행도를 높일 수 있는 방법을 찾아보아야 한다.

4) 소아와 간질

미국에서는 20세 이하 인구의 5%가 발작을 경험한다고 한다. 가장 흔한 것이 열이 동반되는 열성경련으로 2~4%에 해당된다. 소아 간질은 특발성인 경우가 많고, 양성 롤란딕 간질과 같이 유전적 소인이 있는 경우나, 프래더 윌리증후군(Prader-Willi syndrome) 같은 염색체 질환, Aicardi syndrome, 뇌이랑없음증(lissencephaly) 같은 선천적 기형, 대사 장애에 의해 나타나는 경우도 있다. Landau-Kleffner syndrome의 경우에는 후천적 언어 장애를 동반하고, 레녹스가스토증후군(Lennox-Gastaut syndrome)의 경우에는 정신지체와 여러 종류의 난치성 발작을 동반하다.

소아는 발작과 함께 발달장애, 학습장애, 인지기능 장애를 동반할 위험성이 높다. 따라서 다치기가 쉽고, 독립적인 생활이 어려워 자율성이 떨어져 부모─아이와의 관계에서 불안장애나 가족의 역할 형성에 어려움을 호소하는 경우가 많다. 청소년기에는 사회적 고립감, 자아 정체성에 어려움을 겪을 수 있으며 이로 인해 치료를 거부하고 약물 이행도가 떨어지는 경우가 많다. 교사, 가족의 상담과 지지가 요구되고, 필요시 적절하게 정신과적인 상담이 요구된다.

7. 간질지속증

간질지속증(status epilepticus)은 1983년 Gastaut에 의해 "단일 간질발작이 오랫동안 지속되거나 의식회복 없이 반복될 때"로 정의되었으며 초기에는 시간에 대한 언급이 없었지만, 보통 30분 이상 발작이 지속되는 것을 정의한다. 그러나 적절한 시간 내에 효과적인 치료가 이루어지지 않으면 이환율이나 사망률과도 직결되기 때문에 진단 및 치료에서 시간을 다투는 응급상황이라 조기치료를 위해 점차 지속시간에 대한 정의가 짧아지고 있다(표 8-6).

표 8-6. 임상에서 보는 간질지속증

- 발작파가 30분 이상 지속되어 비경련성 임상증상이 나타나는 상태
- 전신성 경련발작이 5분 이상 지속되거나 의식회복 없이 2회 이상 연속적으로 나타날 때(성인, 5세 이상 아동)

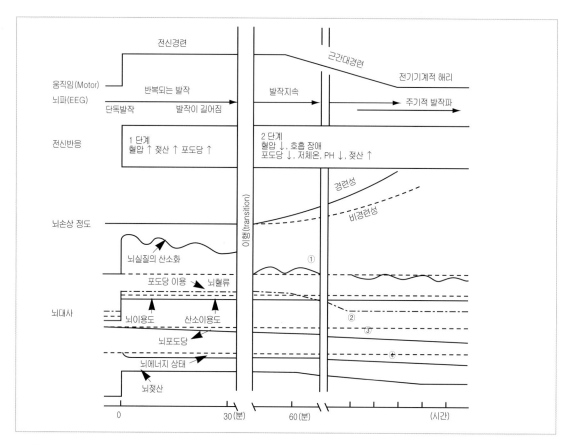

그림 8-21. 경련성 간질지속증이 진행되면서 나타나는 변화

움직임이 줄어들고, 이상 뇌파는 지속되면서, 대뇌와 전신 모두에 심각한 생리적 변화가 일어난다. 초기 30분 이내에는, 신체적 보상이 가능하지만(혈압, 혈당, 뇌혈류 유지), 발작이 지속되면서 이러한 보상기전이 파괴된다(혈압, 혈당 저하, 호흡변화, 저산소증). 점차 뇌파는 주기적 발작파(periodic epileptic discharge)로 변한다: ① 뇌의 산소분압의 반응이 상실되고, ② 산소 및 포도당 사용과 뇌혈류 감소간의 불균형, ③ 뇌 포도당과 글라이코겐의 고갈, ④ 뇌 에너지 상태 저하.

전신강직간대발작 양상으로 보이는 경련성 간질지속증은 임상적으로 쉽게 진단하고 치료에 대한 반응도 쉽게 판단할 수 있다. 반면 비경련성 간질지속증은 진단이 어려울 수 있지만 비교적 드물고 치료는 경련성 간질지속증과 같다.

대부분의 간질지속증은 이전에 간질 병력이 없이 뇌염이나 외상 등 급성 신경학적 이상으로 인해 간질지속증으로 처음 진단을 받는 경우가 많다. 이미 간질로 진단을 받은 경우에는 임의로 항간질약을 갑자기 중단하거나, 음주 등의 약물 순응도의 문제나 다른 질병으로 인해 야기될 수 있다. 성인 환자의 약 5%, 소아환자의 10~25%에서 경련성 간질지속증을 경험한다. 경련성 간질지속증의 전체 사망률은 약 20~30%이며, 소아보다 성인의 사망률이 훨씬 높다. 간질지속증의 원인이 예후를 결정하는 가장 중요한 인자로 작용한

다. 중추신경계 감염, 뇌졸중, 저산소증, 동반된 다른 질병이 많은 경우, 약물중독 등은 나쁜 예후인자로 알려져 있고, 알코올 중독으로 인한 간질지속증은 예후가 좋다.

간질지속증에서 발작이 지속되면 고체온증, 저혈당증, 젖산산증, 횡문근융해증, 폐부종, 뇌부종 및 뇌압조절기능 상실 같은 대사 이상이 진행되어 이차적인 뇌손상이 더해질 수 있기 때문에 실제로 30분 이전에 뇌세포에 손상을 가져올 수 있으므로 가능하면 빨리 치료를 하는 것이 중요하다(그림 8-21). 또한 간질지속증의 기간이 길면 길수록 더욱 약물치료에 반응을 하지 않는 난치성으로 변하기 때문에 신경계 손상도 더욱 심해진다.

간질지속증의 치료목표는 발작을 가능한 빨리 종료시키는 것이기 때문에 약물치료를 지체 없이 시작해야 하고, 환자 사정, 검사, 치료가 동시에 진행되어야 한다(그림 8-22). 기도확보를 해주고, 충분한 산소를 투여하고, 심폐기능을 모니터하면서 활력징후를 안정시키기 위한 ABC 조치를 취한 뒤, 정맥주사 경로를 확보하고 일정한 형태의 항간질약을 투여한다. 혈액검사와 CT나 MRI를 통해 간질지속증을 야기한 기저질환이 있는지 확인하고, 가능하면 뇌파를 함께 모니터한다. 많은 연구에서 경련발작이 조절된 후에도 상당수의 환자들이 뇌파에서 임상적으로 드러나지 않는 발작파가 지속되고, 전신경련과는 다르게 미묘하고 미세한 정도의 움직임만을 보이는 비경련성 간질지속상태도 있어서, 환자가 혼수상태에 있을 때 비경련성 간질지속증의 진단이 간과되면 예후에 큰 영향을 미칠 수 있으므로 뇌파 모니터는 꼭 필요하다. 발작이 조절되지 않는다면 발작이 시작한지 60분 이내에 전신마취 치료를 해야 한다. 발작에 대한 치료가 빠를수록 생존율이 올라간다.

발작이 멈추고 환자가 회복하는 데는 수 주에서 수 개월이 걸릴 수 있고, 기억력이나 인지기능 장애는 간질지속증 후 지속적으로 남아 있을 수 있다.

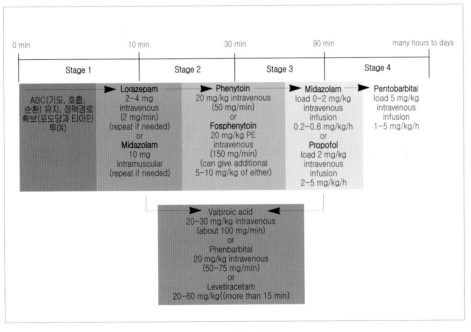

그림 8-22. 경련성 간질지속증 성인에서 치료 알고리즘

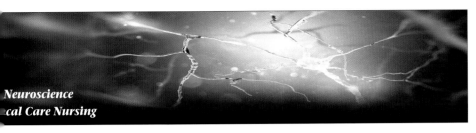

신경계 외상

1. 두부외상

두부외상(traumatic head injury)은 사망 및 만성장애를 일으키는 중요한 원인의 하나로 그 심각성이나 빈도 면에서 상당히 중요하다. 단순히 외부 충격에 의한 뇌손상이므로 간단해 보일 수도 있으나 손상 정도의 범위나 손상 후 뒤늦게 나타나는 후유증을 쉽게 예측하기 어렵기 때문에 그리 간단하지만은 않다. 외상 자체로 인한 뇌손상과 그로 인한 이차적 합병증의 예방이 매우 중요하다.

두부외상으로 인한 뇌손상의 정도는 외상의 원인, 기전, 유형, 발생 부위 및 손상 후 초래되는 병태생리적 결과 등의 많은 요소에 의해 결정되나 첫째, 가해지는 기계적 힘의 정도와 작용 기전, 둘째, 힘을 받는 머리의 구조와 상태, 셋째, 이에 대한 병태생리적 반응의 세 가지 요인이 중요한 역할을 한다. 뇌손상의 과정은 충격 시 두개골 및 뇌에 발생하는 일차 손상과 충격에 이어 시작되는 병태생리적 과정의 결과인 이차 손상이 있다. 이차적 뇌손상의 원인에는 전신적 조건과 두개내 조건이 있다. 두부외상의 가장 흔한 원인은 자동차와 오토바이 충돌에 의한 교통사고이며, 다른 원인으로는 낙상과 폭행을 들 수 있다.

중환자 전문간호사는 환자의 병태생리적 상태의 결과를 근거로 개별화된 간호를 수행해야 하며, 구체적인 치료에 초점을 맞추기 위해 의사나 다른 건강관리팀과 협력할 수 있도록 두부외상환자가 급성기 치료에서 겪을 수 있는 심리적·신체적 변화를 알아야 한다. 또한 두부외상은 환자와 가족에게 심각하고도 지속적인 영향을 미친다. 신경학적 손상은 직업을 계속할 수 있는 환자의 능력에 영향을 미치거나 전혀 일을 하루 없게 할 수도 있다. 정서적·행동적 변화는 환자의 인간관계와 가족의 역할에 영향을 미칠 수 있다. 중환자 전문간호사는 이러한 복합적인 문제를 가진 두부외상 환자와 가족들의 간호계획과 중재에 중요한 역할을 하며, 긍정적 효과를 초래할 수 있도록 해야 한다.

1) 손상 기전

두부손상은 두부에 가해지는 힘의 결과로 발생되며, 힘이 가해지는 기간은 두부외상의 형태, 즉 병태생리적 결과와 밀접하게 관련되어 있다. 가해지는 힘은 정적인 힘(dynamic force)과 동적인 힘(static force)이 있으며, 동적인 힘의 작용에는 가속손상과 감속손상이

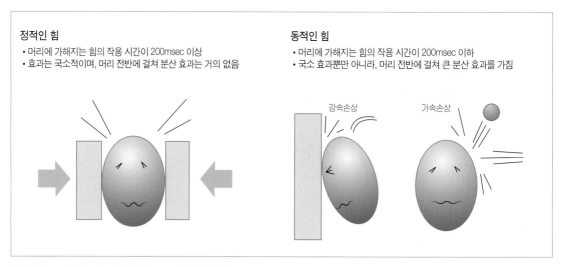

그림 9-1. 가해지는 힘에 따른 두부외상의 기전

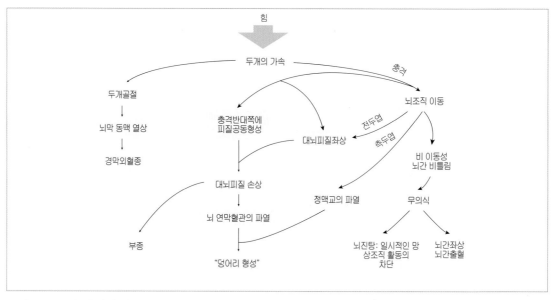

그림 9-2. 두부손상의 기전

있다(그림 9-1). 정적인 힘은 일반적으로 머리에 가해지는 힘의 작용 시간이 200msec 이상이며, 효과는 국소적이고 머리 전반에 걸쳐 분산 효과는 거의 없다. 동적인 힘은 200msec 이하이며, 국소효과뿐만 아니라 머리 전반에 걸쳐 큰 분산 효과를 가진다. 가속손상은 날아오는 무기에 의한 손상이나 둔기에 의한 손상과 같이 움직이는 물체가 정지 상태에 있는 머리를 타격하여 일어나는 것이다. 감속손상은 땅이나 자동차 핸들에 부딪히는 경우와 같이 정지한 물체에 머리가 부딪쳐서 일어나는 손상이다. 몸통의 위치가 세차고 급속하게 변경될 때와 같이 직접적인 접촉없이 두부가 갑작스럽게 이동할 때는 가속과 감속 두 가지 힘이 모두 발생 할 수도 있다. 이러한 힘은 두부의 회전 변위를 동반하여, 뇌의 백색질과 뇌간의 신장(stretch)손상과 전단(shearing)손상을 초래할 수 있다.

충격 시 발생하는 일차손상은 뇌 표면의 타박상이나 뇌 실질의 열상 또는 잘려나가는 손상이나 출혈에 의한 것일 수 있다(그림 9-2). 그 결과 손상 부위 대뇌의 자율조절능력 감소나 부재로 인한 이차적손상이 나타날 수 있다. 모세혈관 투과성의 증가와 동맥확장의 결과로 충혈(혈액량의 증가)이 나타날 수 있으며, 이러한 현상으로 인해 결국 두개 내용물의 증가와 두개내압 상승이 나타날 수 있다. 저산소혈증, 고탄산혈증, 저혈압 같은 상황들은 이차적 뇌손상을 야기할 수 있으며, 특히 저혈압은 사망률을 150%나 증가시킬 수 있다.

2) 분류

두부외상은 폐쇄손상(closed 또는 blunt)과 관통상(penetrating injury)으로 나눌 수 있다. 폐쇄손상은 주로 교통사고, 추락 및 폭행 등과 관련이 있고, 관통상은 총상이나 자상과 연관되어 있다. 두부손상의 정도는 국소손상과 미만성 손상으로 구별된다. 국소손상은 뇌 좌상과 열창, 두개내출혈(혈종), 뇌간 손상과 뇌하수체 손상 등이 있으며, 미만성 손상은 좀 더 광범위하게 퍼진 손상과 관련되며 4가지 형태로 발생할 수 있다. 광범위 축삭손상, 저산소 뇌손상, 광범위 뇌부종, 뇌 전반에 걸친 다양한 작은 출혈과 같은 다양한 종류의 손상은 뇌간의 압박에 의한 것이 아니라 대뇌반구, 뇌간 혹은 2 가지 모두의 광범위한 손상에 의해 무의식 상태를 초래한다.

(1) 국소손상과 미만성 손상

① 국소손상

A. 경막외혈종

경막외혈종(epidural hematoma)은 두개골의 내면과 경막(dura mater) 사이에 혈액이 축적된 것이다(그림 9-3). 호발 부위는 측두골이나 두정골 부위(70~80%)의 골절로, 중간경막동맥이나 중수막정맥이 파열되거나 드물게는 경막정맥동(dural venous sinus)이 터져 초래될 수 있다. 출혈이 동맥손상에 기인한 경우, 동맥압력에 의하여 경막이

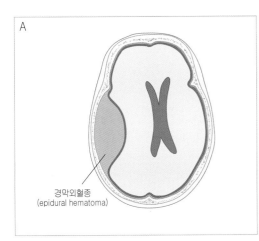
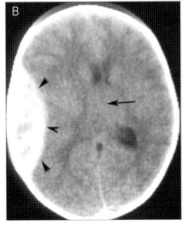

그림 9-3. 경막외혈종
A: 전형적인 수정체 모양을 보여주고 있는 커다란 경막외혈종
B: 뇌 CT에서 보이는 경막외혈종

두개골 내판에서 박리되어 상당량의 혈종이 형성될 수 있다. 정맥이 파열되는 경우 정맥압만으로는 경막을 두개골과 분리시키지 못하나, 이미 분리된 경막외강에 혈종을 형성한다.

골절이 일어나도 초기 의식소실 없이 두개내손상을 초래할 수 있다. 약 85%가 귀 바로 위나 정면 측두골의 선상두개골절과 관련되어 있고, 이는 두개골 내판의 바로 아래에 끼어 있는 동맥을 손상시킨다. 그러나 골절없이도 뇌막혈관이 파열될 수 있다는 점에 주의해야 한다.

발병률은 심한 손상 환자의 경우 2~9%까지 다양하다. 경막외혈종 환자의 약 33% 가 말을 잘 하다가도 갑자기 사망하는("Talk and Die" syndrome) 범주에 속한다. 전형적인 증상과 징후는 외상의 정도, 혈종 형성 속도, 동반병변 등에 의해 결정되지만 흔한 증상으로는 두통, 구토, 오심, 의식 변화, 편마비, 동공산대 등이 있다. 약 40%의 환자에서 의식은 명료하지만 두통, 오심 혹은 구토 증상을 보이는데 중요한 점은 의식 변화를 잘 관찰해야 한다는 것이다. 환자의 의식은 손상 시 잠깐 동안의 의식 상실이 있고, 그 후 의식명료기(lucid interval)가 수분에서 수 시간 지속된다. 이러한 명료기간 후 혼돈에서 무의식까지, 목적이 있는 움직임에서 제뇌 자세까지, 동등동공(equal pupil)에서 동공부동(anisocoria)까지, 신경학적 현상이 급속하게 악화된다. 이는 급속한 뇌탈출(herniation)의 징후이며, 의료진은 환자의 죽음을 방지하기 위해 신속하게 치료해야 한다. 의식 명료기가 전형적으로 나타나긴 하지만, 모든 환자가 전형적인 증상을 나타내는 것은 아니라는 것을 기억해야 한다. 혈종 제거를 위한 신속한 인지와 빠른 수술적 중재는 바람직한 환자 결과를 가져오는데 중요하다.

가장 정확하고 쉬운 진단은 뇌 CT이다. 단순 두개골 촬영에서 경막혈관구를 횡단하는 골절이 있을 때는 환자의 의식이 명료하더라도 경막외혈종 가능성을 의심하고 뇌 CT 촬영을 하도록 한다. MRI나 혈관조영술로 비교적 정확히 진단할 수 있다.

치료는 보존적 치료와 수술적 치료 방법이 있으며 의식수준, 뇌 CT상 나타난 혈종의 양, 정중선 변위 정도, 동반병변 유무 등을 고려하여 치료방법을 선택한다. 수술 후 사망률은 5~12%이며, 이에 영향을 미치는 요인으로는 수술 당시의 의식수준, 혈종의 양, 뇌 실질의 손상 정도와 동반병변의 유무, 환자의 나이 등이다.

B. 경막하혈종

경막하혈종(subdural hematoma)은 경막과 거미막 사이에 혈액이 고인 것을 말하며 (그림 9-4), 발생 비율은 전체 두부외상 환자의 5~29% 정도이다. 원인은 대부분 두부 외상에 기인하나, 외상과 관계없이 혈액질환을 가진 사람, 수두증에 대한 단락술 (shunt) 후, 항응고제 사용 시, 뇌동맥류 파열 등에 의해서도 발생할 수 있다.

외상의 경우, 가속-감속 손상이나 충돌의 회전력으로 인한 뇌좌상과 관련된 전단손상(shearing injury)으로 인한 경우가 일반적이다. 남자의 발생 비율이 높고, 전 연령층에 고르게 발생하나, 30~40대에 비교적 많다. 그러나 연령이 많고, 음주하는 사람에게 발생 빈도가 더 높다. 이 두 집단은 낙상이 흔하고 약간의 피질 위축이 있는데, 피질 위축은 뇌 표면에서 유도하는 연결정맥 구조에 더 많은 긴장을 유발한다. 모든 종류의 경막하혈종에서 경막하 공간에 혈액이 있는 것이 일반적이지만, 손상에서부터 증상이 나타날 때까지의 시간에 따라 급성, 아급성, 만성으로 분류한다.

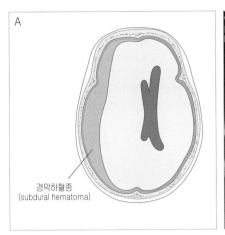 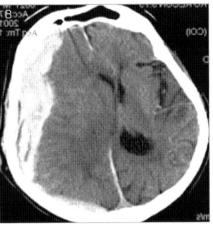

경막하혈종
(subdural hematoma)

그림 9-4 경막하혈종
A: 동측 뇌실을 압박하고 있는 커다란 급성 경막하혈종
B: 뇌 CT에서 보이는 급성 경막하혈종

ⓐ 급성 경막하혈종

급성 경막하혈종은 편측 또는 양측에서 발생할 수 있으며, 뇌외상 시기와 혼수 상태 사이의 의식명료기(lucid interval)가 짧을 수 있다. 일반적으로 급성 경막하혈종을 발생하게 하는 외부 힘은 뇌실질에도 심한 손상을 유발하기 때문에 다른 혈종보다 예후가 불량하다. 교정맥이나 경막정맥동 또는 작은 표피 혈관이 주로 손상되며, 손상 후 24~48시간 내에 증상이 나타난다. 증상은 충격 당시 뇌손상의 정도, 혈종 크기, 발생 부위, 혈종 형성 속도, 동반병변 유무에 의해 결정되지만 고유 증상은 없고 두통, 국소적 신경학적 결손, 편측 동공이상, 의식수준 저하를 보인다. 의식수준은 명료에서 혼수상태까지 다양하며, 동공이상은 환자의 28~78% 정도에서 관찰되고, 편마비는 대개 강직성으로 약 50% 정도에서 나타난다.

진단은 뇌 CT로 비교적 정확하게 진단할 수 있으며, MRI는 인접한 골 구조물에 의한 영향을 받지 않으므로 소량의 경막하혈종도 쉽게 구분이 된다.

급성 경막하혈종은 병소가 확장되고, 두개내압의 급격한 상승으로 인해 나타나며, 즉각적인 중재가 필요하다. 치료는 혈종을 제거하고 출혈을 멈추기 위해 개두술을 시행한다. 혈종 제거는 혈종의 크기와 위치, 신경학적 기능장애의 정도 등을 고려하여 결정한다. 혈종의 빠른 제거가 예후에 가장 중요하다. 혈종의 양이 혼수 상태나 다른 증상들을 설명하기에 너무 적을 때는 뇌좌상이나 뇌열상이 동반되었을 가능성이 크다. 예후는 나이가 어릴수록, 수술 시 의식이 명료할수록 좋으며, 수반된 뇌실질의 손상 정도가 예후에 크게 영향을 미친다.

ⓑ 아급성 경막하혈종

아급성 경막하혈종은 손상 후 2일~2주 사이에 임상적 증상이 나타나며, 급성 경막하혈종에 비해 증상 발현이 느리고 손상의 심각도가 덜 하다. 이는 좀 더 작은 혈관의 파괴로 혈액 축적이 천천히 일어나기 때문으로 생각되며, 보통 뇌탈출이나 뇌간 압박은 나타나지 않는다. 혈종 제거는 신경계 기능장애의 정도에 따라 선택적으로 실시할 수 있다.

ⓒ **만성 경막하혈종**

만성 경막하혈종은 처음에는 증상을 일으키지 않는 적은 출혈이 있을 수 있다. 뇌외상의 병력이 뚜렷치 않은 경우가 있는데, 특히 노인이 항응고제 치료를 받고 있는 경우 사소한 두부외상으로도 일어날 수 있기 때문에 환자들은 별일 아닌 것으로 지나치기 쉽다. 외상의 병력이 있다 해도 손상 후 2, 3주에서 4개월 후에 나타나며, 초기 출혈은 아주 소량일 수 있다. 출혈 1주일 전·후에 혈괴는 그것을 둘러싸는 섬유소막으로 변한다. 서서히 일어나는 모세혈관 누출로 혈액 덩어리가 더욱 더 팽창되고, 주위 조직을 압박할 정도로 커지게 되면 증상이 나타난다.

증상으로는 두통, 편마비, 의식장애, 현기증, 정신둔함, 기면상태, 혼돈, 무관심이 나타난다. 드물게 경련 발작이 나타나고, 때로는 실어증도 나타난다. 이러한 경우 초기 진단으로 혈관성 병변이나 뇌종양, 약물중독, 우울증, 알츠하이머질환 등으로 의심될 수 있다. 때로는 급성 경막하혈종과 같이 정신이나 의식장애, 집중력 감소, 부적절한 사고 등이 국소적 또는 편측성 징후보다 두드러지게 나타날 수 있다. 만성 경막하혈종의 특징은 대체로 노년층에 발생하고 고유 증상이나 징후가 없기 때문에 뇌혈관질환, 뇌종양, 노인성 치매, 정신질환으로 오진하기 쉽다.

진단은 뇌 CT로 한다. 자연 치유된다는 보고도 있으나 진단이 확정되면 조기에 수술하는 것이 바람직하다. 혈종이 확장되고 증상이 악화되어 외과적 중재가 필요한 경우, 주로 개두술을 통해 혈종을 모두 제거한다. 배액관은 혈종의 밑 부분에 두고, 수술 후 환자의 침상 머리는 처음 24시간 동안은 편평하게 유지한다. 이는 몇 주 동안 압박을 받아 온 뇌의 재확장을 용이하게 한다. 예후는 비교적 좋은 편이며, 사망률은 10% 이하로 보고되고 있다. 수술 전 의식이 혼수상태이거나 환자의 나이가 많을수록 예후는 불량하다.

C. 뇌내혈종

뇌내혈종(intracerebral hematoma)은 뇌실질 내에 25mL 이상의 혈액이 모인 것이다. 발생 비율은 전체 두부손상 환자의 4~23%로 보고되고 있다. 대부분 가속손상에 의한 뇌실질의 좌상이 원인이다. 혈종의 위치는 80~90%가 측두골과 전두엽의 백색질에 발생하며, 약 20%는 다발성으로 나타난다. 방사선상으로 두개내혈종은 뇌 속으로 깊게 출혈이 있는 경우와 뇌좌상을 구별하기는 매우 어렵다. 원인으로는 외상으로 인한 함몰 두개골절이나 무기에 의한 침투성 손상과 갑작스러운 가속-감속 손상이 있다. 증상은 두부손상 시 충격의 정도, 혈종의 크기와 위치 등에 의해 결정된다. 환자의 33~50%가 혼수상태로 내원하며, 국소 신경학적 소견은 혈종의 위치에 따라 다양하게 나타난다. 대부분의 환자는 두개내압 상승 소견을 보인다.

진단은 뇌 CT로 비교적 쉽게 진단할 수 있다. 뇌혈관촬영은 뇌동맥류나 혈관기형 등의 가능성이 있는 경우 시행한다.

두개내혈종 환자에 대한 치료시 외과적 중재와 내과적 중재 중 어떤 방법이 더 좋으냐에 대해서는 논쟁의 여지가 있다. 일반적으로 병소 부위가 계속 확장되어 더 심한 신경학적 손상을 초래하게 되는 경우에만 수술적 중재를 사용한다. 수술 후 사망률은 25~72% 정도이며 혈종의 위치와 양, 뇌좌상의 정도와 동반병변, 나이, 수술 전 환자의 의식 상태에 따라 예후는 달라진다.

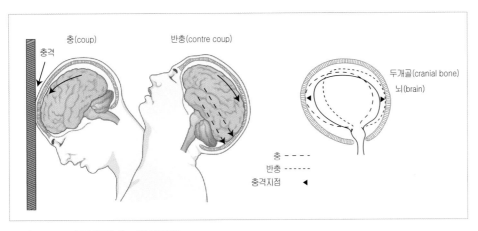

그림 9-5. 뇌 좌상의 충·반충기전

D. 뇌좌상

뇌좌상(cerebral contusion)은 천공이나 열상 없이 뇌손상 부위에 "멍이 든 것"으로 정의할 수 있다. 전두엽 및 측두엽에 주로 발생하나 어떤 위치에서도 발생가능하며, 경막하혈종 환자의 대부분이 뇌좌상을 동반한다. 뇌좌상은 두부외상 후 가장 흔하게 볼수 있으며, 경한 상태에서부터 심각한 상태까지 뇌손상의 정도, 위치, 크기에 따라 다양하다. 증상과 징후도 손상 부위와 정도에 따라 다양하다. 작은 국소적 뇌좌상은 국소적 신경학적 결핍을 초래하거나 넓은 부위의 뇌좌상이 일어날 수도 있다. 넓은 부분의 뇌좌상은 손상 후 2~3일 후까지 팽창될 수도 있는데, 뇌부종의 증가로 광범위한 기능 장애가 생길 수 있다. 이러한 광범위한 타박상은 CT 상에 종괴효과(mass effect)를 나타내며, 두개내압의 심한 변화를 일으킬 수 있고, 사망률이 45%까지 상승한다.

뇌좌상은 발생기전과 위치에 따라 충격좌상(coup contusion), 반충격좌상(contre coup contusion), 간충격좌상(intermediate contusion)으로 분류할 수 있다. 충격좌상은 충돌에 의한 접촉 현상으로 충격을 받은 쪽의 뇌에 생기는 손상을 말하며, 충돌 시 뇌가 눌리거나 두개골이 원상 복귀될 때 충돌 부위의 모세혈관에 당기는 힘이 작용하여 발생한다. 반충격좌상은 뇌의 반대편에 생긴 손상을 말한다(그림 9-5). 두개골이 단단한 물체와 충돌하는 순간 뇌척수액에 떠 있는 뇌가 관성에 의해 접촉 부위로 이동하게 되고, 이때 접촉 부위는 두개골이 안쪽으로 휘면서 뇌의 압력이 증가하나 반대편은 오히려 감소하여 음압이 초래되어 팽창 또는 견인장력이 발생한다. 이 음압에 의해 공동이 형성되고, 결과적으로 팽창 또는 견인장력에 의한 좌상이 발생한다는 것으로 이를 공동설이라 하며, 반드시 충돌 부위와 반충 좌상 부위가 일직선상에 일치하는 것은 아니다.

간충격 좌상은 뇌의 가운데 부분의 손상을 말하며, 충돌 시 발생한 충격파가 집중되거나 비교적 단단한 경막이나 편평하지 않은 두개 저부에 부딪쳐 발생한다(그림 9-6).

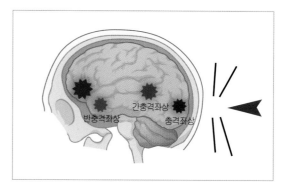

그림 9-6. 충격좌상, 반충격좌상 및 간충격좌상

② 미만성 손상

A. 뇌진탕

뇌진탕(cerebral concussion)은 뇌의 구조적 변화를 초래하지 않는 뇌의 일과성 기능부전(가역적 외상성 신경기능의 마비)을 초래하며 항상 충격 즉시 발생한다. 의식상실은 뇌간의 이동에 의한 상행망상활성계의 기능상실에 기인한다. 경미한 뇌진탕은 잠깐 동안 지남력 상실이나 혼돈이 있을 수 있고, 종종 역행성 기억상실(손상받기 전 사건에 대한 기억상실)이나 손상 후 사건에 대한 기억을 상실하는 전향 혹은 사건후기억상실을 나타낼 수 있으며, 기억상실의 기간은 뇌진탕의 정도와 관련이 있다. 환자는 대부분 빠른 시간 내에 완전히 회복되지만 때로는 두통이나 집중력 손상, 기억력 문제, 현기증, 불안정 같은 뇌진탕후증후군으로 발전하고 증상이 계속될 수 있는데, 이러한 증상은 1년까지 지속될 수도 있다.

B. 미만성 축삭손상

미만성 축삭손상(diffuse axonal injury)은 뇌 CT 소견 상 혼수의 원인이 될만한 병소가 없으면서 임상적으로 혼수가 6시간 이상 지속되는 경우로서 특징적인 뇌 CT 소견으로는 뇌량, 대뇌기저핵, 뇌실 주위 및 상소뇌각 등에 작은 출혈이 있다. 혼수의 기간과 정도에 따라 경증(mild), 중등도(moderate), 중증(severe) 등으로 구분한다. 경증은 혼수가 6시간에서 24시간 이내인 경우로, 그 이후에는 명령에 따라 반응을 보이며, 19% 정도이다. 중등도는 미만성 축삭손상 중 가장 흔한 형태로 뚜렷한 뇌간손상 징후없이 혼수가 25시간 이상 지속되는 것으로 약 45% 정도를 차지한다. 제뇌경직을 보이지만 조만간 없어지며, 혼수상태가 수 주간 지속되나 자율신경계기능장애는 보이지 않는다. 중증은 미만성 축삭손상의 약 36% 정도로 제피질경직, 제뇌경직이 흔하고 생존하더라도 심한 장애가 남는다. 고혈압, 과다발한(hyperhidrosis), 고열(hyperpyrexia)과 같은 자율신경계기능장애를 초래한다.

③ 외상의 정도와 의식상실

외상 후 나타나는 의식상실은 뇌손상 정도와 범위를 반영하는 중요한 지표이다. 일반적으로 글라스고혼수척도(GCS)를 이용한다(표 3-3 참조). 환자가 내원 당시 GCS를 기준으로 8점 이하인 경우를 중증 뇌손상, 9~12점인 경우를 중등도 뇌손상, 그리고 13~15점인

표 9-1. 뇌 손상의 심각성 정도에 대한 분류

심각성 정도	특징
경증 뇌손상	• GCS 13~15점 • 5~60분 간의 의식 상실이 있거나 기억 상실이 있을 수 있다. • CT 검사 상 비정상이 나타나지 않으며, 입원 기간은 48시간을 넘지 않는다.
중등도 뇌손상	• GCS 9~12점 • 1~24시간 동안 의식 상실이 있거나 기억 상실이 있다. • CT 검사 상 비정상이 나타날 수 있다.
중증 뇌손상	• GCS 3~8점 • 24시간 이상 의식 상실이 있거나 기억 상실이 있다. • 뇌좌상, 열상이나 뇌내혈종이 나타날 수 있다

경우를 경증 뇌손상으로 구분한다(표 9-1). 문헌에 보고된 바로는 두부외상의 80%는 경증 뇌손상에 속하며, 중등도와 중증이 약 10%씩을 차지한다고 한다. 두부외상 후 발생하는 의식 상실의 원인에 대해서는 논란이 있지만, 외상으로 인한 충격이 뇌간에 위치한 상행망상활성계의 활성 저하나 산발적인 대뇌피질의 손상에 기인하는 것으로 추정한다.

(2) 일차적 손상과 이차적 손상

뇌손상은 충격 시 두피, 두개골 및 뇌에 발생하는 일차적 손상과 충격에 이어 시작되는 병태생리적 과정의 결과인 이차적 손상이 있다. 일차적 손상의 정도와 회복은 일차적 손상이 국소화되었는지, 뇌 전체의 광범위 손상인지, 미만성 손상인지에 따라 다르다. 일차적 손상은 뇌실질 조직에 대한 직접 손상이나 혈관 손상으로 출혈을 일으키거나 인접조직을 압박함으로써 발생한다. 일차손상으로는 좌상, 열상, 전단손상, 출혈 등이 있는데, 일차손상은 신경계 손상이 거의 없거나 조금 있는 경미한 상태에서부터 중요 조직을 손상받는 심각한 상태까지 다양하다.

이차적 뇌손상은 초기 손상에 대한 생화학적 그리고 세포학적 반응으로 일차적 손상을 악화시킬 수 있고, 근본적으로는 손상을 받지 않은 뇌조직의 상실을 초래할 수 있다. 이차적 손상의 원인으로는 저산소증, 저혈압, 고탄산증, 저탄산증, 고체온, 저혈당이나 고혈당, 전해질 이상과 같은 전신적 조건과 두개내압 상승, 뇌부종, 뇌충혈, 뇌탈출, 지연성 두개내 혈종, 발작, 두개내 감염, 수두증과 같은 두개강내 조건이 있다. 저산소증과 저혈압은 가장 잘 알려진 이차적 손상의 원인이다. 조직의 국소빈혈은 저산소증, 저혈압의 결과로 뇌관류압이 좋지 않아 발생한다. 세포부종과 산소공급을 위해 뇌혈관이 심하게 확장된다. 이는 뇌혈량을 증가시키고, 두개내압의 상승을 초래한다.

심한 저혈압도 조직의 관류를 부적절하게 할 수 있다. 두부손상 환자에서 저혈압은 드문 증상이다. 저혈압은 말기에 연수 부전이 일어나지 않는 한, 두부손상 환자에게는 발생하지 않는다. 두부손상 환자가 무의식이고 저혈압이라면 내부 손상을 확인하기 위해서 흉부, 복부, 골반 부위를 적극적으로 사정한다.

고탄산증은 강력한 혈관확장제이다. 무의식 환자의 저호흡으로 인해 가장 흔히 나타나며, 고탄산증은 뇌혈관확장을 초래하고 뇌혈량을 증가시켜 두개내압 상승을 초래한다.

　　뇌부종은 뇌좌상, 자동조절 기능의 상실, 혈액뇌장벽의 투과성 증가와 같은 세포외 환경 변화로 발생한다. 뇌부종은 좌상 부위 주위로 국한될 수도 있으나, 저혈압이나 저산소증으로 인해 확산될 수도 있다. 부종의 정도는 산소, 호흡, 관류 등으로 조절함으로써 최소화시킬 수 있다.

　　심한 두부손상 환자는 초기 증상으로 고혈압이 흔히 나타난다. 자동조절기능 상실로 혈압 상승은 두개내 혈량을 증가시키고 두개내압을 상승시킨다. 두개내압 상승으로 발생할 수 있는 이차적 손상을 예방하기 위해서는 고혈압 조절을 위한 적극적 조치가 필요하다. 두개내압 상승의 영향은 다양하다. 두개내 압력의 증가는 뇌관류압을 감소시키고, 두개내 조직의 기능 손상을 초래한다. 두개내압 상승과 관류압 감소는 이러한 변화를 급격하게 감소시킨다.

(3) 두개골 골절

　　두개골 골절은 심한 두부외상 환자에게서 흔히 나타나며, 발병률은 12~80% 정도로 다양하게 보고되고 있다. 치명적인 두부손상을 받은 환자의 부검 결과에서도 약 20~30%는 두개골이 손상되지 않았다. 반대로 심각한 뇌기능 장애없이 두개골 골절만 일어나는 경우도 있다. 그러므로 두개골 골절보다는 뇌손상의 유무에 초점을 둔다. 두개골 골절이 일어난 경우는 그렇지 않은 경우보다 뇌손상 가능성이 20배 이상 높다. 일반적으로 성인이 어린이보다 두개골이 골절되기 쉽고 골절 양상은 매우 다양하다(그림 9-7).

① 선상골절

　　선상골절(linear fracture)은 두개골을 통과하는 단일 골절선을 말하며, 가장 흔해 두개골 골절 환자의 70%에서 발생하며, 두개골의 광범위한 부위에 충격이 가해져 발생한다. 그러나 혈관 파열로 경막외혈종의 원인이 되기도 하며, 부비동이나 유양돌기로 연장될 경우에는 감염의 우려가 있으므로 주의해야 한다. 치료는 선상골절 자체는 특별한 치료를 요하지 않으나, 개방골절이 있는 경우에는 철저히 세척하고, 이물질이나 연조직, 괴사 조직을 제거한 후 봉합한다. 또한, 두개골골절에 동반되어 뇌, 안면구조, 경추 손상이 있는지 세심한 조사가 필요하다.

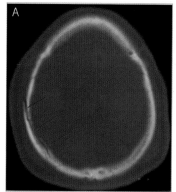
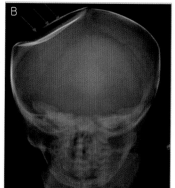
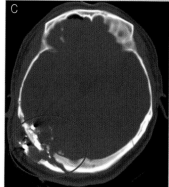

그림 9-7. 두개골 골절 유형　A. 선상골절　B. 함몰골절　C. 분쇄골절

② 함몰골절

골편이 두개골 자체의 두께보다 더 깊이 두개골 아래로 밀려들어 감으로 발생하는 함몰골절(depressed fracture)은 대부분 여러 개의 골편을 갖는 분쇄골절을 동반하며, 이러한 골절은 주로 개방성 골절인 경우가 많다. 그러나 소아에서는 흔하지 않다. 개방성 함몰 분쇄골절은 경막파열을 초래해 골수염, 수막염이나 뇌농양 등과 같은 감염성 합병증을 일으킬 수 있다.

치료는 폐쇄 함몰골절의 경우에 미용상 기형을 교정하기 위해 수술을 하지만, 개방 함몰골절은 창상으로부터 골편이나 오염된 이물질을 제거하고 경막을 봉합하여 감염 위험성을 예방하는데 있으므로 24시간 내에 조속히 수술을 해야 한다.

③ 분쇄골절

분쇄골절(comminuted fracture)은 한 개 이상의 선상골절이 있는 경우를 말하며, 두피 열상이 없고 골편의 함몰 정도가 두개골 두께보다 더 깊지 않으면 수술이 필요하지 않다. 그러나 두개내병변이 있는 경우에는 수술을 시행하여, 두개내병변을 제거하고 골편을 복원시킨다. 두피 열상이 있고 떨어져 나간 골편이 있는 경우에는 충분히 세척한 후 오염된 이물질을 제거하고 열상을 봉합한다.

④ 두개저골절

두개저골절(basilar fracture)은 두개골의 바닥에 한정되거나 전두엽이나 측두엽의 부분과 같은 두개원개(cranial vault)의 골절에 의해 나타난다. 발생 비율은 두부외상 환자의 1.5~24% 정도이며, 대부분 두개판 골절의 연장으로 전두와에서는 안와면(orbital surface), 중두와에서는 측두골의 추체부(petrous portion), 후두와에서는 후두골의 기저부에 잘 발생한다. 외안의 움직임은 뇌신경 손상을 확인하는데 중요하다. 단순 촬영으로 진단이 어려워 골절 부위와 관련된 임상 징후가 있을 때 두개저골절을 의심할 수 있다(그림 9-8).

전두와 두개저골절 시 나타나는 임상 징후로는 안와 주위 조직으로 혈액이 유출되어 특징적인 너구리(Raccoon) 징후 또는 판다곰(Panda bear) 얼굴 모양을 나타내며, 후각상실(anosmia) 또는 코로 뇌척수액이 흘러 나올 수가 있다(비루: rhinorrhea). 중두개와 부위 손상 시에는 내이 출혈로 인하여 고막이 변색되는 혈고실(hemotympanum), 외이도부의 혈액, 안면 혹은 청신경 마비가 있고, 뇌척수액이 귀로 흘러 나오고(이루: otorrhea),

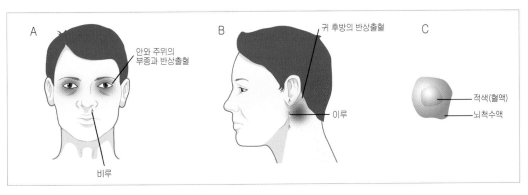

그림 9-8. 두개저골절의 임상징후   A: 너구리(Raccoon) 징후와 비루 B: 배틀(Battle) 징후 C: 달무리(Halo 또는 ring) 징후

골절선이 후방으로 연장되어 S상 정맥동을 손상시키게 되면, 귀와 유양돌기의 점상출혈이 나타나는 배틀징후(Battle 징후)가 나타나는데, 이는 중앙와(middle fossa)에 있는 두개저골절의 지연 징후이기도 하다. 귀와 코의 분비물이 혈액과 섞였을 때 뇌척수액인지 확인하는 방법은 여과지에 분비물을 떨어뜨려 중심의 혈액 주위로 맑은 띠가 형성되는 달무리징후(halo sign)가 있는지를 본다. 뇌척수액이 인두로 넘어간다면 짠맛인지 단맛인지 물어본다. 뇌척수액과 인체의 다른 수액을 구분하기 위하여 포도당 검사를 해보도록 한다. 비위관이나 비기관삽관(nasotracheal intubation)은 골절 부위를 통해 뇌로 관이 들어갈 수 있으므로 삽입하지 않도록 한다.

치료는 뇌척수액 누출 여부가 매우 중요하다. 뇌척수액루는 80% 정도가 손상 후 48시간 내 발생하므로 뇌척수액 누출이 없는 경우, 2~3일간 누출 여부를 지속적으로 점검하면서 환자를 안정시킨다. 뇌척수액 누출의 70%는 1주일 이내 자연 폐쇄되므로 급성기에는 보존요법을 하면서 기다려 보도록 한다. 그러나 이러한 보존요법으로 치유되지 않는 경우에는 발견 후, 10~14일에 누공을 폐쇄시키도록 한다. 뇌척수액 누출이 있는 동안, 배액량과 특징을 파악하기 위하여 귀나 코에 멸균된 솜을 느슨하게 막아놓도록 한다. 또한 배액 부위의 피부는 항상 깨끗하게 유지하고, 환자에게 코를 풀지 않도록 교육한다.

3) 진단적 검사

두부나 뇌의 손상은 신경학적 검사에서 비정상으로 나온 어떠한 환자도 의심해 볼 수 있지만, 많은 사례에서 손상을 확인하고 평가하기 위해서는 더 정밀한 검사가 필요하다. 두부외상이 의심되는 환자에게 시행되는 가장 일반적인 진단적 검사는 x-ray와 뇌 CT 검사로, 이는 수술적 중재가 필요할 수도 있는 두개내출혈의 진단에 도움이 된다. MRI가 좀 더 미세한 손상을 발견할 수 있다 해도 치명적인 손상을 입은 환자에게 이 검사를 하기에는 한계가 있다. 특히 미만성 뇌손상의 경우, 뇌 CT 검사나 MRI는 손상 정도에 비해 병소의 중증도가 과소 평가될 수 있으므로 관류 MRI(perfusion MRI) 영상이 환자의 예후 측정에 도움을 줄 수 있다. 진단적 뇌혈관조영술은 비외상성 환자에게 더 많이 사용된다.

각 검사에 대한 자세한 내용은 제 3장 신경계 건강사정과 제 4장 신경계 진단적 검사를 참고하도록 한다.

4) 간호문제와 중재

(1) 초기관리

뇌손상 환자에 대한 사정과 치료는 손상 직후 환자가 병원에 도착하기 전부터 시작해야 한다. 이때의 관리는 신속한 신체사정과 정확한 기도 관리이다. 이는 뇌손상 환자의 사망률에 영향을 미치는 저산소증과 고탄산혈증을 조기에 교정하고자 하는 것이다. 또한 이차적 뇌손상의 악화를 예방하기 위해 아주 중요하다.

초기의 기계적 환기는 정상적인 환기를 유지하거나 혈중탄산가스 분압을 정상(35~45mmHg)으로 유지하기 위한 것이다. 뇌탈출 증상은 과호흡치료(30~35mmHg)를 필요로 할 수 있다. 뇌손상 환자에게 과도환기를 하는 목적은 혈중탄산가스 분압을 떨어뜨려 뇌혈관을 수축시키고, 뇌혈류량을 감소시키고자 하는 것이다. 뇌혈류량의 감소는 두개내압을 감소시킨다. 전반적인 뇌혈관 수축은 건강한 뇌조직에 저산소증을 초래할 위험이 있어 예방 목적으로 사용해서는 안 된다. 호기말이산화탄소분압($P_{ET}CO_2$)에 대한 지속적인 감시와 혈중탄산가스 분압에 대한 빈번한 사정은 저산소증 예방을 위한 기본이다. 연구에 의하면 뇌는 손상 후 첫 24시간 내에 혈류 감소를 경험하므로, 이 시기에는 과호흡을 금해야 한다.

(2) 두개내압 감시와 조절

두개내압 감시와 치료에 대해서는 5장에서 언급하였다. 의료인들은 두개내압과 두개내압 파동에 대한 분석 자료를 토대로 신속하게 치료 방법을 결정해야 한다. 두개내압 감시는 입원 시 심한 뇌손상으로 글래스고혼수척도 8점 이하나 CT 검사에 이상이 있는 환자들에게 실시한다. 또한 CT 검사는 정상이지만 환자가 40세 이상이고, 자세, 수축기 혈압 90mmHg 이하면 두개내압 감시를 고려해야 한다.

　두개내압 상승 환자를 간호시 머리를 갑작스럽게 한쪽으로 회전시키거나 고관절의 갑작스런 굴곡을 피하고, 신체 선열을 유지해야 한다. 머리를 한쪽으로 회전시키는 것은 경정맥을 압박하고, 머리로부터 정맥혈의 흐름을 방지하여 두개내압을 상승시킨다. 갑작스러운 고관절굴곡은 복압을 상승시키고, 정맥혈의 흐름을 감소시켜 두개내압을 상승시킨다.

(3) 뇌관류압 유지

뇌관류압(CPP)의 관리는 두개내압 조절과 평균동맥압(MAP) 유지를 의미한다. 뇌관류압은 평균동맥압에서 두개내압을 빼서 산출한다(CPP=MAP-ICP). 뇌관류압을 50~70mmHg로 유지하는 것은 뇌의 국소빈혈을 예방하고, CPP가 70mmHg 이상 올라가면 흔히 발생하는 급성호흡곤란증후군(ARDS)의 위험성을 감소시키고자 하는 것이다.

(4) 발작의 예방과 치료

뇌손상 환자의 초기 단계에서 발작은 두개내압과 뇌 대사에 심각한 부정적 영향을 미친다. 근거중심 지침에 따르면 뇌손상 후 7일 이내에 항간질약을 투여할 것을 권한다. 초기 후에 발생하는 발작을 지연성 손상 후 발작이라 한다. *Phenytoin*이 급성기 발작에 가장 흔히 사용하는 약물이다. 일반적으로 다량의 *phenytoin*을 정맥으로 주입한다. 약물을 정맥으로 투여하는 동안이나 투여 후 저혈압, 서맥, 발진 등을 면밀하게 감시해야 한다. 저혈압은 약물을 서서히 주입함으로써(분당 50mg을 넘지 않도록) 완화될 수 있다. 발진이 발생하면 약물 투여는 중단해야 한다(8장 약물치료 참조).

(5) 정상 체온 유지

심각한 뇌손상 환자에게 나타나는 고체온증(체온>37.5℃)은 뇌대사 요구를 증가시키고, 복잡한 이차 뇌손상을 초래할 수 있다. 체온을 자주 측정하고 정상적인 체온(36.5~37.5℃)을 유지해야 한다. 발열의 원인으로 감염이 없음이 확인되어야 하고, 정상 체온을 유지하기 위해 냉요법을 적용해야 한다.

(6) 수분·전해질 불균형과 중재

심각한 뇌손상을 받은 모든 환자들은 수분 균형 상태를 유지하는 것이 어렵다. 어떤 환자에 있어서는 외상이라는 스트레스에 대한 자기 제한적 반응일 수도 있다. 생리적 스트레스 상태에서 항이뇨호르몬과 알도스테론의 분비가 증가하여 결과적으로 체내에 수분과 염분의 축적을 초래한다. 이러한 과정은 이뇨가 되는 경우, 보통 1~2일 안에 반전된다.

특히 두개골절, 뇌하수체나 시상하부의 손상, 두개내압 상승과 같은 신경학적 외상을 동반한 환자에서는 요붕증에 의해 임상적 특징이 복잡해질 수도 있다. 이러한 상황에서는 항이뇨호르몬의 생산과 저장에 기능장애가 있고, 결과적으로 혈액 내 항이뇨호르몬의 양은 감소한다. 항이뇨호르몬이 없으면 신장은 너무 많은 수분을 배설하게 되고, 이는 탈수를 초래한다. 똑같은 대뇌의 병리적 상태가 어떤 경우에는 항이뇨호르몬을 신체 요구보다 과도하게 생산하는 반대 현상을 초래하기도 한다. 이러한 항이뇨호르몬부적절분비 증후군(SIADH)은 수분 축적으로 혈액을 희석시킨다. 혈액의 희석은 혈중 나트륨의 농축을 저하시켜 저나트륨혈증을 초래한다. 이것이 뇌손상 환자에게 흔히 나타나는 나트륨 균형 장애이며 SIADH의 결과이다.

삼투성 이뇨제의 투여, 서서히 일어나는 수분 손실, 뇌하수체 기능장애도 뇌손상 환자의 수분과 전해질 불균형을 초래할 수 있다. 혈역동학 감시는 물론 섭취와 배설, 매일의 체중 변화를 정확하게 측정하는 것은 적절한 수분 보충을 위해 매우 중요하다. 혈청 삼투질농도에 대한 일상적인 감시는 삼투성 이뇨제나 고장성 생리식염수 투여 시 과도한 탈수를 예방하는데 도움이 된다. 혈청전해질 측정은 전해질 불균형에 대한 조기 발견과 치료를 가능하게 한다.

간호사는 손상을 초래하는 소인이 될 수 있는 환자의 피부와 점막의 건조 및 갈라짐을 사정해야 한다. 활력징후의 측정, 중심정맥압, 폐동맥압, 심박출량의 측정과 함께 환자의 심혈관 상태를 주의 깊게 관찰한다. 외상과 이뇨 치료의 효과로 나타나는 체액균형의 변화를 볼 때, 중환자 간호사는 이차적인 신경학적 손상을 초래할 수 있는 문제에 대해 방심해서는 안 된다.

대뇌염분소모증후군(cerebral salt wasting syndrome)은 저나트륨혈증을 초래할 수 있다. 대뇌염분소모증후군의 정확한 생리적 기전은 잘 알려져 있지 않다. 그러나 일차적으로 염분 상실이 있고, 신장으로의 수분 상실이 있다. 치료는 상실된 만큼의 수분과 염분의 공급이 필요하며, *hydrocortisone* 사용이 도움이 된다.

요붕증은 고나트륨혈증과 혈량 저하를 초래하고, 뇌하수체 손상이나 국소빈혈이 있는 환자에게 흔히 나타난다. 탈출증후군은 뇌하수체에 직접 압박을 가하거나 혈관을 압박할 수 있다. 뇌하수체 손상은 항이뇨호르몬의 분비를 방해하거나 감소시킨다. 요붕증은 혈중나트륨 증가, 요비중의 저하, 요 배설량의 증가로 진단한다. 치료는 시간 당 수분 상실에 맞추어 적극적으로 수분을 보충해 주는 방법과 외인성 항이뇨호르몬(*vasopressin*)을 투여하는 방법이 있다. *Vasopressin*은 장애의 심각성에 따라 정맥, 피하 또는 코로 주입한다.

급성 두부외상 환자의 배변이나 배뇨 문제를 사정하는 것은 중환자실에서는 우선적인 일이 아닌 것처럼 보일 수도 있다. 그러나 간호사는 소변이나 대변의 빈도, 양, 특징 등을 가장 먼저 알 수 있다. 이러한 변화는 수분 문제, 약의 내구성 또는 사전에 발견되지 않은 신체적 손상까지도 알려주는 지표가 될 수도 있으므로 소변 카테터나 유치도뇨관은 항상 감염 위험성을 가진 요인이라는 점을 잊어서는 안 된다.

(7) 심혈관계 기능장애와 중재

심한 뇌손상에서 심근실신(myocardial stunning)과 심장의 일시적 기능 감소가 발생할 수 있다. 심전도에서 T-파의 도치와 ST-분절 상승이나 함몰이 관찰될 수 있다. 심장기능을 검사하기 위해 혈중 심장효소, 심전도, 심장초음파 검사 등을 할 수 있다. 뇌손상이 심할때는 혈역동학적 감시도 필요하다.

뇌손상에 대한 반응으로 다량의 트롬보플라스틴(thromboplastine)이 분비되므로 응고장애는 뇌손상 환자에게는 중요한 관심거리이다. 파종혈관내응고(disseminated intravascular coagulation, DIC)를 초래할 수 있다. 저체온증을 적용한다면, 응고병증은 체온이 떨어지면서 더욱 악화될 수 있음을 인식해야 한다.

심부정맥혈전증의 예방은 장기간 움직이지 못하는 뇌손상환자에서 기본적인 간호이다. 순차적 압박 기구들은 하지에 간헐적으로 고동치는 압박을 제공하며, 정맥순환을 증가시키고, 체계적인 섬유소 분해를 증진시킨다. 심부정맥혈전증(DVT)과 폐색전증을 예방하기 위해 항색전 스타킹 착용, 항응고제 투여, 조기 이상을 권한다.

(8) 호흡기능 장애와 중재

호흡의 신경생리는 매우 복잡하기 때문에 신경손상은 호흡문제를 유발할 수 있다. 좌우 반구 내의 수 많은 위치에서 호흡에 사용되는 근육을 자발적으로 조정하며, 소뇌는 근육의 노력을 동시에 작동시키고 조정한다. 또한 대뇌는 호흡률과 리듬을 조절한다. 교뇌에 있는 핵과 중뇌는 호흡의 자동조절 능력을 관장한다. 이곳에 있는 세포들은 pH나 주변 혈액과 조직 내 산소 양의 작은 변화에도 반응한다.

이러한 기관들은 두개내압 상승이나 저산소혈증, 혈액공급의 차단, 직접적인 외상에 의해 손상될 수 있다. 의식 수준을 변화시키는 대뇌 손상은 얕은 호흡 때문에 폐포에서의 저환기를 초래한다. 이러한 요소들은 결국 호흡부전을 야기할 수 있으며, 두부손상 환자의 사망률을 증가시킨다. 관련된 두개내 기능부전이 있는 경우, 상이한 호흡양상을 확인할 수 있다.

체인스토크스(Cheyne-Stokes) 호흡은 이산화탄소분압에 대해 호흡중추가 예민하게 반응하고, 이에 대한 대뇌피질의 조절 기능이 상실되어 과호흡과 무호흡이 주기적으로 반복되는 호흡형태이다. 일반적으로 과호흡기가 무호흡기보다는 오래 지속된다. 저산소증, 대사성 뇌병증 등과 같은 양측 대뇌반구 또는 간뇌 부위의 병변 시 관찰되며, 전뇌와 교뇌 상부 사이의 양측 병변 시에도 볼 수 있다. 안정된 형태의 체인스토크스 호흡은 비교적 양호한 예후를 나타내는 징후로 지속적인 뇌간 손상이 없음을 의미한다. 체인스토크스 호흡은 노인의 수면 시 일어나는 노화에 따른 정상적인 결과일 수도 있다. 외상성 뇌손상이 있을 때 체인스토크스 호흡의 발현은 천막을 통해 대뇌반구가 탈출되었기 때문일 가능성이 있고, 이는 매우 심각한 신경학적 손상을 나타낸다. 이 탈출은 중뇌를 압박할 수 있으며, 중추신경과다호흡(central neurogenic hyperventilation)을 관찰할 수 있다. 분당 40~70회의 과환기가 지속되고, 일정하며 빠르고, 상당히 깊다. 보통 중뇌 또는 상부 교뇌 병변, 패혈증, 대사성 산증, 약물 중독, 불안 등이 원인이 된다.

지속흡식호흡(apneustic breathing)은 흡기 말에 지속되는 오랜 휴지기가 특징적이며, 병변의 국소화 진단 가치를 가지는 호흡형태로 교뇌 중간부에서 하부에 걸쳐 있는 병변, 후측부 피개의 병변을 의미한다. 이러한 호흡양상의 원인은 대뇌와 소뇌의 호흡조절 기능 모두가 상실되고, 뇌간의 호흡기능만 유지되기 때문이다.

군집호흡(cluster breathing)은 병소가 연수의 윗부분 혹은 교뇌의 아래 부분에 있는 경우 나타난다. 이 호흡양상은 불규칙한 멈춤으로 호흡을 붙잡고 있는 것처럼 보인다.

호기와 흡기를 담당하는 중추는 연수에 있다. 소뇌 출혈과 같은 뇌내 병소의 어떤 급속한 확장도 연수를 압박할 수 있고, 이는 곧 실조성호흡(ataxic breathing)을 야기할 수 있다. 흡기와 호기의 깊이와 상호 반복되는 규칙성이 상실되는 전체적으로 불규칙한 호흡이다. 이러한 환자들은 쉽게 무호흡에 빠질 가능성이 높다. 따라서 이러한 호흡양상이 나타나면, 적정한 호흡리듬이나 지속적인 호흡노력을 기대할 수 없기 때문에 인공호흡기를 사용해야 한다.

일부 뇌신경에 대한 손상도 호흡에 영향을 미칠 수 있다. 뇌간은 경동맥과 대동맥에 있는 화학수용기와 설인신경과 미주신경을 따라 폐에 있는 신장(stretch) 수용기로부터 정보를 받는다. 뇌간에서 나온 정보들은 횡격막 신경을 통해 이동하는데, 3번 경수를 떠나 횡격막을 움직인다. 흉벽을 확장하는 외늑간근은 흉수의 외늑간신경에 의해 움직여진다.

기도 유지 실패와 저산소 상태는 환자의 생명을 위협하며, 이차적 뇌손상의 주요 원인이 되고 유병율과 사망률의 증가를 초래한다. 환자의 상기도로부터 구토물, 이물질, 혈액 등을 신속히 제거해 줌으로써 부분적 또는 전체적인 기도 폐쇄와 부적절한 환기 상태의 조기 조정이 가능하다. 의식이 나빠서 충분한 환기와 산소 흡입이 어려운 경우에는 조기 기관내 삽관과 기관절개를 시행한다. GCS 8점 이하인 환자에게는 대부분 기관내 삽관을 시행한다. 구체적으로 조기 기관내 삽관이 필요한 경우로는 혼수상태, 지시를 따르는 것이 불가능하면서 호흡장애 소견으로 빈호흡(분당 30회 이상), 흉골후전(sternal recession) 또는 상부기도 출혈이 있는 경우, 동맥혈 가스분석 상 PaO_2가 70mmHg, $PaCO_2$가 45mmHg인 경우이다.

기계적 환기를 해야 하는 경우는 폐활량이 10mL/kg보다 작거나, 호흡 수가 분당 35회 이하인 경우, 음성 흡기압(negative inspiratory pressure)이 25cmH2O 보다 약한 경우, 산소공급을 하여도 PaO_2가 50mmHg인 경우이다. 95% 이상의 포화도를 나타내면 적어도 PaO_2가 75mmHg으로 유지한다. 이러한 기계적 환기 시에는 인공가습이 필요하며 상대적 습도를 75~100%를 유지한다.

환자는 측위를 취하거나 무의식 자세를 취해야 한다. 목의 과도한 신전은 기도와 두개내압 모두를 손상시키기 때문에 피해야 한다. 혀에 의한 상부기도 폐색을 방지하기 위해 구강기도를 사용할 수 있으나, 구토반사를 자극하지 않도록 해야 한다. 잦은 체위변경이나 회전운동 침상의 활용은 의존성 폐 영역에 분비물 정체를 방지할 수 있다.

간호사는 환자의 호흡률과 힘든 정도, 피부색깔, 호흡음 그리고 흉부 확장 등을 사정해야 한다. 이상이 발견되면 동맥혈 가스분석을 통해 환기의 효과성을 측정해야 한다. 흡인이 필요하다면 저산소증으로 인한 이차적 뇌손상을 예방하고, 두개내압 상승을 최소화하기 위해 흡인 전·중·후에 산소를 많이 투여해야 한다. 그러나 이러한 치료 과정 중

지나치게 과도한 환기는 피해야 한다. 최근 연구에서 특히 두부외상 초기 환자에게 적극적인 과도 환기는 허혈이나 저산소증으로 인한 이차적 뇌손상으로 이어질 수 있음을 시사하고 있다. Bag-valve-mask를 사용하는 일과성 과도환기와 인공호흡기를 사용하는 치료적 과도환기 효과 차이에 대한 추후 연구가 필요하다. 또한 뇌저부 두개골절이 의심되는 환자에게는 비인두를 통한 흡인은 금해야 한다.

상태가 매우 중한 두부외상 환자는 초기부터 인공호흡기를 사용한다. 이러한 경우 특정한 호흡양상이나 환자 스스로의 호흡률과 리듬을 측정하기가 불가능하다. 이러한 환자에 대해 지속적으로 감시할 수 있는 유용한 한 가지 방법이 호기말이산화탄소분압측정(capnography)이다. 호기말이산화탄소분압측정은 기도의 입구에서 탄소가스 분압을 측정하고 그래프로 나타내는 것이다. 적외선분광광도법(infrared spectroscopy)을 이용한 휴대용 방법은 환자의 가스 검체가 흡수한 적외선의 양과 이산화탄소가 없는 방에서 흡수한 적외선의 양을 비교하는 방법이다. 이 검사는 폐포의 이산화탄소 양의 근사치를 지속적으로 알 수 있고, 동맥혈가스분석은 동맥혈내의 이산화탄소 농도를 감시하는 조기 경고 장치로도 유용하다.

(9) 신체활동 장애와 중재

심한 뇌손상은 신체 움직임에 중대한 영향을 미친다. 뇌 운동영역의 손상으로 편측 부전마비 또는 편마비가 나타날 수 있다. 일부 환자는 움직임에 대한 자발적 조절을 할 수도 있지만 비정상적 체위, 강직, 수축으로 인해 자가간호나 일상생활에 어려움을 겪을 수 있다. 간호중재는 환자의 운동기능과 생활양식에 미치는 영향에 대한 사정을 근거로 해야 한다.

수의적 움직임은 두개의 커다란 신경원 즉, 상위운동신경원과 하위운동신경원의 접합으로 일어난다. 상위운동신경계 즉, 효과기는 뇌 피질에 위치한 세포체와 축삭으로 구성되어 있다. 상위 운동신경원의 축삭은 추체로의 한 부분으로 피질에서부터 특별한 척수신경을 위해 신경원이 위치해 있는 척수까지 길게 뻗어 있다. 바로 이 지점이 상위 운동신경원의 축삭이 척수의 전각에 있는 하위운동신경원과 접합하는 곳이다. 하위운동신경원의 세포체는 척수의 전각에서 발견되며, 축삭은 척수신경이나 말초신경의 부분이 된다. 이러한 각각의 신경원 그룹들은 움직임에 대한 특정 정보를 전송한다. 그러므로 이러한 신경로가 손상될 경우, 환자들은 특징적인 증상을 나타내게 된다.

상위운동신경원에 손상이 있으면 상해가 있는 말단 부위에 강직성 경련이 발생된다. 비록 반사궁이 완전하게 보존되었다 해도 반사궁이 도착하기 전에 억제 섬유(경련억제 섬유)의 영향이 방해를 받기 때문에 경련이 일어난다. 이때 근육 집단에 대한 미약한 자극들도 강력한 굴절 반응을 일으킬 수 있다. 감염, 대사 변화, 정서적인 상태는 반응의 강도를 증가시킨다. 이완성 마비는 하위운동신경원의 한 부분이 상해를 받은 결과로 일어나며, 반사궁이 방해를 받는다(표 3-10).

양측뇌 반구 기능장애나 뇌간 수준에서의 기능장애가 있는 경우, 불수의적 움직임에 대한 대뇌의 억제 기능이 손상된다. 근육의 긴장 장애가 있고, 비정상적인 체위가 나타나며, 그렇게 됨으로 해서 강직이나 수축 증가와 같은 합병증이 증가된다.

뇌손상 환자의 초기 간호관리는 활동을 위한 기능유지보다는 생명을 유지하는 것에 더 초점을 둔다. 손상초기에는 환자의 자세와 근긴장도 조절을 위해 간호사는 적절한 체위 유지에 관심을 갖고 비정상적인 근육긴장을 피하면서 물리치료사와 작업치료사가 좀 더 쉽게 관리하도록 하고, 환자의 관절운동범위를 유지할 수 있도록 도와주어 회복 후 정상적인 움직임이 가능하도록 최대한의 기회를 제공한다.

뇌손상 환자들은 대부분 활모양강직(opisthotonic) 자세를 하고 있다. 이것은 모든 사지가 경직되고 똑바르거나 과신전되면서 등은 앞쪽으로 아치모양이 되고 목은 과신전된 자세이다. 이 자세는 환자가 앙와위로 누워있는 경우 더 심해진다. 이때 몸통을 회전시키고, 하지를 굴곡시키면 이러한 자세를 방지할 수 있다. 환자가 다리는 쭉 뻗은 상태로 왼쪽으로 누워있다면 신근의 긴장도는 증가하게 된다. 둔부를 횡와위(recumbent position)로 돌려 놓고, 무릎을 굴곡시키는 것이 근긴장도를 완화시킬 수 있다.

비대칭적인 목의 긴장 반사때문에 머리의 위치는 매우 중요하다. 이 반사는 머리를 돌려서 뻗치고 반대편 사지를 굴곡시키면 동일한 쪽 사지에 나타난다. 그러므로 심하게 긴장된 팔의 관절가동범위 운동을 시도하려는 간호사는 머리를 그쪽으로 돌리려고 해야 하고 근긴장도가 감소하는지를 확인해야 한다.

뇌손상 환자는 각각 서로 다른 반사 자세를 취하므로 간호사는 환자마다 어떠한 자세가 가능한지를 사정해야 한다. 효과적인 체위의 목적은 반사 양상을 완화시키고 비정상적인 근긴장도를 줄이는 것이다.

운동기능이 상실된 뇌손상 환자는 피부가 손상되기 쉽다. 무의식 환자와 부동상태인 환자도 피부 문제가 발생할 수 있는데 이는 압력, 습기, 응전력, 감각이 감퇴되기 때문이다. 가장 중요한 것은 압력을 예방하여 피부 통합성을 유지하도록 하는 것이다. 최신 기술과 다양한 기구를 사용하여 예방하도록 한다. 특수침대는 공기쿠션으로 피부를 지지해 주면서 환자의 체중을 피부에 골고루 분산시켜 주고, 환자가 한쪽에서 반대쪽으로 지속적인 움직임을 가능하게 하며, 신체선열을 유지하면서 체위 변경을 하게 해준다. 침상에서의 압력 문제를 해결해 주는 다양한 방법으로는 공기침요, 물침요, 겔패드, 양털 등이 있다. 그러나 규칙적으로 돌아누울 수 없는 부동 환자에게도 시간이 갈수록 욕창 발생 가능성이 있으므로, 각 환자의 피부 내구성(환자의 체위변경 없이 얼마나 빨리 피부발적이 생기는지)을 개별적으로 평가해야 한다. 급성 환자의 피부 압력 내구성 시간은 평균 2시간 이내이다.

돌출된 뼈 부분의 위나 아래에 패드를 대어주는 것 또한 욕창을 방지하는데 도움이 된다. 예를 들어, 환자가 옆으로 누워있는 경우, 직육면체 패드나 작은 베개를 대전자 아래, 발목의 외측복사 위, 무릎과 같은 신체 압력점 사이에 놓아 둘 수 있다. 간호사는 뼈 돌출부위 아래 부분에 손을 넣어서 압력이 분산되고 있는지 확인해야 한다. 환자가 앙와위로 누워있는 경우 천골 위·아래와 발뒤꿈치 위에 패드를 두도록 한다. "도우넛"이라고 하는 원형패드는 보호하려는 부위 주변에 둥그렇게 압력을 주기 때문에 순환을 방해할 수도 있다. 직사각형 패드의 사용은 압력을 완화시키면서 측부순환이 되도록 해 준다. 패드는 수건이나 담요를 돌돌 말아서 사용하는 것보다는 견고하고, open-cell 모양으로 만들어진 것을 사용해야 한다. 또 환자의 무게를 넓은 부위에 골고루 재분배할 수 있도록 충분히 부드러워야 한다. 수건이나 담요를 말아 놓은 것은 피부의 작은 부분에만 압력이 가해지도록 하기 때문에 권유하지 않는다. 로션을 이용한 피부마사지는 압력 부위의 순환을 촉진시키기는 하지만, 습기가 자극을 초래할 수도 있으므로 피부를 세심하게 건조시켜야 한다.

피부통합성 장애의 또 다른 원인은 피부와 접촉하는 린넨의 응전력 때문이다. 침대에서는 들어 올리는 시트(접혀진 시트나 욕실 담요)를 사용하고 환자의 팔꿈치나 뒤꿈치를 보호하기 위해서는 부드러운 폼(soft foam)이나 양털로 지지한다.

(10) 영양장애와 중재

적절한 영양은 질병으로부터의 회복에 중요한 역할을 하지만 종종 소홀하기 쉽다. 뇌손상 환자는 면역반응감소, 대사과다증, 이화과다(hypercatabolic)상태, 음성질소균형(negative nitrogen balance)을 흔히 볼 수 있다. 표준 정맥용액은 일반적으로 이러한 문제를 예방하는데 부적절하다. 또한 에너지에 대한 신체 요구, 회복과 성장을 위한 세포기질은 신체 단백질의 소모를 가속화시킬 수 있다.

체중 감소가 흔히 일어나며, 저대사증과 이화 상태와 관련이 있다. 그러나 모든 의사들이 두부외상 환자에게 조기 음식섭취를 시작하지는 않는다. 어떤 의사들은 경구 영양이나 비경구 영양 섭취가 두개내압 상승 조절을 더 어렵게 할 수 있다고 생각한다.

구강섭취를 시작하기 전에 환자의 연하능력, 호흡상태와 기도관리방법, 기침의 강도 등의 요소를 고려해야 한다. 구강섭취를 다시 시작한 후에도 간호사는 영양섭취를 중단해야만 할 가능성을 계속해서 사정해야 한다. 섭취를 중단해야 하는 적응증으로는 흡인성 폐렴의 증상과 징후(우하엽침윤, 음식 섭취 후 우하엽에서 나는 소리의 증가나 갑작스런 체온 상승)이나 우선적으로 중재를 필요로 하는 합병증들이다.

(11) 의사소통 장애와 중재

뇌손상 환자는 흔히 의사소통 능력의 손상을 나타내며, 이는 가장 흔하게 발생하는 장애이다. 우성 대뇌반구의 특정 영역에 대한 손상은 언어를 사용할 수 있는 환자 능력의 일부나 전체를 상실하는 언어장애를 나타낼 수 있다. 언어는 유아기때부터 다른 사람들과 효율적으로 의사소통을 할 수 있는 것을 배우는 것으로 전체가 상징적인 것이다. 이러한 언어체계는 소리를 단어, 문자, 숫자로 번역해서 의사소통을 위해서 읽고, 쓸 수 있도록 하는 능력과 생각을 특정한 소리로 바꾸어 그것을 다른 사람에게 전달할 수 있는 능력으로 구성되어 있다. 말소리는 단지 언어를 전달하기 위해 입에서 만들어지는 소리이다.

많은 뇌손상 환자들이 뇌손상의 결과로 언어를 이해하거나 사용하는데 어려움을 가진다. 언어장애가 있는 환자와 대화할 때는 명료한 몸동작, 환경적 단서와 함께 단순한 단어를 사용하는 것이 가장 좋은 방법이다. 원하는 물체를 가리키거나 목소리의 크기, 얼굴 표정, 그 날의 시간, 병원의 일상적인 것 등에 초점을 맞추어 대화한다. 환자들의 언어장애는 대부분 청각장애가 아니라 듣는 말의 의미를 이해하는데 어려움이 있는 것이므로 짧은 문장을 사용한다. 긴 문장이 끝날 때는 시간이 지나 문장의 처음을 잊어버릴 수도 있기 때문이다. 그러나 "아이에게 대화하는 것" 처럼 말하는 것은 적절하지 않다.

언어장애 환자는 완전하게 이해하지 못했을 때 "빈칸 채워 넣기" 에 빠르게 적응하게 된다. 이 때문에 말하는 사람들은 환자들의 청각적 이해력을 쉽게 과대평가하고, 환자가 들었던 모든 것을 이해한다고 짐작하기 쉬우므로 이해하는 정도를 정확하게 측정하는 것이 중요하다. 간호사는 환자에게 방향을 가리키거나 끄덕이지 않도록 하면서 방안의 물건을 가리켜 보라고 해야 한다. 또한, 환자는 어떤 반응이 예상된다는 것을 빠르게 배우기 때문에 환자에게 했던 질문은 바꾸어야 한다. 환자의 이해수준을 정확하게 알아내는 것은 임상적으로 중요할 뿐만 아니라 의료인들의 좌절과 갈등을 감소시킬 수 있다. 의료인들이 환자가 이해하고 있으나, 모르는 것과 같이 행동한다고 믿게 되면 환자는 비협조적이고 불편하거나 비합리적이라고 할 수 있다.

일부 뇌손상 환자들은 중추신경계나 말초신경계의 손상으로 인해 언어기전을 담당하는 근육조정장애로 구음장애를 나타낼 수도 있다. 호흡, 발성, 공명, 음성이 영향을 받게 된다. 이러한 환자는 근 쇠약이나 조정장애 때문에 연하의 어려움을 겪게 된다.

불분명한 발음과 구음장애 때문에 이해에 어려움이 있는 환자들은 말의 속도를 줄이고 말 한마디 한마디마다 강조하려고 노력해야 한다. 간호사는 환자가 자신의 요구를 성공적으로 전달할 수 있도록 글자판, 단순한 의사소통, 칠판 또는 대화할 수 있는 화이트보드 등을 이용하여 다양한 의사소통 방법을 시도하도록 한다.

뇌손상으로 인한 신경학적 손상은 환자의 행동반응에도 변화를 초래하는데, 손상 정도와 위치에 따라 성격과 행동양상은 일시적 혹은 영구적 변화를 겪는다. 인지는 내·외적 환경 자극을 인지, 통합 그리고 적절하게 해석하는 능력을 말하는데, 이러한 과정으로 행동이 통제되고 조정된다. 뇌손상 환자는 주변을 체계화되지 않은 방법으로 지각하고, 통합하고 해석하므로 결과적으로 행동 반응은 부적절하며 혼동되고, 적대적이고 냉담할 수 있다. 환자의 인지능력에 대한 간호사정은 다양한 회복 단계에 있는 뇌손상 환자에 대한 최상의 접근 방법을 고안하는데 도움이 될 것이다. 초기 회복기에는 환자가 어떠한 자극에도 반응하지 못할 수도 있지만 과정이 진행됨에 따라 그들은 결국 일반적인 방법으로 반응할 것이다. 예를 들어, 간호사가 환자의 팔을 혈압을 측정하기 위한 위치로 움직였을 때, 자극에 대한 반응으로 환자의 모든 신체가 움직인다. 이러한 초기 회복단계의 치료 목표는 뇌손상 환자가 자신과 주변에 대한 각성을 증가시키도록 돕는 것이며, 무의식 자극이나 감각자극은 이러한 목적을 달성하기 위한 접근 방법이다. 뇌손상의 가장 흔한 결과 중 하나는 어떤 하나로 집중시키기 위하여 들어오는 감각을 선별하지 못하는 것이다. 계획된 감각자극 방법은 환경에 대해 선택적으로 주의를 집중하도록 환자를 도와준다. 이러한 접근은 소리, 시야, 촉감, 냄새 같은 기본적인 감각의 선택적 자극으로 시작한다. 선택적 자극에는 미각과 움직임 감각도 포함될 수 있다.

5) 합병증

(1) 두개내압 상승

뇌손상에서 가장 치명적인 합병증은 두개내압 상승이다. 성공적인 치료가 이루어지지 않는다면 지속적인 두개내압 상승으로 인한 뇌간 압박이나 뇌탈출로 결국엔 사망하게 된다. 두개내압을 낮추는 첫 번째 단계는 두개내압 상승을 가중시키는 저산소, 과이산화탄소, 고온, 부적절한 머리 위치와 기도 압력 증가 등의 원인을 교정하는 것이다. 침상 머리를 30° 정도 올려주고, 만약 두개내압이 15~20mmHg를 초과하면, 과호흡을 통해 이산화탄소분압 (PCO_2)을 28~33mmHg로 유지하고, 20% *mannitol* 0.25~1.0g/kg을 3~4시간 간격으로 투여하거나, *furosemide* 0.75~1mg/kg를 투여하여 삼투압을 290~300mOsm/L로 유지시킨다.

    *Mannitol*은 빠른 혈역동학적 효과에 의해 투여 후 즉시 헤마토크릿 감소, 혈액점도 감소, 뇌혈류 증가, 뇌산소공급 증가 등을 유발하여 반사에 의한 뇌혈관 축소 및 뇌혈량 감소를 초래하게 되며, 이로 인해 투여 후 수분 내에 두개내압 감소 효과를 나타낸다. 또한 삼투압 차이에 의해 뇌조직의 수분이 혈장으로 이동되어 일시적으로 뇌가 수축하게 된다. 삼투압 차이의 상실과 함께 *mannitol*이 혈액뇌장벽을 통과하여 발생하는 삼투압 차이의 역전에 의해 혈장액이 뇌조직 내로 흡인되고 일시적으로 두개내압이 상승하는 반동현상이 일어날 수 있으며, 이는 단지 수 분간 지속된다. 신부전 위험을 피하기 위하여 혈청삼투압이 320mOsm/L을 넘지 않도록 해야 하며, 혈량 감소 상태와 혈중 전해질 불균형 상태에 빠지지 않도록 해야 한다. 또한 신독성이 있는 약제를 투여하고 있거나, 패혈증이 있거나, 기존 신장질환을 가지고 있는 경우에는 특히 신부전의 위험이 높으므로 주의해야 한다.

    지속적으로 두개내압 측정을 하지 않더라도 첫날에는 적정 삼투압을 유지하는 것이 중요하다. 혈중 Na 측정은 수분 고갈 정도를 반영해 주며, 초기에는 136~141mEq/L가 적당하다. 부적절한 수액 공급은 특히 소아에서 SIADH로 수분 중독을 일으키므로 특히 주의를 요한다. 5% *dextrose*, 0.5% 식염수 그리고 0.5% 식염수에 5% *dextrose* 혼합한 수액은 혈액 내 삼투압을 낮추므로 오히려 뇌부종을 악화시킬 수 있으나, 유산을 가한 링거액은 무방하다.

    과호흡으로 인한 PCO_2의 감소는 두개내압 하강에 빠른 효과를 나타내는 반면, 지속 효과가 짧은 단점이 있으며, 일부 두부손상 환자에게는 해를 줄 수도 있으나 그다지 심하지는 않은 것으로 알려져 있다. 이러한 조치에도 불구하고 두개내압이 계속 상승하면 생존 예후는 그리 좋지 않다. 그 외 저체온 요법, *barbiturate* 마취요법, 스테로이드, 진정제, 기타 이뇨제와 마비제 투여 등이 있다. 또한 간호중재와 치료를 제한하며, 자극을 감소시키도록 한다. 기타 두개내압 상승 치료를 위한 여러 가지 관리에 대해서는 5장의 두개내압 상승 부분을 참고하도록 한다.

(2) 신경성 폐부종

두부외상 환자의 심각한 폐 합병증은 폐부종이다. 이는 일차적으로 신경성으로 발생할 수 있으며 또는 급성호흡곤란증후군(ARDS)으로 발생할 수 있다. 신경성 폐부종(neurogenic pulmonary edema)은 Cushing 반사를 야기하는 뇌손상의 결과로 생길 수 있으며 뇌간손상, 두개내압 상승, 손상 시 카테콜아민 급증을 초래하는 교감신경계 긴장상승을 초래한다. 신경성 폐부종은 급성으로 발병하기 때문에 흔히 "섬광같은 신경성 폐부종"이라고 한다. 전신동맥압 증가는 두개내압 상승에 대한 교감신경계의 반응으로 인해 일어난다. 교감신경계 반응은 신체 전반에 걸친 혈관수축을 증진시켜 더 많은 혈액을 폐로 우회하게 하고 폐혈관 투과성의 변화는 체액을 폐포로 이동시킨다. 혈액으로부터의 산소와 이산화탄소의 확산장애는 두개내압을 더욱 더 상승시킨다(그림 9-9).

    신경성 폐부종은 중추신경계 손상 후, 수 분 내지 수 시간 후 발생하며 호흡곤란, 가벼운 흉통, 미세 각혈 등으로 발현하는 조기형과 손상 후 12시간 이후에서 수일 사이에 나타나며, 원인 불명의 호흡곤란, 저산소증, 방사선 검사에서 이상 소견을 보이는 지연형이 있다. 치료는 두개내압 상승이 신경성 폐부종을 생성하고 지속시키는 자극제 역할을 하기 때문에 두개내압을 떨어뜨리는 것이 가장 주요한 원칙이다. 환자의 침상 머리를 상승시키고, 삼투성 이뇨제를 투여하며, 아편제제를 이용한 진정요법을 사용한다. 또한 기관내 삽관 시행 후 기계적 환기를 시행하면서 동맥산소 분압을 정상으로 유지하고, 정상 탄산상태를 유지하는 것이 중요하다.

(3) 발작

발작은 두부외상의 가장 흔한 지연성 후유증으로 폐쇄성 뇌손상 환자의 5%, 복합 두부골절을 동반한 뇌손상 환자의 50%에서 나타날 수 있다. 거의 대부분 대뇌피질의 열상이나 좌상을 받는 경우이며, 외상 후 발작 발생의 위험은 뇌손상의 정도와 관련이 있다. 뇌손상 후 발작이 발생하기까지의 기간은 다양하며, 일부의 환자에서는 손상 직후, 전신발작이 발생하는 경우도 있다.

외상 직후 즉시 나타나는 전신발작은 비교적 예후가 좋다. 외상 후 뒤늦게 나타나는 경련발작은 외상 후 초기에 경련발작을 경험했던 환자에게서 더 흔하게 발생한다. 외상 후 간질(post-traumatic epilepsy)은 보통 외상 후에 뒤늦게 지연성으로 나타나는 발작을 뜻하며, 뇌손상 후 수 주 또는 수 개월 후에 발생한다. 외상 후 간질 환자의 50%에서 뇌손상 후 약 6개월 내에 첫 발작을 경험하며, 2년 내 80%에서 발작을 경험한다. 외상 후 발작은 부분발작이나 전신발작 모두 나타날 수 있고, 빈도도 매우 다양하다. 외상 후 발작은 시간이 지남에 따라 점차 감소한다.

침대 난간은 올리도록 하고 베개나 쿠션으로 침대 난간에 패드를 대는 것은 발작으로 인한 이차적 손상 위험성을 최소화시킬 수 있다. 발작하는 동안 간호사는 발작의 진행 과정을 관찰하고, 환자가 더 이상의 손상을 입지 않도록 주의한다. 또한, 근육경직이 시작되기 전 충분한 시간이 있다면 구강기도나 물림방지용 스틱을 환자의 치아 사이에 삽입을 시도해 볼 수는 있으나, 강제로 넣어서는 안되며 턱을 억지고 비집고 벌려서도 안 된

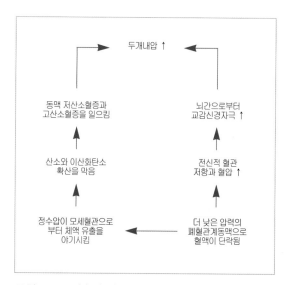

그림 9-9. 뇌손상 환자의 신경성 폐부종의 기전

다. 환자가 혀를 깨무는 것을 예방하고 기도를 청결하게 유지시켜 줄 수 있으나, 무리하게 힘을 가할 경우 치아손상이 될 수 있으므로 더 위험할 수 있다. 구강의 분비물 배출이나 흡인이 용이하도록 환자를 옆으로 돌려 눕힌다.

(4) 뇌척수액 유출

두개골 골절과 함께 약간의 두부외상을 입은 환자들에서 귀나 코로 뇌척수액이 새어나오는 것은 흔한 일이다. 이는 전두동 가까이 전두와나 측두골의 관자뼈 부위의 기저두개골 골절로 생길 수 있다. 어느 경우나 골절된 뼈는 인접해 있는 얇은 수막 조직에 손상을 주고 뇌척수액이 유출되게 한다. 외상을 입은 환자의 코나 귀에서 흘러나오는 맑은 분비물은 다른 것으로 판명될 때까지 뇌척수액으로 간주해야 한다. 뇌척수액의 유무는 혈당 검사지를 사용하여 맑고 물같은 분비물의 당 검사를 통해 감별할 수 있다. 소변에서 당을 탐지하도록 고안된 시약띠(reagent strip)을 사용해서는 안 되는데, 그 이유는 결과가 혼동될 수 있기 때문이다. 당 검사에서 CSF는 양성이고 점액은 나타나지 않는다. 혈액 흔적이 있는 분비물은 무균의 거즈패드에 모아서 투명하거나 노란색의 고리로 둘러싸인 혈액의 달무리징후를 관찰해야 한다(그림 9-8). 혈액이 있을 경우, 혈당 검사지에 부정확한 결과를 초래하게 된다. 그 외 형광물질(fluorescein)이나 요오드성 수용성 염색액(iodinated watersoluble dye)을 요부의 거미막밑공간에 주입하여 비강내로 유출되는지를 확인할 수 있다.

뇌척수액 비루나 뇌척수액 이루가 발견되었을 경우에는 배액 부위의 세척, 관류, 흡인을 해서는 안 된다. 코나 귀에 무균적 패드를 대고 축축해지면 교환해야 한다. 간호사는 환자가 깨어있는 동안 코를 풀거나 재채기를 하지 않도록 해야 하며, 코나 귀에 손을 넣지 않도록 교육해야 한다. 배액은 일반적으로 곧 감소되며 경막파열은 어떠한 문제도 없이 봉합된다.

(5) 내과적 합병증

이미 언급한 신경학적 합병증 외에 심한 두부외상을 입은 환자의 회복은 내과적 합병증의 영향을 받는다. 가장 흔한 내과적 합병증은 환자의 60%에서 발생하는 혈청 전해질 불균형, 특히 혈청 나트륨 장애와 가장 빈번히 발생하는 흡인성 폐렴으로 폐렴은 환자의 40%에서 발생한다. 기관내 삽관은 기관지에 들어가는 큰 입자에 대해 기도를 보호하며, 위액은 여전히 환자에게 위험을 불러 일으킨다. 환자의 22%에서 발생하는 저혈압은 이차적인 뇌손상을 야기시킬 수 있다.

응고병증(18%)과 패혈증(10%)은 심각한 두부외상의 합병증으로 흔치 않다. 심부정맥은 거미막밑출혈이 있는 환자에게 더 많이 발생하며, 심전도 상에서 심좌상과 비슷할 수 있다. 위장계 출혈은 강력한 예방적 치료로 인해 과거에 비해 줄어든 편이다.

패혈증, 병원 내 폐렴, 응고병증 그리고 저혈압은 이환율과 사망률 증가와 관련이 있다. 심각한 두부외상 후에 나타나는 두개외 합병증의 예방이나 효과적인 치료는 이환율과 사망률을 감소시킨다. 간호지침은 표 9-2에 제시하였다.

표 9-2. 두부손상 환자를 위한 간호지침

목표	중재

산소공급/환기
동맥혈 pH, PaO_2, SaO_2는 정상수치를
유지한다.
 	
$P_{ET}CO_2$나 PCO_2는 처방된 범위로 유지한다.
환자의 기도개방 상태를 유지한다.
청진상 폐가 깨끗하다.
무기폐나 폐렴의 징후가 없다.
	• 삽관을 하지 않은 환자에게 4시간마다 그리고 PRN으로
	  폐활량계의 사용과 기침, 심호흡을 격려한다.
	• 2시간마다 옆으로 돌려 눕힌다.
	• 체위성 배액을 하고 두개내압(ICP)과 뇌관류압(CPP) 모니터
	  링과 함께 양측 폐를 타진한다. 만약 CPP 감소와 ICP상승이
	  지속된다면 중단한다.
	• 프로토콜이나 처방에 따라 $P_{ET}CO_2$나 $PaCO_2$를
	  25~35mmHg로 유지하기 위한 과도환기를 위해 환기율과
	  일회 호흡률을 맞춘다.
	• 호흡음을 2~4시간마다 청진하거나 PRN으로 청진한다.
	• 건성 수포음이 들리거나 기관내관에 분비물이 있을 때에만
	  흡인한다.
	• 매 흡인을 하기 전·후에 과량의 산소 투여와 과도환기를 한다.
	• 10초 이상 흡인하지 않는다.
	• 흡인이나 흉부 물리치료를 하는 동안 ICP와 CPP를 관찰한다.
	• 철저한 구강위생을 제공한다.
	• 흡인 징후를 관찰한다.

순환/관류
뇌관류압은 60mmHg 이상을 유지한다.
두개내압은 15mmHg 이하를 유지한다.
 	
손상 후 36시간 내 혈청 젖산은 2.2mmol/L 이하가
될 것이다.
	• 혈압을 지속적으로 측정한다.
	• 장치가 있다면 ICP와 CPP를 지속적으로 체크한다.
	• ICP 조절을 위해 침상머리를 30~45° 상승시키고 필요하면
	  90° 까지 올린다.
	• 처방이나 프로토콜에 따라 sedatives, *barbiturate*, paralytics,
	  이뇨제(*mannitol*)를 투여한다.
	• 산소전달 정도를 체크한다(헤모글로빈, SaO_2, 심박출량).
	• 처방에 따라 적혈구, inotropes, intravascular volume을
	  투여한다.

수분/전해질 혈청전해질이 정상범위에 있다. 혈청 삼투압이 규정 범위 내로 유지된다.	• I/O를 관찰한다. • 혈청삼투압, 전해질, 혈당치를 최소 24시간마다 관찰한다. • 프로토콜이나 처방에 따라 *mannitol*을 투여한다. • 프로토콜에 따라 수분 제한과 주입을 관찰한다.
움직임/안전도 치료나 환자간호활동 동안 일시적이고 최소한의 ICP/CPP 상의 변화가 있다. ICP/CPP가 5분 내로 기준치로 돌아온다. 장기간의 부동화와 관련된 합병증의 증거가 나타나지 않는다(예: DVT, 폐렴, 강직).	• 1~2시간마다 신경학적 검사를 한다. • 환자의 V/S, ICP/CPP에 따라 간호활동이나 치료를 계획한다. • 처방에 따라 간호활동 전에 약물을 투여한다. • 과도한 고관절 굴곡은 피한다. • 머리와 목은 바르게 정렬을 유지한다. • 2~4시간마다 체위를 변경한다.

목표	중재
	• 운동 치료 침대를 고려한다.
	• 심부정맥혈전증 예방법을 시행한다.
	• 4~6시간마다 ROM 운동을 제공한다.
	• 계획에 따라 치료적 팔다리 부목을 적용하고 제거한다.
	• 작업 치료 또는 물리치료 서비스에 대해 상담한다.
	• 침대 밖으로 이동하거나 목 칼라를 제거하기 전에 경추손상을 모니터하고 조절한다.
발작의 징후가 없다.	• 발작이 있는지 모니터 한다.
	• 항간질약 농도를 모니터한다.
	• 평온하고 조용한 환경을 유지한다.
	• 발작에 대한 주의사항을 만든다.
환자가 자신을 해치지 않는다.	• 낙상에 대한 주의사항을 만든다.
	• 병원정책과 처방에 따라 환자에 대한 보호장치를 이용한다.
	• Ranchos Los Amigos Scale Level III~IV인 환자는 고의적인 자해에 대해 주의해서 모니터한다.
피부통합성 피부손상에 대한 증거가 없다.	• 피부통합성을 8시간마다 기록한다.
	• 2시간마다 체위 변경을 한다.
	• 경추가 완전하고 머리와 목을 바로 유지해 주는 목 칼라를 제거할 때까지(2사람이 필요할 수 있음) 8~12시간마다 피부를 사정하고 간호한다.
	• 피부손상의 위험을 모니터하기 위해 Braden Scale을 사용한다
영양 대사요구량을 만족시키는 칼로리와 영양을 섭취한다 (예: 기초에너지소비량).	• 손상 48시간 내에 비경구 또는 경구투여를 한다.
	• 연하를 관찰하면서 자가섭식(self-feed)을 도와준다.
	• 연하 사정을 위해 언어치료자와 상담한다.
	• 식이서비스를 상담한다.
안정/통증조절 정상체온을 유지한다.	• 해열제를 투여한다.
	• 난방/냉방 기구를 사용한다.
	• 냉방기구 적용 시작 전에 손과 발, 남성의 성기를 감싸서 떨림을 막는다.
활동이나 휴식 시 조절되지 않는 통증이 없다. (예: 심박동과 혈압, ICP 상승)	• 시술, 치료 등을 하는 동안 통증의 생리적 징후를 계속해서 살핀다.
	• 신경학적 사정 능력의 둔화를 최소화하기 위하여 적절한 진정제와 진통제를 투여한다.
정신사회적 환자가 Ranchos Los Amigos Scale Level과 일치하는 수준으로 다른 사람과 상호 작용을 한다.	• 하루에 한번 Ranchos Los Amigos Score를 사정한다.
	• 상호작용을 적절히 조정한다.
교육/퇴원계획 환자가 적절한 재활시설에 갈 정도로 상태가 호전된다.	• 재활계획을 세운다.
	• 장애 정도와 적용 과정을 완료한다
	• 안전하게 관절운동을 할 수 있도록 가족을 교육시킨다.
	• 재활시설 선택 시 가족을 참여시킨다.

6) 예후

뇌손상에 의한 신경학적 국소 징후는 손상의 종류(폐쇄, 개방, 관통)에 관계없이 수개월이 경과하면서 점차 호전된다. 완전 운동마비가 경미한 부전마비 정도로 회복되고, 실어증은 점차 회복되어 말을 더듬거리게 되거나 주저하는 양상의 착어증(paraphasia) 또는 명칭실어증(dysnomia)을 보이게 된다. 뇌신경 장애나 실조증(ataxia) 등과 같은 뇌간 병변에 따른 다수의 징후들은 대개 6개월 이내에 회복되고, 때로는 그 이상의 호전을 보이기도 한다.

수 시간 또는 수일간의 혼수에 빠졌던 심한 뇌손상 환자에서는 기억력 장애와 기타 인지능력 결여, 인격의 변화 등이 지속될 수 있다. 이러한 정신 및 인격의 변화는 사회적 적응 측면에서는 국소적 신경 장애보다 더 큰 장애 요소가 된다. 조직 손상의 정도와 병변 부위 모두 환자의 예후에 영향을 미친다.

그 외 두부손상의 예후에 영향을 미치는 요소로는 환자의 연령이 가장 중요하다. 나이가 증가함에 따라 회생률 및 회복률이 저하되며 대부분 장애를 남긴다. 또한 외상에 의한 기억상실 정도에 따른 외상의 정도가 예후에 대한 유용한 인자가 되는데, 기억상실 기간이 1시간 이내인 경우 95%는 2개월 이내에 일상생활로 복귀할 수 있었고, 24시간 이상 지속된 경우 오직 80%만이 6개월 이내에 정상 복귀가 가능하였다. 그러나 환자의 약 60%는 2개월 경과 후까지, 나머지 40%는 18개월까지 증상을 호소하였다고 한다. 수 일간의 혼수를 보였던 대부분의 심한 뇌손상 환자들은 영구적인 장애를 보였다.

2. 척수손상

척수손상(spinal cord injury, SCI)은 척수의 압박, 허혈 등의 손상으로 일시적 또는 영구적으로 감각, 운동 또는 자율신경 기능의 상실을 의미한다. 척수손상 후 이환율과 사망률에 영향을 미치는 일반적 요인으로는 나이, 손상 부위, 신경학적 손상 등급 등이 있다.

1) 발생 빈도

미국 척수손상 통계청의 통계에 따르면 매년 17,000건의 척수손상이 발생하며(인구 100만 명당 50명), 척수손상이 발생하는 평균 나이는 43세이고, 약 78%가 남자이다.

2) 호발 부위 및 손상 정도

척수손상의 호발 부위로는 경추부 55%, 흉추부 35%, 요천추부 10%의 순이다. 신경 손상의 정도는 불완전 사지마비(34.3%)가 가장 많고 완전 하지마비(25.1%), 완전 사지마비(22.1%), 불완전 하지마비(17.5%) 순이다. 경추의 손상이 많은 이유는 머리의 무게를 지탱하며 운동 범위가 가장 많기 때문이다. 또한, 흉추손상 중 상당 부분은 흉요추 경계부에서 발생되는데, 이는 흉추의 전만에서 요추의 후만으로 이행되는 부위이며 흉곽에 의하여 고정된 흉추가 상대적으로 고정이 안된 요추부로 이행되기 때문이며 주로 압박골절이 많이 발생한다.

3) 발병 원인

선진 산업사회일수록 교통사고 및 레저와 관련된 사고가 많으며, 저개발 국가일수록 추락사고가 가장 많은 원인이 된다. 척수손상의 원인으로는 교통사고가 가장 많으며 (50.4%), 그 다음으로 추락(16.8%), 스포츠 손상(16.3%) 순이다. 그 외에도 무거운 물건이 척추에 떨어지는 등의 직접 손상이나 다이빙 손상, 그리고 총상이나 칼로 찔린 자상이 원인이 될 수 있다.

4) 척수손상의 분류, 기전

(1) 발생 기전에 따른 분류

① 굴곡손상

자동차의 정면 충돌이나 추락 사고에서 가장 흔히 발생하며, 대개 상부경추부의 전방전위와 하부경추의 압박골절을 동반함으로써 탈구 및 골절편에 의하여 척수의 심각한 손상을 유발하는 경우가 많다. 방사선 소견상 척추체의 앞 부분이 압박되거나 심한 경우 방출성 골절의 소견을 보이며 상부경추의 전방전위와 더불어 후방의 극돌기간 거리가 넓어져 있는 것을 관찰할 수 있다(그림 9-10).

② 과굴곡손상

갑작스러운 감속(자동차 탑승 도중 머리를 부딪침, 다이빙 사고)에 의한 사고로 흔히 발생한다. 척추의 과도한 굴곡으로 후인대가 파열되고, 척추체가 쐐기모양(wedging)으로 변형되거나 눌리게 된다.

③ 신전손상

자동차 추돌이나 넘어지는 사고 후에 발생하는 손상으로 특히 50대 이후 퇴행성 척추증을 동반한 척추관 협착증이 있는 환자에서는 골극과 비후된 황색인대 사이에 끼게 되어 척수손상을 야기하게 되며, 불완전 손상의 경우 중심척수증후군(central cord syndrome)의 임상양상을 보이게 된다.

④ 회전손상

사고 시 회전력이 동반되어 나타나는 손상으로 단독으로 발생하기 보다는 충돌, 추락 사고에서 굴곡, 신전 손상과 같이 발생하는 경우가 많다.

⑤ 압박 손상(axial loading/vertical compression)

수직으로 작용하는 힘에 의해 추체의 종판부터 골절이 발생하고, 심한 경우 추체의 방출성 골절에 의해 척수손상이 발생한다.

⑥ 관통상

총상이나 칼에 의해 직접적으로 척수가 손상될 수 있다.

⑦ 복합손상

두 가지 이상의 기전이 가해지는 손상으로 가장 많은 손상 기전은 굴곡-회전 손상이다.

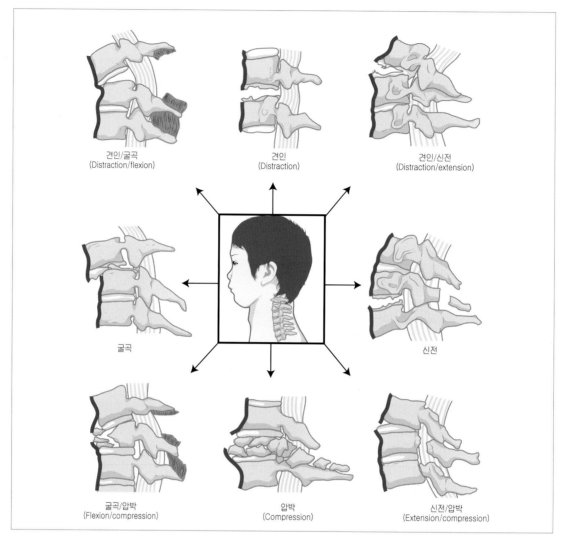

그림 9-10. 가해지는 힘의 방향에 따른 경추손상 기전

(2) 척주손상(spinal column injury)

① 연조직손상

인대, 근육의 손상으로 분류한다.

② 척추체손상

A. 단순골절

한 개의 척추에서 극돌기(spinous process), 횡돌기(transverse process), 관절면(facets)이나 추궁경(pedicle) 중에서 한 곳의 단순골절로 x-ray에서 감별할 수 있다.

B. 압박골절

압박골절(compression fracture)로 척추체가 편평하거나 쐐기모양으로 눌리게 된다.

비교적 안정형 골절이고 고정보조기가 필수적이지만, 골절편이나 디스크가 척수를 향해 누르면 다른 중재가 좀 더 필요하다.

C. 낙루골절

낙루골절(tear drop fracture)은 척추체 가장자리의 작은 뼈 조각이 떨어져 나가는 골절이다. 과굴곡 손상에 의한 불안정 골절이다.

D. 환추골절

제 1경추인 환추골절(atlas fracture)은 환추의 고리 중 가장 약한 부위인 측괴의 전·후방에서 발생하고, 골편은 밖으로 방출되므로 척수손상이 없는 것이 보통이다.

손상 기전에 따라 I형은 과신전에 의한 양측 후궁골절, II형은 비대칭성 축성 압박에 의한 외측괴 골절, III형은 직접적이고 대칭적인 축성 압박에 의한 양측성 방출성 골절로 일명 제퍼슨(Jefferson)골절로 분류된다.

경추부 단순 측면 x-ray에서 제 1경추 전궁후면부터 치상돌기 전면가지의 거리인 환추치상골(Atlantodental Interval, ADI)이 5mm 이상 증가 시에는 횡인대와 더불어 익상인대(alar ligament) 손상도 의심할 수 있다. 횡인대 파열은 불안정성을 의미하며, 수술적 치료가 필요하다.

ⓐ 제퍼슨골절

횡인대 손상이 동반된 경우는 제 1, 2경추인환-축추간 유합술 등의 수술적 처치가 필요하며, 횡인대 손상이 없는 안정성 골절인 경우는 Halo-vest(그림 9-17)를 통한 외고정을 2~3개월간 시행한다.

E. 축추골절

축추골절(axis fracture) 중 치상돌기 골절(odontoid process fracture)이 가장 흔한 제 2경추 손상이다.

ⓐ 분류 및 치료

* Type I(치상돌기 첨단부 골절): 경부보조기에 의한 외부고정으로 치료할 수 있다

* Type II(추체와 연골부 골절): 치상돌기와 추체 사이를 지나는 가장 흔한 골절로 고령, 전위가 클수록(ADI>5mm), 굴곡이 심할수록(>10°), 후방전위의 경우 불유합의 가능성이 높다. Halo-vest에 의한 보존적 치료도 할 수 있으나, 불유합의 가능성을 항상 염두에 두어야 하며, 불유합의 가능성이 높은 경우나 골절 간격이 넓은 경우, 횡인대 손상이 동반된 경우는 수술을 원칙으로 한다.

* Type III(추체의 골절): 추체를 포함한 안정골절로 Halo-vest를 시행한다. 불유합은 2% 미만이지만, 만약 생기면 수술적 치료를 요한다.

ⓑ 교수형 골절

교수형 골절(hangman's fracture)은 경부의 과신전에 의한 제 2경추의 관절간부의 수직, 혹은 경사골절이다. 대부분 경추보조기 장착으로 치유되나, 전종인대 파열이나 제 2~3경추간의 추간반 손상이 있어 4mm 이상의 전위, 11° 이상의 각변형이 있거나, 외부고정기 장착이 실패했을 때, 제 2~3경추간 골절이 전위되어 교정이 안될 때는 수술이 필요하다.

F. 골절탈구

골절탈구(fracture dislocation)는 과신전 또는 과굴곡에 의한 골절로 회전(rotation)을 동반할 수도 있다. 위에 있는 척추의 관절면(facet)이 아래 척추의 앞쪽에 얹혀지게 된다.

G. 부분탈구

부분탈구(subluxation)는 비정상적 회전에 의한 탈구로 골절 또는 인대의 손상 등을 동반한 척주의 불안정을 야기하는 경우가 많다.

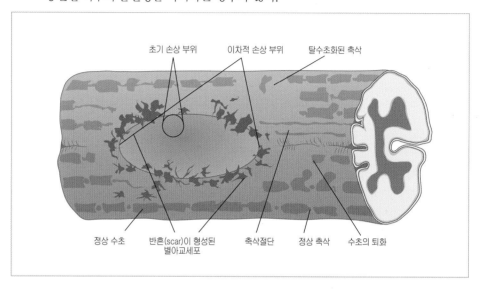

그림 9-11. 척수손상

(3) 일차손상과 이차손상

일차적인 손상은 외상에 의한 척수의 직접 손상, 그 자체를 의미한다. 이는 추후의 치료에 의하여 그 손상의 정도를 변화시킬 수가 없다. 이에 반하여 이차적인 손상이란 이러한 일차적인 척수의 압박 손상 후에 발생되는 손상을 의미한다(그림 9-11). 이러한 이차손상은 손상 후 환자의 상태, 즉 저혈압, 쇼크, 동맥 내 산소압 등의 여러 요소와 치료의 방법에 따라서 그 손상의 진행에 차이가 있기 때문에 임상적으로 중요한 의미를 갖는다. 즉, 외상에 의한 직접적인 손상은 바꿀 수가 없지만, 그 후에 발생되는 이차적인 손상은 치료에 따라 그 예후가 호전될 수도 있기 때문이다. 이차적인 손상은 척수손상 후 수시간에서 수일에 거쳐 진행된다.

(4) 이차손상 기전

① 혈역학적 변화

손상된 혈관에 의한 출혈, 혈관경련(vasospasm), 혈전형성, 혈관의 자가조절기능의 상실로 인하여 조직에 오는 허혈성 변화나 괴사를 의미한다.

② 생화학적 변화

ATP의 고갈에 의한 형질막 손상(plasma membrane failure)과 그 후로 발생되는 자유기

생성(free radical generation), 지질과산화(lipid peroxidation), 홍분성 아미노산 방출, 세포내 칼슘과다의 과정을 거처 세포의 괴사가 촉진되는 과정을 의미한다.

③ 염증성 변화

케토카인, 사이토카인 및 아이코사노이드(eicosanoids)의 분비 및 백혈구의 침범에 의하여 이루어지는 것으로 보고되고 있다.

척수의 이차적인 손상의 가장 중요한 소견은 척수 부종이다. 이러한 부종은 임상적으로 신경학적인 기능의 추가적인 악화를 초래하며, MRI 촬영상 척수 내의 강도 변화로 나타난다. 척수의 부종은 일반적으로 척수손상 후 3~6일 후에 최고조에 달하였다가, 그 후로 수주에 걸쳐 줄어든다. 그 과정에서 점차적인 탈수초(demyelination)와 축삭돌기 변성이 진행되어 종국에는 척수조직의 완전 파괴가 일어난다(그림 9-12).

이러한 급성기의 척수의 변화와 더불어 척수손상 후 수주가 지나면 세포 자멸사(apoptotic cell death), 교질반흔형성(glial scar formation) 및 척수공동 형성의 과정을 거치게 된다. 영구적 척수 장애를 초래하는 것으로는 척수타박상이 대부분이고, 그 외에 척수열창 및 척수내혈종 등이 있으나, 완전 척수절단은 매우 드물다.

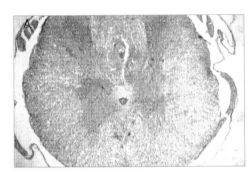
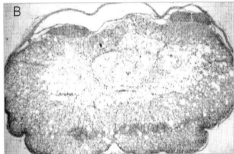

그림 9-12. 쥐의 실험적 척수손상 척수 단면도(H&E염색).   A: 손상직후   B: 3주 후

척수손상 직후에는 척수의 회백질에 부분적인 미세한 출혈 소견만을 보이나. 3주 후의 척수는 심한 조직의 괴사와 더불어 공동의 소견을 관찰할 수 있다.

5) 척수손상 증상

(1) 완전 손상

손상 부위 이하의 운동 및 감각기능이 완전히 상실된 상태를 말한다.

(2) 불완전 손상

손상 부위 이하에서 운동 또는 감각기능이 약간이라도 남아 있는 상태를 말하며, 완전 손상 시에는 회복의 가능성이 거의 없으나, 불완전 손상 시에는 적절한 치료로 상당히 호전되는 경우가 많다.

전척수 증후군(anterior cord syndrome), 후척수 증후군(posterior cord syndrome), 중심척수 증후군(central cord syndrome), 측방척수 증후군(lateral cord syndrome; Brown-Sequard syndrome)이 있다. 그 외에도 Horner's syndrome, 마미 증후군(Cauda equina syndrome), 수질 원추부 증후군(Conus medullaris syndrome) 등이 있다(그림 9-13).

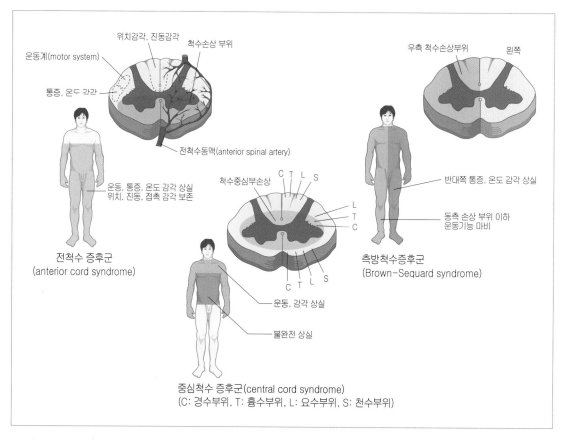

그림 9-13. 척수손상과 관련된 증상

① 전척수 증후군

굴곡 손상 시에 발생하며 전척추 동맥압박이나, 척수 전방을 압박하는 경우에 나타난다. 운동경로인 피질척수로 손상으로 병변 이하 부위에 양측성 마비가 관찰된다.

감각 경로 중에서 측방 척수시상로(lateral spinothalamic tract)의 손상으로 병변 이하 부위로 양측성 통각, 온도각이 상실되나, 촉각, 진동각 및 위치감각은 보존된다.

② 중심척수 증후군

척추증(spondylosis)이나, 척추관협착증(spinal canal stenosis)이 있는 중년 또는 노인에서 경추부 과신전 손상으로 인해 제 5-6-7 경추부에 호발한다.

상지로 가는 추체로가 중심부에 위치하므로 상지 마비는 심하지만 상대적으로 하지 기능 장애는 심하지 않다. 특히 상지의 말단부(손, 손가락 등)에 심한 마비를 보인다. 양측성 통각이나 온도 감각이 상실되나, 촉각, 진동각, 위치감각 등은 부분적으로 보존된다 (감각 해리: sensory dissociation).

③ 후척수 증후군

후방 척수동맥의 손상으로 인하여 척수 후방으로 지나가는 감각신경의 기능은 상실되나, 운동신경이나 통각은 상실되지 않는다. 하지만 후방 척수동맥은 양측으로 두 개가 분포하기 때문에, 동시에 손상을 받기는 어려워 실제 임상에서는 거의 관찰되지 않는다.

④ 측방척수 증후군

자상, 총상 또는 회전 손상으로 인하여 척수의 한 쪽만 손상되는 경우 나타나는 증상이다. 운동기능은 손상 이하 부위로 동측성 운동마비가 보인다. 감각기능은 동측 손상 이하 부위로 촉각, 위치감각, 진동각이 상실되고, 반대측 이하 부위에는 통각과 온도 감각이 상실된다.

이러한 증상은 대개 외상의 경우보다는 주로 척수종양 환자에서 관찰되는 소견으로, 척수손상에서는 드물게 관찰된다.

6) 진단적 검사

(1) 신체사정

① 척수사정의 원리

초기에 기도 개방성, 환기, 순환기능을 평가하는 초기 소생기간에 신경학적 사정이 함께 이루어져야 한다. 또한, 사고에 대한 자세한 병력을 통해서 척추에 가해진 손상의 기전을 파악하고, 척수손상 환자의 20~60%는 다른 부위의 손상(주로 두부, 흉부, 복부)을 동반하기 때문에 척추 이외의 손상 가능성을 항상 염두에 두고 진찰을 하는 습관이 매우 중요하다. 두부손상 환자의 5~10%는 어떤 형태든지 척추 및 척수손상이 동반되어 있기 때문에 특히 의식이 없는 두부손상에서 척추에 동반된 손상 가능성을 항상 염두에 두어야 한다.

손상 직후의 신경학적 검사는 향후 예후를 판정하는 가장 중요한 요소인 만큼 매우 세밀하고 정확하게 시행되어야 한다. 일단 전체 척추를 관찰하고 피부에 외상이 동반된 모든 부위에 대하여 손상 가능성을 염두에 두어야 하며, 비록 외관상 손상이 없더라도 각 부위별로 가볍게 눌러 보아 발견이 되지 않는 손상이 있는지를 관찰하여야 한다.

그 후에 운동력과 지각을 각 척수신경 영역별로 세밀히 검사하여야 하며 심부건반사의 유무도 중요하다. 척수손상의 경우 최소한 50% 이상의 환자는 초기에 척수쇼크의 양상을 보이기 때문에 이의 유무를 판정하여야 한다.

척수쇼크란 척수손상 직후에 수상 부위 이하에서 척수기능인 운동, 지각 및 반사 기능이 완전히 상실된 상태를 말한다. 이론적으로 볼 때, 완전 척수손상을 당하여도 뇌의 통제를 받지 않는 하지의 반사 기능은 유지가 되어야 함에도 불구하고, 척수쇼크 상태에서는 이러한 반사작용도 전혀 나타나지 않는다. 척추쇼크가 발생되는 정확한 기전은 밝혀져 있지 않다. 초기에는 하위운동신경원 증후군으로 이완성 마비를 나타낸다. 척수쇼크로부터 회복을 나타내는 지표는 바빈스키 반사, 항문반사 및 구해면체근반사의 회복이다. 대개 척수쇼크가 끝나는 약 3~12주 후부터는 강직성 마비로 변하고, 반사작용도 상승되는 경우가 많다.

② 운동계 사정

운동마비 정도를 진단하기 위해서 주요 근육군의 근력을 측정한다(표 9-3).

③ 감각계 사정

척수 각 분절이 지배하는 피부영역을 검사하고, 어느 분절까지 지각이 정상이고 어느 분절 이하가 지각마비인지를 확인하고 또 통각, 촉각, 위치감각, 진동각 등을 각각 검사한다. 최초의 신경학적 검사 소견을 자세히 기록해 두는 것이 매우 중요하다. 이는 향후 척수 기능이 점점 회복되는지, 또는 악화되어 가는지를 비교할 수 있는 가장 중요한 지표가 되기 때문이다.

표 9-3. 운동계 사정

등급	정의
0	완전마비, 움직임이 전혀 없음
1	약간의 근육 수축이 있을 정도
2	중력이 없으며 부분적 범위의 운동이 가능
3	중력에 반해서 팔, 다리를 들어 올릴 수 있으나, 힘을 가하면 움직일 수 없다.
4	힘에 반해서 팔, 다리를 움직일 수 있음
5	정상 근력

④ 척수손상 정도 평가

척수손상의 정도를 평가하는 방법에는 여러 가지가 있으며, 그 중 가장 정확하고 널리 사용되는 방법은 ASIA(American Spinal Injury Association) 분류법이다. 이 분류법은 운동력을 평가하기 위하여 상지(C5~T1)와 하지(L2~S1)의 10개의 근육의 강도를 좌·우 각각 측정을 하며, 지각은 가벼운 접촉과 통증 부위를 28개 피부분절(dermatome)로 세분하여 평가한다(그림 9-18).

⑤ 항문검사

항문검사는 하부천추신경근에 의해 지배받는 항문주위의 감각유무로 완전손상과 불완전 손상을 구별하는 기준으로 향후 회복할 가능성을 나타낸다. 또한 자의적으로 항문 괄약근이 수축되는지도 검사한다.

구해면체근반사(bulbocavernous reflex)는 장갑 낀 손가락을 항문에 넣고 다른 손으로는 남자의 경우에는 음경의 귀두(glans)를, 여자의 경우에는 음핵(clitoris)을 건드릴 때 항문 괄약근이 수축하는지 여부를 검사한다. 수축하면 양성반응으로서 반사작용이 상실되지 않았거나 또는 회복했다는 뜻이다. 항문반사는 항문 주위를 핀으로 찌를 때 항문 괄약근이 수축하는지 여부를 관찰하는데, 좌·우를 비교 검토한다.

⑥ 반사

심부건반사와 표재성반사를 확인한다(3장 참조).

(2) 영상진단 검사

영상진단 검사의 가장 중요한 목적은 신속하고 정확하게 척추 및 척수의 손상 부위를 밝혀 내는데 있다.

① 단순척추촬영

A. 전후, 측면, 경사영상 촬영

어느 부위에 척추손상이 있더라도 반드시 척추 전체의 전후, 측면 및 경사영상 (anterior-posterior, lateral, oblique views)을 촬영해야 한다(그림 9-14). 경추 또는 경수 손상이 있을 경우 측면상에서는 반드시 제 7경추까지 나오도록 어깨를 아래로 잡아당기고 찍어야 한다.

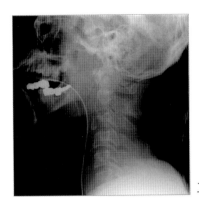

그림 9-14. 제 3경추 방출성 골절의 측면 사진

B. 수영자세촬영

수영자세상(swimmers view)이라고 해서 한쪽 팔을 위로 올리고 반대 팔은 아래로 내린 상태로 측면상을 촬영하면 경추 제 6-7 및 흉추 1-2번까지 자세히 볼 수 있다.

C. 개구상 치상돌기촬영

경추 제 1~2손상이 의심되면 입을 벌린 상태로 전·후를 촬영하는 개구상치상돌기상(open mouth odontoid view)을 반드시 찍어야만 제 2경추체와 치상돌기 및 C1~2 측방 관절을 잘 볼 수 있다.

D. 굴곡-신전 촬영

척추의 불안정성이 의심이 되지만, 일반 사진상 확실치 않을 경우는 굴곡 및 신전상(flexion-extension view: dynamic view)을 시행할 수도 있다. 하지만 이 경우에는 추가적인 척수의 손상 가능성이 있으므로 반드시 의사가 환자의 척추를 서서히 움직이면서 신경학적인 소견이 악화되는지를 관찰하면서 시행하여야 한다.

② 전산화단층촬영

단순촬영에서 명확한 진단에 어려움이 있거나, 잘 안 보이는 부위(상위 경추, 경흉추 이행부)의 경우에는 CT 촬영을 시행하여야 한다(그림 9-15). CT 촬영은 골절에 대한 명확한 진단을 내릴 수 있으며, 척수강 내로 돌출된 골편 등의 진단에 있어서 MRI보다 우수한 정보를 제공해 준다.

③ 자기공명영상촬영

MRI는 척수 내의 혈종의 유무, 부종의 정도, 추간반의 파열, 골편의 돌출 등에 의한 척수의 손상이나 압박의 정도를 가장 정확하게 제공해 준다. 또한 다른 검사로는 알 수 없는 인대의 손상도 알 수 있다(그림 9-16).

다만 척추 자체에 대한 골절의 진단에 있어서(특히, 후궁이나 후관절) CT 검사에 비하여 정확도가 떨어지는 단점이 있고, 척수손상 환자의 경우 여러 장치를 부착하고 있어서 촬영이 쉽지 않다.

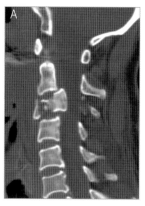
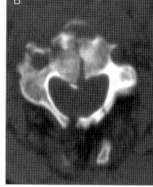

A: 경추 CT 시상면(sagittal)
B: 경추 CT 축면(axial)

그림 9-15. 전산화단층촬영

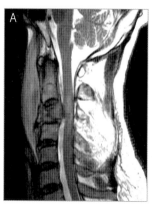
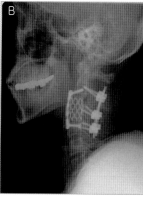

A: 제3 경추 방출성 골절
C-spine MRI. 제 3경
추부의 골절과 척수부
종, 후궁의 골절, 인대
의 손상으로 척추체 전
방으로 혈종을 관찰할
수 있다.

B: 제3 경추 제거술
(corpectomy) 및 전후
방 고정술 시행

그림 9-16. 자기공명영상촬영과 손상부위 수술 후 X-ray

7) 척수손상의 치료

척수손상 치료의 방향은 이차적인 척수의 손상을 최대 한도로 줄이고, 신경학적 기능을 최대한 회복하는 데 있다. 이러한 치료의 목적은 수술적인 치료를 통하여 척수를 압박하는 골편이나 탈구를 해결하고, 신경세포 파괴의 진행되는 막기 위한 척수 혈액순환 유지와 조직 내에 산소공급을 유지하는 데 있다.

(1) 초기의 응급처치

- 고정(immobilization)
- 저혈압 교정: 수축기 혈압 90mmHg 이상 유지
- 기도 유지
- 위장관 삽입
- 도뇨관 삽입
- 체온과 전해질 균형유지

(2) 안전 보조장치(그림 9-17)

- 경추 보조기(hard cervical collars)
- 경추 견인(cervical traction): Gardner-Wells tongs, Cone's tongs, Graphyte-tong

- Halo 자켓
- 경흉추 보조기(cervicothoracic orthosis)
- 흉요천추 보조기(thoracolumbosacral orthosis)

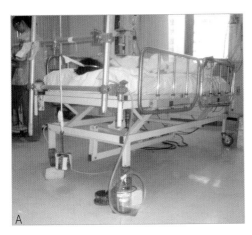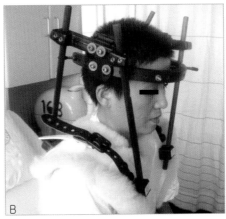

그림 9-17. 견인장치   A: 가드너웰스 골 견인기   B: Halo-vest traction

(3) 수술치료

척수손상의 수술 치료의 적응증

- 척추의 전위가 정복이 되지 않아서 척수의 압박이 계속되는 경우
- 비록 정복은 되었으나, 골편이나 파열된 추간판 탈출 등으로 척수의 압박이 계속 남아 있을 경우
- 척추가 불안정하여 추가적인 척수손상 가능성이 있는 경우

견인술로 정복이 되지 않거나 정복이 되었어도 척수상 내의 압박이 존재하거나 불안정성이 남아 있으면 수술적 고정술을 시행할 것인지를 결정하여야 한다.

척수의 압박이 계속 있는 경우는 가능한 한 조기수술을 통해 척수의 압박을 제거하고 고정을 하는 것이 좋다. 응급수술이 아닌 경우에는 척추의 불안정성이 있는지를 면밀히 판단하여, 불안정성 정도가 심할 경우에는 수술을 하며, 심하지 않은 경우에는 Halo vest와 같은 외고정 장치를 착용시킨다.

(4) 약물치료

염증반응과 부종 등으로 인한 이차적 신경손상 예방을 위해 고용량 스테로이드요법이 사용되나 부작용 위험이 커서 척수손상 8시간 이내에만 사용이 권고된다. 환장의 체중당 30mg의 *methylprednisolone*을 일시 정맥주사 후, 3시간 이후부터 23시간 동안 5.4mg/kg/hr를 지속적으로 정맥주사 한다. 주요 부작용은 위장관 출혈, 고혈당증, 감염 등이 있다.

8) 척수손상 후 합병증 및 간호

(1) 가스교환 장애

뇌간이 호흡근육의 운동력을 조절하고, 척수신경들은 호흡근육들에서부터 전각으로 운반하는 역할을 하게 된다. T_{12} 이상의 척수손상 시에는 호흡 근육 조절 능력이 저하된다.

① 척수쇼크

척수쇼크(spinal shock)동안, 손상 부위 이하의 호흡근육을 포함한 모든 근육이 이완된다. C_5~T_1의 척수손상은 횡격막을 하강시켜, 늑간근이나 복부근육의 도움 없이도 흉부 확장을 유발한다. 이런 횡격막 호흡은 강제폐활량(forced vital capacity, FVC)과 최대 흡기량(maximum inspiratory force, MIF)을 정상의 30%로 줄이게 된다. 앉는 자세는 폐용량을 줄게 만들기 때문에 급성 척수쇼크 기간에는 앙와위를 취하도록 한다. 척수쇼크가 지나면, 늑간근, 복부근이 강직되고, 흉곽과 복벽은 경직된다. 척수손상 후 5개월이 지나면, 손상 전의 FVC, MIF가 60% 정도가 된다.

② 중재

A. 호흡기능 사정

흉식호흡·복식호흡, 호흡을 위한 일(work of breathing), 흡기시 음압(negative inspiratory force), 일회호흡량(tidal volume), 폐활량(vital capacity), 동맥혈 산소분압(arterial blood gases), 맥박산소측정(pulse oximetry), 호기말 이산화탄소(end-tidal CO_2), 흉부 x-ray를 확인한다.

B. 기도개방유지

자발호흡이 불가능하면 기도삽관, 기관절개술, 기계적 환기가 필요하다.

C. 산소공급

저산소증을 예방한다.

D. 분비물 조절(객담 배출)

ⓐ 기침

경수손상 환자는 기침반사 능력은 예민하게 남아 있고, 기침을 하거나 강제 호기할 수 있는 호흡근육의 기능은 저하되어 있다.

- 도수적 기침 유도 (manually assisted cough)
- 기계적 기침 유도 (mechanically assisted cough)
- 외부 신경근육 자극(external neuromuscular stimulation)

ⓑ 흡인

ⓒ 흉부 물리요법

ⓓ 기관지 내시경

E. 인공환기(ventilatory support)

F. 체위

- 동력학 치료(kinetic theapy): 40° 측위를 유지하는 것으로 무기폐의 감소효과를 보고한 연구가 있다.
- 척수쇼크시기에는 앙와위에서 척수쇼크 시기가 지나면 좌위로 변경해야 한다.

(2) 무기폐

척수손상 환자는 강제 호기할 수 있는 근육 조절기능의 저하로 비효율적 기도청결을 야기하여, 크고 작은 기관지의 점액 분비물이 고여서 폐쇄성 무기폐가 발생한다. 기관지 차단은 폐포의 내·외부의 가스교환을 차단, 환기-관류의 불균형, 동맥의 저산소증을 유발한다. 증상은 호흡곤란, 청색증, 호흡음 감소, 산소분압 저하가 해당된다. 급성 척수손상시에 전반적인 폐기능 저하로 흔히 일어날 수 있다.

(3) 폐렴

폐렴은 척수손상 시기와 병변 부위에 따라 사망에 이르기도 한다. 증상은 발열, 백혈구 증가증, 화농성 객담이고, 흉부 x-ray상 새로운 침윤(infiltration) 등이다. 적절한 항생제 치료, 산소 공급, 때때로 인공환기 적용이 필요하다.

(4) 폐부종

급성 시기에 지나친 수액 공급시에 심장과 신장기능의 저하로 폐부종을 악화시킬 수 있다. 저산소증, 호흡곤란, 거품섞인 객담(frothy sputum)이 나타난다. 수액량이 지나치지 않도록 예방하며 혈역학적 지표, 조직 관류 지표를 사정하여 이뇨제의 효과, 전해질 균형, 폐기능을 모니터한다.

(5) 급성호흡곤란증후군

급성호흡곤란증후군(acute respiratory distress syndrome, ARDS)은 직접 폐손상(예: 흡인, 폐좌상, 폐렴), 간접적 폐손상(예: 쇼크상태), 심한 비흉부성 외상과 연관된 척수손상에서 염증 면역 체계를 자극하여 야기된다. 급성기 증상은 양쪽 폐침윤, 폐동맥쐐기압(<18mmHg), 폐포-동맥 산소분압차(A-aDO2)가 감소하는데, 300 이하면 급성폐손상(acute lung injury, ALI)이고, 200 이하면 ARDS이다. 최적의 가스 교환과 조직 관류를 유지하기 위한 지지적 간호를 제공하여야 한다.

(6) 폐색전증

척수쇼크 시기에 전체적인 이완되는 상태의 혈액 울혈로 인해 정맥 용량이 증가됨으로써 척수손상 환자에서 정맥혈전증의 위험이 증가하게 된다. 체질량 지수가 클수록, 강직이 적을수록, 나이가 많을수록, 빈번한 감염에 노출된 경우일수록 폐색전에서 사망으로 이어질 수 있다. 폐색전증은 종종 무증상일 수 있으며, 심혈관 불안정으로 저산소증이 나타날 수 있다.

(7) 저혈압과 관련된 조직관류장애

T$_6$ 이상의 손상시에는 교감신경 흐름의 장애로 신경인성 쇼크인 저혈압과 서맥이 초래된다. 저혈압은 세포의 허혈을 악화시켜 이차적 척수손상을 야기한다.

① 치료

혈액학적 모니터, 혈장 증량제(isotonic crystalloids, blood, clotting components)와 혈관수축제(dobutamine, dopamine, norepinephrine)로 저혈압(수축기압<90mmHg)을 치료하고, 평균동맥압(MAP)을 높은 정상 범위로 유지해야 한다.

(8) 교감신경계 방해로 인한 서맥

T$_6$ 이상의 척수손상시 교감신경 촉진반응이 부교감신경인 미주신경에 전달되어 서맥을 유발한다. 서맥은 흡인이나 체위변경 같은 자극으로도 일어날 수 있다. 서맥은 atropine으로 치료하고, 종종 서맥은 3° 방실 차단같은 위험한 상황으로 진전될 수 있다.

(9) 정맥혈전

탄력 스타킹, 동정맥 압박펌프, 부츠 같은 보조기를 사용하는 것이 효과적이다. 무증상이거나 미열, 정맥이 막힘으로 인한 정수압의 증가로 혈관내액이 혈관밖으로 유출되어 하지가 부을 수 있다. 감각을 느낄 수 있는 환자라면 통증과 압통도 호소한다. 치료는 표준 헤파린요법 5000 units 2회/1일, 저분자량 헤파린, warfarin, 하대정맥(inferior vena cava, IVC) 필터사용 등이며, 혈액 응고 인자(aPTT, PT, platelet count) 검사와 출혈여부를 주기적으로 관찰해야 한다.

(10) 체위성 저혈압

척수손상 후 교감신경성 혈관 긴장도가 떨어져서 하지의 정맥울혈로 체위성 저혈압이 발생된다. 누워있는 자세에서 일어나는 자세로 변경할 때 혈압이 떨어질 수 있으며 증상으로는 어지러움증, 시야 흐려짐, 실신 등이 나타날 수 있다.

치료는 염화나트륨 정, fludrocortisone, 정맥울혈 방지를 위한 압박 스타킹, 복대 착용, 일어나기 전 수분 섭취, 천천히 일어나도록 하는 것 등이 있다.

(11) 자율신경반사항진

T$_6$ 이상의 척수손상이 있을때 유해한 교감신경의 자극은 손상 부위 이하의 혈관 수축을 유발한다. 이러한 혈관수축은 손상 부위 이하로부터 혈액량의 유입, 내부장기의 맥관구조(splanchnic vasculature)를 수축시켜 상대적으로 고혈압을 일으키는 결과를 초래한다. 연수 혈관 - 운동 중추(medullary vasomotor center)의 자극으로 인한 고혈압은 경동맥체와 대동맥궁의 수용기가 심장, 혈관이완을 느리게 반응하도록 만든다.

방광 팽만, 신결석, 방광염, 배뇨근 조절장애, 치료적 검사, 중재와 관련한 통증이나 불쾌감, 분변 매복, 직장 치열, 농양, 치질, 관장, 욕창 등의 자극에 의해서 발생한다. 증상으로는 혈압 상승, 안면 홍조, 창백, 차고 축축한 피부, 불안, 두통, 가슴 답답함, 흐려진 시야, 광선눈통증 등이 있다.

자율신경반사항진(autonomic hyperreflexia)을 예방하기 위해서 환자에게 유발요인이

되는 자극을 주지 않도록 세심한 간호가 필요하다.

치료는 도뇨관 삽입, 옷이나 보조기의 압박 제거, 피부 자극 부위의 국소마취제, 윤활제 사용이 있고 약물 치료로는 항고혈압제(*nitroglycerin, nitroprusside, hydralazine, mecamylamine*), α-아드레날린 차단제(*terazocin, prazocin*)의 사용이 있다.

(12) 체온조절의 변화

T_6 이상의 척수손상 환자들은 교감신경계와 시상하부조절의 방해로 체온의 불안정을 경험하게 된다.

(13) 위궤양

위산 과다 분비, 위산의 저관류, 미주신경 자극에 의한 부교감 신경전달의 장애로 인한 위염, 스트레스성 궤양이 일어난다. 또한 척수손상 후 스테로이드 과다 사용으로 위 천공의 위험이 증가한다. 증상은 복부 불편감, 속쓰림, 대변색의 변화(혈변, 검은변) 등이 있다. 치료는 예방적으로 제산제를 사용한다(*antacids, histamine-2 receptor antagonists, sucralfate, proton pump inhibitors*).

(14) 신경인성 장

자율신경신경반사항진은 고혈압, 서맥, 고열, 발한, 탈수, 두통, 식욕부진 등의 과반사 반응과 함께 장경련이 나타날 수 있다. 식이섬유와 수분섭취가 권장되며, 환자 상태가 안정되면, 빠른 장 훈련 프로그램을 시작하여야 한다. 치료로는 도수 자극법, 약물로는 변비 완화제 사용 또는 관장, 보조요법으로는 복부마사지, 발살바법, 효과적인 힘주기법, 바이오 피드백 등이 있다.

(15) 신경인성 방광

배뇨를 조절하는 4개의 신경해부회로가 있는데, 척수손상시 한 회로만 손상되는 경우는 아주 드물고, 손상이 광범위하면 척수쇼크가 즉시 나타나게 된다. 척수손상 부위에 따라 방광의 증상이 다양하게 나타나는데, 척수원추(conus medullaris)위의 손상은 배뇨근 과다반사(detrusor hyperreflexia)를 초래하여 방광에서의 소변 축적에 장애를 일으키고, 방광용적의 감소와 방광내압 상승 및 배뇨근의 강한 불수의적 수축이 나타난다. 척수 원추와 마미총(cauda equina) 부위의 손상은 지속적인 이완성 마비를 초래하여 방광을 비우는 능력의 장애로 방광용적이 증가하고, 방광내압이 감소하여 배뇨근의 수축이 일어나지 않는다. 특히 T_6 이상의 손상환자에서는 방광팽만이 자율신경반사항진을 일으킬 수 있으므로 더욱 주의가 필요하다. 초기에는 유치 도뇨관으로 배뇨를 하는데, 상태가 안정되면 간헐적 도뇨법으로 방광을 훈련시킨다.

(16) 피부통합성 장애

척수손상으로 감각기능의 저하와 운동마비 장애가 있는 척수손상 환자에서 욕창은 흔히 발생할 수가 있다. 중재로는 자극을 최소화하고, 규칙적인 체위변경, 압박 방지용 기구(공기침대, 족부 보조기, 쿠션 등)를 사용한다.

(17) 강직

척수손상으로 상위운동신경원에 손상이 있으면 말단 부위에 강직이 발생하고, 반사궁이 도착하기 전에 억제섬유의 영향이 방해를 받기 때문에 강직이 일어나게 된다. 이 때 근육집단에 미약한 자극들도 강력한 굴절 반응을 일으킬 수 있다. 치료로는 신체 선열 유지와 수동적 또는 능동적 운동, 보조기구 사용, 약물 및 수술적 방법이 있다.

(18) 관절 구축

척수손상 환자에서 부동과 강직으로 구축(contracture)이 발생하고, 관절움직임의 저하는 연조직의 콜라겐 형성을 초래한다.

(19) 무운동성 장마비

정확한 기전은 알려지지는 않았지만, 갑작스런 교감신경계의 혼란으로 마비성 장폐쇄가 야기되었을 가능성이 많은데, 이는 척수손상 초기부터 흔히 발생한다. 장운동에 관한 사정이 중요하며, 척수손상 초기와 증상이 심한 경우에는 Levin 튜브나 항문 튜브를 삽입해 놓는다.

표 9-4. 척수손상의 증상과 치료

증상	치료
심혈관계	
저혈압	적극적 수액공급, 혈관 수축제(vasopressors)
서맥	*Atropine, theophylline*, 인공심박동기(pacemaker)
급성관상동맥증후군 (acute coronary syndrome)	*Nitroglycerin, antiplatelets*
자율신경반사항진 (autonomic dysreflexia)	유발요소피하기, *nifedipine nitroglycerin*
호흡기계	
무기폐	적극적 폐 청결
허탈(collapse/mucus plugging)	폐 청결, 기침 유도
흡인성 폐렴	폐 청결, 기침, 열나면 항생제 사용
위장관계	
위식도역류	식후 누워있는 자세 피하기, 위운동력 증가제(motility agents)
소화성궤양	예방적으로 *proton pump inhibitor*나 *H₂-blocker*를 투여
장폐색	장 안정, 전해질 교정, 비경구적 영양공급
장폐쇄	장폐색과 같다: 호전 없으면 수술
분변매복	장재활 프로그램 및 규칙적 하제사용
비뇨생식계	
신경인성 방광	간헐적 도뇨
신석증	요산성화, 수분공급, 수술
요로감염	요산성화, 수분공급, 항생제
혈관계	
심부정맥혈전증	간헐적 공기 압박기구, *heparin, warfarin*, 하대정맥 필터
폐색전증	가능하면 정맥혈전용해제
신경계	
통증	*Nonsteroidal agents, tricylcic, codeine, morphine*
강직	*Baclofen, diazepam, tizanidine, dantrolene*
구축	보톡스 주사나 근육이완제 등의 약물요법, 수술
피부	
욕창	예방: 마찰 피하기, 압력줄이기, 체위변경, 모이스쳐 크림 사용
	중재: 소독, 죽은조질 제거술(debridement), 피부이식(skin graft or flap)
골수염	항생제와 수술

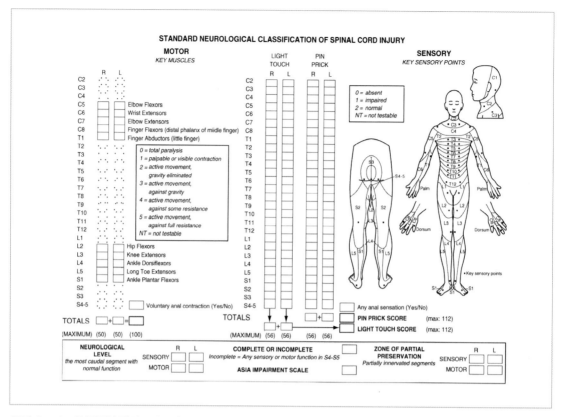

그림 9-18. 운동감각 평가-미국척수손상학회

중추신경계 감염

중추신경계 감염은 급격하고 생명을 위협하는 상황으로 진행될 수 있기 때문에 즉각적인 진단과 이에 맞는 적절한 치료가 신속히 이루어져야 한다. 급성기 신경학적 사정과 중재, 재활에 관한 지식이 환자의 유병율과 사망률을 낮출 수 있다.

중추신경계 감염은 감염 부위에 따라 수막염(meningitis), 뇌염(encephalitis), 뇌농양(brain abscess) 등이 있고, 감염원에 따라 세균성, 바이러스성, 진균성, 기생충 감염 등 여러 가지가 있다. 여기서는 임상에서 흔히 볼 수 있는 몇 가지를 살펴보겠다.

1. 세균성 수막염

1) 정의

수막염은 뇌와 척수를 감싸고 있는 수막(meninges)과 거미막밑공간(subarachnoid space)의 염증이다. 수막염은 병의 경과에 따라 급성 및 만성 수막염으로 나뉘며, 원인 병원체에 따라 세균, 바이러스, 진균이 있지만, 기생충이나 종양과 같은 다른 원인도 있다. 보통 흔히 접하게 되는 중증의 중추신경계 감염은 세균성 수막염(bacterial meningitis)이다. 급성 수막염은 응급상황으로 신속한 진단검사가 이루어져야 한다. 진단이 지연되어 적절한 항생제로 치료하지 않으면, 높은 합병증과 사망률을 나타낸다. 새로운 진단검사법의 도입으로 일부의 환자에서는 원인 병원체의 정확한 진단이 가능하게 되었다.

세균성 감염은 크게 3가지 감염경로가 있다.

- 혈행성 전파: 폐렴, 세균성 심내막염 등으로 인한 세균의 색전이나 감염된 혈전
- 직접 전파: 중이염, 부비동염, 두개골의 골수염과 같은 수막 주위감염으로부터 중추신경계로 직접적인 전파
- 의인성(iatrogenic)전파: 요추천자, 신경외과 수술 등

세균성 수막염의 대부분은 *S. pneumoniae*(폐렴구균), *H. influenzae*(헤모필루스 인플루엔자균), *N. meningitidis*(수막구균)가 가장 흔한 원인균이지만, 연령대별로 원인 병원체의 빈도가 다르다. 헤모필루스 수막염은 2~7개월의 소아에서 주로 발생하였으나 최근

표 10-1. 연령군별 급성 수막염의 원인 병원체 분포

연령대	〈1개월	1개월~5세	6~59세	>60세
원인 병원체	E. coli	Enteroviruses	Enterovirus	S. pneumoniae
	Group B streptococci	H. influenzae	N. meningitidis	Gram−negative bacteria
	Listeria monocytogenes	S. pneumoniae	S. pneumoniae	Listeria monocytogenes
	Herpes simplex virus	N. meningitidis	Herpes simplex virus	

백신의 개발로 많이 줄어들었으며, 수막구균 수막염은 소아, 청소년 및 성인에서 발생할 수 있는데 유행성 발병을 하는 특징이 있으며, 폐렴구균성 수막염은 40세 이후의 성인에서 잘 나타난다고 알려져 있다. 신생아에서는 *E. coli*와 *group B Streptococci*가 흔하며, 면역기능이 떨어져 있거나 노인에서는 *Listeria monocytogenes*가 원인균이 될 수 있다(표 10-1).

2) 병태생리

주요 3가지 원인균은 모두 정상적으로 비강인두에 존재하고 있는데 바이러스에 의한 상기도염, 폐렴 등에 의해 비강인두의 상피세포를 침범하여 일단 혈액내로 들어가면 수막을 넘어 거미막밑에 있는 뇌척수

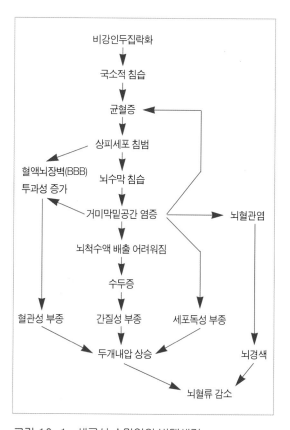

그림 10-1. 세균성 수막염의 병태생리

액을 잘 침범하는 경향이 있다. 뇌척수액은 항체와 보체가 없으므로 인체방어기전이 작용하지 못하므로 세균이 증식하기에 좋은 여건을 갖추고 있다. 수막에 침범한 세균은 염증반응을 일으키고 백혈구, 섬유소, 세균으로 이루어진 삼출물이 거미막밑공간에 고이게 된다. 감염이 진행됨에 따라 연막−거미막은 두꺼워지고 유착된다. 기저부의 유착은 제4뇌실의 뇌척수액 흐름을 막게 되고 그 결과 수두증을 일으키게 된다(그림 10-1).

3) 증상과 징후

원인균은 다양하지만, 대부분 비슷한 증상을 보인다. 초기 증상으로 발열, 심한 두통, 발작, 의식 변화와 목경직이 있다. 그러나 신생아나 유아의 경우에는 이러한 일반적 특성이 보이지 않거나 비특이적이고 잠행성인 경우가 많아 진단에 어려움이 있다. 이 시기에 수

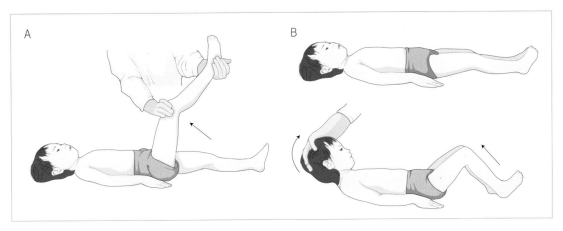

그림 10-2. 수막자극 증상　　A: Kernig's sign　B: Brudzinski's sign

막염이 의심되는 증상으로는 열이 나고, 잘 먹지 않으며, 구토, 설사, 안절부절하며, 심하게 울거나 천문이 벌어질 수 있으나, 신생아에서는 열이 동반되지 않는 잠행성도 있을 수 있으므로 주의해야 한다. 일반적인 전구증상으로 호흡기 감염, 중이염, 폐렴, 근육통, 등 통증 및 기면(lethargy) 등이 있을 수 있다.

전형적인 임상 양상은 다음과 같다.

(1) 두통과 발열

통증에 민감한 경막(dura)과 관련된 혈관들의 자극으로 인해 심한 두통을 호소한다. 열이 동반되면 일단 세균성 수막염을 의심해야 한다. 소아에서는 고열, 두통 및 발작이 잘 나타나므로 열성경련(febrile seizure)과 감별이 필요하다.

(2) 목경직과 수막 자극증상

목경직(neck stiffness/nuchal rigidity)은 수막 자극의 초기 증상으로 목을 앞으로 숙이기 힘들어하며, 강제로 굴곡 시키면 심한 통증을 호소한다. 의식장애가 심하거나 영유아 및 노인에서는 경부 강직이 뚜렷하지 않아 임상적 진단이 어려울 수 있다.

Kernig's sign은 환자를 앙와위로 눕히고, 대퇴를 둔부위로 90°가 되게 구부리고 무릎을 굽힌 상태에서 무릎을 신전시켰을 때 무릎 뒤쪽에 통증을 느끼거나 경직(spasm)을 보이면 양성이다(그림 10-2, A). 통증은 수막과 척수근의 염증으로 인한 것이고, 경직은 고통스런 굴곡을 저지하기 위한 방어기전이다.

Brudzinski's sign은 목에 힘을 뺀 상태로 환자를 눕힌 뒤 검사자가 환자의 목과 머리를 가슴쪽으로 굴곡시키려고 할 때 목이 뻣뻣하면서 통증을 호소하고, 둔부와 무릎이 구부러지면 양성이다(그림 10-2, B). 이러한 반사는 요추 신경근 주위의 삼출물로 인한 자극에 의해 나타난다. 그러나 일부 환자들에서는 Kernig's sign, Brudzinski's sign이 관찰되지 않을 수도 있다.

(3) 의식 장애

아주 초기에 잠시 주변에 대해 잘 반응하는 것 같다가, 점차 지남력이 떨어지고, 주변에 반응하지 못하게 된다. 안절부절하거나 혼돈된 양상을 보이기도 한다. 성인에서는 빠르게 기면(lethargic) 상태에서 혼수까지 진행될 수도 있다. 소아에서 치료에도 불구하고 의식의 장애가 지속된다면 폐쇄성 수두증(obstructive hydrocephalus)이나 경막하삼출(subdural effusion)이 생기지 않았는지 의심해야 한다.

(4) 기타 증상

광선눈통증(photophobia)이 흔히 나타난다. 또한 세균성 수막염 환자의 40~50%가 첫 1주 내에 발작을 동반한다. 일부 환자에서는 항이뇨 호르몬의 과다분비로 인해 저나트륨혈증이나 항이뇨호르몬부적절분비증후군(SIADH)이 동반되어 수분이 축적된다.

화농성 삼출물의 축적, 뇌부종, 수두증으로 인해 두개내압이 상승한다. 뇌간을 압박하면 Cushing반응으로 활력징후가 변하는데 맥압이 벌어지고, 맥박이 감소하며, 실조성 호흡을 보인다. 두개내압 상승으로 구토가 흔히 나타나고, 두개내압이 잘 조절되지 않는 경우 뇌탈출(cerebral herniation)이 나타날 수 있다.

뇌신경(CN II−VIII)을 침범하여 나타나는 증상도 있는데 감각신경난청을 동반하는 경우도 약 20%에 달한다. 그 외 신경학적 징후로 반신불완전마비(hemiparesis), 언어장애(dysphasia), 반맹증(hemianopsia)등이 환자의 10%에서 발생된다. 점상출혈성 발진(petechial rash)이 수막구균 수막염에 흔히 동반되나, 폐렴구균성, 헤모필루스성, 엔테로바이러스수막염에서도 나타날 수 있다.

4) 진단적 검사

(1) Brain CT

환자가 혼수상태이거나 시신경유두부종(papilledema)이 있거나 국소신경학적 징후가 있을 경우 CT 검사를 통해 두개내 종괴(intracranial mass)가 있는지 확인해야 한다. 그러나 환자가 너무 빨리 악화될 때는 CT검사 전에 혈액의 세균배양을 실시하고 바로 항생제를 시작해야 한다.

(2) 뇌척수액검사

CT검사에서 종괴가 발견되지 않을 경우 요추천자를 시행한다. 뇌척수액검사가 진단에 가장 큰 도움을 주는데 염증으로 인해 뇌척수액의 색이 탁하고 두개내압이 상승하며 백혈구 수가 증가하는데 초기에는 다형핵백혈구(polymorphonuclear leukocyte, PMN)가 주종을 이루다가 치료하면 점차 림프구(lymphocyte) 위주로 바뀌게 된다. 단백은 거의 모든 환자에서 정상치보다 증가하여 100~500mg/dL 이상으로 증가하고 포도당 농도는 감소하여 40mg/dL 이하이거나 혈중농도의 40% 이하가 된다. 뇌척수액을 도말하여 그람 염색을 하거나 배양하여 원인균을 감별하면 70~90%에서 원인균 발견이 가능하다. 뇌수막염 증상이 모호한 소아에서는 금기사항이 없다면 강력하게 뇌척수액 검사를 해보도록 권고하고 있다. 드물게 일부 환자들에서는 세균성 뇌수막염이 있어도 뇌척수액이 정상으로 나오는 경우도 있다.

표 10-2. 수막염 원인에 따른 뇌척수액 소견

감염원	압력 (mmH$_2$O)	백혈구수 (개/mm^3)	당 (mg/dL)	단백 (mg/dL)	원인균감별
세균성 수막염	200~300	100~5000; 〉80% PMNs*	〈 40	〉 100	그람 염색/배양(Gram S/C)
바이러스성 수막염	90~200	10~300; 림프구	정상 볼거리(mumps) 경우 감소	정상이거나 약간 상승	바이러스 배양, PCR 분석
결핵성 수막염	180~300	100~500; 림프구	감소 〈 40	상승 〉 100	결핵균 도말/배양(AFB S/C) PCR
크립토코쿠스 수막염	180~300	10~200; 림프구	감소	50~200	India ink, 크립토코쿠스 항원 배양
무균성 수막염	90~200	10~300; 림프구	정상	정상이거나 약간 상승	균 배양 안됨
정상 소견	80~200	0~5; 림프구	50~75	15~45	균 배양 안됨

PMNs = 다형핵호중구(polymorphonuclear lymphocytes), S/C=Stain & culture, AFB=acid-fast bacillus
PCR = 중합효소 연쇄 반응(Polymerase chain reaction)

(3) 배양 검사

혈액배양(blood culture)이 원인균을 감별하는데 도움이 될 수 있다. 부비동염, 중이염 등이 있다면 고름을 배양할 수 있다.

(4) 혈청 전해질 검사

수막염에서는 SIADH가 자주 발생되므로 혈청 내 전해질 농도를 관찰하는 것은 매우 중요하다.

(5) 감염원 찾기

흉부, 두개골, 부비동 x-ray 촬영으로 폐렴, 부비동염, 두개골 염증이나 골절 여부를 확인하다. 심초음파로 심내막염 등이 있는지 확인한다. 단순히 수막염만 있는 경우에는 뇌 CT나 MRI에 별 이상 소견이 보이지 않지만 국소 신경학적 이상이 있거나 수두증, 뇌종양 또는 경막하 삼출 등의 합병증이 있는 경우에는 도움이 된다.

5) 원인균별 특성

나이, 지역에 따라 원인균이 차이가 있다(표 10-3). 과거 *H. influenzae* (type B)가 가장 많은 원인이었으나, 백신이 보급되면서 발생빈도가 현저히 줄어들었다. 반면 페니실린 내성이 증가하면서 폐렴구균성 수막염의 비율이 증가하고 있어 치료는 새로운 도전을 받고 있다.

표 10-3. 원인균에 따른 특이양상

헤모필루스 수막염 (haemophilus meningitis)	수막구균 수막염 (meningococcal meningitis)	폐렴구균성 수막염 (pneumococcal meningitis)
- 일반적으로 소아기에 발병 - 상기도감염이 선행 - 짧은 전조기와 급작스런 발병 - 성인에서의 감염은 뇌척수액비루, 이루, 당뇨 및 알코올 중독과 관련 - 결과: 일반적으로 치료결과는 양호 - 사망률: 5% 이하	- 비강인두로 전파되어 유행성으로 발병 - 패혈증이 관절통, 자반성 피부홍조 등을 동반할 수 있다. - 순환성 쇽이 발생하면서 파종혈관내응고(DIC)에 의한 전반적인 출혈이 피부에 나타난다. - 결과: 점진적 발병인 경우에는 예후가 양호하나, 패혈증을 동반한 갑작스런 발병인 경우 예후가 불량 - 전체 사망률: 10%	- 주로 알코올중독 등의 성인 질환에 관련되어 허약한 상태에서 발생 - 폐렴, 중이염, 부비동염 또는 비장 절제술 후 올 수 있다. 발병은 폭발적이며, 수시간 내에 사망에 이를 수 있다. - 혼수, 발작 등이 있거나, 뇌척수액의 세포수가 낮을 경우 예후 불량 - 사망률 : 20%

(1) 폐렴구균성 수막염

폐렴구균성 수막염은 *S. pneumoniae*라는 그람 양성구균에 의한 감염으로 세균성 수막염 중 약 47%로 가장 발생빈도가 높고 사망률도 높다. 건강한 성인의 5~10%, 소아의 20~40%에서 코인두(nasopharynx)내에 균이 상주하고 있다. 2세 이상의 소아나 노인에서 주로 발생하는데 비장절제술, 알코올 중독, 겸상적혈구병(sickle cell disease), 뇌척수액 유출, 심내막염, 호흡기 감염, 면역 기능이 떨어지는 사람이나 시설에 요양 중인 사람들에게서 잘 나타난다. 아이들의 경우 Pneumococcal vaccine 접종으로 95%에서 감염을 줄일 수 있다.

혼한 신경학적 후유증으로 청력 소실, 정신지체를 동반할 수 있다.

(2) 수막구균 수막염

수막구균 수막염은 *Neisseria meningitidis*라 불리는 박테리아에 의해 감염되는 것으로 수막구균혈증(meningococcemia)과 수막염을 일으킨다. 수막구균혈증은 수막염이 있든 없든 세균혈증(bacteremia)이 있을 때 일어난다. 증상의 진행이 빠르고 약 50%에서 피부에 자반(purpura)이나 반상출혈(ecchymosis)을 동반하는데 각막이나 점막에도 반상출혈을 보인다. 전체 수막염의 약 20%를 차지하며, 주로 겨울철과 봄철에 유행성으로 나타난다. 반상출혈 발진이 다른 균에 의해서 생길 수 있지만 수막구균인 경우 증상이 발현되기 시작하고 24시간 내에 50%가 사망할 수 있으므로 발견 즉시 수막구균에 대한 치료를 시작해야 한다.

혈액응고장애로 혈소판감소증(thrombocytopenia) 및 파종혈관내응고(disseminated intravascular coagulation, DIC)로 인해 순환성 쇼크가 발생할 수도 있다. 부신경색(adrenal infarction), 폐렴이나 패혈증으로 진행할 수도 있어 심한 경우에는 섬망(delirium), 발작, 혼수로 진행하고 사망할 수도 있다.

수막구균은 감염된 사람과의 키스나 칫솔, 식기를 함께 쓸 때 코와 후두의 분비물을 통해 직접 전파된다. 많은 사람들에게서 이런 병원체는 특별한 질병의 징후 없이 몸속에 상주하고 있는 반면, 어떤 사람에게는 균에 노출되었을 때 발열, 오한, 심한 두통, 피로,

구토, 목경직과 피부발진(skin rash)을 동반하면서 심각한 질병으로 진행할 수 있다. 신생아는 이런 전형적인 증세가 없어 진단을 더욱 어렵게 한다. 영아는 흔히 안절부절하거나, 구토를 보이거나 먹지 못하는 양상으로 증상을 보이기도 한다.

주로 군대, 학교 기숙사 등 단체 생활을 하는 사람들에게 유행성으로 발병하기 쉽다. 급성기에 비강이나 호흡기 분비물에 의해 전염되기 쉬우므로 반드시 격리가 필요하다. 패혈증이 동반되지 않는 수막염은 *penicillin G*와 *ampicillin*같은 적절한 항생제를 복용하면 보통 수막구균은 24시간 내에 사라지므로 항생제 치료 시작한 처음 24시간 동안은 호흡기 격리가 필요하다. 또한 수막구균이 유행하는 시기에는 의료진이나 단체생활을 하는 곳의 요리를 담당하는 사람들은 예방적으로 백신을 맞거나 항생제 치료가 필요하다. 환자의 가족의 경우에도 예방적 치료기 필요한데 *ripampin*을 600mg 1일 2회 복용시키거나 예방접종을 실시한다.

(3) 헤모필루스 수막염

헤모필루스 수막염은 *H. influenzae*라는 그람음성 구간균(coccobacilli)에 의한 감염으로 상기도에 정상적으로 있는 상주균이다. 2세 이하의 영유아에서 상기도나 귀의 감염 후에 잘 생긴다. 유·소아에서는 발작도 흔히 나타난다.

6) 치료

(1) 일반적 치료

세균성 수막염은 응급상황이다. 초기치료는 혈압유지와 같은 일반적 상태와 더불어 호흡 및 기도 유지, 패혈성 쇼크 치료와 함께 원인균에 적절한 항생제가 뇌척수액에 들어갈 수 있도록 충분한 양이 투여되어야 한다. 성인환자의 절반 정도는 신경학적 장애를 경험하고, 1/3에서는 혈역학적 또는 호흡부전을 겪게 된다. 합병증은 발병 연령에 따라 다양하며, 신생아에서는 속, 발작, 수두증이 흔히 나타난다. 합병증을 최소화하기 위해 고려해야 할 사항은 다음과 같다.

- 패혈증(sepsis)/패혈성 속(septic shock)에 빠지지 않도록 한다.
- 호흡부전: 기도를 확보하고 적절한 호흡상태를 유지하기 위해 필요시 삽관을 한다.
- 발작: 세균에 의한 독소, 뇌염, 뇌경색, 발열, 수분 전해질 불균형의 가능성을 모두 고려해야 한다.
- 두개내압 상승: 침대 머리를 올려주고, *mannitol*을 투여하고, 뇌부종이 의심되면 *dexamethasone*을 투여할 수 있다(5장 참조).
- 수분 조절: 탈수나 수분축적을 피하도록 하고, 이로 인한 순환기계 장애가 없도록 주의한다.
- 전해질 불균형: SIADH, 저나트륨혈증
- 수두증(hydrocephalus): 주로 발병 1~2주에 잘 생긴다. 외과적 중재가 필요할 수 있다.
- 감각신경난청(sensorineural hearing loss): 아동기 수막염에서 잘 생기므로 초기 4시간 안에 스테로이드 치료(*dexamethasone* 0.15 mg/kg, 6시간마다, 4일)를 한다. 스테로이드 사용은 이견이 많지만 헤모필루스 수막염이 의심되거나 확인된 어린이에서 사용

시 열이 빨리 떨어지고 난청과 함께 다른 신경학적 후유증을 감소시킨다.

- 파종혈관내응고(DIC): 수막구균 수막염시 나타날 수 있고, *heparinization*을 해야 한다.

(2) 항생제 치료

세균성 수막염은 항생제 치료가 근간이 되고, 보조요법이 추가되어야 한다. 항생제 치료를 위한 일반적 원칙은 다음과 같다.

- 배양검사 결과를 기다리지 않고 경험적 투약을 시작 한다(표 10-4). 가능한 일찍 적어도 30분 이내에 경험적 항생제 치료를 시작하여야 한다. 요추천자 또는 뇌 CT촬영을 기다리느라 항생제 투여가 늦어져서는 안된다.
- 대개 2주 이상(열이 떨어지고 최소 1주 이상) 투여한다.
- 그람음성간균이 의심될 때에는 최소 3주 이상 투여한다.
- 투여 2~3일 후에 그 뒤에는 5~7일 후에 뇌척수액검사를 추적 조사한다.
- 신장기능에 따라서 용량을 조절한다.
- 최근 내성균의 증가로 그에 따라 가장 효과적인 약제의 선택이 필수적이다. 살균항생제를 병합하여 투여하는 것이 권장된다. 일단 세균성 수막염이 의심되면 환자의 연령과 가장 가능성이 높은 원인균을 고려하여 약제를 선택하여 투여한다(표 10-4, 5).

7) 예방

다음과 같은 원칙으로 세균성 수막염을 예방할 수 있다.

- 부비동염, 중이염, 유양돌기염, 폐렴 같은 감염 시 적절한 치료를 한다.
- 두개강내, 척수강내, 부비동 수술 등을 할 때 철저한 무균술을 유지한다.
- 상기 환자들의 상처를 소독할 때 철저한 무균술을 유지한다.
- 시술 후 예방적 항생제를 투여한다.
- 두개기저부 골절, 두개골 복합골절, 경막 파열(dural tears), 뇌척수액이 유출되는 손상 시 예방적 항생제를 투여한다.
- 감염 위험이 있는 지역을 여행하는 경우나 감염 위험성이 높은 사람들은 백신을 투여

표 10-4. 급성 세균성 수막염에서 환자의 특성에 따른 경험적 항생제 요법

환자특성	가능한 원인균	항생제 요법
면역기능이 정상인 경우:		
3개월 이하	*S. agalactiae, E. coli, L. monocytogenes*	*Ampicillin + cefotaxim* 또는 *ceftriaxone*
3개월~18세	*N. meningitidis, H. influenzae, S. pneumoniae*	*Cefotaxim* 또는 *ceftriaxone*
19~50세	*S. pneumoniae, N. meningitidis*	*Cefotaxim* 또는 *ceftriaxone*
50세 이상	*S. pneumoniae, L. monocytogenes*	*Ampicillin + cefotaxim or ceftriaxone*
면역기능의 손상	*L. monocytogenes, G(-) bacilli*	*Ampicillin + ceftazidime*
뇌손상, 뇌수술	*Staphylococcus, G(-) bacilli*	*Vancomycin + ceftazidime*

한다.

표 10-5. 급성 세균성 수막염에 원인균에 따른 항생제요법

원인균	표준치료	대체치료(alternative therapy)
Hemophilus influenzae		
β−lactamase−negative	Ampicillin	3세대 cephalosporin; chloramphenicol
β−lactamase−positive	3세대 cephalosporin	chloramphenicol; cefepim
Neisseria meningitidis	Penicillin G 또는 ampicillin	3세대 cephalosporin; chloramphenicol
Sterptoccus pneumoniae		
Penicillin MIC ⟨0.1 μg/mL (sensitive)	Penicillin G 또는 ampicillin	3세대 cephalosporin; chloramphenicol
Penicillin MIC 0.1~2.0 μg/mL (intermediate sensitivity)	3세대 cephalosporin	Vancomycin; meropenem
Penicillin MIC ⟩ 2.0 μg/mL (highly resisitant)	Vancomycin + 3세대 cephalosporin	Meropenem
Enterobacteriaceae	3세대 cephalosporin	Meropenem;fluroquinolone; trimethoprim/ sulfamethoxazole 또는 cefepime
Pseudomonas aeruginosa	Ceftazidime 또는 cefepime	Meropenem; fluroquinolone; pipericillin
Listeria monocytogenes	Ampicillin 또는 Penicillin G	Trimethoprim/sulfamethoxazole
Streptococcus agalactiae	Ampicillin 또는 Penicillin G	3세대 cephalosporin; vancomycin
Staphylococcus aureus		
Methicillin−sensitive	Nafcillin 또는 oxacillin	Vancomycin
Methicillin−resistant	Vancomycin	Linezolid, quinupristan−dalfopristan, Daptomycin
Staphylococcus epidermidis		Vancomycin

MIC = Minimal inhibitory concentration(최저억제농도)
3세대 cephalosporin (cefotaxim or ceftriaxone)

- 인플루엔자균 백신(conjugate Hib vaccine)
- 수막구균 백신(meningococcal vaccine)
- 폐구균 단백결합 백신(pneumococcal conjugate vaccine)
- 결핵균 백신(mycobacterium tuberculosis vaccine)

· 감염된 사람과 가까이 접촉하거나 유행병으로 창궐하는 경우 예방적 항생제를 투여한다. 리팜핀 경구투여로 충분하며, 발병 후 2주가 지난 상태라면 별도의 예방은 필요 없다.

2. 결핵수막염

결핵은 선진국에서는 발생빈도가 감소하였다가 최근에 다시 증가하는 추세를 보이고 있는데 어느 연령층이나 감염될 수 있지만, 대부분의 결핵수막염 환자는 성인이며 소아는 비교적 드물다. 그러나 AIDS 환자의 경우에는 결핵은 HIV 감염의 초기증상이며, 이러한 환자들이 평생 결핵수막염이 걸릴 확률은 1/3 이상이다. 일반적으로 증상은 아급성으로 진행하지만 환자는 장기간의 입원이 필요하고, 사망하거나 비가역적 뇌손상이 생길 수

있다. 발병 초기에 치료가 시작되었을 때 사망률은 10%이지만, 발병 후반기에 치료가 시작되면 사망률은 50%에 달한다.

1) 병태생리

Mycobacterium tuberculosis 감염에 의한 것으로 소아에서는 일차성 폐결핵의 초기단계에서 세균혈증(bacteremia)으로부터 전파되고, 성인에서는 일차감염이 발생된 수년 후 신경계에 퍼짐으로 발병된다. 대뇌, 뇌기저부 수막(basal meninges), 척수 수막(spinal meninges)을 침범하여 결절이 형성되는데 이 결절이 터지면서 결핵균이 거미막밑공간에 퍼져서 발병한다.

기저부 수막염(basal meningitis)이 발생하면 기저 수조(basal cistern)에 삼출액이 고이게 되므로 이로 인한 뇌신경 장애가 나타날 수 있고, 기저 수조에 화농성 삼출물이 차게 되면, 뇌척수액 흐름이 차단되어 폐쇄성 수두증이 생긴다. 삼출물이 거미막과립(arachnoid granulation)을 통한 뇌척수액의 재흡수를 차단하게 되면 교통성 수두증이 생길 수도 있다. 혈관주위 염증에 의해 혈관염이 발생되고, 혈관염은 뇌와 척수 등에 경색을 일으키게 된다. 이러한 혈관염은 뇌간(brainstem) 주위의 수막인 기저부 수막(basal menings)을 가장 심하게 침범한다.

2) 증상과 징후

비특이적인 전구증상이 2~8주에 걸쳐 나타나는데, 초기에 발열, 기면(lethargy) 상태 등이 나타나다가 혼돈, 수막자극증상에 따른 반신불완전마비, 사지부전, 운동실조, 언어장애, 혈관염 등이 나타난다. 더 심해지면 혼수에 빠지게 된다. 발병 초기에 발작이 동반될 수 있다. 뇌신경 장애(안구운동 이상, 안면마비, 청력장애), 두개내압 상승 징후가 보이며, 염증반응에 의해 크고 작은 혈관들이 막혀 뇌경색이 발생하게 되면 국소 신경학적 이상이 동반되며, 척수 및 신경근 장애가 보일 수 있다.

치료하지 않을 경우 혼돈, 혼수상태가 3주 이내에 빠르게 진행되어 사망에 이를 수 있다. 조기진단과 치료가 중요하며, 생존자의 20-30%에서 후유증으로 지적능력 저하, 정신장애, 간질발작, 시각과 안구운동장애, 청력장애, 반신마비 등이 나타날 수 있다.

3) 진단적 검사

항생제 사용 전에 요추천자를 통한 뇌척수액 검사를 시행한다(표 10-2). 압력 및 단백이 상승(100~400mg/dL)한다. 급성기에는 다형핵백혈구와 림프구의 수가 다소 비슷하게 증가하지만, 며칠 후에는 림프구가 현저히 증가한다. 포도당 감소는 서서히 진행해서 입원 후 수 일 후에야 나타나기도 한다. 결핵균 감별을 위한 도말, 배양검사(AFB S/C) 및 PCR 도 함께 실시하지만 세균배양검사 결과가 나오는데 몇 일이 걸리므로 결핵이 의심되면 즉시 결핵치료를 해야 한다.

흉부 x-ray를 시행해서 폐결핵이 있는지 확인하고, PPD 피부검진(tuberculin test)을 시행한다. 결핵수막염 환자의 약 90%에서 양성 또는 중정도 반응 보인다.

CT/MRI상 기저부 영상(basal view)에서 조영 증가, 뇌실 확장, 수두증이 보이며 약 10%에서 뇌경색, 결핵종(tuberculoma) 등을 동반한다(그림 10-3).

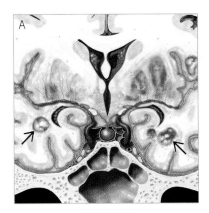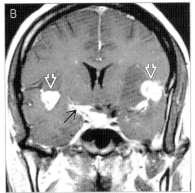

그림 10-3. 결핵수막염

A: 결핵성 뇌기저부 수막염의 시상단면. 결핵종(화살표), 불규칙한 혈관들. 동맥염으로 인한 기저핵(basal ganglia)의 초기 허혈이 보인다.

B: MRI의 coronal T1영상. 중뇌동맥을 둘러싼 뇌기저부 수막염(화살표)과 조영증강된 결핵종(열린화살표)

대부분의 경우 부적절한 항이뇨호르몬의 분비나 부신의 결핵성 병변에 의해 혈청의 Na$^+$와 Cl$^-$, 뇌척수액의 Cl$^-$ 농도가 감소하므로 일반 혈액 검사를 함께 실시하여, 빈혈, 백혈구증가증(leukocytosis), SIADH에 따른 저나트륨혈증 등의 유무를 평가한다.

4) 치료

일단 결핵수막염이 의심되면 항결핵치료를 시작한다. 3가지 이상의 약제를 복합적으로 투여하는데 *isoniazid, rifampicin*, 그리고 세 번째 약제로 *ethambutol, ethionamide, pyrazinamide*중에서 선택한다. *Isoniazid, pyrazinamide*는 비교적 수막(meninges)을 잘 통과하나 다른 약물 등은 염증이 있을 경우에만 통과가 가능하다. 약물 복용기간에 대해서는 논의가 많지만 일반적으로 적어도 12개월 이상 복용하며, 2년까지 복용하도록 추천하기도 한다.

다음과 같은 약 부작용을 알고 있어야 한다.

· *Isoniazid*: 말초신경병(polyneuropathy)이 생길 수 있어 예방을 위해 1일 pyridoxine 50mg을 투여 한다. 간염 증상이 있거나 간기능 검사가 비정상이면 약물 투여를 중단해야 한다.

· *Ethambutol*: 위장관장애를 일으키므로 식후에 나누어 투여한다. 시신경위축(optic atrophy)을 일으킬 수 있으므로 규칙적으로 시력검사와 색맹 검사(color vision)를 해야 한다.

· *Streptomycin*: 청신경 손상(8번 뇌신경)을 일으킬 수 있다.

· 모든 투여 약에서 오심, 구토, 간 기능 이상, 피부발진 등이 나타날 수 있다.

두개내압의 과도한 상승, 수두증, 척수내 유착 등 심각한 신경학적 합병증이 동반된 경우에는 항결핵제와 함께 스테로이드를 투여할 수 있다. 약물치료로 석회화병소가 감소되지 않거나 종괴효과(mass effect)가 지속되면 수술적 제거도 고려한다.

수두증이 있는 경우에는 뇌척수액 배액이 필요하게 되며, 이런 경우 경막내 주입방법으로 약물을 주입하기도 한다.

3. 바이러스감염

바이러스의 신경계 침범은 전신적 바이러스감염 과정에서 나타날 수 있으며, 때로는 전신감염증상은 경미한데 신경계 침범에 따른 임상양상은 심한 경우도 있다. 체내에 유입 경로는 호흡기, 위장관계, 생식기, 피부 접촉 등이다.

바이러스가 체내에 들어오면 이차적 장소에서 국소증식 후 바이러스혈증을 일으킨다. 심한 바이러스혈증시 세망내피계(reticuloendothelial system)에서 바이러스가 걸러지지 못해서 모세혈관을 통해 중추신경계에 전파된다. 일부는 말초신경을 타고 유입되기도 하는데 herpes simplex virus, varicella-zoster virus 등이 이러한 방법으로 신경계에 침범한다(그림 10-4).

바이러스가 중추신경계로 침투한 후의 임상양상은 바이러스에 따라 다르다. 어떤 바이러스는 감염과 더불어 만성 진행성 감염을 일으키나, 어떤 바이러스는 임상증세를 일으키기 이전 수년 동안 잠복상태로 남아있는 slow virus 감염양상을 나타내는 경우가 있다.

1) 바이러스수막염

급성 무균수막염(acute aseptic meningitis)으로 알려진 바이러스수막염(viral meningitis)은 단발성(sporadic)이나 유행성으로 일어난다. 무균수막염이란 바이러스 수막염 뿐 아니라, 원인균이 확인되지 않는 수막염의 형태를 말한다. 원인균을 모르는 경우가 절반 이상이고, 균이 밝혀진 바이러스 수막염으로 가장 흔한 것은 enterovirus(85~90%), arbovirus, HSV−2(herpes simplex virus, type2) 등이다. Enterovirus의 경우 소아 및 젊은 성인에 발생하며, 계절적으로 늦은 여름과 가을에 빈번하다. 대부분은 대변−구강 경로를 통해 전파된다. HSV−2는 일차적 성기 감염환자의 25%에서 수막염으로 병발된다.

(1) 증상과 징후

발병 전에 감기 증상을 보이다가 두통, 권태감(malaise), 구역, 구토, 광선눈통증 등이 발생하는데 의식장애는 그리 심하지 않다. 경우에 따라서는 mumps virus에 의한 이하선염, coxackie 또는 echovirus에 의한 피부발진, coxackie virus에 의한 헤르페스목구멍염

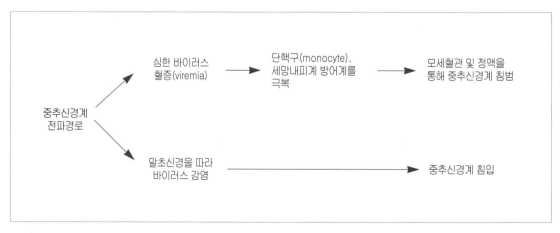

그림 10-4. 바이러스의 중추신경계 전파 경로

(herpangina) 또는 흉막통이 나타날 수 있다. 발병 초기 뇌척수액 검사에서 바이러스가 검출될 수 있다. 뇌척수액내 압력이 상승되고 림프구 및 단핵구가 증가된다. 대개 단백과 포도당은 정상 범위에 속한다(표 10-2).

바이러스 수막염의 예후는 매우 양호하며 대증요법으로 치료하는데 보통 2주 후면 회복이 된다.

2) 바이러스 뇌염

뇌염(encephalitis)은 뇌실질의 염증으로 바이러스, 세균, 진균, 기타 기생충 등에 의해 감염되지만, 바이러스가 가장 흔하다. 원인균으로 흔한 것은 arbovirus, enterovirus, HSV-1 및 mumps virus 등이다. 사망률이 5~20%에 달하고, 신경학적 장애가 남는 경우도 20%에 달한다.

(1) 증상과 징후

무균수막염과 뇌염을 구분하기가 쉽지는 않으나 열, 두통, 수막자극증상 등만 있으면 무균수막염으로 생각하고 다른 신경계증상이 동반되면 뇌염으로 진단한다. 수막자극증상으로 목경직, 구토, 두통, 광선눈통증이 보이고, 뇌실질을 침범한 부위에 따라 섬망, 혼돈, 언어장애, 뇌신경마비, 운동실조, 발작 등의 증상이 나타난다.

일반적으로 수 주 동안 증세가 지속되며, 감염원에 따라 예후가 다르다. Mumps 바이러스 경우 비교적 예후가 양호하지만, HSV 뇌염인 경우 사망률이 매우 높다.

(2) 헤르페스 뇌염

Herpes simplex virus(HSV)는 type 1, 2 및 대상포진(varicella-zoster) 바이러스가 있다.
- Type 1: 구강, 구순의 발진과 뇌염을 일으킨다.
- Type 2: 생식기와 신생아의 단순포진 바이러스 감염 외에 수막염을 일으킨다.

헤르페스 뇌염은 계절, 지역, 연령과 관련 없이 산발적으로 발생하며, 대부분이 제1형 HSV에 의해 발생된다. 2형은 산모의 음부감염과 연관되어 신생아에서 급성 뇌염을 일으킨다. 뇌염의 1/3은 발병 당시 감염에 의해 야기되지만, 2/3는 이전에 감염된 바이러스가 재활성화 되어 나타난다. HSV-1은 삼차신경의 배신경절(dosal ganglia)에 상주하고 있다가 신경섬유를 따라가 뇌실질을 침범한다.

주로 전두엽 하부와 측두엽에 잘 침범하기 때문에 두통, 발열이 수일간 지속되다가 발작, 환각, 의식 장애로 발전한다. 뇌출혈과 뇌부종으로 천막탈출이 야기될 수도 있고, 사망률이 30~70%에 달한다. 회복 후에도 대부분 심한 기억력 장애나 간질발작 등 신경학적 장애가 남는다(그림 10-5).

*Acyclovir*와 같은 항바이러스제제를 가능한 빨리 투여해서 10~14일간 지속하면 사망률과 유병율을 의미있게 감소시킬 수 있다.

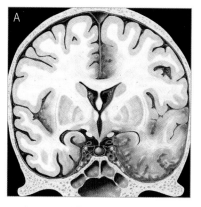
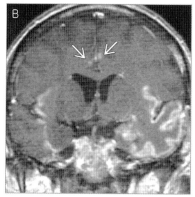

그림 10-5. 헤르페스 뇌염

A: 측두엽, 대뇌 좌측 대상회(cingulate gyrus), 우측 섬(insula)의 염증소견. 전형적인
   헤르페스 뇌염으로 뇌양쪽이 비대칭적으로 백질, 회백질 침범됨.
B: MRI의 T1 coronal 영상. 측두엽과 섬피질(insular cortex), 대상회(cingulate gyrus)
   (화살표) 일부침범.

(3) 진단적 검사

뇌척수액 검사 시 압력이 상승하고 백혈구 및 단백은 상승하나 포도당은 정상 소견을 보
인다(표 10-2). HSV-1에 의한 뇌염에서는 PCR이 양성으로 나타나고, 뇌의 출혈성 괴사
를 일으켜 적혈구가 나타나거나 황색변색(xanthochromia)을 보일 수 있다. 뇌파에서 측
두엽에 이상소견을 보이고, MRI에서 특징적으로 전두엽 하부나 측두엽에 병변을 발견할
수 있다.

(4) 치료

대부분 대증요법을 시행하는데 헤르페스 뇌염에서는 *Acyclovir*가 치료효과를 보인다. 그
외 치료와 간호는 수막염과 유사하다.

4. 기생충 감염

1) 신경낭미충증

신경낭미충증(neurocysticercosis)은 *Taenia solium*의 애벌레가 중추신경계를 침범함으
로써 발병한다. 사람이 *Taenia solium*의 알을 섭취하면 소장에서 부화해서 낭미충
(cysticercus)이 된 후 장점막을 뚫고 혈액을 따라 전신으로 퍼져 낭미충증을 일으킨다.
대부분은 면역기전에 의해 곧 파괴되는데, 중추신경계는 면역체계가 없어 5~10년 가량
생존할 수 있다. 뇌실질에 낭충으로 존재하는 경우가 더 많지만, 뇌실질이나 수조공간
(cisternal space)에 여러 개가 뭉쳐 무리형태(racemose form)로 존재할 수 있다.

발작이 대표적인 증상이나 병변의 위치에 따라 국소 신경학적 이상, 수막염, 수두증에
의한 증상(두통, 구토, 시력장애, 의식저하 등)이 나타날 수 있다. CT나 MRI상 낭충이 발
견되고 CT에서는 특히 석회화된 결절이 잘 보인다(그림 10-6). 혈액과 뇌척수액에서 기
생충이 존재하는지를 확인하는 혈청검사인 ELISA(Enzyme-Linked Immunosorbent
Assay)가 진단에 도움이 된다.

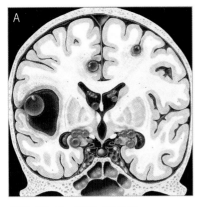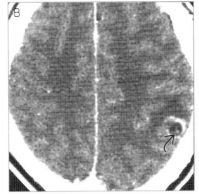

그림 10-6. 신경낭미충증

　　A: 뇌실과 거미막밑의 낭종(cyst). 돌출된 낭종 주변에 염증 동반됨
　　B: CT의 axial view. 전형적인 교질성낭포단계의 낭종(화살표)이 보이고 주변조직의
　　　염증소견 보임

　　치료약물로는 *praziquantel, albendazole* 등이 사용되고 뇌실내에 존재하는 뇌낭미충이
뇌척수액의 흐름을 차단하여 수두증이 문제가 되는 경우에는 단락술과 같은 수술을 시행
하기도 한다(7장 수두증 참조). 발작, 뇌부종, 수두증과 같은 합병증 치료를 함께 병행한다.

2) 뇌폐흡충증

　　뇌폐흡충증(cerebral paragonimiasis)은 가재 등을 충분히 익히지 않은 채 먹는 경우 감염
될 수 있는데 대부분 폐나 늑막에 존재하지만 일부에서 뇌감염을 일으켜 발작, 두통, 시
력장애 등의 증상을 나타낸다. X-ray나 CT에서 석회화된 병변이 발견될 수 있다.

　　폐에 기생충이 존재하는 경우에는 *praziquantel*이 치료제로 쓰이나 중추신경계 감염
에서는 효과가 떨어지는 것으로 알려져 있다.

5. 뇌농양

　　뇌농양(brain abscess)의 발병원인은 다음과 같다.
- 중이염, 유양돌기염 또는 부비동염이 두개강내로 파급되어 발병(25%)
- 수술 후 감염이나 관통창(penetrating wound)에 의한 오염(25%)
- 전이성 농양: 기관지확장증, 폐농양, 농흉이나 피부, 뼈, 치아 및 심장의 염증과 연관하
　여 발생(25%)
약 20%에서는 원인을 발견하지 못하는데 세균성 수막염에 의한 이차적 뇌농양의 발생은
비교적 드물다.

1) 원인균

　　*Sterptococcus*가 가장 흔하고 G(-) bacilli (*proteus, Klebsiella, E.coli*), *S. aureus*, 혐기성
박테로이드(*bacteroides*) 등이 원인균으로 알려져 있는데 2가지 이상의 균에 의한 복합감
염도 있다.

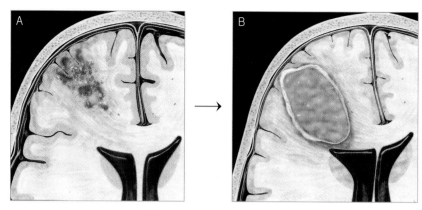

그림 10-7. 뇌농양의 단계적 변화

A: 화농성 뇌염. 초기 뇌염 단계로 농양이 형성되는 단계. 국소적으로 피막이 형성되지 않은
채 점상출혈, 염증세포, 부종 등이 보인다.
B: 농양 형성. 중심부액화 괴사와 염증찌꺼기를 피막이 잘 둘러싼 형태로 주변조직의 부종이
보인다.

수막염을 잘 일으키는 폐렴구균, 수막구균 및 헤모필루스 인플루엔자균에 의한 뇌농
양은 드물다.

2) 병태생리

화농성 뇌염과 농양 형성의 두 가지 단계로 나눌 수 있다(그림 10-7).

(1) 화농성 뇌염

화농성 뇌염(suppurative encephalitis)단계는 초기 4~9일간으로 국소염증, 부종, 혈관의
혈전성 폐색 및 백혈구 침착 등의 병리적 소견을 보인다. CT상에서 저밀도(low density)
로 보이며 항생제로 치료가 되는 단계이다(그림 10-7 A).

(2) 농양 형성

농양 형성은 수주에 걸쳐서 염증이 진행되면서 섬유모세포가 둘러싸 피막(capsule)을 만
들고 그 내부에 고름이 축적된 것을 말한다(그림 10-7 B). 수술적인 방법으로만 치료가
가능하다.

감염징후가 없는 경우도 많다. 임상 증상으로 고열은 환자의 반 수 미만에서만 발생하
고 두통, 구토, 발작, 의식장애 같은 종양과 유사한 증상을 보인다. 농양의 위치에 따라 그
에 해당되는 국소 신경학적 이상이 나타난다(표 10-6).

3) 진단적 검사

감염원이 있고 두개내압 상승 증상 및 국소 신경학적 이상이 있다면 뇌종양을 의심할 수
있다. CT나 MRI가 진단에 가장 도움을 주는 검사법인데 고리모양으로 조영제 증강(ring
enhancement)이 잘 되고 주변에 뇌부종이 자주 동반된다.

요추천자는 뇌탈출의 위험이 있으므로 금기인데 뇌척수액을 얻더라도 원인균이 분리
되는 경우는 드물다.

4) 치료

화농성 뇌염의 시기에는 항생제 치료를 하는데 약 6~8주간 시행한다. 피막이 형성되었으면 외과적으로 고름을 흡인하고 항생제를 투여한다. 다발성 농양, 심부에 위치한 작은 농양, 출혈성 경향이 있는 경우에는 수술을 시행하지 않고 내과적으로 치료한다.

두개내압조절을 위해 *mannitol, steroid*를 투여하고, 항간질약을 주고, 치료 시작 후 2주 내에는 3~5일 간격으로 비교적 자주 CT를 검사한다.

6. 크로이츠펠트야콥병

크로이츠펠트야콥병(Creutzfeldt—Jakob disease, CJD)은 prion(신경계내에 변형된 세포막 단백)에 의해 해면뇌병증(spongiform encephalopathy)이 나타나는 치명적 질환이다. 전 세계적으로 발병하며 빈도는 매년 인구 100만명당 1명 정도이다. 오랜 잠복기를 거쳐서 주로 40세 이후에 증상이 나타나며, 발병초기에는 불안, 우울 등의 비특이적 증세를 보이다가, 급속히 근간대경련(myoclonus)이 나타나고, 근육쇠약(muscle wasting), 요·변실금, 실조증(ataxia), 치매 등을 동반하면서, 대부분은 1년 이내에 사망한다. 양, 염소, 소와 같은 감염된 가축을 섭취하는 경우 발생한다 하여 광우병이라고도 불린다. 우두 해면뇌병증과 연관된 것으로 생각되는 타입은 비교적 젊은 나이에 발병하고, 느린 임상경과를 보이기도 한다. 각막이식, 사체로부터 추출한 성장 호르몬의 투여 등과 연관되어 나타날 수도 있다.

중추신경계 회백질에 침범해서 뇌가 위축되고 뇌실이 커지며 뇌 조직은 스폰지 같은 구멍들이 뚫려있고 신경세포의 소실이 나타난다. 뇌파, 뇌척수액의 전기영동이 진단에 도움이 되지만, 확진은 뇌조직 생검이나 부검을 통해서 뇌피질의 해면상 위축이 있어야 이루어진다. 아직은 뚜렷한 치료방법이 없다.

7. 중추신경계 감염 환자 간호

중추신경계 감염은 증상이 급격히 나타나면서 응급상황에서 정확한 진단을 내리기는 어려울 수 있다. 세심한 신경학적인 사정을 통해서 합병증을 예방하고, 최상의 결과를 위해서 지지적 간호와 보호자 간호가 필요하다.

1) 사정

감염, 외상(특히 관통상), 수술, 발치 등의 관련 요인이 있는지 정확한 병력을 체크한다. 감염된 사람과 접촉한 적이 있는지 확인하고, 가족이나 가까운 사람들 중 비슷한 증상이 있는지도 확인한다. 최근에 바이러스 감염이나 감기 증상이 있었는지, 해외 여행을 다녀

표 10-6. 뇌농양의 증상

전두엽
- 반신불완전마비
- 운동성 실어증
- 발작
- 전두엽 부위 두통

측두엽
- 시력장애
- 안면 쇠약
- 실어증
- 후두부 두통

소뇌 농양
- 실조증
- 안구진탕증

온 적이 있는지, 항생제 알레르기가 있는지 확인한다.

중추신경계 감염 환자 사정 시 다음 사항을 반드시 포함한다.

- 활력징후(체온, 호흡기능 및 양상, 기도 유지 등)를 자주 측정한다.
- 의식수준 사정: 의식의 변화는 감염원에 따라 다양하고 빠르게 변할 수 있으므로 지남력이 있는지, 의식 수준은 어느 정도인지 수시로 체크한다.
- 동공 크기 및 대광반사
- 뇌신경(cranial nerve) 사정: 헤모필루스 수막염의 경우 뇌신경 III, IV, VI, VIII을 흔히 침범하고, 결핵수막염의 경우 뇌신경 III, VI을 침범한다.
- 언어 기능: 크로이츠펠트야콥병 초기에 언어장애를 보일 수 있다.
- 운동 기능: 크로이츠펠트야콥병의 85%에서 간대근경련 반사(myoclonic jerks)를 보인다.
- 감각 기능과 행동: 인격변화와 치매가 크로이츠펠트야콥병에서 흔하다.
- 수막자극 증상: 목경직, 심한 두통, Brudzinski's sign, Kernig's sign, 광선눈통증이 나타날 수 있다.
- 오심/구토
- 발작: 헤모필루스 수막염의 50%에서 발작을 경험한다.
- 피부발진: 수막구균 수막염에서 자반이나 반상출혈이 나타날 수 있다.

2) 급성기 간호

급성기에는 대부분 중환자실에서 혈역학적 상태를 모니터 하면서 관리하게 된다. 두개내압 상승이 있는지 확인하고, 두개내압 상승을 최소화 할 수 있는 간호가 필요하다(5장 두개내압 상승 참조). 환자의 신경학적 상태를 자주 측정하고, 주의 깊게 관찰한다. 환자의 치료 경과는 의식수준과 직접적으로 관련이 있으므로 글래스고 혼수척도나 기타 신경학적인 기능을 평가할 수 있는 도구를 사용해서 의식의 변화가 있을시에는 즉각적으로 보고해야 하다. 뇌척수액 배액장치를 하고 있는 경우에는 개방성 및 멸균상태를 유지하기 위해 뇌실조루술을 감시한다.

일부 환자는 기도 삽관을 통해 인공호흡기 사용이 필요할 수 있다. SIADH가 발생할 수 있으므로 수분 섭취와 배설량을 세심하게 체크하고, 전해질 수치를 확인하여 수분/전해질 불균형이 있는지 철저히 살핀다.

고열이 지속될 때는 체온을 지속적으로 모니터하고, 뇌대사 항진으로 인한 두개내압 상승을 방지하기 위해 해열제를 투여하고 원인균에 따른 적절한 항생제를 투여한다.

수막 자극증상과 두통을 조절하기 위해 진통제를 투여하고, 어둡고 조용한 환경을 유지해서 자극을 통제할 필요가 있다. 통증이 조절되면 환자는 좀 더 편안하게 수면을 취할 수 있다. 발작이 있는지 확인하고 적절한 투약이 필요하다.

3) 급성기 이후 간호

급성기를 지나고 나면 환자의 상태는 점차 호전되기도 하지만, 경미한 정도에서 심한 신경학적인 장애까지 후유증이 남을 수 있다. 경미하거나 중정도의 신경학적 장애의 경우 재활훈련이 요구되고, 심한 장애의 경우에는 요양기관이나 가정 간호가 필요할 수 있다.

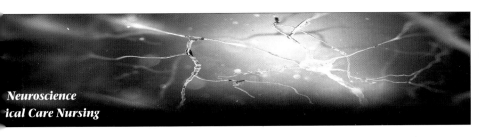

중추 신경계 종양

1. 뇌종양

우리나라 보건복지부 통계에 따르면 중추신경계 종양 발생율은 인구 10만명당 남성이 3.21명, 여성이 2.86명이다. 이중 중추신경계에서 발생하는 원발성 종양은 약 10%이며, 대부분은 전이성 뇌종양이다.

1) 정의와 특징

뇌종양(brain tumor)이란 뇌실질이나 뇌실 등 뇌조직 자체에 발생하는 종양을 의미하지만, 수막에서 발생하는 수막종(meningioma), 뇌하수체에 발생하는 뇌하수체종양 (pituitary tumor), 악성 종양이 다른 부위에서 발생하여 뇌로 전이되어 발생하는 전이성 뇌종양, 기타 두개인두종(craniopharyngioma), 신경초종(schwannoma) 등을 포함하여 두개내에서 발생하는 모든 종양을 총칭한다.

뇌종양은 종양이 제한된 공간 내에서 자라므로 증상이 비교적 초기에 나타나며, 조직학적 진단이 같다 하더라도 종양의 발생 위치에 따라 예후가 달라진다는 것이 특징이다. 종양은 병리학적 검사를 통해 세포의 유형에 따라 종양을 분류한다. 또한 종양은 악성의 정도를 근거로 등급을 정한다. 종양의 분류와 등급은 환자의 예후를 예측할 수 있는 중요한 예측인자이다. 그 외 환자의 연령, 전신건강상태, 조기 발견과 종양의 위치가 예후에 대한 또 다른 예측인자이다. 많은 뇌종양이 등급이 낮거나 양성이라 해도 종양의 위치가 수술을 어렵게 할 수도 있고, 주위 조직의 이동은 물론 뇌부종을 초래하여 두개내압을 상승시킬 수 있다. 두개내압 상승은 뇌탈출을 초래할 수 있고, 치명적인 영향을 미칠 수 있다. 악성인 경우 재발 위험성이 높고, 악성 종양이 다른 장기에 발생하여 두개강 내로 전이되는 경우는 비교적 흔하지만 뇌종양이 신체의 다른 부위로 전이되는 경우는 매우 드물다.

뇌종양은 일반적으로 고령군에서 발생하며, 성별에 따라서는 신경교종은 남자에서, 수막종은 여자에서 많이 발생한다. 성인에서 원발성 뇌종양의 발생 비율은 신경교종, 수막종, 뇌하수체종양, 신경초종의 순서이다. 전체 뇌종양의 5년 생존율은 성인의 경우 약 25%이며, 소아의 경우는 약 58%이다. 특히 소아에서는 조직학적 진단에 따라 예후에 차이가 많다.

중환자 전문간호사는 중추신경계 종양을 학습함으로써, 질병의 경과는 물론 뇌종양 환자들에게 도움이 될 수 있는 내·외과적 치료를 이해하고 환자들의 급·만성 욕구를 관리할 수 있도록 해야 한다.

2) 발생원인

신경계 종양은 다른 종양과 마찬가지로 종양의 발생 원인에 대해서는 아직 명확히 규명된 바 없다. 뇌종양을 포함한 여러 종양들의 발생 원인을 규명하기 위한 연구가 활발히 진행되어 왔는데 염색체 이상의 발현에 관심을 가지고 있다. 가장 흔한 원발성 뇌종양인 다형성 교모세포종에 대한 세포유전자 검사에서 다발성 염색체 변형이 나타났다. 신경섬유종증(neurofibromatosis), 폴립증과 같은 특정 유전적 질환은 특정 종류의 뇌종양 발생과 관련이 있었다. 뇌종양이 가족력 발생 병력을 갖는 경우 이 종양의 가족력 감수성이 유전된다고 볼 수 있다. 실제 가족 구성원 중에 뇌종양이 있을 경우 다른 가족 구성원에서 뇌종양이나 타 장기의 종양 발생 가능성은 약 9%로 보고된다. 특히 신경계 종양과 피부 질환을 동시에 갖고 있는 모반증(phakomatosis)과 같은 유전성증후군은 뇌종양의 발생 위험군으로 많이 보고되고 있다.

많은 역학적 조사 연구가 있었으나 환경적 인자와 뇌종양의 발생원인적 연관관계에 대한 직접적 근거는 밝혀지고 있지 않다. 그러나 최근 많은 관심을 받고 연구되고 있는 환경적 요인으로는 전기장과 자기장, 섭생(특히 위나 방광에서 분해되어 NDMA같은 발암성 니트로사민을 생성하는 음식), 직업적, 화학적 노출 등이다. 고농도의 방사선에 노출되었을 때 신경집(nerve sheath) 종양, 수막종, 신경교종과 같은 특정 종양의 발생을 증가시키는 것으로 나타났다. 저농도의 방사선 노출에 대해서는 논란이 되고 있다.

3) 병태생리

중추신경계 종양은 양성 또는 악성으로 분류될 수 있다. 그러나 이들 종양의 위치, 침윤 정도, 크기와 성장속도가 악성의 정도보다 훨씬 더 중요하다. 두개내 종양은 주변 조직에 압력을 가하여, 종양이 발달하는 어떠한 시점에서 두개내압을 상승시키는 종괴 효과를 일으킨다. 접근이 불가능한 양성종양은 악성종양과 같은 손상을 줄 수 있다.

원발성 뇌종양은 뇌조직 자체나 주변조직에서부터 발생하는 것을 말한다. 뇌종양의 90%가 원발성인데, 이는 뇌종양이 중추신경계 조직에서 발생한다는 것을 의미한다. 전이성 뇌종양은 종양의 기시부나 원발성 부위가 신체의 다른 부분이지만 종양 세포가 뇌로 이동한 것이다. 성인 뇌종양의 75%는 원발성이고 천막상 종양이다. 모든 원발성 종양의 10%는 아동에게서 발생하며 70%는 천막하 종양이다.

뇌종양은 종양부위의 세포 유형(예: 별아교세포에서 비롯된 별아교세포종), 해부학적 위치, 세포분화나 단계(표 11-1, 2) 또는 뇌조직 내부에 위치하는 축내(intra-axial)와 축외(extra-axial) 위치를 기초로 이름을 붙이거나 종양을 분류한다. 표 11-1은 일반적인 뇌종양의 유형과 특징에 대한 것이다.

두개강은 부피가 1500~1700cc로 뇌조직 88%, 뇌척수액 7.5%, 혈액 4.5%가 들어 있다. Monro-Kellie 가설에 따르면 두개강 안에 들어있는 내용물의 양은 일정하며, 3가지 중 하

표 11-1. 뇌종양의 유형, 병인, 특징

종양의 유형	병인	특징
신경교종(glioma)	신경교세포에서 기원	- 성인에게 가장 흔한 원발성 두개내 종양
별아교세포종(astrocytoma)	별아교세포에서 기원	- 신경교종 중 가장 흔하며, 다른 장기로 전파안됨
다형성 교모세포종 (glioblastoma multiforme)	다양한 형태의 세포로 구성됨	- 혈관이 많이 분포, 매우 악성임, 성장이 빠르고 침습적임 - 외과적수술, 방사선요법, 화학요법을 병행. 치료에 내성이 있음 - 치료 후에 평균 생존률은 임상 징후의 발병 후 12~18개월
수모세포종 (속질모세포종, medulloblastoma)	초기의 미분화된 신경외배엽 종양의 형태	- 성장 빠르고, 침습적, 매우 악성임 - 종종 제4뇌실에 침범하여 반구와 척수의 거미막밑공간으로 전이 - 폐쇄성 수두증 초래 - 아동에게서 호발
뇌실막세포종(ependymoma)	뇌실계내 세포에서 기원하며 제4 뇌실에서 가장 빈번함	- 종양내에 작은 관(로제트)을 형성하기 쉬움 - 종양세포들이 혈관 주변에 정렬되어 있음(가성로제트) - 폐쇄성 수두증을 초래함 - 대부분 양성이지만 악성이 될 수도 있음 - 1·2단계에서는 방사선 치료 효과가 적지만 3·4단계에서는 효과적임 - 성장이 느림 - 종종 접근이 불가능한 부위에 생김
희소돌기아교세포종 (oligodendroglioma)	중추신경계에서 수초를 이루는 희소돌기아교세포에서 기원	- 전두엽이 가장 흔한 부위로 사례의 40~70% - 성장이 느리고 장기적인 국소적 문제가 발생하거나 빨리 성장할 수도 있으며, 출혈을 동반할 수도 있음 - 국소적으로 석회화되는 경향이 있는데, 두개골 x-ray 상에서 볼 수 있음; 종양이 미만성 침윤을 할 수도 있음 - 종종 방사선 치료 후 근치적 수술을 시행함
수막종(meningioma)	뇌척수막에 생긴 원발성종양	- 혈관성 ; 경계가 잘 지어져 있음 - 인접한 뼈에 침윤할 수도 있음 - 대부분 양성이며 성장이 느림 - 완전히 제거되지 않았을 경우 재발할 수 있음 - 예후는 위치에 따라 크게 좌우됨
뇌하수체선종 (pituitary adenoma)	뇌하수체의 세포에서 기원	- 양성: 피막화 되어있음 - 원발성 종양 - 호르몬 장애 또는 시야결손
부신피질자극호르몬(ACTH) 생성뇌하수체선종	주로 호염기세포로 구성됨	- 일반적으로 크기가 작고 인접 조직을 압박하지 않음 - ACTH 과다분비 - 쿠싱증후군(Cushing's syndrome)

종양의 유형	병인	특징
성장호르몬 생성 뇌하수체 선종 (growth hormone pituitary adenoma)	주로 호산성세포로 구성됨	- 일반적으로 크기가 작고 성장이 느림 - 골단이 융합되기 전에 종양이 발생한 경우; 거인증 성인의 경우; 말단비대증을 초래함 - 종양의 크기가 큰 경우 치료는 용적축소수술과 방사선 치료를 병행함
비분비성(nonsecreting) 뇌하수체선종	주로 혐색소성 세포(chromophobe cell)로 구성	- 가장 흔한 뇌하수체 종양, 일반적으로 크기가 큼 - 뇌하수체 앞부분을 압박함으로써 뇌하수체 기능 저하증을 일으킬 수도 있음; 무월경, 성욕 감퇴, 체모감퇴, 불임, 발기불능, 저혈당, 저혈압, 전해질불균형
혈관모세포종 (hemangioblastoma)	내피세포(endothelial cell)와 간질세포(stromal cell)를 형성하는 모세혈관에서 기원	- 혈관종양 - 성장이 느림; 혈관성 - 소뇌에 흔히 발생 - 증상; 소뇌증후군과 적혈구증가증(적혈구 생성인자를 분비하기 때문) - 방사선치료 후 외과적 수술은 재발에 유용함 - 가족적 성향이 있음
청신경초종(acoustic neuroma, schwannoma, neurofibroma)	제8뇌신경의 전정부에 있는 슈반세포(Schwann cell)에서 기원	- 양성 ; 성장이 느림; 피막화되어있음 - 종종 소뇌교각에 위치, 편측성 뇌신경 증상을 일으킴 - 기타 증상; 청각장애, 허약, 현기증, 조화운동불능, 난청, 수두증, 이명, 외안근 움직임 상실, 침흘림, 연하장애, 각막반사 소실 - 작은 종양은 완전한 제거시 결과가 좋음; 불완전하게 제거된 환자의 50%는 재발 - 3~4년 내 사망률 30%; 불완전한 제거
발달종(developmental tumor)	비정상적으로 발달하여 출생 전 성장(prenatal growth) 전반에 걸쳐 지속되어 온 세포에서 기원	- 선천적
유피종(dermoid)과 기형종(teratoma)	일반적으로 뇌실 체계에서 기원, CSF 흐름의 폐쇄를 야기시켜 수두증과 두개내압 상승을 초래	- 침윤성 ; 치료가 어려움 - 종종 내분비기능이 손상되어 조기 사춘기가 나타날 수도 있음
진주종(cholesteatoma, 표피양종(epidermoid tumor)	피막화된(encapsulated) 상피조직 파편(epithelia debris)으로 구성됨	- 소뇌 교각에 위치한 경우 청신경초종을 자극함 - 양성이지만 크기가 커지고 인접한 뼈의 침식을 야기 - 완전한 제거가 어려움, 성장이 느림
척삭종(chordoma)	일반적으로 뇌의 기저부에서 기원	- 악성, 성장이 느림 - 국소적 침습; 뼈의 부식과 경질막의 침식을 초래 - 매우 침습적임

종양의 유형	병인	특징
두개인두종 (craniopharyngioma)	라트케 낭(Rathke's pouch)에서 발달된 상피로부터 안장(sella turcica)위로 발달	- 고형 또는 피막화된 낭성종양 - 종양이나 낭종 내의 액체가 파열 - 무균성수막염이나 간혹 세균성 수막염으로 발병 - 뇌하수체, 시신경교차, 뇌의 저부에 대한 압력으로 뇌하수체 기능저하, 시각장애, 요붕증, 수두증 초래 - 접근이 가능한 부위라면 절제할 수 있으며, 수술 후 방사선에 민감함 - 어린이에게 흔함
림프종(lymphoma)	- 림프계에서 기원 - 중추신경계에 있는 대부분 큰 B-cell 림프종으로 분류됨	- 면역체계의 종양 - 원발성 림프종 발생률이 증가하고 있는데, 이는 장기이식 후 처방되는 약물에 의해 면역 억제가 일어난 사람이 증가하였거나 HIV로 인한 면역체계의 변화가 원인일 수 있음 - 국소화되거나 침윤될 수 있음
전이 종양 (metastatic tumor)	- 가장 흔한 원발성 부위; 폐(45%), 유방(20%) - 위장관, 신장, 뼈, 자궁에 있는 원발성 부위나 흑색종(melanoma)에서 초래될 수 있음	- 일반적으로 혈관성 부종으로 둘러 싸인 단단한 국한성 종양이나, 크기가 작은 다발성 종양이 중추신경계에 널리 퍼져 있기도 함 - 보통 동맥계를 따라 퍼지며 피질표면 아래에 빠르게 확산되는 백질과 회백질의 경계부위에 있음 - 광범위한 백질 부종 ; 두개내압 상승과 사망률 상승을 야기시키는 종괴효과 - 수술, 방사선요법과 화학요법에도 불구하고 예후가 불량함

나가 증가하면 나머지 요소들의 부피가 감소함으로써 압력을 일정하게 유지하려고 한다. 뇌의 한 부분에서 성장하고 있는 종양은 뇌조직을 누르고 파괴하며 뇌척수액과 혈액을 전위시킨다. 이러한 적응이 한계에 이르면 두개내압이 상승하게 되고, 두개내압 및 시신경 주위 압력이 상승하게 되면 시신경의 축삭 전달 경로가 손상되고 시신경 두부와 망막으로부터 정맥 유입이 손상되어 유두 부종이 나타나게 되나 뇌종양 모두에서 나타나는 것은 아니다. 종양이 서서히 자라는 경우 뇌가 뇌혈류와 두개내압의 변화에 적응하게 된다. 그러나 종양 성장이 많이 진행되어 보상 기전이 실패하게 되면 뇌척수압과 두개내압이 상승하게 된다. 두개내압 상승은 뇌간 구조를 탈출시키며, 뇌간을 압박하여 혈관이나 호흡 등 주요한 중추에 장애를 일으켜 사망하게 한다.

4) 증상과 징후

환자가 자각하는 증상과 징후는 뇌종양 진단과정에서 가장 중요한 요소이다. 자세한 문진을 통해 증상이 지속시간, 빈도, 심각성을 확인한다.

뇌종양의 증상은 종양 세포의 종류, 성장 속도 및 종양의 위치 등에 따라 다양하게 나타난다. 종양의 성장 속도와 증상 발현은 종양 조직의 발생 부위, 크기 및 유사분열율에

표 11-2. **뇌종양의 세포 분화(등급)**

종양은 세포 분화의 양에 따라 등급을 나눈다.

분화의 등급이 높을수록 예후는 나쁘다.

- 1단계 : 잘 분화된 세포

- 2단계 : 중등도 정도로 분화된 세포

- 3단계 : 분화가 불분명한 세포

- 4단계 : 분화가 매우 불분명한 세포

3, 4단계 종양은 전형적인 악성이다.

따라 다르다. 증상은 전신적일 수도 있고 국소적일 수도 있다. 그러나 뇌종양의 가장 일반적인 전신 증상은 두통, 발작, 정신상태의 변화로 이는 두개내압의 상승과 관련된 증상이다. 또한 국소신경학적 변화 등을 나타낸다.

두개내압 상승과 관련된 3대 증상은 두통, 오심(구토를 동반할 수도 있고 동반하지 않을 수도 있음), 시신경유두부종이다. 두통은 뇌종양 증상 중 가장 흔한 증상으로 간헐적이고 비특이적이지만 종양이 위치한 쪽에 흔히 발생한다. 둔탁하고 광범위한 두통이 있고 잠에서 깨어날 때 가장 심하며, 낮이 되면 좋아지는 경향이 있다. 두통은 보통 자세변화, 기침, 허리 구부리기나 힘주기와 같이 복부나 흉부내압을 상승시키는 활동에 의해 악화된다.

발작 발생 빈도는 종양의 종류와 위치에 따라 다르다. 종양 환자의 60% 이상에서 적어도 한 번 이상 발작이 있다. 신경교종과 전이종양에서 흔히 나타나며, 종양이 천막 상부에 위치한 경우 발생 빈도가 높고, 시상부위와 후두와(posterior fossa)에 위치한 경우 발생 빈도가 낮다. 또한 등급이 낮은 종양에서 발작 발생 빈도가 높다. 발작 양상은 50%는 부분발작, 50% 전신발작이다.

뇌종양으로 두개내압이 상승하면 오심과 구토가 발생한다. 두개내압이 상승하여 연수의 구토 중추를 자극하기 때문에 나타나는 현상으로 종양이 커지는 말기에 나타난다. 구토는 음식물과는 관련이 없으므로 오심에 주목해야 한다. 특히 후두와 종양이 있는 환자의 경우 구토를 경험할 수 있다.

두개내압 상승의 증거가 되는 시신경유두부종은 증가된 두개내압이 시신경초(optic nerve sheath)를 누를 때 발생한다. 소아에서 많이 관찰되고 서서히 자라는 뇌종양이나 후두개와에 위치한 종양에서 잘 발생한다.

정신상태의 변화는 두개내압 상승이나 뇌수종으로 인한 종괴 효과로 나타나며, 두개내압의 상승에 따라 나른한 상태가 되거나 정신적으로 느려진다. 기억력 장애, 집중력 장애, 감정이나 인격변화에서부터 인지장애 및 정신착란까지 다양한 의식의 변화가 나타날 수 있다. 전두부 종양의 특징적 증상이지만 종양이 크거나 수두증을 동반할 때도 나타날 수 있으며, 특히 전이성 암에서 더 흔하게 발생한다.

뇌종양의 부위나 인접 부위의 손상으로 인해 발생하는 국소신경학적 증상과 징후는 일시적일 수도 있고 영구적일수도 있다. 성격변화, 편마비, 언어장애, 배뇨장애, 반대측 감각소실, 오심 및 구토, 운동실조, 수두증, 시각장애, 안구진탕, 근긴장 저하, 뇌신경 장애 등이 있다. 이러한 증상과 징후의 진행은 종양 발생 부위를 확인하는데 매우 중요하다.

뇌부종의 영향이나 뇌 일부의 탈출에 의해 먼 부위의 조직이 압박을 받는 경우, 종양이 발생하고 있는 부위보다 훨씬 떨어진 뇌조직이 침범되고 있는 것처럼 보이기도 하는데 이를 가성 국소화 징후(false localizing sign)라고 한다.

5) 진단적 검사

뇌종양 진단을 위해 자세한 병력청취와 신체검진을 통해 확인된 신경학적 결손을 근거로 다음과 같은 진단적 검사들을 확인한다.

(1) 두개골 X-ray 검사

뇌종양으로 인한 두개골의 침식, 종양의 석회화된 부분에 의한 송과체(conarium)의 편위, 영아에서는 두개내압 상승으로 인한 두개골 봉합선의 분리되는 소견 등을 볼 수 있다.

(2) CT

CT검사는 응급실에서 감별진단을 위해 흔히 시행하는데, 종양의 위치와 크기를 파악하고, 종괴효과(mass effect), 수두증이나 두개내압 상승 유무를 확인할 수 있다. 동위원소를 주사하여 비정상적인 조영증강(contrast enhancement)이 있는지 확인한다. 증강이 없으면 저분화성 별아교세포종(low grade astrocytoma), 불규칙적인 증강을 보이면 악성 별아교세포종(malignant astrocytoma), 균일한 증강을 보이면 수막종(meningioma)를 의심해볼 수 있다. 혈관종이나 작은 종양은 CT검사에서 나타나지 않을 수도 있다.

(3) MRI

MRI는 뇌의 연속적인 층에 대한 자세한 영상을 보여주기 때문에 종양의 위치, 종괴효과, 병변의 다발성 등을 평가하기 위해 꼭 필요한 검사이다. 종양의 해부학적 위치에 대한 자세한 정보를 얻을 수 있고, 작은 크기의 종양을 진단하는데 CT보다 예민하고 암의 전이 등 다발성 병변을 진단하는데 유용하다. 정맥내 gadolinium 조영제를 주사하여 조영증강을 확인하여 종양과 주위의 부종을 구분할 수 있다.

우성 대뇌반구나 운동중추 등에 종양이 있는 경우에는 기능적 자기공명영상(fMRI)을 통해 뇌기능을 확인할 수 있다. 손발을 움직이게 하거나, 감각자극을 주거나, 시각자극을 주는 등의 고위 대뇌기능을 수행하게 하면 이를 관장하는 대뇌의 피질이 활성화되어 영상화 해준다.

(4) PET

종양과 뇌조직 주변의 대사를 확인할 수 있다. 등급이 낮은 종양과 등급이 높은 악성종양을 구분하는데 유용하다.

(5) 뇌혈관조영술 및 MRA

뇌혈관조영술은 뇌와 종양에 있는 혈관분포 상태를 보여준다. MRA는 비침습적 조영술로 특정 종양으로 가는 혈관이나 혈관 구조에 대한 영상을 제공한다.

(6) 뇌척수액 검사

뇌종양에서 두개내압 상승이 흔하므로 두개내압 상승 증거가 없는지를 확인 한 후 요추천자를 시행할 수 있다. 두개내 종양 환자의 1/3에서 뇌척수액 단백질이 증가한다. 뇌척수액은 종양세포 진단을 위해 세포학적 검사에 사용될 수 있고, 치료효과를 판단하기 위해 뇌척수액 내의 생물학적 표지자(biological marker)를 학인하기도 한다.

(7) 종양 표식자(tumor markers)

종양의 조직학적 진단에 유용한 것으로, 특정 유형의 종양에서 독특한 종양세포에 의해 만들어지는 물질이다. 그러나 모든 종양에서 확인할 수 없으므로 매우 제한적이다.

(8) 생검(biopsy)

접근이 가능한 위치에 있는 종양의 경우 생검으로 종양의 유형에 대한 결정적인 진단을 내릴 수 있다.

(9) 뇌파검사

병소를 국한시키는데 도움이 될 수 있으며, 뇌종양 환자의 75%가 비정상적인 뇌파를 보인다. 뇌파는 종양으로 인해 발작이 동반되는지 유무를 확인할 수 있고, 항간질약 투약 여부를 결정하는데 유용하다.

(10) 유발전위검사(EP)

종양으로 인한 기능장애 여부를 확인할 수 있다. 종양이 뇌조직을 압박하거나 비정성적인 혈관신생이 있으면 감각유발전위검사(SSEP)에서 감각전도가 느려질 수 있다. 검사에 대한 자세한 정보는 4장을 참조한다.

(11) 기타검사

뇌하수체종양은 내분비, 안과, 방사선 검사에 의해 확인할 수 있다. 방사선면역측정법 (radioimmunoassay)은 순환하는 뇌하수체 호르몬의 양을 보여준다. 내분비검사는 뇌하수체선종과 뇌두개인두종일 때 특히 더 비정상일 수 있다. 뇌수조조영술(cisternal myelography)은 청신경종이 의심될 경우 소뇌교각을 보기 위해 시행할 수 있다.

6) 치료와 관리

(1) 수술

뇌종양의 수술이 가장 확실한 치료 방법이며, 종양의 치료 목적은 후유증을 최소화하는 종양의 완전 적출(total removal)이다. 종양을 완전하게 제거할 수 있는지 여부는 종양과 뇌실질간의 경계가 명확한가의 여부에 달려 있다. 양성이라도 종양에 완전하게 접근할 수 없다면 부분 제거를 하거나 조직 생검 후 방사선 요법이나 화학요법 등을 병행하는 것이 바람직하다. 따라서 뇌종양이 병리학적으로는 양성이지만 임상적으로는 악성의 경과를 보이는 경우가 많다. 수막종, 뇌하수체 종양, 청신경초종 등은 뇌조직 밖에 발생하는 종양으로 피막에 의한 경계가 명확하여 완전 적출이 가능하지만 다형성 교모세포종이나 혈관모세포종과 같이 침윤성이 크고, 혈관종양일 경우에는 종종 부분 제거만이 가능하다.

종양제거를 위한 정위적 국소화(stereotactic localization)는 3차원 좌표를 이용하여 뇌의 국소 위치를 정확하게 결정하는 방법이다. 정위법(stereotaxis)의 이점은 신경 조직의 조작과 노출을 최소화하여 두개내압 상승과 뇌탈출을 줄일 수 있다는 것이다. 뇌부종을 최소화하기 때문에 미세순환에서의 혈액공급이 방해받지 않는다. 정확한 위치선정은 외과의에게 개방적 개두술 동안 눈으로 볼 수 있는 것보다도 종양의 경계에 대해 더 정확한 피드백을 준다. 최근 정위법은 위치를 자세하게 표시함으로 외과적 종양제거술과 함께 많이 사용되고 있다.

특히 최근에는 신경항법 조정장치(neuronavigation system)로 수술 조작 부위를 영상을 통해 확인할 수 있게 됨으로써 수술의 안정성과 정확성을 확보하는데 큰 도움이 되고 있다.

뇌종양 환자에 대한 수술적 관리방법이 실제적으로 많은 발전을 했지만 수술합병증이 발생할 수 있고, 중환자 간호관리가 필요할 수도 있다. 수술 후 합병증으로는 뇌부종, 감염, 저나트륨혈증이나 기타 전해질불균형, 출혈, 정맥혈전색전증 등이 있다.

(2) 방사선요법

방사선요법은 보통 수술 후의 보조요법으로 사용한다. 화학요법과 병행하여 사용하거나, 전이성 종양에는 완화요법으로 사용한다. 중재목표는 부작용과 주변에 있는 정상 뇌조직에 대한 영향을 최소화 하면서 종양세포를 파괴하고자 하는 것이다. 과거보다 발전된 분할기법(fractionated)이나 정위적 강도조절방사선요법(stereotactic intensity modulated radiation therapy, IMRT) 등으로 인해 그 치료 효과도 상대적으로 좋아지고 있다. 일반적으로 총 방사선량은 50~60Gy/5~6주 정도이지만 조사선량이 많을수록 정상 뇌조직에서의 방사선 괴사 위험성은 높아진다.

정위 방사선 치료(stereotactic radiotherapy)는 외과적으로 수술이 불가능하거나 수술 후 보조요법으로 정위 좌표계 내에서 병변에 집중적으로 대량의 방사선을 조사하여 주위 정상 조직을 보존하면서 특정 두개강내 병변에 정확히 방사선 조사를 하여 병소만을 선택적으로 치료하는 방법으로 말한다. 주로 감마나이프(gamma knife)를 이용한 방법이 사용하여 시행하는 정위방사선치료는 종양을 치료하는 또 다른 방법으로 cobalt-60선원을 이용한다. 환자가 방사선량이 가장 많이 조사되는 기구의 초점에 종양이 놓일 수 있도록 특별히 고안된 프레임을 사용하여 적절한 체위를 취해 주며, 많은 양의 방사선으로부터 주변 조직을 보호할 수 있게 된다. 감마나이프의 장점은 빠르고 비침습적이며 환자에게 통증이 없다는 것이다. 치료가 가능한 것은 대략 직경 3cm 이하의 종양으로 제한되어 왔으며, 시신경이나 시교차, 뇌간 주위나 그 부위 내에는 적절하지 않은 것으로 알려져 왔다. 또한 불규칙한 종양에서 치료의 한계를 보여 왔다.

무고정틀 분할 정위 방사선치료(frameless fractionated stereotactic radiotherapy, frameless FSRT)는 방사선을 분할 조사할 경우 종양과 정상세포간의 방사선에 대한 반응이 다른 방사선 생물학적 차이를 이용하여 정상조직을 상대적으로 보호할 수 있는 방법으로 중요 장기에 인접 종양이나 크기가 직경 3cm 이상의 비교적 큰 종양에도 치료할 수 있는 장점이 있다. 실제로 양승환 등(2002)은 직경 3cm 이상의 큰 종양 환자 18명을 대상으로 한 후향적 분석을 통해 무고정틀 분할정위 방사선치료는 크기가 큰 뇌종양도 안전하게 치료할 수 있음을 보고하였다.

침습적인 종양 내 방사선요법(interstitial radiation therapy)은 종양에 직접 외과적으로 방사선원을 심는 치료법이다. 이는 국소적 치료에만 사용되며 발견되지 않은 뇌의 다른 암세포에는 적용되지 않는다. 방사선 치료 효과가 비교적 좋은 뇌종양으로는 배아종

(germinoma), 수모세포종, 악성림프종, 상의세포종이 있다.

(3) 온열요법

뇌종양에 대한 온열요법은 재발된 특정 두개내 악성 종양에 대한 보조요법으로 가끔 사용된다. 종양내 온열요법은 종양세포를 손상시키고 파괴하기에 충분한 시간동안 비교적 낮은 수준의 열을(40~43℃) 적용한다.

이 치료요법의 이론적 근거는 암 세포는 정상세포보다 열에 더 민감하여 정상세포들에게는 세포독성이 없는 온도에서 암 세포는 손상을 받는다는 몇몇 증거에 근거한 것이다. 열은 세포막 삼투성을 변화시켜 암세포가 화학요법 약물에 더 민감하게 한다. 저산소증, 대사저하증, 혈관분포의 감소, 과산증 등 뇌종양 내부의 모든 일반적 특징들은 온열요법에 대한 민감성을 증가시킨다. 이와 같이 온열요법은 이러한 특징을 가진 종양 부위에 더 많은 영향을 미친다.

온열요법은 화학요법뿐만 아니라 방사선요법과 함께 사용될 수 있다. 열은 방사선 조사에 의한 손상을 회복시키는 세포의 능력을 억제하는 것 같다. 이러한 치명성은 온열요법의 적용과 방사선 조사 사이의 시간 간격이 1~2시간 이내일 때 가장 크게 증진되는 것 같다. 이 2 가지가 동시에 이루어졌을 때 최대의 상승효과가 나타난다.

온열요법의 사용에 대해서는 여전히 풀리지 않은 많은 문제들이 있다. 내열성 (thermotolerance), 정확한 열의 용량, 열을 발생시키는 방법(예: 극초단파, 전도열)과 가장 효과적인 병행 방법에 대해 논쟁의 여지가 있다. 유의한 신경학적 결손없이 환자의 평균 수명을 향상시킬 수 있는 치료 방법을 위해 끊임없이 연구가 지속되고 있다.

(4) 화학요법

일반적으로 혈액뇌장벽을 통과하지 못하는 화학요법은 전이성 뇌종양 치료에 효과가 없다. 따라서 약물이 뇌로 들어갈 수 있도록 혈액뇌장벽의 조작에 대한 연구가 지금도 계속되고 있다. 유방암으로 인한 전이성 뇌종양에 효과적인 화학요법으로는 *cyclophos-phamide, 5-FU*와 *methotrexate*가 있다. *Tamoxifen*도 효과적일 수 있다.

동맥 내 화학요법은 뇌로 전이된 폐암 치료법으로 연구되고 있다. 또한 악성 뇌종양 치료에 대한 *Gliadel*® *wafer*의 사용에 대해 FDA의 승인을 받았다. *Wafer*는 뇌종양을 제거하고 생긴 외과적 공간에 삽입한다. *Wafer*가 용해됨에 따라 종양부위로 직접 고농도의 화학요법제 *carmustine*이 장기간 흘러나온다.

화학요법을 시행할 때에는 약제의 효과와 함께 면역기능 저하, 전신 쇠약과 같은 부작용도 고려해야 한다. 이러한 이유로 악성 신경교종에 대한 화학요법이 필요한지에 대해 특히 60~65세 이상의 고령에 대한 사용은 논란이 많이 있다.

(5) 호르몬 치료

호르몬은 뇌종양을 치료하는데 사용되는 또 다른 종류의 약물이다. 원발성 종양이 호르몬 의존성이라면 호르몬이나 호르몬 차단제가 유용할 것이다. 예를 들어, 에스트로겐 수용체에 양성반응을 보이는 유방암의 경우, *tamoxipen*으로 치료하는데 이는 공존하는 전이성 종양의 크기도 줄어들게 할 수 있다. 림프종 환자에게 스테로이드는 호르몬과 같은 작용을 나타낼 수 있다.

Tamoxipen은 항에스트로겐 약물로 간주되어 유방암 치료에 가끔 사용되어 왔다. 새로운 연구는 뇌종양 치료에 대한 tamoxipen의 전망을 입증하였다. 사용의 기본 원리는 PKC(Protein Kinase C)효소라는 것인데, 이것은 악성 신경교종의 성장을 조절하는 것 같다. Tamoxipen은 PKC의 생산을 억제하여 암세포가 증식하도록 자극하는 도화선을 차단한다. 초기의 연구에서는 유방암 환자에게 투약하는 용량의 5회 분량의 tamoxipen이 필요함을 시사하고 있다.

(6) 면역요법

면역요법(immunotherapy)은 뇌종양을 관리하는 또 다른 접근 방법이다. 종양은 일반적으로 항체 생산을 자극하는 항원을 생성한다. 두개내 종양을 가진 환자는 면역체계가 억압되어 정상적인 면역반응이 일어나지 않는다. 면역요법은 환자에게 면역체계를 향상시키거나 종양세포에 대해 능동면역이 발달되도록 도와주는 약물을 주는 것이다. 면역요법은 면역세포나 생물학적 반응 조절제를 사용하는데, 이는 종양세포를 직접 죽이거나 종양의 성장을 억제할 수 있는 물질을 만들어 내는 면역체계를 자극한다. 면역요법에 대해서는 많은 연구가 진행되어 왔지만 면역억제 장벽(immunosupressive barrier)으로 인하여 큰 진전이 없으며, 최근에는 항종양 백신(antitumor vaccine)치료가 시도되기도 한다.

(7) 기타 약물

스테로이드는 종양의 성장속도를 느리게 하고 종양 자체나 방사선 부종으로 인한 뇌종창을 감소시키는 것으로 생각된다. Phenytoin은 종양이 있거나 외과적으로 뇌종양을 제거한 환자에게 종종 발작을 예방하기 위한 목적으로 투여한다. 뇌에 있는 종양이나 흉터조직은 비정상적인 전기방출의 병소가 될 수 있다. 뇌종양 환자나 종양치료 후 두통이 있을 때 진통제를 투여할 수 있다. 변 완화제는 두개내압을 상승시키는 요인인 힘주기를 예방하기 위해 처방할 수 있다.

(8) 간호중재

뇌종양 수술 후 환자에 대한 간호는 동맥류나 뇌졸중 환자 간호와 비슷하므로 5장의 수술 후 환자관리와 6장의 뇌혈관질환에 대한 내용을 참고하도록 한다. 두개내압 상승을 나타내는 징후와 신경학적 결손에 대한 세심한 관찰이 매우 중요하다. 일반적으로 비교적 짧은 시간동안 중환자실에 머무르게 되지만, 그럼에도 불구하고 환자와 환자의 가족들은 진단과 후유증의 위험성과 관련하여 극심한 정서적 스트레스를 받게 되므로 지지적이고 배려적인 접근이 필요하다. 뇌종양 합병증을 가진 환자에 대한 중환자간호는 표 11-3을 참조한다. 신경계 전문간호사는 합병증에 대한 사정, 적절한 보고와 함께 계획된 중재를 즉각 관리할 수 있어야 한다. 환자는 가능한 정상적인 일상생활을 유지하도록 한다. 또한 회복을 도와 줄 수 있는 긍정적 사고와 태도를 가지도록 한다.

7) 합병증

뇌종양으로 올 수 있는 일차적인 합병증은 두개내압 상승이다. 종양의 크기가 커지면서 두개 내 공간을 차지하게 되고 건강한 조직을 압박하게 된다. 두개내압 상승의 모든 임상적 징후가 나타나거나 또는 종양이 두개내압 상승을 초래하기에 충분할 정도로 커질 때까지는 약간의 미세한 징후만 나타날 수 있다. 종양을 치료하는 동안 피로, 탈모와 같은 화학요법이나 방사선요법의 부작용을 관찰할 수 있다. 어떤 종양의 경우는 처음 치료 후 재발할 수 있다(표 11-3).

2. 척수 및 척추종양

척수종양(spinal cord tumor)은 척수실질, 신경근, 경막, 척수내 혈관, 교감신경사슬, 척추 등에서 발생하는 것으로 중추신경계 종양의 약 15%를 차지한다. 척수종양의 증상으로는 통증 및 마비, 배변 장애 등의 신경학적 장애를 유발할 수 있으며, 그 위치 및 병리학적 소견에 따라 다양한 예후를 가진다.

척수종양은 척추관에서 경막과 척수와의 위치관계에 따라 다음과 같이 분류한다(그림 11-1, 표 11-4, 11-5).

① 경막외 종양: 55%

가장 흔한 척수종양으로 척수를 둘러싸고 있는 경막의 외부에서 발생한 경우로 전이성 종양이 대부분을 차지한다(그림 11-1 A).

② 경막내 척수외 종양: 40%

연수막(leptomeninges)이나 신경근에서 발생한다. 소수에서 척수 내·외에 걸쳐 발생하기도 하나 대부분 신경근진입부(nerve root entry zone)이나 척수 원추(conus medullaris) - 종말끈(film terminale) 이행부와 연결되어 발생한다(그림 11-1 B).

③ 경막내 척수내 종양: 5%

척수기질 내에서 발생하여 신경원이나 회백질을 전위시키거나 침범한다. 어떤 척수내 종양은 신경근을 따라 경막외로 퍼지기도 한다(그림 11-1 C).

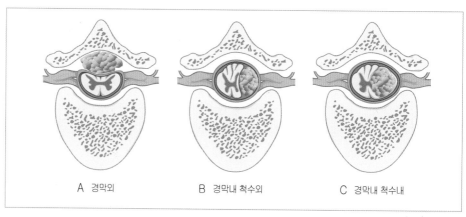

A 경막외   B 경막내 척수외   C 경막내 척수내

그림 11-1. 발생위치에 따른 척수 종양의 분류

표 11-3. 뇌종양에서 합병증에 대한 중환자관리

문제	중재
두개내압 상승	· *Corticosteroid*와 제산제 또는 *H₂-blocker*를 투여
	· 정맥 수액을 주입: 저장액은 사용 금지
	· 침상 머리 부위를 상승, 적절한 신체 선열의 유지
	· 저혈압을 금하고 고혈압을 조절; 두개내압 감시가 기능하면 뇌관류압을 60~70mmHg정도로 유지할 수 있도록 혈압을 유지
	· 산소를 충분히 공급: 필요하다면 삽관
	· 삼투제 투여; *mannitol*-volume expander를 증가시키고 뇌에서 수분을 제거, *furosemide*와 함께 투여하기도 함
	· 진정제 투여; 활동 감소, 고혈압의 저하
	· 두개 내 카테타; 두개내압 감시와 뇌척수액 배액
	· 과호흡; 세심한 주의가 필요. 동맥 PCO₂를 감소시키기 위해 단기간 동안 시행(6-24시간)
	· 수술; 혈종 제거
상처 감염, 두개내 농양 골판(bone flap) 감염	· 혈액검사 실시; 혈구수검사, 혈액배양 등
	· 농양의 확인; CT scan, MRI, 필요 시 자기공명분광법 (spectroscopy)
	· 농양, 골판의 외과적 제거
	· 상처 배양
	· 항생제 투여
	· 감염 질환 관리 의뢰; 약물, 용량, 기간에 대해 협의
저나트륨혈증, 고나트륨혈증	· 감시; 요붕증, 대뇌염분소모증후군(CSW), 항이뇨호르몬부적절분비증후군
	· 저나트륨 혈증; 수분제한, 고장성 생리식염수 투여
	· 고나트륨혈증; 수액, vasopressin 투여
뇌출혈	· 출혈의 조기 징후 확인; 즉각적 CT 검사
	· 혈압 감시
	· 검사; 혈액응고 시간(clotting time), thromboplastine time, 혈소판 등
	· 두개내압 상승 관리
	· 삽관과 환기
	· 수술; 혈종 제거 필요 시
혈전성정맥염; 심부정맥혈전증, 폐색전증	· 진단; 경두개 도플러 검사, 환기 관류 scan
	· 헤파린투여; CT scan으로 뇌출혈이 판정된 후에만 사용
	· 대안; 대정맥 filter (Greenfield filter) 사용할 수 있음
	· 큰 폐색전증; 추가적 치료를 위해 중환자실 입원
발작	· 간질지속증; 가능성 확인
	· 손상으로부터 보호
	· 항간질약 투여

1) 병태생리

척수 종양은 유형, 위치에 따라 신경학적 결손과 척수 기능 손상을 초래한다. 직접적인 척수 압박, 이차적인 동맥 또는 정맥 폐쇄로 인한 허혈, 척수내 종양의 경우처럼 직접적인 침투의 변화로 기인한다. 척수 압박은 척수신경근을 자극, 견인하기도 하고, 척수의 위치를 변형시키기도 한다. 또한, 척수 혈관 공급을 방해하고 뇌척수액의 흐름을 차단하기도 한다. 척수내·외 종양에서 척수 압박과 관련된 부종은 흔히 나타나며, 부종은 척수를 과민하게 만들어 추가적인 신경학적 손상을 유발하기 때문에 부종 조절이 중요한 치료이다.

표 11-4. 척수종양의 분류

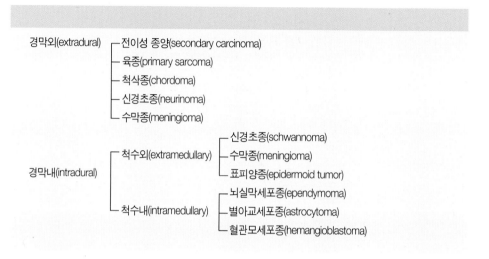

(1) 성장률과 밀도

신경학적 결손은 종양의 성장률과 밀도와 관계가 있다. 천천히 자라는 종양은 그것 자체가 척추강내에서 보상적으로 공간을 차지하게 된다. 많은 원발성 척수 종양들은 천천히 자라고 척수를 압박하면서도 최소의 신경학적 결손을 일으키는 경우가 많다. 그러나, 원발성 악성 척수 종양이나 전이성 종양 같은 빠르게 자라는 종양은 척수 압박과 조직 부종을 빠르게 진행시킨다.

천천히 자라는 연성 종양(soft tumor)은 척수를 천천히 압박할 것이고, 척수의 혈액 공급도 방해 받지 않을 수도 있다. 그러나 고형 종양(hard tumor)은 척수 좌상(contusion), 허혈, 척수 손상을 동반한 혈행 장애가 나타난다(그림 11-2).

어떤 종양은 공동증(syrinx)이라 불리는 낭성공동(cystic cavity) 변화를 가지는 경우도 있고 배액이 필요한 경우도 있다.

2) 척수종양의 증상과 징후

신경근 또는 척수의 자극, 압박 및 파괴 정도에 따른 신경학적 증상이 나타나게 된다(그림 11-3).

통증은 대부분의 환자에서 초기에 나타나는 증상으로 척추, 척수 종양 환자의 95%가 신경학적 손상 없이 통증이 초기 증상인 경우이며, 75%는 통증과 함께 근력 저하, 감각 이상, 배뇨 및 배변 장애를 동반한다.

(1) 통증

신경근을 자극, 견인, 압박하여 사지의 국소적 통증이나 방사 통증으로도 나타난다. 발살

바법(기침, 재채기, 힘주기)같은 척수내 압력이 상승되는 활동에 따라 통증은 악화, 방사
될 수 있다.

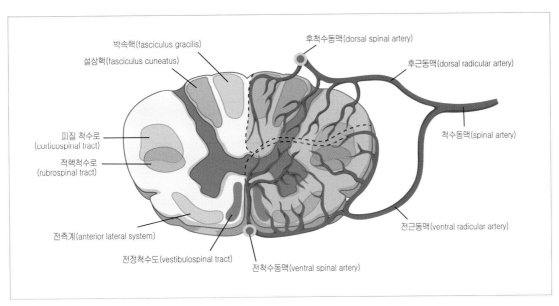

그림 11-2. 척수의 혈액 공급

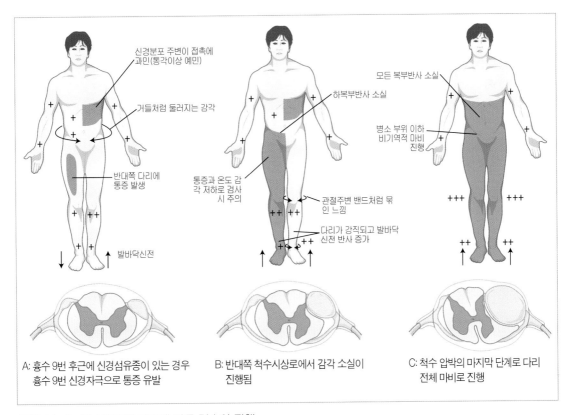

A: 흉수 9번 후근에 신경섬유종이 있는 경우 흉수 9번 신경자극으로 통증 유발

B: 반대쪽 척수시상로에서 감각 소실이 진행됨

C: 척수 압박의 마지막 단계로 다리 전체 마비로 진행

그림 11-3. 척수종양의 크기에 따른 결손의 진행

(2) 운동신경 기능장애

피질척수로가 손상된 경우 상위운동신경원증후군으로 마비된 근육은 근 긴장도가 증가되어 있는 강직으로 강직성불완전마비(spastic paresis)가, 척수의 전각세포가 손상되었을 경우에는 마비된 근육의 긴장도가 저하된 이완성마비(flaccid paralysis) 증상인 하위운동신경원증후군이 나타난다(3장 신경계 건강사정 참조).

(3) 감각신경 기능장애

통증, 체온, 가벼운 촉감, 진동감, 입체인지능력을 사정해야 한다. 척수시상로가 손상되면 반대측 손상부위 이하의 통각과 온도감각이 소실되고, 후주의 손상으로 인해 동측 손상부위 이하의 촉각, 고유감각의 소실이 나타나는 브라운 - 세카르 증후군(Brown-Sequard syndrome)이 나타난다.

(4) 배변과 배뇨 장애

괄약근 마비 증상으로 변비, 장폐색, 긴박뇨, 잔뇨감 등이 나타날 수 있다.

3) 진단적 검사

(1) 단순 x-ray 촬영

척추경의 미란(erosion), 척추경간 거리의 증가, 추간공의 확대 등의 소견이 관찰될 수 있다.

(2) 척추 MRI

척수 종양을 진단하는데 가장 좋은 방법이다. 축상면 영상, 관상면 영상, 시상면 영상 및 조영 증강 영상을 통해 종양의 성상 및 크기, 범위, 주변 척수와의 관련성을 정확히 알 수 있다.

(3) 척추 CT

석화화 동반 여부를 확인하는데 도움이 된다.

(4) 척수 혈관조영술

척수 혈관조영술(spinal angiography)은 혈관모세포종이 의심되는 경우 수술 전 시행하여야 하며, 혈관모세포종 진단과 전이성 척추암(간암, 신장암, 갑상선암 등) 수술 시 출혈을 줄이기 위하여 색전술(embolization)을 시행한다.

4) 치료

원발성 척수종양, 특히 양성 종양인 경우 완전 적출이 시도되어야 하며, 완전 적출이 이루어지면 신경학적 회복의 가능성이 높아지고, 종양 재발을 방지할 수 있다.

최근에 신경초종, 수막종 등의 경막내척수외 종양이나 뇌실막세포종 등은 수술로 90% 이상 완치가 가능한 것으로 보고되고 있다. 그러나 신경교종과 전이성 종양은 타종양보다 성적이 나쁘며, 수술 후 방사선 치료를 시행하기도 한다.

5) 척수 종양의 종류별 증상과 치료

(1) 신경초종

① 빈도와 발생부위

척수종양 중 가장 많은 발생 비율을 보이며(25~37%), 드물게 경막외(10%), 또는 척수내 (1%)에서 발생한다. 30~40대가 가장 많고 남녀간의 발생 비율은 비슷하다. 발생 부위는 흉추부, 경추부, 요추부 순으로 빈발한다.

② 임상증상과 징후

척수신경근통, 운동 및 감각마비, 항문과 방광의 괄약근 마비 증상 등이 나타날 수 있다.

③ 진단

단순 x-ray 촬영에서 척추경 미란으로 척추경간 거리가 증가하고 아령 모양으로 성장하면 추간공이 넓어 보인다. 영상검사상 경계가 잘 지워지는 종양으로 척추 CT에서 척수와 같거나 약간 고밀도의 음영이 척수외 공간으로 확장된 것을 볼 수 있다. 척추 MRI에서는 대부분 경계가 명확하게 보이며, T1 강조영상에서 척수에 비해 등신호 또는 저신호 음영을 보이며, T2 강조영상에서 척수나 뇌척수액보다 다소 높은 신호 강도, 조영제 증강 영상에서는 강한 조영 증강을 보인다. 약 10~15% 정도에서는 추간공을 따라 척추관 밖으로 아령(dumbbell)모양의 성장을 한다(그림 11-4).

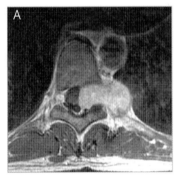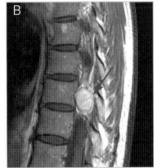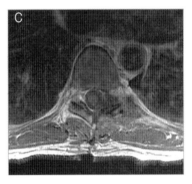

그림 11-4. 신경초종의 MRI.

A: 추가공을 따라 척추관 밖으로 아령 모양으로 자라난 종양이 관찰된다.
　 MRI의 축면(axial view)
B: MRI의 시상면(sagittal view)
C: 종양제거 후 사진

④ 수술적 치료

척수손상 없이 완전 적출이 가능하다.

⑤ 예후

수술 전 척수신경의 손상 정도에 따라 좌우된다.

(2) 수막종

① 빈도와 발생부위

흉추에서 가장 흔히 발생(80%), 요추와 경추 순으로 발생한다.

여성에서 빈발(80%)하며, 호발 연령은 40~60대이다. 대부분은 척수의 측방에 부착된 치상 인대 주위의 거미막 세포(arachnoid cap cell)에서 발생하는 것으로 추정되고, 거의 모두가 경막내 척수외에서 발생하나, 드물게 경막외에서도 발생한다.

② 증상과 징후

척수신경근통(radicular pain)이 가장 흔하고, 종양이 연수나 경수에 위치하면 후두부 통증, 상지 말단부 위약, 근위축 등이 나타나고 손가락의 섬세한 운동에 제한이 생기게 된다.

③ 진단

척추 CT에서 석회화되어 보이는 경우가 대부분이며, MRI에서 조영제 증강영상이 강하고 균등한 조영 증강을 보이는 것과 T2강조 영상에서 신경초종보다 더 척수에 비해 저신호 강도를 보인다. 종양과 인접된 경막(dural tail, 경막꼬리)의 조영증강은 수막종의 특징적인 소견이다(그림 11-5).

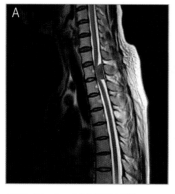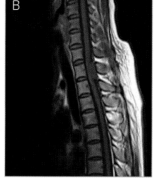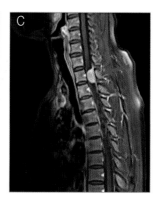

그림 11-5. 수막종의 MRI

A: T2 강조영상
균등한 신호(isotense) 수막종은 대부분 척수와 거의 약간 저신호 강도를 보임.
B: T1 강조영상
T2 강조영상과 유사한 신호강도를 보임.
C: T1 조영제 증강영상
종양과 인접된 경막에 경막꼬리(dural tail) 조영증강이 나타난다.

④ 수술적 치료

수술로써 완전 제거가 가능하나, 신경초종에 비해 성공률이 다소 떨어진다.

⑤ 비수술적 치료

악성소견이 없는 경우에는 방사선 치료나 화학 요법은 시행하지 않는다.

⑥ 예후

육안적으로 완전 제거한 경우 10년 후 재발률은 10~15% 정도이다.

(3) 뇌실막세포종

① 빈도와 발생부위

성인의 척수내 종양 중 30%로 발생 비율이 높다. 어느 연령에서나 발생할 수 있지만 특히 20~40대에서 많고, 남자에서 더 흔하다. 주로 척수 하단부의 척수원추(conus medullaris)와 마미총(cauda equina), 척수내에서 발생한다. 조직학적으로 점액유두성(myxopapillary)형이 가장 흔하며 거의 대부분이 양성이다.

② 증상과 징후

통증은 국소성 척수신경근통이고 괄약근 기능마비로 배뇨, 배변 장애가 초기에 나타난다. 드물게 종양의 혈관이 풍부하게 발달된 경우에는 임신 중이나 외상을 받으면 거미막밑출혈을 일으켜 혈액 성분이 마미 신경총을 자극하여 좌골신경통이 나타나기도 한다.

③ 진단

척추 MRI에서 종양이 있는 부위의 척수 팽대가 있고, 보통 1~5개의 척추에 걸쳐 길게 자리잡고 있다. T1 강조영상에서는 등신호, T2 강조 영상에서는 고신호를 보이며, 조영제를 주입하면 종양의 경계가 뚜렷하고, 비교적 균등하게 증강되는 특징이 있다(그림 11-6).

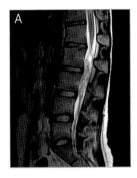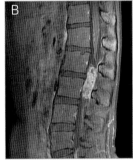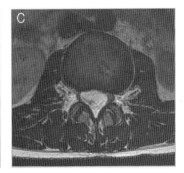

그림 11-6. 뇌실막세포종의 MRI

    A: T2 강조영상
      종양부위에 고신호(hyperintense)를 보임.
    B: T1 조영제 증강영상
      조영제를 주입하면 종양의 경계가 뚜렷해진다.
    C: T2 강조영상 측면(axial view)

④ 수술적 치료

종양을 척수로부터 잘 분리할 수 있는 경계가 있어 상당수에서는 비교적 안전하게 완전 적출을 할 수 있다. 종양이 주위 조직을 침윤하고 있는 경우에는 부분 적출만을 시행하고 수술을 끝내야 한다.

⑤ 비수술적 치료

완전 적출한 경우에는 수술 후 방사선 치료가 필요하지 않으나, 부분 적출되었거나, 조직학적으로 악성인 경우 수술 후 방사선 치료를 시행한다.

⑥ 예후

악성도가 낮거나 점액유두형의 경우에는 5년 생존율이 85% 이상으로, 역형성(anap lastic)인 경우 생존률이 낮은 것으로 보고되고 있다.

(4) 별아교세포종

① 빈도와 발생부위

중추신경계 별아교세포종의 약 3%가 척수에서 발생한다. 약 60%에서 경추 및 경·흉추 이행부에 발생하며 20%에서 척수공동을 동반한다. 호발 연령은 30세 이전에서 많이 발생하며, 10세 미만에서 90%가 발생한다. 악성도가 낮은 종양이 75~90%를 차지하며 병리학적으로 원섬유(fibrillary)형, 털모양(pilocytic) 별아교세포종, 역형성(anaplastic) 별아교세포종, 교모세포종(glioblastoma), 신경절세포종(ganglioglioma) 등으로 구분되고 드물게 희소돌기아교세포종(oligodendroglioma)도 있다. 털모양 별아교세포종과 신경절세포종은 소아에서 더 흔하며 성인에서는 25%가 악성이다.

② 증상과 징후

비교적 양성인 경우에는 수년에 걸쳐 증상이 서서히 진행되나, 악성인 경우에는 수주 또는 수개월내에 급속하게 진행하여 예후와 밀접한 관계가 있다. 성인에서는 통증과 근력저하가 가장 흔한 증상이고 증상의 부위와 진행속도는 종양의 위치에 따라 다르게 나타난다. 별아교세포종의 40% 정도에서 수두증을 동반하는데 이는 악성도가 높은 종양에서는 연수막내 전이를 하여 연수의 중앙 빗장(obex)이 막혀 수두증 증상이 발생한다.

③ 진단

척추 MRI에서 T1 강조영상에서 저신호/등신호, T2 강조영상에서 고신호와 함께 척수팽대를 보이며 상의세포종에 비해 경계가 불분명하다. 종양의 상부에 척수공동(syrinx)을 동반하기도 한다.

④ 수술 치료

치료 목적은 장기적으로 종양의 진행을 억제하여 신경학적 기능을 유지시키는 것이다. 완전적출이 가능한 경우도 있지만 종양과 척수의 이행부와 분명하지 않아 완전적출이 어렵다. 이러한 경우에는 완전 적출보다는 신경기능의 보존이 우선되어야 한다.

⑤ 비수술적 치료

성인은 침윤성 종양이 많아 수술 후 방사선치료를 고려해야 하나 악성종양인 경우에는 수술 후 생존율을 늘리지 못하고 이환율만 높아질 수 있다.

⑥ 예후

척수에 발생하는 별아교세포종의 전체적인 5년 생존율은 50%이나, 악성도가 낮은 종양은 70~90%이고 악성도가 높은 종양은 30% 정도는 생존 기간이 6개월~1년이다.

6) 척추종양

(1) 원발성 척추종양

척추종양(spinal tumor)은 척수 및 척수 신경과 근접해 있어 접근이 쉽지 않다. 재발률을 낮추기 위해 전체 병변을 제거해야 하고, 수술 중 과다 출혈을 예방해야만 하며, 아울러 수술 후 척추 불안정증을 유발할 수도 있다는 점에서 다른 부위의 종양과 구별이 된다.

① 증상

경부통, 요배부통, 야간 통증이 특징이다. 운동 마비, 감각 저하, 배뇨 및 배변 장애 등의 신경학적 결손이 나타난다(표 11-5).

② 종양성 병변의 통증 유발 기전

척추제 피질골의 팽윤 → 피질골의 희박화(thinning)와 재형성(remodeling) → 병적 골절과 척추 주위 연부 조직으로의 침윤 → 급성 또는 만성 척수 압박 → 이환 부위 및 신경근의 통증과 마비를 유발한다.

③ 척추 변형

통증의 발현과 연관하여 대부분 척추 주위 근육의 연축(spasm)에 기인한다. 척추 측만은 유골골종(osteoid osteoma)이나 골모세포종(osteoblastoma)에 가끔 동반되어 나타나는데, 종양은 측만의 첨부(apex), 함요면(concavity)에서 발견되는 것이 보통이다.

④ 진단

단순 방사선 검사에서는 척추경의 미란, 척추경간 거리의 증가, 추간공의 확대 등의 소견을 관찰할 수 있다. 그러나 해면골의 30~50%가 파괴된 이후에야 명확한 골 파괴 소견이 나타난다. 뼈스캔(bone scan)은 99m technetium동위원소를 이용한 골 주사로 척추의 종양성 병변 진단에 민감도가 높은 검사이다. 전산화 단층촬영(CT)은 피질골의 상태를 알아볼 수 있는 민감한 검사 방법이고, 자기 공명 영상(MRI)도 많은 정보를 줄 수 있는 검사 방법이다. 척추 종양의 혈관 분포와 공급 혈관, 인접한 혈관들과의 유착 여부와 상관 관계를 알기 위해서는 혈관 조영술이 유용하다. 생검은 양성 종양과 악성 종양의 구분 및 감염성 척추 질환 등과의 감별을 위해서 주사침 생검을 실시하기도 한다(그림 11-7).

⑤ 치료

완전 적출이 원칙으로, 종양의 적출은 통증을 완화시키고 척추 기형을 호전시킬 수 있고, 척추체 침범 정도에 따라 척추 유합술이 필요하다.

(2) 전이성 척추종양

척추 전이를 잘 하는 암종으로는 유방암, 폐암, 전립선암, 혈액 암(골수종, 림프선암 등), 신장암 등의 순서이며 암환자의 10~12%에서는 척추 전이에 의한 증상이 암 발현의 첫 증상으로 나타나 거꾸로 원발성 암이 진단되기도 한다. 전이성 종양의 치료시 고려 사항으로는 첫째, 종양의 종류로 종양의 혈행성과 경도를 파악해야 하며, 수술 후 보조 요법의 시행 여부를 알아야 한다. 둘째, 신경학적 검진이 중요하고 마비의 진행 속도는 중요한 예후 인자로 급성으로 발생하여 급격히 진행한 마비는 척수 허혈에 의한 경우로 예후가 좋지 않다. 셋째, 척추 변형 및 안정성으로 불안정성이 있는 경우 일차적인 수술적 치료가 필요하다. 넷째, 이전의 치료 병력으로 병변의 성격 규명 및 치료에 대한 감수성 여부의 파악과 수술적 치료법 결정의 참고 사항이 된다. 다섯째, 환자의 전신 상태와 잔여 생존 기간으로 전신 상태가 나쁘거나 잔여 생존기간이 짧으면 수술적 치료는 가급적 지양하며, 마지막으로 약물 치료에 효과가 없는 심한 통증인 경우이다.

① **수술 치료**

신경학적 결함, 난치성 통증, 척추 불안정의 발생이 주 적응증이며, 향후 여명 기간이 3~12개월 이상 평가되는 경우 시도하는 것이 바람직하다. 국소적인 방법으로 신경학적 결손이 없고 방사선 소견상 경막외 종괴의 형성이 없는 전이성 척추암에 의한 병적 압박 골절 환자에서 척추 성형술을 시행하면 통증 경감 효과가 있다. 이는 주입된 골 시멘트의 척추골 골절 고정 효과와 종괴 효과로 활성화된 신경 말단이 골 시멘트의 열작용과 세포 독성 작용으로 파괴되어 얻어지는 효과로 추측된다.

② **비수술 치료**

- 비스테로이드성 소염 진통제로부터 마약성 진통제를 사용한다.
- 척추 불안정성으로 인한 통증이 발생한 경우에는 보조기를 착용한다.
- 호르몬 요법은 유방암이나 전립선암에 효과적이다.
- 화학 요법은 전이성 경막외 병변에 의한 신경 증상에는 일반적으로 효과가 없으며 전신적인 질환에 대한 보조적인 치료 수단으로 간주되어야 한다.
- 방사선 치료는 전이된 암의 국소 진행을 막고 통증을 완화하는데 목적이 있다. 방사선 치료에 대한 종양의 반응은 특히 림프종 등의 혈액암 계통에서 치료 효과가 좋고, 유방암 또는 전립선암 전이에서도 효과가 좋은 편이며, 폐암이나 대장암 전이 등은 방사선 치료에 대한 반응이 좋지 않은 편이다. 위장관과 신장의 전이암은 대개 방사선 치료에 반응하지 않는다. 척추 전이암에 대한 수술적 치료 후 방사선 치료가 병행되는데, 수술 부위 종양의 재발을 막기 위해 흔히 사용되는 방법이다.
- 스테로이드의 사용은 전이성 척추 종양에 의한 척수 신경 압박이 나타난 경우 척수 신경 조직의 부종을 가라 앉히는 효과가 있어 신경 기능 보호 목적으로 사용한다.

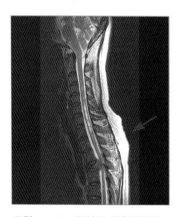

그림 11-7. 전이성 척추종양의 MRI

표 11-5. 척추종양의 위치에 따른 증상과 징후

위치	증상과 징후	비고
경추부		
C_4 상부(C_1~C_4)	호흡곤란 가능성	수술 치료의 어려움 ; 다른 비수술적 방법 고려 뇌간과 상부 경수의 통로
	사지마비 감각이상(paresthesia) 후두부 두통 목 경직 CN Ⅷ~Ⅻ: 상부 경추 종양은 하부 뇌신경에 영향 　CN Ⅷ: 안구진탕증 　CN Ⅸ ~ Ⅹ: 연하곤란, 구음장애 　CN Ⅺ: 어깨와 목 근육의 위축 　CN Ⅻ: 일측의 혀 위축과 편위, 구음장애	
C_4 이하(C_5~C_8)	어깨와 팔의 통증 감각이상(paresthesia) - C_5, C_6 root 침범시 팔의 중앙을 따라 통증 　(팔의 중앙) - C_7, C_8 root 침범시 전완과 손의 외측을 　따라 통증(전완의 외측, 손) 어깨, 팔, 손의 위축은 섬유속연축 (fasciculation)과 관련 되기도 함 통증을 동반하는 위약감(weakness) Horner's syndrome(침범된 쪽의 안검하수) 무한증(anhydrosis) 과반사(hyperactive reflexes)	교감신경 지배의 영향
흉추부		
$T_{1~12}$	가슴과 등의 통증 병변을 국소화하기위해 운동마비 여부를 확인하기 　어려움. 강직성 마비가 흔함 병소수준에 따른 감각 장애가 분명하다. - 이정표: T_4-유두 수준, T_{10}-배꼽수준 - 밴드처럼 둘러지듯 병소부분의 과민감각 바빈스키 반사(+) 장/방광 장애 성기능 장애	피부분절(dermatome) 대부분 전이성 병변은 흉추부를 포함하는 경우가 많다.
요천골부		
S_1~S_5	요통과 하지 방사통 하지 마비/강직(초기에는 한쪽다리만 보이다 　나중에 다른 쪽에서도 나타남) 다리와 항문주변의 감각 둔화 장/방광 장애 성기능 장애 발목, 무릎의 심부건반사의 소실	족하수(foot drop)가 흔하다. 위축이 특정 근육 그룹에 영향을 준다.

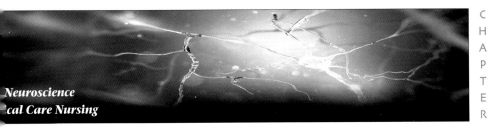

자가면역질환 및 퇴행성 질환

1. 중증근무력증

1) 정의

중증근무력증(myasthenia gravis, MG)은 골격근의 근력 약화와 피로증상이 운동시 악화되고 휴식시에는 개선되는 자가면역성 신경근접합부질환이다. 추정되는 원인은 항체매개성 자가면역 반응에 의해 신경근접합부에 위치한 아세틸콜린 수용체(Ach R)의 숫자가 감소하기 때문인 것으로 알려져 있다. MG는 평균 7,500명당 1명의 유병률을 보이며, 모든 연령군에서 발병되나 남녀의 발병률은 2 : 3으로 여자가 더 높다. 그러나 연령대별로 여자는 20~30대에서, 남자는 50~60대에서 가장 발병률이 높은 것으로 알려져 있다. MG는 완치가 어렵지만 최근 매우 효과적인 치료법들이 시도되고 있다.

2) 병태생리

아세틸콜린(Acetylcholine, Ach)은 신경근접합부의 운동신경 말단에서 생성되어 소포안에 저장되어 있다가 활동전위가 운동신경을 따라 전파되어 신경말단에 도달하게 되면 소포에서 Ach이 유리되며 이는 연접(synapse) 이후 근육말단의 주름위에 촘촘히 위치한 아세틸콜린 수용체에 결합된다. Ach이 Ach R의 결합부위에 결합되면 Ach R의 통로가 열려 나트륨(Na^+)과 같은 양이온들이 신속히 유입되고, 이로 인해 근섬유의 종판(end plate)에서 탈분극이 일어난다. 탈분극이 일정 수준에 도달하게 되면 활동전위가 생성되어 근섬유를 따라 전달되어 근육수축을 유발한다. 이러한 과정은 Ach이 아세틸콜린에스테라제(Acetyl- cholinesterase, Ach E)에 의해 가수분해되어 Ach이 수용체에서 이탈됨으로써 급격히 종료된다. MG에서 근본적인 결함은 연접 이후 근막에서 기능을 할 수있는 Ach R의 숫자가 감소되고, 시냅스 후 주름이 평편해지고 단순하게 변하여 신경근전달의 효용성을 감소시켜 Ach이 정상적으로 유리되어도 종판전위(end plate potential)가 낮아 근육의 활동전위를 유발하지 못하기 때문에 결국 신경근접합부에서 신경물질의 전달장애를 유발하여 근육 수축의 약화를 초래하게 되는 것이다.

3) 증상과 징후

증상은 근육을 반복하여 사용할수록 근력 약화와 피로가 심해지고, 휴식하거나 자고 나면 호전되는 것이 특징적이다. MG의 임상경과는 다양한데, 일반적으로 악화와 회복이 발병 초 수년 내에 반복되지만 완전한 회복은 어려운 것으로 알려져 있다. 근력 약화의 흔한 초기증상은 복시와 안검하수이며, 이는 안검과 외안근 등의 두개내 근육이 초기침범되어 나타난다. 안면근육의 약화로 인해 웃을 때 냉소적인 표정이 되며, 저작근의 근력 약화로 저작운동이 어렵다. 뿐만 아니라 구개근 약화로 인해 말을 할 때 콧소리가 나며 혀근육의 약화로 발음이 어둔해진다. 특히 구개, 혀, 인두의 약화로 인한 연하곤란으로 음식이나 물이 코로 역류되어 나오거나 흡인성 폐렴이 발생할 수 있다. 약 85%의 환자에서 근력 약화가 전신으로 진행되어 사지 근육도 침범된다. MG에서는 주로 근위부의 근육이 침범되며 근력 약화가 비대칭적일 수 있으나, 심부건반사는 보존된다. 만약 호흡근약화가 심해진다면 인공호흡기가 필요하다.

4) 진단적 검사

진단은 특정부위의 근력 약화와 피로가 있으면서 심부건반사가 보존되어 있고 감각장애나 다른 신경학적 기능장애가 없는 경우 등과 같은 임상증상에 근거하되 항콜린에스테라제 검사를 통해 확진한다. 진단이 의심되면 MG와 유사한 증상을 보일 수 있는 다른 질환과의 감별진단이 필요하고, 경우에 따라서 수술이 필요하거나 부작용이 있는 약제들을 장기간 복용해야 하기 때문에 반드시 확진 후에 치료를 시작하여야 한다.

항콜린에스테라제 약물은 신경근접합부에서 아세틸콜린을 파괴하는 효소인 콜린에스테라제를 억제하여 좀더 많은 아세틸콜린을 아세틸콜린 수용체에 결합시키도록 한다.

텐실론 약물(edrophonium 또는 tensilon)은 효과가 빨리 나타나고(30초), 작용시간이 짧기(5분) 때문에 가장 흔히 사용되는 약제이다. 먼저 테스트 용량(2mg)을 정맥주사한 후 뚜렷한 근력 호전이 나타나면 양성으로 간주하여 검사를 끝낸다. 만약 근력의 변화가 없으면 추가로 8mg을 정맥주사한 후 대상자의 근력개선의 객관적 징후를 관찰한다. 에드로포늄의 부작용(오심, 설사, 타액분비, 근육연축, 드물게는 실신이나 서맥)을 막기 위해 미리 아트로핀(atropine 0.6mg)을 주사기에 준비하여 증상들이 심해지면 곧 정맥주사한다.

작용시간(1~2시간)이 긴 neostigmine 15mg을 경구로 투여하여 자세한 근력검사를 할 수 있는 약물이 도움이 되는 경우도 있다. 전기진단학적 검사는 시작하기 6~24시간 전에 항콜린에스테라제 약물을 중단한 후 실시한다.

반복 신경자극검사는 근력 약화가 있는 근육이나 근위부 근육에 시행하는데, 검사하고자 하는 신경에 초당 2~3회의 속도로 전기자극을 주면 근육에서 활동전위가 기록된다. 정상인에서는 이런 빈도의 자극에서 유발된 근육의 활동전위의 진폭이 변하지 않지만, MG 환자에서는 활동전위 진폭이 10~20% 이상 빠르게 감소된다. 항아세틸콜린수용(AchR) 항체검사에서 전체 근무력증 환자의 85%에서 발견되며, 75%의 환자들에게서 흉선의 이상이 발견되는 것으로 알려져 있다.

MG는 또한 다른 자가면역성 질환과 동반되기 때문에 류마티스인자검사를 시행한다. 그 밖에 만성감염도 MG를 악화시킬 수 있으므로 주의 깊게 관찰하여야 한다.

5) 치료와 간호

최근 치료법이 발전되어 대부분의 근무력증 환자들이 적절한 치료만 받으면 문제없이 일상생활을 해 나갈 수 있다. MG에서 가장 유용한 치료는 항콜린에스테라제, 면역억제제, 혈장분리교환술법, 면역글로불린 정맥주사(IVIg) 및 흉선 절제술이다.

(1) 항콜린에스테라제

*Pyridostigmine (mestinon)*의 효과는 15~30분 이내에 나타나 3~4시간 동안 지속되지만 개인마다 차이가 있다. 60mg 정도의 용량을 하루 3~5회 복용하는 것으로 치료를 시작한다. 약물 복용 횟수와 용량은 가장 적은 부작용(과다한 타액분비, 발한, 오심, 설사, 복부 경련, 빈맥)으로 최대한 이점(근육강도와 지속성)에 도달하도록 개인의 필요에 따라 조절한다.

(2) 면역억제제

당질코르티코이드, *azathioprine* 및 기타 약물을 이용한 면역 억제제는 대부분 MG 환자에게 효과가 있다. 근력 약화가 심하거나 가능하면 빨리 환자가 일상생활로 복귀하여야 하는 등 즉각적인 증상 호전이 필요한 경우는 혈장분리교환술이나 면역글로불린 정맥주사를 시행한다. 중기 목적을 위해서는 당질코르티코이드와 *cyclosporine*을 함께 투여하면 1~3개월 내에 임상적인 호전을 볼 수 있다. *Azathioprine* 과 *mycophenolate mofetil*은 수개월 또는 1년 정도가 경과해야 효과가 나타나지만 MG환자의 장기치료에 사용하기에 좋다. 대다수의 근무력증 환자들은 적절한 당질코르티코이드 치료로 호전된다. 부작용을 최소화하기 위해서 *prednisone*은 하루에 필요한 용량을 한번에 복용해야 한다. 고용량 요법으로 치료할 경우 1/3의 환자에서 근력 약화가 초래되므로 초기 *prednisone*은 적은 용량(15~25mg/day)으로 시작하여야 한다. 임상적으로 상당한 호전을 보이는 용량(50~60mg/day)에 도달할 때까지 환자가 견딜 수 있는 정도(2~3일 간격으로 5mg/day)로 단계적으로 증량한다. 1~3개월간 이 용량을 유지한 뒤 일반적으로 환자들은 최대 용량에 도달한 뒤 수주 내에 호전을 보이기 시작해서 수개월 또는 수년 동안 치료를 지속한다. 장기간에 걸쳐 당질코르티코이드를 복용하는 환자들은 부작용을 예방하거나 치료하기 위해 주의 깊게 관찰되어야 한다. 많은 환자들에게 면역억제제를 단독 또는 당질코르티코이드와 병합요법으로 투여할 경우 효과적이다. *Azathioprine*은 대부분의 환자들에게 안전하며 오랫동안 처방되어 왔기 때문에 가장 널리 투여되는 약물이다. 당질코르티코이드의 효과를 배가시키거나 스테로이드를 감량시킬 수 있는 효과가 있다. 그러나 발열이나 권태와 같은 독감 유사 증상, 골수 억제, 또는 간기능 이상 등 특이반응으로 인해 azathioprine을 중단해야 하는 경우가 약 10%의 환자들에게서 발생한다.

(3) 혈장분리교환술

혈장분리교환술(plasmapheresis)은 병인이 되는 항체를 포함한 혈장을 혈액세포와 분리시킨 후 혈액세포를 다시 환자에게 투여하는 방법이다. 혈장분리교환술은 단기간에 AchR 항체를 감소시키므로 임상적인 호전이 빠른데, 주로 증상이 심한 환자나 흉선 절제술과 같은 수술 전에 환자의 상태를 일시적으로 호전시키기 위해 사용된다.

(4) 면역글로불린 정맥주사

면역글로불린 정맥주사는 근무력증이 심한 환자나 수술 전 환자에게 신속한 호전을 기대할 경우 투여되는데, 특수한 장치가 필요 없고 중심정맥을 사용하지 않는다는 장점이 있다. 일반 용량(400mg/kg/day)은 2g/kg를 5일간에 걸쳐 정맥주사한다. 70%의 환자가 치료 중에 또는 치료 후 4~5일 내에 호전을 보이며 수주 내지 수개월 간 지속된다. IVIg의 작용 기전은 아직 잘 알려져 있지 않지만 혈중 아세틸콜린 수용체 항체의 역가에 미치는 영향은 일정하지 않다. 부작용은 흔하지 않지만 두통, 수액 과부하, 드물게 무균성 뇌수막염이나 신기능장애가 초래될 수 있다. 장기치료를 위해서 적절한 면역억제치료를 대신할 목적으로 IVIg를 사용해서는 안 된다. 면역억제제에 익숙하지 않은 의사들이 IVIg를 반복적으로 투여하는 경우가 늘고 있는데, IVIg를 이용한 치료는 과정이 번거롭고 단지 일시적인 효과를 보이며 고가의 비용이 든다는 문제점이 있다. 근무력증 환자의 중장기치료를 위해서는 앞서 언급한 다른 치료방법들이 병행되어야 한다.

(5) 대상자교육

호흡곤란, 비효과적인 기침, 연하곤란으로 인해 흡인과 폐렴이 생길 수 있기 때문에 심호흡과 기침을 하도록 격려한다. 흡인되지 않도록 먹을 때 바른 자세로 음식을 섭취하도록 하고 식사 중에는 말을 하지 않도록 교육한다. 횡격막과 늑간 근육의 약화에 의해 호흡곤란이 초래하여 생명을 위협할 정도로 심해지는 근무력증성 위기 시에는 산소와 기계적 환기가 요구된다. 조기의 효과적인 항생제 치료, 호흡 보조와 폐 물리요법이 치료에 필수적이다. 근육피로는 심한 운동 후와 하루 일과를 마친 후 가장 심하기 때문에 균형잡힌 활동과 휴식을 하도록 일상생활을 계획하도록 돕는다. 또한 불필요한 에너지 소모를 막도록 한다. 대상자와 가족에게 중증근무력증과 치료에 대한 지속적인 정보를 제공할 뿐 아니라, 항콜린에스테라제의 약물과다로 인한 콜린성 위기의 합병증(복부경련, 설사, 과다한 기도분비물, 기관지경련)과 스테로이드 약물의 부작용(백내장, 고혈압, 당뇨병, 체액정체, 상처치유지연, 불면증, 골다공증)을 교육하고 이를 사전에 예방할 수 있도록 교육한다.

2. 길랭 - 바레 증후군

1) 정의

길랭 - 바레 증후군(Guillain-Barré syndrome, GBS)은 자가면역반응에 의해 급성으로 발병되는 말초신경의 수초퇴행과 관련된 급성염증탈수초다발신경병이다. 국외의 경우, GBS환자의 75%에서 발병 1~3주 전에 호흡기계나 위장계의 급성 감염이, 20~30%에서는 Campyl-obacter jejuni 감염이 선행질환으로 나타났다. 그 외에 유사한 비율로 헤르페스 바이러스 감염, 거대세포 바이러스 또는 Epstein-Barr 바이러스감염, 백신접종력 등이 GBS와 연관되는 것으로 알려져 있다. 또한 림프종 환자, HIV양성환자, 전신 홍반 루프스 등의 면역관련 질환자에서 GBS가 더 빈번하게 발생하는 것으로 알려져 있다.

2) 병태생리

GBS는 말초신경에 발생한 급성염증탈수초질환으로 자가면역기전이 관여하여 발생하는 것으로 알려져 있다. 비자기항원(감염원, 백신)에 대한 면역 반응으로 항원결정기 유사 기전을 통해 숙주의 신경조직에 교차반응함으로써 초래되는 것으로 볼 수 있다. 특히 항-강글리오시드(anti-ganglioside)항체는 다른 항원기와 함께 GBS의 발병기전에 중요한 역할을 하는 것으로 알려져 있다. 인간의 신경조직과 랑비에르(Ranvier)결절 등에 다량 존재하는 다양한 강글리오시드는 축삭과 신경교간의 상호작용을 포함해 세포간 상호작용과 성장조절에 관여하는데, 이는 세포의 원형질막에 노출되어 있어 항체에 쉽게 공격을 받는다. 탈수초성 GBS에서 이완성 마비와 감각장애는 신경전도차단에 의해 발생한다. 전기생리학적 검사에서 축삭의 연속성이 정상이므로 재수초화가 일어나면 회복이 빨리 진행될 수 있다. 심한 탈수초성 GBS에서는 이차적으로 축삭이 변성되며 전기생리학적으로 손상된 정도를 가늠할 수 있다. 이차적 축삭변성이 심할수록 회복 속도는 느리고 후유장애의 정도도 심해진다.

3) 증상과 징후

일반적으로 하지에서 시작하여 급속하게 몸통, 상지, 얼굴까지 진행되는 상행성 운동마비와 심부건반사 소실이 나타나며 감각장애가 동반되기도 한다. 근력 약화는 수 시간에서 수 일에 걸쳐 진행되며 사지의 저린 듯한 이상 감각이 흔히 동반되며, 양측 안면마비는 환자의 50%에서 나타난다. 하위 뇌신경도 흔히 침범되어 연수마비와 함께 객담 배출과 기도유지가 어려우므로 대부분 입원치료가 필요하며 약 30% 정도가 이완기간 동안 인공호흡기를 필요로 한다. 상행성 마비가 진행되면서 근육통과 자율신경병증이 나타난다. 근육통은 마비된 근육의 심부에서 느껴지는 쑤시는 듯한 통증으로 전날 무리하게 운동한 뒤 나타나는 통증과 유사하다. 자율신경병증 증상으로는 혈관운동조절능력 상실로 인한 혈압 및 맥박의 변동, 체위성 저혈압, 부정맥, 요정체, 장폐색 등이 나타나 때론 치명적일 수도 있으므로 주의깊은 감시 및 치료가 필요하다. 수초가 재생되면 회복이 시작되는데 하행성으로 6개월에서 2년에 걸쳐 천천히 회복된다. 6개월이 경과하면 85%에서 혼자 걸을 수 있을 만큼 회복되나, 약 50%에서 장애가 남는다. GBS 환자의 85~90%가 완전히 회복되는 것으로 알려져 있다.

4) 진단적 검사

(1) 심부건반사

심부건반사 소실을 동반한 급속한 진행성 마비, 발열이나 다른 전신증상의 부재, 특징적인 선행사건 등을 확인함으로써 진단할 수 있다.

(2) 혈청학 검사

초기 혈청학 검사는 GBS와 유사한 급성 척수병증, 보툴리즘, 디프테리아, 진드기 매개성 마비, 혈관염증성 신경병증, 척수염, 거대세포바이러스성 다발성신경근염, 중증근무력증, 중금속 중독 등과 감별 시 유용하다.

(3) 뇌척수액 검사

뇌척수액에서 염증세포는 증가되지 않으나 단백질만 상승되어 있는 것이 특징적이다. 증상이 시작되고 48시간 이내인 경우에는 뇌척수액이 정상일 수 있으나 발병 1주일 후에는 단백질 수치가 대부분 상승되어 있다. GBS에서도 백혈구 수치가 일시적으로 상승될 수 있으나 계속해서 수치가 상승되어 있는 경우에는 다른 질환(바이러스성 척수염, HIV 감염)을 의심해 볼 수 있다.

(4) 전기진단학적 검사

질병의 초기에는 전기진단학적 검사결과가 정상이거나 가벼운 이상소견을 보이며 임상 경과보다 늦게 진행된다. 일차적으로 축삭에 병변이 있는 경우는 복합 활동전위의 진폭이 감소되지만 전도 속도의 감소나 연장과 같은 소견은 보이지 않는다. 그러므로 전기생리학 검사에서 뚜렷하지 않을 수 있고 뇌척수액 단백도 발병 1주 내에는 정상일 수 있으므로, 진단이 강력히 의심되면 특징적인 전기진단학적 검사소견이나 뇌척수액 검사소견이 나타날 때까지 기다리지 말고 치료를 곧 시작해야 한다. HIV 감염의 위험이 있는 GBS 환자나 뇌척수액에서 비전형적인 염증세포 증가소견을 보이는 환자들에게는 HIV에 관한 혈청학적 검사를 시행한다.

5) 치료와 간호

(1) 치료

처음 마비증상이 나타난 지 2주 후부터는 면역치료효과가 없으므로 가능한 한 진단이 내려지자마자 치료를 시작한다. 고용량의 정맥용 면역글로부린(IVIg)이나 혈장분리교환술을 각기 단독으로 치료하며 두 치료법의 효과는 유사하다. IVIg가 투여방법이 용이하고 부작용이 적어서 일차적으로 선택된다. IVIg내에 존재하는 항체에 의해 GBS 자가항체가 중화되는 것으로 알려져 있다. GBS가 악화되는 시기에는 대부분의 환자들을 집중치료실에서 감시하여야 한다. 특히 폐활량, 심혈관계 상태와 흉부 물리요법에 주의를 기울여야 한다. GBS 환자의 30%는 때때로 수주 내지 그 이상 인공호흡기를 필요로 한다. GBS 환자의 85%는 수개월에서 1년 내에 기능적으로 완전히 회복되지만, 심부건반사 소실과 같은 약간의 이상소견은 지속될 수 있다. 사망률은 최적의 치료조건하에서는 5% 이하로 대부분 이차적인 호흡기 합병증에 의한다. 근위부의 운동, 감각신경의 축삭 손상이 심한 환자의 예후가 가장 나쁘다. 전형적인 GBS 환자의 5~10%에서 한번 이상 재발되는데, 이런 경우는 만성염증탈수초다발신경병으로 분류된다.

(2) 대상자 교육

호흡, 연하, 자율신경 기능정도를 사정한다. 이를 위해 적어도 4시간마다 활력징후, 폐활량, 연하, 근력, 섭취량과 배설량의 균형 등을 사정한다. 또한 산소포화도, 심전도 모니터와 산소제공이 필요 시 요구된다. 염증을 조절하고 부동으로 인한 방광염증, 심부정맥 혈전증, 폐색전, 폐렴 등의 합병증 증상을 관찰하고 중재하는 것이 필요하다. 그 밖에 규칙적인 체위변경, 피부관리, 관절운동 등이 필요하다. 급속적인 상행성 마비와 회복의 불확실성에 대한 두려움을 말로 표현하도록 돕고, 장애가 점진적으로 회복할 수 있음을 지지하고 격려하는 것이 중요하다.

3. 다발경화증

1) 정의

다발경화증(multiple sclerosis, MS)은 중추신경계의 백질 부분을 침범하는 만성 진행성, 퇴행성 질환으로 젊은 성인층에 영향을 주는 질환이다. 축삭이나 신경세포를 둘러싼 수초가 손상을 받게되어 전기적 충격에 의한 전도를 방해하게 되는 질환이다.

임상적 진행과정이 매우 다양하며, 신경섬유의 축삭을 덮고 있는 수초의 파괴 또는 수초 탈락이 특징으로 축삭주위에 경화성 조직을 초래한다. 다발경화증은 우리나라보다 추운 북쪽 유럽 지역에 거주하는 백인에게 더 잘 이환되며, 20~40세 사이의 성인에게 발생 빈도가 높고, 남성보다 여성이 2배 정도 더 잘 발생하는 것으로 보고되고 있다.

2) 병태생리

다발경화증의 정확한 원인은 확실하지 않다. 단지 이 질환에 과민반응을 유발하는 바이러스 감염과 이차적으로 반복되는 염증, 그리고 수초에 대한 신체의 자가면역반응이 가능한 원인으로 추정된다.

만성 다발경화증의 병리적 주요쟁점은 탈수초병변이나 반점(plaques)이 나타 나는 것이며, 이는 백질 주위에서 쉽게 확인될 수 있다. 병변의 구성은 질환의 진행 년도에 따라 다양하다.

급성기 병변에서는 수초의 부분적 또는 완전한 손상이 있는데 이를 혈관성 수초탈락(vascular demyelination)이라 부른다. 손상은 축삭을 둘러싼 수초의 차단으로 이루어진다.

수초를 만드는 희소돌기아교세포(oligodendrocytes)가 T세포와 대식세포의 세포성 침투에 의해 파괴되고, 병이 진행되면서 별아교세포(astrocyte)와 희소돌기아교세포가 증식된다. 생명력이 있는 희소돌기아교세포는 침범된 영역에서 부분적으로 재수초화 된다. 오랜 기간 지속된 병변은 두껍고, 헝클어진 비교적 무세포성의 섬유신경 교세포 조직으로 구성된다. 반은 직경이 1~2mm 에서 수 cm에 이르기까지 다양하다(그림 12-1).

다발경화증은 주로 뇌와 척수의 백질을 침범하며, 미만성 수초탈락 병변과 이 부위를 통한 정상 신경자극의 전도 방해를 초래한다. 수초탈락은 축삭전도에 긍정적 또는 부정적 영향

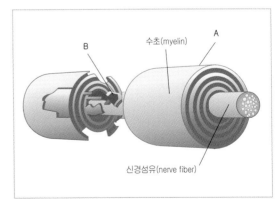

그림 12-1. 신경섬유의 비정상적 소견

A: 정상 신경섬유와 수초
B: 다발경화증에서의 수초 파괴

표 12-1. 다발경화증의 분류

분류	
재발-완화반복형(relapsing-remitting)	질병의 진행에 상관없이 증상의 악화와 완화를 반복하는 임상경과를 나타내는 경우
일차진행형(primary-progressive)	발병 후 처음부터 뚜렷한 재발없이 점진적으로 진행하는 경우
이차진행형(secondary-progressive)	처음에는 재발-완화 반복형으로 시작되었으나 후에 진행되면서 악화만을 보이는 경우 ; 후에 진행형으로 전환하는 경우
재발-진행형(progressive-relapsing)	발병부터 진행성 질환으로 급성 재발과 질병의 진행이 계속되는 경우

을 초래할 수 있다. 부정적 영향은 축삭의 전도를 느리게 하거나 전도를 완전히 차단하는 것이며, 그 중 전도 차단은 대사성 혼란이나 체온상승에 대한 반응으로 발생한다. 긍정적 영향은 이소성 박동(ectopic impulse)의 생성과 수초 탈락된 축삭 간에 비정상적 "교차대화(crosstalk)"를 의미한다. 이러한 신경전도의 변이는 대상자의 활동과 관련하여 하루 또는 일주일동안 이 질환으로 초래되는 다양한 증상을 설명하는데 도움을 준다. 다발경화증 증상의 호전이나 악화는 급성염증 결과에 대한 반응이나 치유의 결과로 나타난다. 결국, 신경섬유의 축삭에도 손상이 발생해서 장애가 심해지며, 이는 영구적 상태가 된다. 부검 시 뇌와 척수의 백질에 경화성 반점(sclerotic plaques)이 다발성으로 분포되어있음을 확인할 수 있다. 분포 정도는 대상자에 따라 매우 다르며, 일부 대상자는 임상적으로 특이할 만한 상황이 없어, 이 질병과정의 존재여부가 부검 시 우연히 확인되기도 한다.

임상 진행과정을 근거로 한 다발경화증의 분류는 다음과 같다(표 12-1).

이 중 가장 일반적인 형태는 재발-완화반복형으로, 이는 초기단계에서 완전 회복과 부분 회복에 따라 재발과 악화를 반복하면서 신경계의 손상이 점차 축적되다. 뚜렷한 재발없이 처음부터 점진적으로 진행하는 일차진행형은 재발-완화반복형과 달리 발병연령이 높다.

3) 증상과 징후

다발경화증의 병소는 뇌와 척수의 어느 부위에도 발생할 수 있기 때문에 특징적 병소인 반점(plaques)의 위치에 따라 광범위한 신경학적 이상소견을 나타낸다. 보통 다발경화증 환자들은 눈의 변화, 피로 및 운동실조의 치료를 위해 병원을 찾으며, 종종 해결이 안 되는 증상으로 극심한 피로를 호소하기도 한다. 초기증상으로서는 시력장애가 가장 많이 나타나며, 그 밖에 감각증상, 운동증상, 소뇌증상, 신경 행동증상 등이 단독으로 또는 복합적으로 나타난다.

시력장애에는 편측성 또는 양측성의 안구후시신경염(retrobulbar optic neuritis)을 비롯하여 시력저하와 중심 암점을 동반하며, 시간이 경과되면 시신경 위축을 초래한다.

감각증상으로는 얼굴과 사지의 감각이상 및 따끔거림, 무감각, 감각이상, 통증, 온도감각, 진동감각의 저하가 있다.

운동증상으로는 강직과 과다반사, 복시, 부전마비 등과 발을 질질끌고, 방광과 장의 기능저하로 소변을 자주 보거나 요 정체, 절박요실금(urge incontinence), 변비 등이 나타난다.

소뇌증상으로는 보행장애, 사지협조장애, 변환운동장애를 비롯하여 강직, 과다반사, 조정불능, 하지의 운동실조, 균형과 조정의 상실, 안구 진탕증, 눌어증, 단속성 언어(scanning speech; 음절 사이에 쉬거나 말이 느린), 연하곤란 등이 포함된다.

신경행동 증상으로 정서적 불안정, 다행증, 우울, 불안초조, 무관심, 판단력 결여, 문제해결능력 저하, 단기 기억력 상실 등을 들 수 있다.

인지변화는 이 질환 말기에 나타나는 증상으로, 가족과 간호 돌봄 제공자에게 사회 심리적 문제를 유발한다. 만일 간호 돌봄 제공자가 환자의 체위변경을 소홀히 하거나 규칙적으로 운동을 시키지 않으면 피부 통합성 변화와 경축이 발생한다. 질병이 진행됨에 따라 운동능력의 변화가 초래되어, 사지의 허약함, 균형의 어려움, 낙상, 경련, 떨림, 등을 호소한다. 뇌간의 변화에는 복시, 연하곤란, 건망증과 희미한 시력이 호소한다.

다발경화증의 흔한 특징적 징후로 목을 구부렸을 때 척추를 따라 전기가 오는 듯한 느낌을 나타내는 레미테 징후(Lhemitte sign)와 뜨거운 물에서 목욕을 하거나 높은 온도에 노출된 후 증상이 악화되는 우토프 징후(Uhthoff sign)를 들 수 있으며, 이들은 탈수초가 일어난 신경섬유가 자극되어 초래되는 것으로 알려져 있다. 이처럼 열에 대한 민감성 또한 주요 증상으로, 체온의 상승은 운동상태에 부정적 결과를 초래하고, 나아가 조정, 균형, 걸음걸이 및 감각변화와 같은 증상을 호소하며, 이는 개인에 따라 다르다.

기타 증상으로는 시신경염, 성적 감각둔화나 발기불능, 성기능부전, 피로(경한 피로부터 극심한 피로에 이르기 까지) 등이 초래되며, 증상을 촉진시키는 요인으로는 감염, 외상, 임신, 월경, 정서적 스트레스, 차고 습한 기후, 뜨거운 목욕, 과열, 피로 등을 들 수 있다.

이상 질병의 진행과정에 따른 증상 및 징후를 요약하면 다음과 같다.

⑴ 일차 증상

중추신경계의 수초탈락에 의해 야기되는 전도결여의 직접적 결과로 나타난다.

뇌와 척수의 여러 영역이 다양한 운동 및 감각을 담당하고 있기 때문에 신경학적 증상 및 징후는 병변의 위치에 달려있다. 예를 들어, 허약함, 피로, 떨림, 통증, 방광 및 장의 기능저하, 강직, 마비, 시력의 변화나 상실, 인지 변화, 눌어증, 연하곤란, 감각변화, 우울 등이다.

⑵ 이차 증상

기본적인 손상과 불충분한 관리가 합병증을 초래하게 된다. 예를 들어, 낙상, 손상, 일상활동 감소, 수면부족, 흡인성 폐렴, 비뇨기계 감염, 피부손상, 경축, 환경과 관련된 문제, 성기능의 일부 변화 등이 일차증상으로 인해 초래된다.

(3) 삼차 증상

일차 및 이차 증상의 결과로 초래되는 정신사회적 또는 직업적 합병증이 발생한다. 예를 들어, 직업상실, 역할변화, 사회적 격리, 이혼, 재정적, 사회적, 직업적 및 신체적 상태의 저하로 인한 독립성 상실이 나타난다. 장애는 종종 사회적 낙인으로 이어지고 반응성 우울을 동반할 수 있다.

4) 진단적 검사

다발경화증은 임상적 진행과정이 다양하고, 재발과 완화가 다르기 때문에 질환을   확증하기 위한 특이적이고 신뢰할 만한 진단 검사방법은 없으며, 보통 임상적 소견을 확인하여 진단한다.

따라서 다발경화증의 진단은 정확한 문진과 신경학적 검사소견 및 자기공명영상과 유발전위검사에 의한 결과에 기초를 두고 있으며, 임상 검사 또한 다발경화증의 특징적 소견을 확인하기 위해 이용된다.

(1) 뇌척수액 검사

중추신경계의 염증반응을 나타내는 결과로 단백질 및 림프구의 경미한 증가, 면역 글로블린G 지수(IgG index), 올리고클론띠(oligoclonal band)의 출현여부를 평가하기위해 실시한다.

(2) MRI

MRI는 백질병변에 민감하므로 수초탈락의 특정부위를 확인하고 진단하는데 가장 유용하게 활용된다. 다발경화증 환자에서 뇌실주위 백질에서 대부분 수초탈락으로 인한 판(plaques)이 관찰된다. AIDS, neurobrucellosis, Lyme 질환 및 기타 질환에서도 영상패턴과 임상소견이 유사할 수 있어 감별진단이 필요하다.

(3) 유발전위

유발전위 검사(evoked potential, EP)는 중추신경계의 중심영역에 전달되는 전기적 충격 시간을 측정한다. 신경섬유 전도의 지연반응은 분리된 공간에 병변이 존재하고 있음을 나타낸다. 요컨대, 뇌의 특정영역에서 전기적 충격이 느린 것은 중추신경계 내에 다발성 병변이 나타내는 증거이다. 그러므로 신경전도 속도의 느린 정도를 사정하기 위해 시각 유발전위(visual evoked response, VEP), 뇌간 청각 유발전위(BAEP) 그리고 체성감각 유발전위(SSEP)를 시행한다. 특히 시신경이나 척수의 경미한 병변 또는 과거 병변을 객관적으로 증명하는 데 도움을 준다.

이상의 검사소견 이외에 다발경화증의 진단기준은 다음과 같다.

① 중추신경계에 2개 이상의 병소에서 유래되는 질환이 있다(공간적 다발성).

② 증상의 완화와 재발이 나타난다(시간적 다발성).

③ 다른 질환(종양, 매독, 뇌혈관질환, 아급성척수시신경병증(subacute myelooptic neuropathy, SMON), Behcet병, 결합조직 질환, 척수 구멍증, 척수소뇌 변성증, HTLV-1 관련 근육병증 등)에 의한 신경증상을 감별할 수 있다.

④ 뇌척수액의 세포, 단백 모두 가볍게 증가하기도 하고 IgG가 증가하거나, oligoclonal band, 염기성 단백이 나타나는 경우가 많다.

⑤ CT, MRI, 유발전위로 병소부위가 확정되기도 한다.

⑥ 기타

- 시신경 및 척수에 증상을 보이는 경우가 많다.
- 급성기에 부신겉질 호르몬이 효과를 보이는 경우가 많다.
- 전신성 소견(타장기 장애, ESR 증가, 백혈구 증가 등)이 많이 나타나지 않는다.
- 성인에게 많이 발병하지만, 50세 이상은 거의 발병하지 않는다.
- 좌우의 증상에 차이가 나타나는 경우가 많다.

5) 치료

다발경화증의 치료는 첫째, 급성기의 치료, 둘째, 장기적인 질병완화치료, 셋째, 강직, 장과 방광 문제, 피로와 같은 특정 증상관리 등 크게 3가지 범주에 그 목적을 두고 있다.

(1) 급성기의 치료; 재발 및 악화를 위한 약물치료

급성재발과 악화 방지를 위해서 약물요법을 실시한다. 약물은 정맥주사와 항소염작용 및 면역억제 특성을 모두 갖고 있는 *corticosteroid*를 단기간 경구 투여한다. 급성재발 및 회복 촉진을 위한 약물치료의 결정요인은 객관적 증거의 신경학적 손상과 기능적 장애 증상의 존재여부에 의한다.

급성 악화방지를 위한 더 좋은 치료는 *methylprednisolone*의 단기간 투여로, *methyl-prednisolone* 1g을 3일 동안 매일 정맥주사 하고 단기간 동안 *prednisone* 감량(taper)을 투여한다. *Prednisone* 감량은 60mg으로 시작하여 하루에 10mg씩 용량을 줄여가면서 매일 3일 동안 투여한다.

보통 급성 악화시기에는 ACTH (adrenocorticotropic hormone)를 1주일에서 열흘간 하루에 2번 40~50unit를 주사하고, potassium 보충제를 투여한다. 또, 재발을 방지하기 위해서는 *Interferon (Betaseron) alpha, beta, gamma*와 같은 면역억제제를 투여한다. *Azathioprine (Imuran)*과 *cyclophosphamide (cytoxan)*, *cyclosporine (sandimmune)*과 같은 면역억제제는 더 심한 악화상태나 진행성 다발경화증에서 면역 반응을 감소시키기 위해 투여된다. 적절한 약물치료의 선택은 재발의 중증도와 정맥요법 환자치료에 이용 가능한 자원에 달려있다.

(2) 장기적인 질병완화 치료

재발 - 완화반복형 다발경화증의 질병완화나 변화를 위해 ABCs라고 부르는 3가지 FDA 승인 약 즉, *interferon β-1a (avonex)*, *interferon β-1b (betaseron)*, *glatiramer acetate (copaxone)*가 이용되고 있다.

이들은 재발-완화반복형 다발경화증에서 재발을 줄이고, 재발 시 병증을 완화하며, MRI에서 보이는 새로운 병소를 줄여주고 임상적 재발율을 감소시켜준다. 다발경화증 환자의 약 90%가 *interferon β-1b (betaseron)*, *interferon β-1a (avonex)*, 고용량 *interferon β-1a (Rebif)* 중의 한 가지 *interferon*약으로 치료받고 있으며, 나머지 10%가 *glatiramer* acetate (copaxone)로 치료받고 있다. 그러나 자주 악화를 초래하여 이차진행형 다발경화증(SPMS)으로 진행된 환자에서는 앞서 언급된 질병완화 치료제들이 효과를 보이지 않기 때문에, 환자의 장애를 예방하기 위해선 조기치료가 중요하다. 현재까지 진행성 다발경화증에 효과적인 약은 mitoxantrone이다. 따라서 세심한 치료약의 선택과 감시가 환자관리를 위해 매우 중요하다.

(3) 증상관리

다발경화증과 관련된 증상관리는 협동적인 다학제간 접근을 요한다. 관리가 요구되는 주요문제에는 강직, 감각증상, 비뇨기 문제, 떨림, 통증, 피로 및 우울 등이 포함된다. 이러한 증상을 관리하기 위한 목적으로 약물치료가 이용되고 있으며 약은 초기 정해진 용량으로 시작하여 증상조절과 부작용, 내성 등에 따라 역가를 측정하여 관리한다. 그러므로 최적의 결과를 성취하기 위한 세밀한 관리 및 추후 관리가 요구되며, 약물치료 및 비약물치료 전략이 모두 활용될 수 있다.

만일 상실된 운동기능의 회복을 위해서는 근관절 범위운동과 근력의 신장운동이 중요하며, 기능을 유지하기 위해 운동 및 조기이상 보조기구를 활용하는 물리치료 프로그램을 제안할 수 있다. 만일 다리강직이 있다면, 걸음걸이 훈련이 도움이 될 것이며, 신장운동은 강직성 팔이나 다리에 효과적일 수 있다.

강직이 심한 경우에는 diazepam (valium)이나 dantrolene sodium (dantrium), baclofen (lioresal)과 같은 근육이완제가 운동기능 개선에 유효하다. Baclofen은 주입용 펌프를 이용하여 경막내(intrathecally)로 투여할 수 있다. 몇몇 환자에게는 외과적 시술이 필요할 수 있다. 근육의 단축, 관절 경축을 예방하기 위하여 수동적 근관절 범위운동이 매일 부분적으로 필요하기도 하다.

작업치료 또한 일상생활 동작을 유지하기 위한 교육과 요법들을 제공해 준다. 언어치료는 단속언어(staccato speech)나 음절에 어려움이 있는 사람에게 도움이 된다.

감각상실 환자는 외상으로부터 보호받을 수 있도록 교육해야 하며, 감각이상환자에게는 약물치료가 도움이 될 수도 있다. 사지 통증은 운동과 약물로 관리할 수 있으며, 피로와 우울 또한 매우 흔한 건강문제이다. 특히 피로는 다발경화증 환자의 임상적 증상 단계와 상관없이 가장 흔한 증상 중의 하나로 어려움을 호소하며, 사회적 고립과 우울에 기여한다. 따라서 피로에 기여하는 요인을 탐색해 내는 것이 도움이 될 수 있으며, 약물요법과 함께 위험요인 수정이 피로 감소에 유용하다.

다발경화증 환자의 약 25~55%가 우울을 호소하며, 건강한 인구집단보다 자살률이 더 높다. 이외에도 빈뇨와 긴박뇨가 있을 때 propantheline bromide (probanthine)가 사용되며, bethanechol chloride (Urecholine)은 신경인성 방광에 효과적이다. Trimethoprim sulfamethoxazole (bactrium 또는 septra)이나 nitrofurantoin macrocrystals (macrodantin)은 비뇨기계 감염이 있을 때 예방적 차원으로 투여된다.

6) 간호

다발경화증 환자간호의 목적은 가능한 한 오랜기간 독립성을 유지하도록 돕는데 있으며, 이 목적을 달성하기 위해서는 다 학제간 접근이 필수적이다. 간호사는 현재 대상자가 호소하는 증상과 질병의 악화 및 완화와 관련된 내용을 확인하는데 초점을 두고 철저한 문진을 실시한다. 문진을 통한 주관적 자료에는 시각장애의 빈도, 중심 시력의 상실, 복시 등과 관련된 내용이 포함된다. 그 외에 허약함, 감각이상, 피로, 장 및 방광문제, 성기능 저하, 정서적 불안정, 현훈, 걸음걸이의 변화, 실금이나 요 정체, 변비, 연하곤란 등의 증상여부를 확인한다. 객관적 자료로는 걸음걸이의 관찰 등 중추신경계 병변으로 의심되는 비정상 상태가 있는지 관찰하고 신경학적 검진을 실시한다.

환자의 주요 건강문제와 관련하여 활용가능한 간호진단은 다음과 같다.
① 신체기동성장애
② 감각지각 장애; 시각, 청각, 운동감각 및 촉각 등
③ 자가 돌봄 결핍; 목욕, 위생, 옷 입기, 음식섭취 및 용변 등
④ 상해의 위험성
⑤ 배뇨장애
⑥ 자아개념의 변화
⑦ 비효과적 대처
⑧ 외로움의 위험
⑨ 지식부족

(1) 재활간호

가능한 한 고도의 기능수준을 유지하기 위해 개개 대상자에게 적합한 활동을 개별화하여 실시한다. 대상자의 제한된 운동영역을 위해 매일 운동을 계획하는 것이 필요하며, 경축을 예방하고, 근력을 유지하며, 강직으로부터 기능상실을 예방하고 걸음걸이 훈련을 위해 물리치료가 필요하다.

관절가동 범위 내에서 수동 및 능동적 운동이 하루에도 여러 번 시행되어야 하며, 목욕, 옷 입고 벗기, 몸치장 등 자기관리가 독자적으로 이루어지도록 계획된 작업요법이 요구된다.

(2) 대상자와 가족 교육

대상자는 온도감각이 저하되므로, 화상을 입지 않도록 전기난로와 같은 전열기구를 만질 때나 샤워 또는 목욕물을 준비할 때 주의할 것과 전기패드 사용시 뜨겁지 않은 온도로 사용하도록 교육한다.

또한, 낙상의 위험이 있으므로, 워커나 지팡이와 같은 보조기구를 사용하도록 하고, 발목 위가지 감싸주는 장화모양의 신발을 신도록하여 발을 안전하게 보호하도록 교육한다.

4. 근위축측삭경화증

1) 정의

근위축측삭경화증(amyotrophic lateral sclerosis, ALS)은 상위운동선경원인 대뇌 피질, 연수, 척수의 하위운동신경원 모두가 진행성으로 사멸하는 치명적 질환으로, 일명 루게릭병(Lou Gehrig's Disease)으로 알려져 있다.

근위축측삭경화증의 원인은 아직 명확하게 알려져 있지 않은 상태이다. 현재 바이러스성 면역반응에 의한 면역체계의 이상, 또는 유전적 요인에 의한 것 등 복합적으로 작용하여 유발되는 것으로 보고되고 있다. 그 중 가장 관심을 끄는 것은 가족성 경향으로 근위축측삭경화증 전체 환자의 약 10% 정도는 가족성 발병 경향을 보이며, 이들 중 약 20%에서 발병에 관계되는 SOD1 (Cu/Zn-superoxide dismutase)유전자 돌연변이가 관찰되는 것으로 보고되고 있다.

근위축측삭경화증은 특히 피질척수로의 퇴행성 병변과 함께, 뇌간과 척수전각에 있는 운동신경원의 파괴로 근육소모가 초래되는 것이 특징적이다. 어떤 근육은 허약해지고 위축되는 반면, 또 다른 근육은 강직과 과다반사가 나타나기도 한다. 이처럼 손상된 근육의 양상이 다양하게 발전될 수 있으나, 전통적인 양상은 사지의 속성연축과 위축, 긴장도 증가와 근육의 허약함이 함께 결합하여 시작된다.

모든 연령층에서 다 발생할 수 있지만, 40~50대가 가장 많으며, 남성이 여성보다 1.4~2.5배 정도 더 많이 발병한다. 발병하여 죽음에 이르기까지 평균 3~4년 정도 진행되는 것으로 알려져 있으나, 경우에 따라서는 진단 후 10~20년까지 지속되기도 한다.

2) 병태생리

근위축측삭경화증은 운동신경원 질환 중 가장 흔한 형태로 거의 대부분을 차지하고 있으며, 척수의 전각세포와 뇌간의 운동신경원 특히, 제7 뇌신경과 제12 뇌신경의 핵이 있는 부위, 피질척수로, 전두엽의 전 중심세포와 베츠(Betz) 세포 등에 현저한 퇴행성 변화를 나타낸다. 이 질환은 척수 전각의 운동신경세포의 소실이 가장 특징적 소견이다.

운동신경세포가 소실된 부분에는 섬유성 성상세포로 대치되어 있으며, 남아있는 세포들도 대부분 작고 수축되었거나 지방 갈색소로 채워지게 된다. 따라서, 상위운동신경원과 하위운동신경원의 퇴행성 변화와 황폐화가 발생하고, 이 신경원으로부터 기시되는 근육의 위축을 초래하게 된다. 보통 손과 전박, 다리 근육에 위축이 처음 발생하고, 질병이 진행됨에 따라, 신체근육의 대부분이 침범된다.

상위운동신경원이 침범되면 근육 강직과 근력 저하가 나타나며, 하위운동신경원이 침범되면, 근육의 이완성, 마비, 근위축 등이 초래된다. 단, 지적능력, 감각기능, 시각, 청각은 영향받지 않는다. 질병이 진행됨에 따라, 호흡기능, 의사소통 능력, 정서 상태에 영향을 초래하며, 연하곤란, 경구 분비물 제거의 어려움, 침 흘림(drooling)이 발생한다.

근위축측삭경화증의 병태생리적 특성에 따른 질병유형은 다음과 같다.

(1) 진행성 연수마비(progressive bulbar palsy, PBP)

전형적인 연수기능저하를 초래하는 초기증상과 함께 상위운동신경원이나 하위운동신경원의 손상 중 하나 또는 상위 및 하위운동신경원 모두의 손상을 초래하는 것이 특징이다.

(2) 원발성 측삭경화증(primary lateral sclerosis, PLS)

전체 환자의 2~3%에서 나타나며, 뇌간이나 척수에 위치한 운동신경세포의 손상없이 대뇌피질에 위치한 운동신경세포들만이 선택적으로 손상을 받는 경우이다. 주로 50~60대 연령에서 한쪽 또는 양쪽 하지에 경직이 발생되고 수년에 걸쳐 진행되면서 근력약화 증상을 동반히는 것이 특징이다.

(3) 진행성 근위축(progressive muscular atrophy, PMA)

드물지만 근위축측삭경화증과 구별이 필요한 운동신경세포질환으로 어린 연령에서 발병되고 남자에게 더 흔하다. 상위운동신경원 징후는 전혀 나타나지 않고, 하위운동신경원의 징후가 관찰되는 일종의 특별한 운동신경계 질환이다. 초기에는 양측 손 내부 근육이 점진적으로 위축되어 팔의 위쪽으로 진행되며, 말기에 말단부위가 위축되는 경향을 보이는 것이 특징이다.

3) 증상과 징후

근위축측삭경화증의 임상적 증상은 운동신경세포가 침범된 부위가 어디냐에 따라 다양하다.

초기 증상은 보통 사지의 근육소모와 허약함으로, 보통 손의 정밀한 운동이 불가능해지면서 증상발현이 시작된다(그림 12-2). 가장 흔히 손상되는 근육은 손의 고유근(자체근)이며, 그 다음은 상박 근육과 어깨 근육, 사지가 제일 마지막으로 침범된다. 이러한 근육들이 무겁게 느껴지고, 피로하며 경련이 잘 발생한다. 많은 대상자들이 손가락 운동기능장애를 처음 인지하게 되는데, 이는 경수 운동신경세포의 손상을 의미한다. 초기에는 운동기능장애가 한쪽에만 발생되나 곧 반대쪽에도 비슷한 양상이 나타나게 된다.

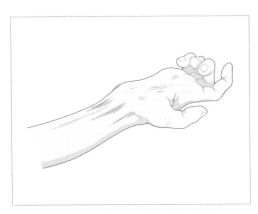

그림 12-2. 말기 근위축측삭경화증 환자의 심한 손 근육소모

대상자는 관련된 분절에 따라 진행성 근육의 허약함, 상위 또는 하위 운동신경원의 기능저하, 또는 상위와 하위운동신경원 모두의 기능저하를 호소한다(표 12-2). 상위운동신경원의 상실은 근육의 허약, 근력저하, 강직성, 자발적 움직임의 상실, 과다반사가 초래되는 반면, 하위운동신경원의 상실은 근력 저하 및 마비, 팔과 다리의 근육위축, 이완성 마비, 섬유속성 연축, 반사저하 또는 무반사가 초래된다.

뇌간 징후로는 혀의 위축, 언어, 저작, 및 연하작용과 관련된 근육이 손상받기 때문에 구음장애, 연하곤란이 초래된다. 또한, 호흡곤란과 피로가 동반되며, 호흡마비로 진행될 수 있다.

표 12-2. 상위운동신경원과 하위운동신경원 장애

상위운동신경원 장애	하위운동신경원 장애
근육의 허약	근육의 허약 / 마비
근력 저하	팔과 다리의 근육 위축
강직성	이완성
자발적 움직임의 상실	속성연축
과다반사	반사저하 또는 무반사

4) 진단적 검사

근위축측삭경화증을 확증할만한 객관적인 검사방법이 없기 때문에 임상 증상과 징후의 확인이 매우 귀중한 근거자료가 된다. 따라서 근위축측삭경화증의 진단은 대상자의 신체검진과 병력 조사에 기초를 둔다. 주로 활용되고 있는 진단적 사정방법은 근위축측삭경화증의 구조화된 척도(scale), 근력검사, 전기 생리적 검사, 삶의 질에 대한 조사 등이다.

연수에 손상된 징후를 보이는 대상자의 사정을 위해, 간호사는 구음장애, 음성의 변화, 언어 구사, 저작 작용의 어려움, 피로, 혀 근육의 허약, 연하곤란, 타액분비 등의 자료를 수집해야 한다. 또한, 상위운동신경원과 하위운동신경원의 비정상 징후가 있어야 진단을 확증할 수 있으므로, 이와 관련된 증상과 징후의 이해가 우선되어야 한다.

앞서 논의한 증상을 참고로 하는 것도 중요하지만, 근위축측삭경화증에서 나타나지 않는 증상 즉, 4대 음성 징후를 확인하는 것도 매우 중요하다. 4대 음성 징후로는 첫째, 방광 장애가 없다. 둘째, 안구 운동장애가 없다, 셋째, 감각장애가 없다, 넷째, 욕창이 없다. 그 외에 소뇌증상, 추체외로 증상, 지능장애 등도 나타나지 않는다.

기타 근위축측삭경화증을 위해 현재 활용되고 있는 검사는 혈액검사, 근전도 검사 및 자기공명영상 등이다.

(1) 혈액검사

혈액 내 크레아틴 인산활성효소(creatine phosphokinase, CPK)의 수치가 종종 상승된다.

(2) 근전도검사(EMG)

신경과 골격근의 기능을 평가하고 신경과 근육의 기능저하로 인한 근육의 허약함이 있는지 확인가능하다. 따라서, 근육소모, 위축, 탈신경위축, 섬유성 연축의 확인이 가능하기 때문에 이 질환자에게 유용한 검사이다. 다른 근육질환과의 감별을 위해서도 이용된다.

(3) 자기공명영상

피질척수로의 병변 강도를 확인할 수 있다.

5) 치료

아직까지 근위축측성경화증의 완치나 진행을 멈출 수 있는 치료방법은 없다. 따라서 근위축측삭경화증의 치료는 증상을 완화시키고, 가능한 한 오랜 기간 독립성을 증진시키는 데 초점을 두고 있으며, 대상자와 가족의 요구에 적합한 치료 계획을 위해 다학제간 접근이 요구된다.

근위축측삭경화증 대상자의 주요 건강문제에는 흡인성 폐렴, 언어능력의 상실, 근육강직 및 소모, 영양부족, 호흡부전, 인공호흡기의 사용, 우울, 질병의 진행과 죽음에 대한 준비 등이 포함된다. 현재 대상자의 이러한 증상완화를 위해 공인된 유일한 치료제로서 *riluzole (Rilutek)*이 사용된다.

근위축측삭경화증 대상자가 호소하는 임상적 증상 중 근육강직을 완화시키기 위해서는 *diazepam (valium), baclofen (lioresal), dantrolene sodium (dantrium)* 등이 사용되며, 근육경련을 위해서는 *quinidine*이 활용된다.

통증조절을 위해서는 진통제가 처방되기도 하며, 과다한 타액분비의 치료를 위해 단기간 항콜린작용 약물(anticholinergic drugs)을 투여할 수 있으며, *trihexyphenidyl hydrochloride (artane), clonidine hydrochloride (catapres), amitriptyline hydrochloride (elavil)*를 사용한다.

6) 간호

대상자는 질환의 진행과정에 대한 대처와 적응에 어려움을 호소할 수 있으며, 삶의 질에도 영향을 받는다. 또한, 우울, 불안, 정서적 불안정, 인간관계의 변화가 있을 수 있어 이에 대한 대상자의 감정 및 정서, 기분 등에 대한 사회심리 상태에 대한 사정이 요구된다. 따라서, 근위축측삭경화증 대상자 간호의 초점은 증상완화와 안위제공에 있으며, 실천을 위해 다양한 사정방법이 활용되고, 선택한 치료의 효율성 및 변화의 기록이 요구된다.

(1) 호흡 개선

근육약화나 흡인으로 인해 초래될 수 있는 호흡기 문제를 예방하기 위한 간호중재를 실시한다. 호흡양상을 자주 사정하고 질식과 연하반사의 소실을 관찰하며, 질병의 진행 과정에 따라, 매 4~8시간마다 호흡음을 사정한다. 폐렴과 질식을 예방하도록 분비물을 묽게 하고 자주 흡인함으로서 폐의 위생 상태를 좋게 유지한다. 구강을 통해 분비물이 배출되도록 측위에서 측위로 체위변경 시키며, 필요시 구강 인두 흡인을 실시한다. 처방에 따라 환기요법을 실시하고, 호흡곤란이 나타나면 인공호흡기를 사용한다.

(2) 영양 공급

연하곤란이나 저작 작용의 어려움으로 인해 초래될 수 있는 영양문제를 예방하기 위한 간호중재를 실시한다. 대상자의 영양상태 변화를 자주 사정하고, 식사로 인한 피로와 질식을 예방하기 위해 소량씩 자주 먹도록 한다. 적절한 수분섭취와 균형된 영양식이, 고열량 식이를 제공하며, 정기적으로 체중을 측정하여, 대상자의 영양 상태를 확인한다. 구강섭취가 불가능한 환자는 위관영양을 실시한다. 특히 연하곤란이 심한 사람은 물이나 딱딱한 것은 삼킬 수 없으므로 반고형식 등을 천천히 먹게 한다.

⑶ 운동 증진

대상자가 질병으로 인한 제한된 범위 내에서 가능한 한 최대한의 기능적 능력을 유지하도록 하기 위한 간호중재를 실시한다. 적어도 하루에 2~3회 수동적 및 능동적 운동을 실시하며, 경축 예방 및 근력과 조기이상을 도모하기위해 보조기구를 사용한다. 욕창을 예방하기 위해 압박받는 부위의 피부를 수시로 사정하고, 매 2시간마다 체위변경을 실시한다. 변화된 근육의 강직이나 위축을 위해서는 물리치료와 작업요법을 실시한다.

⑷ 의사소통 증진

언어근육 손상에 따른 대상자의 의사소통 변화와 언어적 의사소통 방법의 효율적 방안을 강구하기 위한 간호중재를 실시한다.

언어 보조장치로 구성된 언어치료중재를 이용하여 언어적 의사소통을 오랜기간 지속하도록 한다. 의사소통의 대안적 방법을 개발한다. 예를 들어 "예", "아니오"를 위해 눈을 깜박 거린다거나 의사소통 판을 만든다든지, 팔을 사용한다든지, 컴퓨터 프로그램을 이용하는 등 다양한 방법을 활용한다.

⑸ 무력감 해소

의사소통 할 수 있는 동안, 가족이나 친구, 친지에게 대상자의 요구나 소원을 전달할 수 있도록 하는 간호중재를 실시한다.

대상자와 가족의 정서 상태와 대처능력을 확인한다. 의사소통이 가능한 기간동안 일일 간호활동에 대한 결정과 대상자 자신의 감정을 말로 표현하도록 한다. 말할 수 있는 동안 대상자의 법적 보장 및 가족, 건강의료팀과 대상자의 소원을 상의하도록 도모하며, 질병과정에 대한 대상자 교육을 실시하고, 지지그룹을 형성하며, 상담을 실시한다.

⑹ 대상자와 가족 교육

대상자와 가족이 질병을 이해하고 치료과정에 잘 대처하도록 돕기 위한 간호중재를 실시한다.

신체상변화, 기능상실, 죽음에 대한 두려움과 감정을 말로 표현하도록 용기를 주며, 계획해서 휴식을 취하는 것이 중요함을 강조한다. 또한 독립성과 사회화 요구를 강조하고, 자신이 가능한 범위 내에서 자가 간호하도록 용기를 주며, 가능한한 오랫동안 가족이 함께 식사하도록 격려한다. 피로하지 않도록 가능한 범위 내에서 운동을 격려하며, 능동적 운동과 관절 범위 운동을 교육한다.

그 밖에 정기적인 방문, 물리치료, 작업치료, 가정간호, 관련의료기관의 지원 등의 교육과 외래치료의 중요성을 강조한다.

5. 파킨슨병

1) 정의

파킨슨병(Parkinsons disease)은 기저핵(basal ganglia)과 중뇌 흑질(substantia nigra)의 세포 소실로 인하여 발생하는 퇴행성 중추신경계 질환이다. 1817년 Dr. James Parkinson이 An Essay on the Shaking Palsy라는 자신의 수필집에 여러 환자의 증상을 처음 기술하였다. 일반적으로 40~70세 경에 호발하며, 60대에서 가장 많이 발생한다. 성비는 남 : 여 = 3 : 2이다.

2) 원인

파킨슨병의 원인은 아직 확실치 않으나 몇 가지 요소들이 원인으로 밝혀져 있다.

(1) 유전

유전적 요소로 파킨슨병을 설명할 수 있는 경우는 일부이나, 최근 연구를 통해 파킨슨병을 일으키는 여러 가지 유전자가 밝혀지고 있다.

(2) 환경

일산화탄소 중독, 망간, 시안화물(cyanide), 이황화탄소(CS_2) 등 직업적으로 중금속에 오랫동안 노출이 되는 경우 발병 위험이 증가한다.

(3) 복합설

파킨슨병을 일으킬 수 있는 유전적인 소인을 가진 사람들이 독소에 대한 노출에 더 민감하게 반응하면서 파킨슨병이 발생한다는 가설이 있다.

3) 병태생리

중뇌 흑질의 세포 소실(depigmentation of pars compacta)이 특징이다(그림 12-3).

(1) 기저핵의 구조

기저핵은 미상핵, 피각, 담창구로 이루어졌다(그림 12-4). 기저핵의 직접적인 부위는 아니지만 시상하핵과 흑색질은 기저핵의 기능과 밀접히 관련이 있다.

(2) 기저핵의 기능

기저핵, 시상하핵, 흑색질은 척수의 운동섬유(motor neuron)와 함께 추체외로(extrapyramidal system)를 형성한다. 추체외로 운동계는 소뇌와 함께 직립자세를 유지시키고 근육의 강도와 협동운동을 조절하며, 정상적으로 일어나는 잠재적 불수의적 움직임(involuntary movement)을 조절한다. 기저핵과 소뇌의 연결과 더불어 추체외로는 망상체(reticular formation), 대뇌피질, 시상(thalamus)을 연결시킨다.

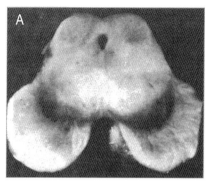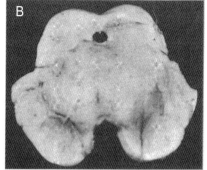

그림 12-3. 중뇌 흑질의 세포 소실　　　A: 정상.　　B: 파킨슨병

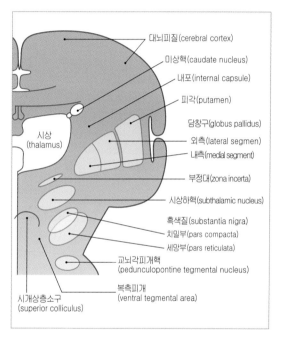

대뇌피질(cerebral cortex)
미상핵(caudate nucleus)
내포(internal capsule)
피각(putamen)
담창구(globus pallidus)
외측(lateral segmen)
내측(medial segment)
부정대(zona incerta)
시상하핵(subthalamic nucleus)
흑색질(substantia nigra)
치밀부(pars compacta)
세망부(pars reticulata)
교뇌각피개핵
(pedunculopontine tegmental nucleus)
복측피개
(ventral tegmental area)
시상
(thalamus)
시개상층소구
(superior colliculus)

그림 12-4. 흑질과 기저핵의 구조(뇌의 관상단면)

(3) 기저핵 회로

기저핵 회로는 직접적, 간접적회로로 구성된다(그림 12-5 A).

직접 회로는 선조 신경원(striatal neuron)에서 내측 담창구(internal globus pallidus)로 연결되며, 간접회로는 선조 신경원이 외측 담창구(external globus pallidus)와 시상하핵(subthalamic nucleus)을 통해 내측 담창구와 연결된다.

도파민은 직접 회로를 전반적으로 억제하며 간접 회로를 흥분시킨다. 도파민의 양이 감소하면 직접 회로에서 내측 담창구에 대한 선조체의 억제가 감소하며, 반면에 간접 회로에서 선조체의 외측 담창구의 억제가 증가 한다. 이것은 내측 담창구와 흑질의 과활동을 초래하며 결국 뇌간과 척수를 과도하게 억제하여 파킨슨병의 증상과 징후를 초래한다(그림 12-5 B).

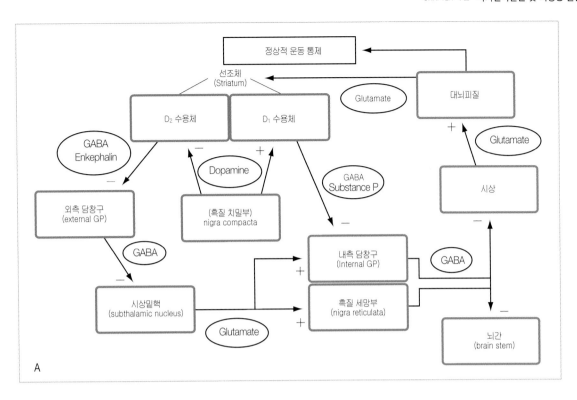

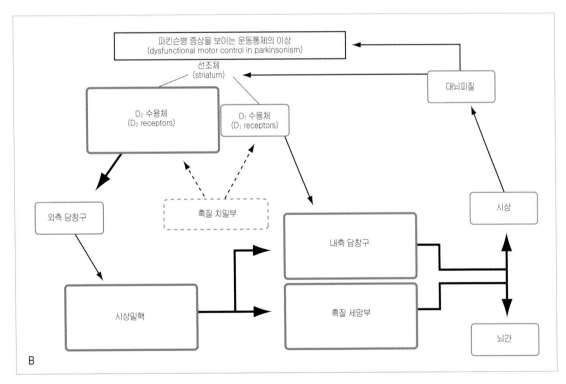

그림 12-5. 파킨슨병의 병리적 기전 A: 정상적인 기저핵 회로, B: 파킨슨병의 비정상적 기저핵 회로

4) 분류

파킨슨병의 증상을 보일 수 있는 병은 다양하며 이 중 가장 흔한 것이 파킨슨병이다. 파킨슨 증상이 있지만 파킨스병(일차파킨슨증)과 동일하지 않은 유사한 질환을 일컬어 비정형파킨슨증(atypicalparkinsonism)이라 부른다. 레보도파에 반응이 미미한 경우, 파킨슨 증상의 진행이 빠를 경우, 초기에 자율신경계 증상이나 소뇌증상이 두드러지게 나타나거나 초기치매가 동반되는 경우에는 비정형파킨슨증을 의심해야 한다.

(1) 일차파킨슨증(Idiopathic parkinsonism)

- 파킨슨병

(2) 이차파킨슨증(Secondary parkinsonism)

파킨슨 증상의 원인이 알려진 경우는 이차성파킨슨증이라 하며 주요원인은 다음과 같다.
- 약물에 의한 파킨슨증
- 정상압 수두증
- 저산소증
- 감염
- 대사성(chronic hepatocerebral degeneration)
- 외상
- 독소[MPTP(1-methyl-4-phenyl-1, 2, 3, 6-tetrahydropyridine) , 일산화탄소, 망간 등]
- 혈관성 파킨슨증(vascular parkinsonism)

(3) 파킨슨 플러스 증후군(Parkinson-plus syndromes)

파킨슨병과 비슷한 증상을 보이면서 다른 추가 증상을 보이는 경우이다.
- 뇌피질 기저핵 변성증(cortico-basal ganglionic degeneration)
- 다계통 위축(multiple system atrophy)
- 진행성 핵상마비(progressive supranuclear palsy)

(4) 유전 변성증(Heredodegerative diseases)

- 헌팅톤병
- 윌슨병 등

5) 증상과 징후

(1) 초기 증상

허약감, 피로, 통증, 우울증, 성격 변화 등이 나타난다. 모호한 경우가 많아 초기증상만으로는 진단이 어려운 경우가 많다(표 12-3).

표 12 - 3. 비운동성 증상

감각증상 - 감각이상(paresthesia), 통증, 후각의 감소, 정좌불능(akathisia) - 안절부절하며 가만히 앉아있지 못함

자율신경계 증상 - 호흡곤란, 변비, 발한장애, 체중감소, 성기능장애

정신과적 증상 - 공황장애, 우울, 불안

(2) 기본증상

① 안정시 떨림

안정시 떨림(resting tremor)은 불수의적이며 규칙적인 사지 혹은 머리의 떨림이 있는 현상이다.

② 서동증

서동증(bradykinesia)이란 행동이 느려지거나 움직임이 소실되는 것을 의미하며 단추를 채우거나 글씨를 쓰는 등의 미세한 움직임들이 느려지는 현상이다. 안면 근육의 움직임이 둔화되어 가면을 쓴 것 같은 얼굴(mast-like face) 모습을 보이고, 보행시의 팔의 움직임이 감소되는 증세가 대표적인 예이다.

③ 경직

경직(rigidity)은 사지나 관절이 뻣뻣하거나 유연하지 못한 현상이다.

④ 자세반사 소실

자세 불안정(postural instability)은 균형장애를 초래한다.

(3) 이차적 증상

언어장애로 목소리의 음량이 점차 작아지고(hypophonia), 동어반복증(palilalia)이 발생하며 연하장애, 침흘림, 체중감소, 변비, 소변장애(빈뇨, 야뇨), 성기능장애, 통증, 발한장애가 발생한다(표 12-2).

6) 진단적 검사

파킨슨병은 환자의 과거력 및 증상과 징후를 기초로 신경학적 검진을 바탕으로 임상적 진단을 한다. Brain MRI와 PET은 파킨슨병의 증상을 보일 수 있는 다른 질환을 감별하기 위한 검사이다. 운동장애를 지닌 환자 평가 시 파킨슨병 장애평가 척도(Unified Parkinson's Disease Rating Scale, UPDRS)가 사용된다.

최근에는 뇌 안의 도파민의 감소를 알아 볼 수 있는 도파민운반체영상양전자단층촬영검사(FP-CIT PET)가 검사가 개발되어 환자의 진단에 도움이 되고 있다. 즉, 약물로 인하여 파킨슨병 증상을 보이는 것인지 혹은 파킨슨병인지 임상적으로 판단하기 어려운 경우 FP-CIT PET 검사를 이용하면 약물로 인하여 파킨슨 증상을 보이는 환자는 도파민의 감소가 관찰되지 않는 반면, 파킨슨병 환자의 경우 선조체 부위의 도파민의 감소를 확인할 수 있다.

7) 치료

(1) 약물치료

① 레보도파

도파민의 전구물질로 말초탈탄산화억제제(peripheral decarboxylase inhibitor)와 혼합되어진 약제이며 가장 효과적인 항파킨슨 약물이다(그림 12-6). 정맥주입형태는 없으며

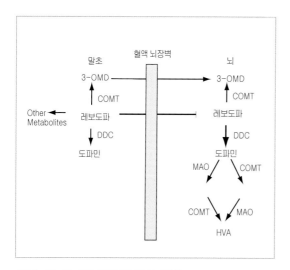

그림 12-6. 레보도파의 대사 기전

3-OMD = 3-O-methyldopa
DDC = dopa decarboxylase
HVA = homovanillic acid

저용량으로 서서히 시작하여 환자의 반응을 보면서 서서히 증량한다. 초기 파킨슨병에서는 300~400mg/day로 시작한다. 부작용으로 오심, 구토, 기립성 저혈압, 이상운동증(dyskinesia), 혼돈/환각, 운동변동(motor fluctuation)이 발생할 수 있다.

② 도파민작용제

도파민작용제(dopamine agonist)는 시냅스후 도파민 수용체를 직접 자극함으로써 도파민 유사작용을 나타내며 레보도파 다음으로 파킨슨병 증상 조절에 효과적인 약물이다.

파킨슨병 초기에는 단독 요법이나 레보도파에 대한 부가적 요법으로 사용된다. 도파민작용제는 레보도파보다 약물의 반감기가 길어, 약복용 시간에 약 효과가 없어짐을 느끼는 운동변동이 있는 환자에게 효과적이다.

도파민작용제는 소량으로 시작하여 서서히 증량하여야 한다. 도파민작용제 중 *pergolide*는 심장 판막과 관련된 부작용이 보고되어 더 이상 사용되고 있지 않다. *Ropinirole*과 *pramipexol*의 경우 최근에는 long-acting제제가 개발되어 운동변동을 보이는 환자에게 큰 도움이 되고 있다.

A. 종류

- 맥각(ergot) 계열: *bromocriptine* (*parlodel*), *pergolide* (*celance*)
- 비맥각(non-ergot) 계열: *ropinirole* (*requip*), *pramipexol* (*mirapex*)

B. 부작용

오심, 구토, 기립성 저혈압, 이상운동증, 혼돈/환각, 두통, 어지러움증이 나타날 수 있다. 맥각계열의 약물은 드물지만 소화성 궤양, 혈관수축, 홍색사지통증(eryth-romelalgia), 폐 혹은 후복막 섬유화를 일으킬 수 있어서 주로 비맥각계열의 약물을 사용한다. 비맥각계열은 졸음, 수면발작(sleep attack), 기립성저혈압, 구역, 구토, 식욕부진 등의 부작용이 있다.

③ 아만타딘

아만타딘(*amantadine*)은 신경말단부에서 도파민 분비를 촉진하고 신경말단부에서 도파민의 재흡수를 차단하며 항콜린성 효과를 지니고 글루타메이트 수용체를 차단하는 것으로 알려져 있다. 혈중 반감기는 약 10~28.5시간이다. 말초작용으로 발목부종, 망울혈반(livedor eticularis), 입마름, 변비 등이 나타나고, 중추신경계 부작용으로 의식혼탁, 환시, 불면증 등이 일어난다.

④ MAO-B 억제제

MAO-B 억제제(monoamine oxidase-B Inhibitor)는 뇌 안에서 도파민의 대사를 억제함으로써 작용하고 있는 도파민의 양을 증가시킨다. *Selegiline*은 레보도파의 파괴를 막아 그

작용 시간을 연장하는 데 쓰이며 신경보호작용과 파킨슨병의 진행속도를 줄이기 때문에 파킨슨병 초기에 사용될 수 있으며 파킨슨병이 진행된 환자에게 레보도파와 병행요법으로 사용할 수 있다. 부작용으로 불면증, 기립성저혈압이 나타날 수 있다.

⑤ COMT 억제제

COMT (cathechol-o-methy transferase)는 레보도파를 3-O methyldopa (3-OMD)로 전환시키는 효소로 COMT 억제제는 레보도파가 3-OMD로 전환되는 것을 억제시킴으로써 뇌 안에 많은 양의 레보도파가 들어갈 수 있도록 도와준다.

⑥ 항콜린성 제제

파킨슨병 증상 중 떨림에 효과적인 약물이다.부작용으로 구강건조, 흐려보임(blurred vision), 요정체, 환각, 혼돈, 기억력 감소가 나타날 수 있다.

(2) 수술치료

① 뇌심부자극술

뇌심부자극술(deep brain stimulation, DBS)은 레보도파제제에 대한 반응은 좋으나 약물로 잘 조절되지 않는 심한 이상운동증이나 운동변동을 보이는 환자에게 효과적이다.

환자의 증상에 따라 전극(electrode)을 시상하핵(subthalamic nucleus), 내측 담창구(internal globus pallidus), 시상에 삽입하며, 주로는 시상하핵이 가장 많이 사용된다. 수술 후 환자의 운동 증상의 개선되고 심한 이상운동증이 호전되어 환자의 삶의 질이 개선되며 환자가 복용하던 약을 30-50% 줄일 수 있다. 우리나라에서도 2000년대 초반부터 뇌심부자극술을 시작하여 현재 활발히 진행되고 있다.

② 정위적 뇌수술

파킨슨병 증상과 관련있는 해당부위를 파괴시키는 방법으로 시상파괴술(thalamotomy)과 담창구절제술(pallidotomy)이 있다. 시상파괴술은 파킨슨병의 증상 중 떨림이 심한 환자에게 이루어진다. 담창구절제술은 과거 운동변동과 이상운동증이 심한 환자에게 이루어졌으나 뇌심부자극술이 도입된 이후 감소하는 추세이다.

8) 간호와 교육

(1) 위장관 장애

파킨슨 약물을 처음으로 복용하거나 약물의 용량이 증량 된 환자는 오심과 구토를 경험할 수 있다. 이는 약물이 뇌 안에 퍼지면서 뇌 안에 있는 구토 중추를 자극하기 때문이다. 오심과 구토는 수일 내에 사라지나 오랜 기간 지속되는 경우도 있다. 만약 오심과 구토가 지속된다면 의료진과 상의 후 식후에 복용하는 것이 바람직하다. 이러한 오심과 구토를 방지하기 위하여 말초 도파민 길항제(peripheral dopamine antagonist)로 작용하는 *domperidone*을 투여하기도 하며 오심과 구토가 심한 경우는 파킨슨 약 복용 20~30분 전에 *domperidone*을 미리 투여하기도 한다.

(2) 이상운동증

약물의 용량이 증가되거나 뇌심부자극술 시술 후 기계를 작동시킨 후 이상운동증(dyskinesia)이 증가할 수 있다.

몸이 불수의적으로 과다하게 움직여지는 이상운동증은 약 효과가 과도할 때 나타나는 최대용량 이상운동증(peak-dose dyskinesia)이 일반적이나 약 효과가 올라가거나 내려갈 때 나타나는 양상성 이상운동증(diphasic dyskinesia)도 있다. 따라서, 환자의 상태가 하루 중 일정하지 않고 변화하는 경우 이를 면밀히 관찰하고 언제 이상운동증이 나타났다가 사라지는지를 파악하는 것이 중요하다. 이에 따라 환자의 약 조절이 달라질수 있으므로 정확한 환자 사정 및 전문적인 간호가 필요한 부분이다.

(3) 기립성 저혈압

기립성 저혈압(orthostatic hypotension)이란 누워서 잰 혈압은 정상이나 누웠다가 일어섰을 때 3분 이내에 수축기 혈압 20mmHg 이상, 이완기혈압 10mmHg 이상 떨어지는 현상을 의미한다.

일반적으로 혈압은 신경계 조절에 의하여 일정하게 유지되지만 파킨슨병 혹은 다계통위축 등의 질환이나 치료 약물에 의해서 신경계의 반사 작용이 저하되어 기립성 저혈압이 나타날 수 있다. 환자들은 일반적으로 어지러움증을 느끼며 이외에도 눈앞이 흐려지는 느낌, 힘이 빠지는 느낌 등 다양하게 표현할 수 있다. 기립성 저혈압은 갑자기 일어설 때 혹은 한참을 걸은 후에 생길 수 있으며, 이른 아침과 파킨슨병 약물을 복용한 1시간~1시간 30분 후 잘 발생한다. 심한 경우 의식을 잃고 넘어지면서 크게 다칠 수 있으므로 기립성 저혈압이 있는 환자는 각별한 주의가 필요하다.

따라서, 기립성 저혈압이 있는 경우는 이른 아침에 누워서 혈압을 측정하고 일어서서 1분, 3분, 5분후 혈압을 측정하고 이를 기록하도록 교육한다.

기립성 저혈압을 일으킬 수 있는 약물은 레보도파 제제와 도파민작용제, 그리고 마오비 억제제가 대표적이며 이중 마오비 억제제가 가장 잘 알려져 있다. 즉, 기립성 저혈압이 관찰되는 환자에서 마오비 억제제가 투여된다면 주치의와 상의하에 중단하는 것이 바람직하다.

기립성 저혈압을 정확히 진단하기 위하여 TCD syncope test가 시행되기도 한다.

기립성 저혈압의 치료법에는 약물요법과 비 약물요법이 있다. 약물요법으로는 혈장을 늘리는 약물, 혈관이완을 억제하는 약물, 교감신경에 작용하는 약물이 사용된다. 대표적인 약물로는 *fludrocortisone*과 *midodrine*이 있으므로 *fludrocortisone*은 혈장을 증가시켜 저혈압의 증상을 호전시키며 *midodrine*은 혈관을 수축시켜 증상을 호전시킨다.

비 약물요법으로는 수분과 나트륨의 다량 섭취로 혈압을 상승시키는 방법, 수면 시 12도 이상 혹은 침상 머리부분을 20~30cm 올려서 두부 거상을 취하는 방법, 하지압박 스타킹 착용하는 등이 있다.

환자에게 기립성 저혈압이 있다는 것이 확인된다면 간호사는 먼저 투약 중인 약을 확인하는 것이 올바르다. 약물의 적절한 조절만으로도 기립성 저혈압은 좋아질 수 있다. 이에 대한 교육으로는 심장에 문제가 없다면 되도록이면 물을 많이 마시도록 교육하며 날마다 하루 8잔 정도(1.5~2리터)의 물을 마시는 것이 추천된다. 심장에 문제가 없다면 음식을 조금 짜게 섭취하도록 하고 욕조에 너무 오래도록 몸을 담그는 목욕과 과도한 운동은 혈관을 이완시키므로 피하도록 교육한다. 누웠다가 일어설 때에는 침상 가에 몇 분간 앉아 있다가 일어서도록 교육한다. *Fludrocortisone (florinef)*는 전해질의 불균형을 일으킬 수 있으므로 복용하는 경우에는 토마토, 바나나 등의 과일과 오렌지 쥬스와 같은 과일 쥬스를 많이 먹도록 권장한다. 또한, 기립성 저혈압을 조절하는 약물은 누웠을 때의 혈압이 과도하게 올라갈 수 있으므로 2~3일에 한번정도 누웠을 때의 혈압을 규칙적으로 재도록 교육하는 것이 중요하다.

(4) 수면장애

많은 파킨슨병 환자가 수면장애를 경험한다. 원인으로는 ① 노화와 관련된 수면 양상의 변화 ② 밤 동안에 약효과 저하로 인한 파킨슨병 증상의 악화 ③ 파킨슨병의 증상인 생생한 꿈, 악몽 ④ 약물의 부작용인 환각 및 혼돈 ⑤ 마오비 억제제와 같은 약의 부작용 ⑥ 야뇨 ⑦ 하지불안 증후군 등이 있을 수 있다.

밤 동안에 몸이 굳어 수면장애를 경험하는 환자는 취침 시 서방정 형태의 레보도파 제제가 도움이 될 수 있으며 생생한 꿈이나 악몽을 경험하는 환자는 *clonazepam*이 도움이 될 수 있다.

MAO-B 억제제를 복용중인 환자라면 먼저 MAO-B 억제제를 오후에 복용하지 말고 오전이나 점심에 복용하도록 하고 호전되지 않으면 주치의와 상의 하에 중단하는 것이 좋다.

잠이 들 무렵 다리에 벌레가 기어가는 듯한 느낌이나 이상한 느낌이 들어 계속해서 다리를 움직여야 편한 느낌을 갖는 증상을 특징으로 하는 하지불안증후군(restless leg sndrome)이 있는 경우에는 자려고 누워있으면 더 심해져서 수면을 방해한다. 하지불안 증후군이 있으면 도파민 작용-제나 *clonazepam*이 될 수 있다.

환자가 수면장애를 호소하면 복용중인 약물 중 수면장애의 원인이 될 수 있는 약물이 있는지 확인한다. 수면 시간이 과하게 길어지면 수면분열을 증가시킬 수 있으므로 환자에게 수면 시간이 너무 길지 않도록 교육한다. 취침 전 3~4시간 전에는 수분섭취를 제한하여 수면 도중 화장실을 가지 않도록 하고 잠자리에 들기 전 소변을 보도록 한다. 수면 전 카페인을 피하도록 교육한다. 규칙적인 운동은 수면을 향상시키나 취침 직전에 운동하는 것은 오히려 자극이 되며, 따라서 늦은 저녁의 운동은 피하도록 교육한다. 조용한 방, 최소의 빛, 편안한 온도, 조용한 음악은 수면을 증가시킬 수 있으므로 이를 최대한 활용하도록 교육한다.

(5) 약물로 인한 환각과 혼돈

약물이 변경되거나 약물 용량이 변경된 후 환각 및 혼돈이 발생할 수 있으며, 약물이 변경 되지 않았으나 전반적인 상태의 변화, 감기나 요로계 감염 등의 증상으로 인한 감염이 있거나, 동반된 다른 질환의 악화, 수술 등으로 인하여 환각 및 혼돈이 발생할 수 있다. 약물이 변경되었다면 약물조절이 필요 할 수 있다. 파킨슨 약물 중 anticholinergics나 아만타딘이 환각 및 혼돈을 일으키기 쉽다. 환각은 없는 물체나 사람이 보이는 환시가 흔하지만 실제로 존재하지 않는 소리가 들리는 환청이 있을 수도 있다.

환각과 혼돈은 오후 및 밤 동안 심해지므로 간호사는 밤 동안 불을 완전히 어둡게 하지 말고 약간 조명등을 켜두도록 교육하며 환자가 잠을 충분히 잘 수 있도록 한다. 또한, 다른 감염의 증상이 없는지 확인하는 것이 중요하다.

혼돈과 환각이 심한 경우 *clozapine*이나 *quetiapine (seroquel)*이 투여될 수 있다.

*Clozapine*은 파킨슨 증상을 나쁘게 하지 않으면서 파킨슨약물로 인한 혼돈과 환각을 조절할 수 있는 가장 효과적인 약물이나 약 1~2%에서 agranulocytosis가 보고되고 있으며 CBC의 추적 관찰이 요구된다. 최근에는 혈액 검사가 필요하지 않은 *quetiapine (seroquel)*가 많이 사용된다.

(6) 우울증

우울증은 일상생활에서의 의욕상실, 피로감, 가치없는 느낌, 죄책감 같은 기분이 적어도 2주 이상 지속되는 상태를 의미한다. 식욕저하, 불면증, 불안 증상이 흔히 동반되며 심장이 뛰고, 숨을 몰아쉬게 되며(shortness of breath) 식은땀이 나고 어떤 재앙이 곧 벌어질 것만 같은 공포감(panic attack)이 동반되기 쉽다. 약 40%의 파킨슨병 환자가 우울증을 가지고 있다고 보고되고 있다. 파킨슨병 환자에서 우울증이 발생되는 이유로는 두 가지가 제시되고 있다. 첫째는, 파킨슨병에서 줄어들어 있는 도파민이 정서에 직접적으로 영향을 준다. 병을 진단받기 전인 초기 단계의 경미한 파킨슨병에서 우울증이 생기는 현상은 화학적 불균형에 의해 파킨슨병에서 우울증이 발생한다는 사실을 뒷받침 한다는 것이다. 둘째는, 만성 퇴행성 질환인 파킨슨병의 특성 때문에 일상생활의 어려움을 경험하면서 발생하는 것이다.

간호사는 우울증의 증상과 징후를 알고 환자의 증상을 파악하는 것이 필요하며 경미한 우울은 규칙적인 운동과 사회적인 활동으로 극복될 수 있으므로 환자를 격려하는 것이 중요하다.

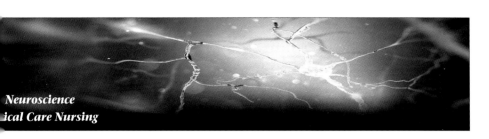

Neuroscience
ical Care Nursing

참고문헌

CHAPTER 1

고윤석(2002). 임종환자의 연명치료 중단에 관한 대학의학회 의료윤리 지침. 병원윤리위원회 의료와 사회 심포지엄 자료.

김일순 & Fotion, N.(1993). 새롭게 알아야 할 의료윤리. 현암사.

김주희, 안수연, 김지윤, 정주연, 김지미, 최선하 외(1995). 임상간호사의 윤리적 딜레마에 관한 태도조사. 대한간호학회지, 25(3), 496-509.

김중호(1995). 의학 윤리란 무엇인가. 바오로딸.

노유자, 한성숙, 안성희 & 김춘길(1994). 호스피스와 죽음. 현문사.

박재형 & Hollman, J.(1997). 의료윤리의 새로운 문제들. 예영커뮤니케이션.

안성희, 김용준, 조갑출, 엄영란 & 이순행(2004). 간호사가 경험한 간호윤리문제 및 윤리지침 요구도. 대한간호, 43(6), 52-69.

엄영란(1994). 말기환자 간호에서 간호사가 경험하는 윤리문제에 관한 연구. 서울대학교 대학원 박사학위 논문.

엄영란(1996). 말기환자 간호와 관련된 윤리문제. 한국 가톨릭 간호협회 보수교육자료.

엄영란(2006). 연구윤리. 대한간호협회 간호윤리 세미나 자료집.

이동익(1996). 인간적 죽음과 의료집착 ; 생의 윤리와 간호. 한국 가톨릭 간호사협회 보수교육자료.

이순행(2003). 일 종합병원에서의 DNR이 결정된 환자에 대한 고찰. 가톨릭대학교 대학원 석사학위논문.

이순행, 김정숙, 황문정, 황버들 & 박윤정(1998). 임상간호사의 DNR과 관련된 윤리문제에 대한 태도조사. 임상간호 연구, 4(1), 147-162.

이중근, 조경희, 원종욱 & 이혜리(1994). 3차 병원 전문의들의 심폐소생술 금지 지시에 관한 경험과 태도 조사. 가정의학회지, 15(6), 322-332.

정상옥(2000). 중환자실 DNR 환자 가족의 경험과 DNR 결정 후 간호 및 치료의 변화. 경상대학교 대학원 석사학위논문.

한성숙(2006). 한국간호사윤리강령 개정 및 윤리선언 제정. 대한간호협회 간호윤리 세미나 자료집.

한성숙, 엄영란, 안성희, 김중호, 차성호, 권복규 외(2004). *간호윤리학. 2판*. 대한간호협회출판부.

Alexandrov, A.V., Bladin, C.F., Meslin, E.M., Norris, J.W.(1995). Do-not resuscitate orders in acute stroke. Neurology, 45(4), 634~640.

Alexandrov, A.V., Norris, J.W.(1996). Agreement on disease-specific criteria for Do-Not-Resuscitate orders in acute stroke. Stroke, 27(2), 232~237.

American Nurses Association(2003). Implementation of nursing practice standards and guidelines. Washinton DC: American Nurses Publishing.

Arai-T, Namiki-A, Amaha-K, Shigematsu-A, et al.(1994). Response to a questionnaire on DNR-order from 307 trustee members of Japanese Medical Societies. Japanese Society of Reanimatology, Masui. 43(4), 600~611.

Beavers, K.L., Sandler, R.S., Fair, J.H., Johnson, M.W., et al.(2001). The living donor experience: Donor health assessment and outcomes living donor liver transplantation. Liver Transplantation, 7(11), 943~947.

Benner, P.(1984). From Novice to Expert. Menlo Park, California: Addison-Wesley Publishing Company.

Choudhry, N.K., Ma, J., Rasooly, I., Singer, P.A.(1994). Long-term care facility policies on life-sustaining treatments and advance directives in Journal of America Geriatric Society, 42(11), 1150~1153.

Davila, F.(1996). The Impact of Do-Not-Resuscitate and Patient Care Category Policies on CPR and Ventilator Support Rates. Archives of Internal Medicine, 156;405~408.

Eckberg, E.(1998). The Continuing Ethical Dilema of the Do-Not-Resuscitate Order. AORN Journal. 67(4), 783~790.

Ellen, R.(1994). Family dynamics in the end of life treatment decision. General Hospital Psychiatry, 16(4), 251~258.

Grotta, J., Pasteur, W., Khwaja, G., Hamel, T.(1995). Elective intubation for neurologic deterioration after stroke. Neurology, 45(4), 640~644.

Hamric, A.B., Spross, J.A. & Hanson, C.M.(1996). Advanced Nursing Practice: An Integrative Approach. Philadelphia; W.B. Saunders Company.

Heffner, J.E., Barbieri, C., Casey, K.(1996). Procedure-Specific Do-Not-Resuscitate Orders. Archives of Internal Medicine, 156(7), 793~797.

Heikemper, M.M., Bond, E.F.(2004). Clinical Nurse Specialists: State of the Profession and Challenges ahead. CNS, 18(3), 135~141.

Http://www.aann.org/

Http://www.nursingworld.org/

Lewandow, W., Daly, B., McClish, D.K., Juknialis, B.W.(1985). Treatment and care of "do not resuscitate" patients in a medical intensive care unit. Heart & Lung, 14(2), 175~181.

Renz, J.F., Roberts, J.P.(2000). Long—term complications of living donor liver transplantation. Liver Transplantation, 6(6B), S73~S76.

Roberston, G. S.(1993). Resuscitation and senility: a study of patient's opinions. Jounal of medical ethics, 19(2), 104~107.

Roshan Shrestha(2003). Psychosocial assessment of adult living liver donors. Liver Transplantation, 9(10C), S8-S11.

Sharon, G., James, P.(1992). DNR or CPR—the choices is ours. Critical Care Medicine, 20(9), 1263~1272.

Singer, P.(1995). 실천윤리학 (황경식, 김성동 옮김). 철학과 현실사.

Stone, E.G., Morton, S.C., Hulscher, M.E., et al.(2002). Interventions that increase use of adult immunization and cancer screening services: a meta-analysis. Annals of Internal Medicine. 136(9), 641~651.

The Ethics Commettee of the Society of Critical Care Medicine(1997). Consensus statement of the Society of Critical Medicin's Ethics Committee regarding futile and other possibly inadvisable treatments. Critical Care Medicine, 25, 887~891.

Tittle, L. Moody., Mark, P.(1992). Nursing care requirements of patients.

Trotter, J.F.(2003). Selection of donors for living donor liver transplantation. Liver Transplantation, 9(10C), S2-S7.

Trotter, J.F., Talamantes, M., Wachs, M., Trouillot, T., et al.(2001). Right hepatic lobe donation for living donor liver transplantation: Impact donor quality of life. Liver Transplantation, 7(6), 485~493.

Wenger, N.S., Pearson, M.L., Desmond, K.A., Brook, R.H.(1995). Outcomes of Patients with Do-Not-Resuscitate Orders. Archives of Internal Medicine, 155(19), 2063~2068.

CHAPTER 2

김조자(2005). 기초간호과학. 수문사.

대한신경과학회(2012).신경학 2판, 범문에듀케이션.

대한신경외과학회.(2005). 신경외과학. 3판. 신경외과학회.

안희경(2007). 인체해부학.3판. 고문사.

전국의과대학교수 번역(1999). Ganong's Medical Physiology 생리학. 도서출판 한우리

조병필 외(2007). 인체해부학. 고문사

Black J. M., & Matassarin-Jacobs, E.(1997). Medical-Surgical Nursing: Clinical Management for Continuity of Care. 6th ed. Philadelphia: WB Saunders Company.

Fox, S. I(2003). 생리학, 7판, (박인국 옮김). 라이프 사이언스.

Marieb, E. N.(2003). Essentials of Human Anatomy and Physiology. 7th ed. Benjamin and Cummings.

CHAPTER 3

강지연 외(2019). *Bate's 간호사를 위한 건강사정*. 군자출판사.

김금순, 송미순, 최경숙, 김혜순, 서문자(1994). *신경계간호학*. 서울대출판부.

서대원(2012). *실전신경학적 진찰*. 군자출판사

임난영, 김금순, 서순림, 김종임 외(2010). *ACE 건강사정*. 군자출판사.

Barker, E.(2002). *Neuroscience Nursing; A Spectrum of Care*. 2nd ed. Mosby.

Rauen, C., Chulay, M., Bridges, E., Vollman, K., & Arbour, R.(2008). Seven Evidence-Based Practice Habits: Putting Some Sacred Cows Out to Pasture. *Critical Care Nurse*, 28, 98-123.

CHAPTER 4

김대식, 김병수, 김병원, 김영활 외(1997). *임상생리검사학*. 고려의학.

대한신경손상학회(2002). *신경손상학*. 중앙문화사.

대한신경외과학회(2005). *신경외과학*. *3판*. 중앙문화사.

대한신경과학회(2012). *신경학 2판*. 범문에듀케이션.

대한척추신경외과학회(2008) *척추학*. 군자출판사.

대한치매학회(2006). *치매; 임상적 접근(Dementia; A Clinical Approach)*. 아카데미아.

병원 간호사회 중환자 분야회(2003). *중환자 간호메뉴얼*. 군자출판사.

서울대학교 의과대학 신경과학교실(2001). *신경학 실습서*. *2판*.

손은희(2007). 신경전도검사. *대한임상생리학회지*, 9(1), 107-113.

박기덕(2006). 신경전도검사에 영향을 미치는 요인. *대한임상생리학회지*, 8(1), 111-116.

이광우, 정희원(1997). *임상신경학*. 고려의학.

이광우(2005). *신경과학*. 범문사.

임정근(2006). 침근전도검사. *대한임상생리학회지*. 8(1), 14-21.

Alisa, D., & Gean. A. D.(1994). *Imaging of head trauma*. Lippincott Williams & Wilkins.

Ellen, B. (1994). *Neuroscience nursing*. Mosby.

Feuerman, T., Wackym, P. A., Gade, G. F., & Becker, D. P.(1988). Value of skull radiography, head computed tomographic scanning, and admission for observation in cases of minor head injury. *Neurosurgery*, 22(3), 449-453.

Lindsay, K. W., & Bone, I.(1999). *Neurology and Neurosurgery Illustrated*. 3rd ed.(이광우 역, 2002). Livingstone.

Takahashi, K., & Mima, T.(2009). Cerebrospinal fluid leakage after radioisotope cisternography is not influenced by needle size at lumbar puncture in patients with intracranial hypotension. *Cerebrospinal Fluid Research*, 6, 5.

Tarsy, D., & Bhidayasiri, R.(2011). *Movement Disorders*. New Jersey: Humana Press.

Tarsy D., Viteck J. L., & Lozano, A. M.(2003). *Surgical treatment of Parkinson's disease and other*. Humana Press.

Zimmerman, R. A., Bilaniuk, L. T., Gennarelli, T., & Bruce, D.(1978). Cranial computed tomography in diagnosis and management of acute head trauma. *American Journal of Roentgenology*, 131(1), 27-34.

CHAPTER 5

고상배(2011). 뇌압과 혈역학. *Korean Jornal of Neuro critical care*, 4, 35-41.

김귀분, 김남초, 김분한, 김소선, 송미순, 신경림(1999). *중환자 간호*. 현문사.

김진학, 김순오, 김유정 역(2005). *핵심 약물요법 간호*. 메디시언

대한 중환자의학회(2012). *중환자의학 2판*. 군자출판사.

이명덕(2003). 영양 요법(Nutritional Support). *의학강좌*, 129-138.

최윤주, 이승한(2016). 두개내압상승의 진단과 치료. *대한신경외과학회 추계학술대회*, 261-266.

홍정호(2016) 두개내압 항진과 뇌탈출증의 임상증상. *Journal of Neurocritical care*, 9(2). 71-77

Adrogue, H. J., & Madias, N. E.,(2000). Hyponatremia. New England Journal of Medicine, 342(21), 1581-1589.

Baguley, I. J., Cameron, I. D., & Green, A. M.(2004). Pharmacological management of dysautonomia following traumatic brain injury. Brain Injury, 18(5), 409-417.

Barker, E.(1994). Nueroscience nursing. Mosby,

Childers, M. K., Rupright, J., Jones, P. S., & Merveille, O.(1998). Assessment of neuroendocrine dysfunction following traumatic brain injury. Brain Injury, 12(6), 517-523.

Clochesy, J. M.(1996). Critical Care Nursing. 2nd ed. W.B. Saunders Company.

Curtas, S., Chapman, G., & Meguid, M. M.(1989). Evaluation of nutritional status. Nursing Clinics of North America, 24(2), 301-313.

Heyland, D., Dhaliwal, R., Alberda, C., Christman, C., Drover, J., Garrel, D. et al.(2003). Canadian clinical practice guidelines for nutrition support in mechanically ventilated, critically ill adult patients. Journal of Parenteral and Enteral Nutrition, 27(5), 355-373.

Hickey, V. C.(2002). The clinical practice of neurological and neurosurgical nursing. Lippincott.

Johnson, S. M.(1991). Case studies in neuroscience critical care nursing, Aspen Pub.

Lonemann, J. A.(2007). 삼킴장애의 평가와 치료. 2판(권미선, 김종성 역). 학지사.

Lynn-McHale, D. J., & Carlson, K. K.(2001). AACN Procedure manual for critical care. 4th ed. W.B. Saunders Company.

McClave, S. A., & Snider, H. L.(2002). Clinical use of residual gastric volumes as a monitor for patients on enteral tube feeding. Journal of Parenteral and Enteral Nutrition, 26, S43-S50.

Meythaler, J. M., & Stinson, A. M.(1994). Fever of central origin in traumatic brain injury controlled with propranolol. Archives of Physical Medicine and Rehabilitation, 75(7), 816-818.

Neal, M. J. (2005). Medical pharmacology at a glance (4th ed.). Blackwell Science.

Stroud, M., Duncan, H., & Nightingale, J.(2003). Guidelines for enteral feeding in adult hospital patients. Gut, 52(SupplVII), vii1-vii12.

Tarsy, D., & Suarez, J. I.(2004), Critical care Neurology and Neurosurgey(Current Neurology). Humana Press.

Wijdicks, E. F.(2003). The clinical practice of critical care neurology. Oxford University Press.

Yoo, S. H., Kim, J. S., Kwon, S. U., Yun, S. C., Koh, J. Y., & Kang, D. W.(2008). Undernutrition as a predictor of poor clinical outcomes in acute ischemic stroke patients. Archives Neurology, 65(1), 39-43.

Zafonte, R. D., & Mann, N. R.(1997). Cerebral salt wasting syndrome in brain injury patients: a potential cause of hyponatremia. Archives of Physical Medicine and Rehabilitation, 78(5), 540-542.

CHAPTER 6

김귀분, 김남초, 김분한, 김소선 외(1999). 중환자간호. 현문사.

대한뇌졸중학회(2009). 뇌졸중. E*PUBLIC.

대한신경과학회(2012). 신경학2판. 범문에듀케이션.

대한신경외과추계학술회지(2009). 뇌동맥류의 재수술: 단일기관 9년 경험 1례 a

대한신경외과학회(2005). 신경외과학. 중앙문화사.

조진성, 양혁준, 이근, 유찬종, 진욱, 이재관(2003). 두부외상 후 동반 발생한 경동맥해면정맥동루와 내경동맥박리증 1례. 대한외상학회지, 16(2), 164-169.

이광우 편저(2006). 임상신경학. 4판. E*PUBLIC.

이병철(1996). Anticoagulation therapy in ischemic stroke. 보수교육 자료.

임상간호사회 중환자간호분야회(2003). 중환자 간호메뉴얼. 군자출판사.

임성용(2002). 뇌졸중. 가정의학회지, 23(1), 1-10.

차명진(2017) 심방세동 환자에서의 뇌졸중예방. International Jornal of Arrhythmia. 18(3). 137-142.

Barnett, M. J., Mohr, J. P., Stein, B. M., Yatsu, F. M.(1998). Stroke Pathophysiology, diagnosis and management. 3rd ed. Churchill Livingstone.

Bogousslavsky, J. & Caplan, L. R.(2001). Stroke Syndrome. 2nd ed. Cambridge university press.

CAPRIE Steering Committee(1996), A randomised, blinded, trial of clopidogrel versus aspirin in patients at risk of ischaemic events(CAPRIE). Lancet, 348, 1329-1339.

CIBA 원색도해의학총서 편찬위원회 편(2000). CIBA 원색도해의학총서. 도서출판 정담.

Hacke, W., Kaste, M., Bluhmki, E., Brozman, M., Davalos, A., Guidetti, D. et al.(2008), Thrombolysis with alteplase 3 to 4.5 hours after acute ischemic stroke. *New England Journal of Medicine,* 359(13), 1317-1329.

Haines, D. E.(2002). *Fundamental Neuroscience.* 2nd ed. Churchill Livingstone.

Eoyang, T.(1990). *Neuroscience Critical Care.* W.B. Saunders Company.

Yoo, S. H., Kim, J. S., Kwon, S. U., Yun, S. C., Koh, J. Y., & Kang, D. W.(2008). Undernutrition as a predictor of poor clinical outcomes in acute ischemic stroke patients. *Archives Neurology,* 65(1), 39-43.

CHAPTER 7

김달수 외(2001). *신경외과학. 3판.* 대한신경외과학회.

이광우(2002). *임상신경학. 3판.* 범문사.

Black, P. M.(1990). Hydrocephalus in adults. In J. R. Youmans(Ed.), *Neurological surgery.* 3rd ed. pp. 926-966. Philadelphia: WB Saunders.

Chapman, K. L.(1990). Hydrocephalus in Childhood. In J. R. Youmans(Ed.), *Neurological surgery.* 3rd ed. pp. 1236-1240. Philadelphia: WB Saunders.

Curtler, R. W., Page, L., Galicich, J., & Watters, G. V.(1968). Formation and absorption of cerebrospinal fluid in man. *Brain,* 91(4), 707-720.

Hayward, R.(1980). *Essentials of neurosurgery.* 2nd ed. Blackwell Scientific Pub.

Rao, K. C. V. G.(1992). *The CSF spaces in cranial MRI and CT.* 3rd ed. McGraw-Hill.

LeMay, M., & Hochberg, F. H.(1979). Ventricular differences between hydrostatic hydrocephalus and hydrocephalus Ex Vacuo by CT. *Neuroradiology,* 17(4), 191~195.

McComb J. G.(1989). Cerebrospinal fluid formation and absorption. In R. L.

McLaurin, J. L. Venes, L. Schut, & F. Epstein(Ed.). *Pediatric neurosurgery. Surgery of developing nervous system,* Philadelphia: WB Saunders.

McComb J. G., & Zlokovic B. V.(1994). *Cerebrospinal fluid and the blood brain interface in pediatric neurosurgery.* 3rd ed. WB Saunders.

McComb, J. G.(1983). Recent research into the nature of cerebrospinal fluid formation and absorption. *Journal of Neurosurgery,* 59(3), 369-383.

Milhorat, T. H., Hammock, M. K., Fenstermacher J. D., & Levin, V. A.(1971). Cerebrospinal fluid production by the choroid plexus and brain. *Science,* 73, 330-332.

Olivero, W. C., Rekate, H. L., Chizech, H. J., Ko, W., & McCormick, J. M.(1988). Relationship between intracranial and sagittal sinus pressure in normal and hydrocephalic dogs. *Pediatric Neuroscience,* 14, 196-201. wand absorption. In R. M. Scott(Ed.), *Hydrocephalus*(pp. 11-22). Lippincott Williams & Wilkins.

Rekate, H. L.(1989). Circuit diagram of the circulation of cerebrospinal fluid. *Concepts in pediatric Neurosurgery,* 9, 46-56.

Rekate, H. L. (1990). *Treatment of hydrocephalus in pediatric neurosurgery. 3rd ed.* Philadelphia: WB Saunders.

Rekate, H.L. (1993). Classification of slit ventricle syndrome using intracranial pressure monitoring. *Pediatric Neurosurgery*, 19, 15~20.

Rekate, H. L., Williams, F., Chizeck, H. J. (1988). The application fo mathematical modeling to hydrocephalus research. *Concepts Pediatric neurosurgery*, 8, 1-14.

Rosman, N. P., & Shands, K. N. (1978). Hydrocephalus caused by intracranial venous pressure: Clinicopathological study. *Annals of Neurology*, 3, 445-451.

Sainte-Rose, C. (1997). Hydrocephalus in childhood. In J. R Youmans(Ed.), *Neurological surgery. 4th ed.* pp. 890-926. Philadelphia: WB Saunders.

CHAPTER 8

김동욱, 김영순, 김홍동(2002). *케톤생성식이요법.* 고려의학.

대한간질학회편(2009). *임상간질학.* E*PUBLIC

대한신경과학회(2012). *신경학2판.* 범문에듀케이션

대한중환자의학회(2012). *중환자의학 2판.* 군자출판사.

서대원(2001). 기타 비간질성 발작. *대한간질학회 학술대회 초록집*, 49-56.

서대원(2006). Invasive EEG monitoring in SMC. *The 1st International SMC epilepsy symposium*, 163~187.

이광우 편저(2006). *임상신경학*(4th ed.). E*PUBLIC

허경(2005). 난치성 간질에서의 대안치료. *대한신경과학회지*, 24(1), 41-48.

Bader, M. K., & Littlejohns, L. R. (2004). *AANN core curriculum for neuroscience nursing* (4th ed.). Elsevier.

Baker, E. (2002). *Neuroscience nursing; A spectrum of care.* 2nd ed. Mosby.

Betjemann, J.P., & Lowenstein, D.H. (2015). status epilepticus in adalts. *Lancet*, 14(16), 615-624.

Brodie, M. D., & Schachter, S. C. (2001). *Epilepsy.* 2nd ed. Oxford University Press.

Commission on Classification and Terminology of the International League Against Epilepsy(1989). Proposal for a revised classification of epilepsies and epileptic syndromes. *Epilepsia*, 30, 389-399.

Commission on Classification and Terminology of the International League Against Epilepsy(1981). Proposal for a revised clinical and electroencephalographic classification of epileptic seizures. *Epilepsia*, 22, 489-501.

Engel, J. (2006). Report of the ILAE Classification Core Group. *Epilepsia*, 47(9), 1558-1568.

Engel, J., & Pedley, T. A. (1998). *Epilepsy, A Comprehensive Textbook.* Lippincott-Raven Publisher.

Fisch, B. J. (1999). *Fisch & Spehlmann's EEG Primer, Basic principles of digital and analog EEG.* 3rd revised and enlarged ed. Elsevier.

Guberman, A., & Bruni, J.(1999). *Essentials of clinical epilepsy.* 2nd ed. Compliments of GlaxoWellcome, Butterworth-Heinemann.

Hauser, W. A., Annegers, J. F., & kurland, L. T.(1993). Incidence of Epilepsy and unprovoked seizures in Rochester, Minnesota: 1935-1984. *Epilepsia, 34*(3), 453-468.

Hickey, J. V.(2003). *The clinical practice of neurological and neurosurgical nursing.* 5th ed. Lippincott Williams & Wilkins.

Johnson, R. T., Griffin, J. W., & McArthur, J. C.(2002). *Current therapy in neurologic disease* (6th ed.). St Louis: Mosby

Lowenstein, D. H., Bleck, T., & Macdonald, R. L.(1999). It's time to revise the definition of status epilepticus. *Epilepsia, 40*(1), 120-122.

Schmidt, D., & Schachter, S.C.(2014). Drug treatment of epilepsy in adults. *BMJ.* 348, 2546.

Pellock, J. M.(2004). Incoporating acute and preventive applications into health care professional practice: The Pediatric world. American Epilepsy Society Annual Meeting

Shorvon, S.(2005) The definition, classification and frequency on NCES. *Epileptic Disorder,* 7(3), 255-259.

Shovon, S.(2001) The management of status epilepticus. *Journal of Neurosurgical Psychiatry,* 70(Suppl 2), ii22~27.

Wyllie, E.(2001). *The treatment of epilepsy ; Principles and Practice.* 3rd ed. Lippincott Williams & Wilkins.

CHAPTER 9

김금순, 송미순, 최경숙, 김혜순, 서문자(1992). *신경계간호학 - 간호진단적용.* 서울대학교출판부.

김필곤, 황금, 조성민 김헌주, 이명섭, 김명순(2002). 두부 외상 환자의 관류자기공명영상. *신경외과학회지,* 32, 448-452.

대한신경과학회(2012). *신경학 2판.* 범문에듀케이션.

대한신경외과학회(2006). *신경외과학. 3판.* 중앙문화사.

대한중환자의학회(2012). *중환자의학 2판.* 군자출판사.

대한척추신경외과학회(2008). *척추학.* 군자출판사.

김금순 외(2013). *성인간호학, 7판 수정판.* 수문사.

Hudak, C. M., Gallo, B. M., & Morton, P. G.(1998). *Critical Care Nursing-A Holistic Approach*(7th Ed.). Lippincott Williams & Wilkins.

Linda, D. M., Stacy, K. M., & Lough, M. E.(2005). *Thelan's Critical Care Nursing-Diagnosis and Management*(5th ed.). Mosby.

Morton, P. G., & Fontainr, D. K.(2009), *Critical Care Nursing-A Holistic Approach*(9th ed.). Lippincott Williams & Wilkins.

CHAPTER 10

대한신경과학회(2012). 신경학2판. 범문에듀케이션

대한중환자의학회(2012). 중환자의학 2판. 군자출판사

서울대학교의과대학 편(2003). 신경학원론 개정판. 서울대학교출판부.

이광우 편저(2006). 임상신경학(4th ed.). E*PUBLIC

Bader, M. K. & Littlejohns, L. R.(2004). AANN core curriculum for neuroscience nursing(4th ed.). Elsevier.

Baker, E.(2002). Neuroscience nursing; A spectrum of care(2nd ed.). Mosby.

Estep, M.(2005). Meningococcal meningitis in critical care: an overview, new treatments/preventions, and a case study. Critical Care Nursing Quarterly, 28(2), 111-121.

Hickey, J. V.(2003). The clinical practice of neurological and neurosurgical nursing(5th ed.). Lippincott Williams & Wilkins.

Osborn, A. G.(2004). Diagnostic Imaging Brain. Amirsys.

Ropper, A. H., & Brown, R. H.(2005). Adams and Victor's Principles of Neurology(8th ed.). McGraw-Hill.

Tunkel, A. R., & Scheld, W. M.(1993). Pathogenesis and pathophysiology of bacterial meningitis. Clinical microbiology reviews, 6(2), 118-136.

CHAPTER 11

대한신경과학회(2012). 신경학2판. 범문에듀케이션

대한신경외과학회(2006). 신경외과학, 3판, 중앙문화사.

대한중환자의학회(2012). 중환자의학 2판. 군자출판사.

대한척추신경외과학회(2008). 척추학. 군자출판사.

양승환, 김선환, 송시헌, 조문준, 염진영, 김윤(2002), 큰 뇌종양의 선형가속기를 이용한 무고정틀 분할 정위적 방사성 치료. 신경외과학회지, 413-418.

김금순 외(2013). 성인간호학, 7판 수정판. 수문사.

Bondy, M. L., El-Zein R., & Wrensch M.(2005). Epidemiology of brain cancer in Schff. In D. Schiff(Ed.), Principles of Neuro-oncology(pp. 3-16). New York: McGraw-Hill.

Hudak, C. M., Gallo, B. M., & Morton, P. G.(1998). Critical Care Nursing-A Holistic Approach(7th ed.). Lippincott Williams & Wilkins.

Linda, D. M., Stacy. K.M., & Lough, M. E.(2005). Thelan's Critical Care Nursing-Diagnosis and Management(5th ed.). Mosby.

Morton, P. G., & Fontainr, D. K.(2008). Critical Care Nursing-A Holistic Approach(9th ed.). Lippincott Williams & Wilkins.

CHAPTER 12

고성범(2015). 진행된 파킨슨병의 치료(2015). *대한신경과학호 전공의 통합교육.* 33-41

대한신경과학회(2012). *신경학2판.* 범문에듀케이션

신재명, 이광우(2015). 근위축성측삭경화증의 진단과 치료. *Journal of Korean Medical Association,* 58(2), 131-138.

이광우 외(2005). *신경과학.* 서울: 범문사

임주혁, 강지훈, 이명종(2001). 파킨슨병의 치료. *대한신경과학회지,* 19, 315-333.

전시자 외(2005). *성인간호학(상, 하), 4판.* 현문사

최일생 역(2008). *내과학; 신경질환(10).* 도서출판 정담

Barker, E.(2002). *Neuroscience Nursing-A Spectrum of Care*(2nd ed.). Mosby.

Black, J. M., & Hawks, J. H.(2005). *Medical-Surgical Nursing-Clinical Management for Positive Outcomes*(7th ed.). Elsevier Saunders.

Drachman, D. B.(2007). *Myathenia Gravis and Other Diseases of the Neuromuscular Junction in Harrison's online: Featuring the complete contents of Harrison's Principles of Internal Medicine*(16th ed.). McGraw Hill.

Duvoisin, R. C., Golbe, L. I., Mark, M. H., Sage, J. I., & Walters, A. S.(1996). *Parkinson's disease handbook; a guide for patients and their families.* The American Parkinson Disease Associations.

Haines, D. E.(2002) *Fundamental Neuroscience.* 2nd ed. Churchill Livingstone.

Halper, J.(2002). Multiple sclerosis care. *Clinical Reviews,* 12(5), 66-71.

Hauser, S. L., & Asbury, A. K.(2007)., *Gillain－Barre Syndrome and Other Immune-mediated Neuropathies in Harrison's online: Featuring the complete contents of Harrison's Principles of Internal Medicine*(16th ed.). McGraw Hill.

Hickey, J. V.(2003). *The clinical practice of Neurological and Neurosurgical Nursing*(5th ed.). Lippincott Williams & Wilkins.

Hickey, J. V.(2009). *The Clinical Practice of Neurological and Neurosurgical Nursing*(6th ed). Lippincott Williams & Wilkins

Holland, N., & Halper, J.(1999). Primary care management of multiple sclerosis. *Advance for nurse Practitioner,* 7(3), 27-32.

Hughes, R. A., Wijdicks, F. F., & Barohn, R.(2003). Practice parameter: immunotherapy for Guillain-Barre syndrome: report of the Quality Standards Subcommitte of the American Academy of Neurology. *Neurology,* 61(6), 736-740.

Ignatavicius, D. D. & Workman, M. L.(2002). *Medical-Surgical Nursing, Critical Thinking for Collaborative Care* (4th ed.). W.B. Saunders.

Jankovic, J., & Tolosa, E.(2002). *Parkinson's Disease Movement Disorder.* Lippincott Williams & Wilkins.

Lang, A. E., & Lozano, A. M.(1998). Parkinson's disease. *New England Journal of Medicine,* 339(16), 1130-1143.

Lewis, S. M., Heitkemper, M. M., & Dirksen, S. S.(2004). *Medical-Surgical Nursing-Assessment and Management of Clinical Problems*(6th ed.). Mosby Company.

Lindstrom, J. M.(2000). Acetylcholine receptors and myathenia. *Muscle Nerve, 23*, 453-477.

Neal, L. J. & Guillett, S. E.(2004). *Care of the Adult with Chronic Illness or Disability-A Team Approach.* Elsevier Mosby.

Olanow, C. W., Watts, R. L., & Koller, W. C.(2001) An algorithm(decision tree) for the management of Parkinson's disease: Treatment guidelines. *Neurology,* 56(11 sup). Lippincott Williams & Wilkins.

Smeltzer, S. C. & Bare, B. G.(2004). *Brunner & Suddarth's Textbook of Medical-Surgical Nursing,* 10th ed. Lippincott Williams & Wilkins.

Waters, C. H.(1998). *Diagnosis and management of Parkinson's disease.* Professional communication Inc.

Watts, R. L., & Koller W. C.(1996). *Movement disorders: Neurologic principles and practice.* McGraw-Hill.

White, L., & Duncan, G.(2002). *Medical-Surgical Nursing-An Integrated Approach.* 2nd ed. Delmar Thomson Learning.

신경계
중환자간호

Neuroscience Critical Care Nursing

군자출판사

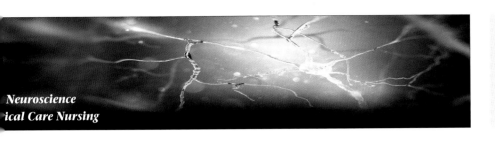

Neuroscience
ical Care Nursing

찾아보기